U0376652

"十二五"职业教育国家规划教材

经全国职业教育教材审定委员会审定

全国高职高专院校药学类与食品药品类专业"十三五"规划教材

药 理 学

第 3 版

（供药学类、药品服务与管理、药品质量与安全、食品药品管理类专业用）

主　编　张　虹　秦红兵

副主编　樊一桥　秦志华　曹建民　蒋红艳

编　者　（按姓氏笔画排序）

王　静（江苏医药职业学院）　　　　　王福刚（泰山医学院）

尹龙武（长沙卫生职业学院）　　　　　向　敏（苏州卫生职业技术学院）

杨　光（通辽职业学院）　　　　　　　张　何（辽宁医药职业学院）

张　虹（山西药科职业学院）　　　　　陈湘玲（山西药科职业学院）

邵靖宇（黑龙江护理高等专科学校）　　郑　姗（贵阳护理职业学院）

屈　飞（江西中医药大学）　　　　　　秦红兵（江苏医药职业学院）

秦志华（天津医学高等专科学校）　　　夏小婧（信阳职业技术学院）

高　宁（江苏省常州技师学院）　　　　高　瑛（河南应用技术职业学院）

高春艳（首都医科大学燕京医学院）　　黄　瀚（湖南食品药品职业学院）

黄庄霖（福建生物工程职业技术学院）　曹建民（楚雄医药高等专科学校）

蒋红艳（重庆医药高等专科学校）　　　樊一桥（中国药科大学）

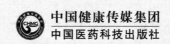

中国健康传媒集团

中国医药科技出版社

内容提要

　　本书是全国高职高专院校药学类与食品药品类专业"十三五"规划教材之一，根据药理学教学大纲的基本要求和课程特点编写而成。内容上涵盖药理学的基本理论、基本知识、基本技能和临床常用药物的药理作用、体内过程、临床应用、不良反应及药物的合理选择等内容。本书充分体现思想性、科学性、先进性、启发性、实用性的原则，注重理论与实践的有机结合、知识传授与能力培养的有机结合、学校教育与岗位实践的有机结合。以常见病、多发病为主，采用案例导入方式，介绍各类代表药物和常用药物的作用、应用、合理选择及使用注意事项等，并设置了拓展阅读、药师提示等栏目，为合理用药及用药指导奠定基础，同时也提高了教材的实用性、信息量和趣味性。供高职层次的药学类及相关专业教学使用，也可作为医药行业相关岗位培训和继续教育的教材或参考书。

图书在版编目（CIP）数据

　　药理学 / 张虹，秦红兵主编. —3 版. —北京：中国医药科技出版社，2017. 1
　　全国高职高专院校药学类与食品药品类专业"十三五"规划教材
　　ISBN 978-7-5067-8748-2

　　Ⅰ.①药…　Ⅱ.①张…②秦…　Ⅲ.①药理学-高等职业教育-教材　Ⅳ.①R96

　　中国版本图书馆 CIP 数据核字（2016）第 311550 号

美术编辑　陈君杞
版式设计　锋尚设计

出版　**中国健康传媒集团** | 中国医药科技出版社
地址　北京市海淀区文慧园北路甲 22 号
邮编　100082
电话　发行：010-62227427　邮购：010-62236938
网址　www.cmstp.com
规格　787×1092mm ¹⁄₁₆
印张　26
字数　594 千字
初版　2008 年 2 月第 1 版
版次　2017 年 1 月第 3 版
印次　2020 年 8 月第 6 次印刷
印刷　北京市密东印刷有限公司
经销　全国各地新华书店
书号　ISBN 978-7-5067-8748-2
定价　55.00 元

获取新书信息、投稿、为图书纠错，请扫码联系我们。

全国高职高专院校药学类与食品药品类专业"十三五"规划教材

出 版 说 明

全国高职高专院校药学类与食品药品类专业"十三五"规划教材（第三轮规划教材），是在教育部、国家食品药品监督管理总局领导下，在全国食品药品职业教育教学指导委员会和全国卫生职业教育教学指导委员会专家的指导下，在全国高职高专院校药学类与食品药品类专业"十三五"规划教材建设指导委员会的支持下，中国医药科技出版社在2013年修订出版"全国医药高等职业教育药学类规划教材"（第二轮规划教材）（共40门教材，其中24门为教育部"十二五"国家规划教材）的基础上，根据高等职业教育教改新精神和《普通高等学校高等职业教育（专科）专业目录（2015年）》（以下简称《专业目录（2015年）》）的新要求，于2016年4月组织全国70余所高职高专院校及相关单位和企业1000余名教学与实践经验丰富的专家、教师悉心编撰而成。

本套教材共计57种，均配套"医药大学堂"在线学习平台。主要供全国高职高专院校药学类、药品制造类、食品药品管理类、食品类有关专业〔即：药学专业、中药学专业、中药生产与加工专业、制药设备应用技术专业、药品生产技术专业（药物制剂、生物药物生产技术、化学药生产技术、中药生产技术方向）、药品质量与安全专业（药品质量检测、食品药品监督管理方向）、药品经营与管理专业（药品营销方向）、药品服务与管理专业（药品管理方向）、食品质量与安全专业、食品检测技术专业〕及其相关专业师生教学使用，也可供医药卫生行业从业人员继续教育和培训使用。

本套教材定位清晰，特点鲜明，主要体现在如下几个方面。

1.坚持职教改革精神，科学规划准确定位

编写教材，坚持现代职教改革方向，体现高职教育特色，根据新《专业目录》要求，以培养目标为依据，以岗位需求为导向，以学生就业创业能力培养为核心，以培养满足岗位需求、教学需求和社会需求的高素质技能型人才为根本。并做到衔接中职相应专业、接续本科相关专业。科学规划、准确定位教材。

2.体现行业准入要求，注重学生持续发展

紧密结合《中国药典》（2015年版）、国家执业药师资格考试、GSP（2016年）、《中华人民共和国职业分类大典》（2015年）等标准要求，按照行业用人要求，以职业资格准入为指导，做到教考、课证融合。同时注重职业素质教育和培养可持续发展能力，满足培养应用型、复合型、技能型人才的要求，为学生持续发展奠定扎实基础。

3.遵循教材编写规律，强化实践技能训练

遵循"三基、五性、三特定"的教材编写规律。准确把握教材理论知识的深浅度，做到理论知识"必需、够用"为度；坚持与时俱进，重视吸收新知识、新技术、新方法；注重实践技能训练，将实验实训类内容与主干教材贯穿一起。

4.注重教材科学架构，有机衔接前后内容

科学设计教材内容，既体现专业课程的培养目标与任务要求，又符合教学规律、循序渐进。使相关教材之间有机衔接，坚持上游课程教材为下游服务，专业课教材内容与学生就业岗位的知识和能力要求相对接。

5.工学结合产教对接，优化编者组建团队

专业技能课教材，吸纳具有丰富实践经验的医疗、食品药品监管与质量检测单位及食品药品生产与经营企业人员参与编写，保证教材内容与岗位实际密切衔接。

6.创新教材编写形式，设计模块便教易学

在保持教材主体内容基础上，设计了"案例导入""案例讨论""课堂互动""拓展阅读""岗位对接"等编写模块。通过"案例导入"或"案例讨论"模块，列举在专业岗位或现实生活中常见的问题，引导学生讨论与思考，提升教材的可读性，提高学生的学习兴趣和联系实际的能力。

7.纸质数字教材同步，多媒融合增值服务

在纸质教材建设的同时，还搭建了与纸质教材配套的"医药大学堂"在线学习平台（如电子教材、课程PPT、试题、视频、动画等），使教材内容更加生动化、形象化。纸质教材与数字教材融合，提供师生多种形式的教学资源共享，以满足教学的需要。

8.教材大纲配套开发，方便教师开展教学

依据教改精神和行业要求，在科学、准确定位各门课程之后，研究起草了各门课程的《教学大纲》（《课程标准》），并以此为依据编写相应教材，使教材与《教学大纲》相配套。同时，有利于教师参考《教学大纲》开展教学。

编写出版本套高质量教材，得到了全国食品药品职业教育教学指导委员会和全国卫生职业教育教学指导委员会有关专家和全国各有关院校领导与编者的大力支持，在此一并表示衷心感谢。出版发行本套教材，希望受到广大师生欢迎，并在教学中积极使用本套教材和提出宝贵意见，以便修订完善，共同打造精品教材，为促进我国高职高专院校药学类与食品药品类相关专业教育教学改革和人才培养作出积极贡献。

中国医药科技出版社

2016年11月

教材目录

序号	书名	主编	适用专业
1	高等数学（第2版）	方媛璐　孙永霞	药学类、药品制造类、食品药品管理类、食品类专业
2	医药数理统计*（第3版）	高祖新　刘更新	药学类、药品制造类、食品药品管理类、食品类专业
3	计算机基础（第2版）	叶　青　刘中军	药学类、药品制造类、食品药品管理类、食品类专业
4	文献检索	章新友	药学类、药品制造类、食品药品管理类、食品类专业
5	医药英语（第2版）	崔成红　李正亚	药学类、药品制造类、食品药品管理类、食品类专业
6	公共关系实务	李朝霞　李占文	药学类、药品制造类、食品药品管理类、食品类专业
7	医药应用文写作（第2版）	廖楚珍　梁建青	药学类、药品制造类、食品药品管理类、食品类专业
8	大学生就业创业指导	贾　强　包有或	药学类、药品制造类、食品药品管理类、食品类专业
9	大学生心理健康	徐贤淑	药学类、药品制造类、食品药品管理类、食品类专业
10	人体解剖生理学*（第3版）	唐晓伟　唐省三	药学、中药学、医学检验技术以及其他食品药品类专业
11	无机化学（第3版）	蔡自由　叶国华	药学类、药品制造类、食品药品管理类、食品类专业
12	有机化学（第3版）	张雪昀　宋海南	药学类、药品制造类、食品药品管理类、食品类专业
13	分析化学*（第3版）	舟启文　黄月君	药学类、药品制造类、食品药品管理类、食品类专业
14	生物化学*（第3版）	毕见州　何文胜	药学类、药品制造类、食品药品管理类、食品类专业
15	药用微生物学基础（第3版）	陈明琪	药品制造类、药学类、食品药品管理类专业
16	病原生物与免疫学	甘晓玲　刘文辉	药学类、食品药品管理类专业
17	天然药物学	祖炬雄　李本俊	药学、药品经营与管理、药品服务与管理、药品生产技术专业
18	药学服务实务	陈地龙　张　庆	药学类及药品经营与管理、药品服务与管理专业
19	天然药物化学（第3版）	张雷红　杨　红	药学类及药品生产技术、药品质量与安全专业
20	药物化学*（第3版）	刘文娟　李群力	药学类、药品制造类专业
21	药理学*（第3版）	张　虹　秦红兵	药学类，食品药品管理类及药品服务与管理、药品质量与安全专业
22	临床药物治疗学	方士英　赵　文	药学类及食品药品类专业
23	药剂学	朱照静　张荷兰	药学、药品生产技术、药品质量与安全、药品经营与管理专业
24	仪器分析技术*（第2版）	毛金银　杜学勤	药品质量与管理、药品生产技术、食品检测技术专业
25	药物分析*（第3版）	欧阳卉　唐　倩	药学、药品质量与安全、药品生产技术专业
26	药品储存与养护技术（第3版）	秦泽平　张万隆	药学类与食品药品管理类专业
27	GMP实务教程*（第3版）	何思煌　罗文华	药品制造类、生物技术类和食品药品管理类专业
28	GSP实用教程（第2版）	丛淑芹　丁　静	药学类与食品药品类专业

序号	书 名	主 编	适用专业
29	药事管理与法规 *（第 3 版）	沈 力　吴美香	药学类、药品制造类、食品药品管理类专业
30	实用药物学基础	邱利芝　邓庆华	药品生产技术专业
31	药物制剂技术 *（第 3 版）	胡 英　王晓娟	药学类、药品制造类专业
32	药物检测技术	王文洁　张亚红	药品生产技术专业
33	药物制剂辅料与包装材料	关志宇	药学、药品生产技术专业
34	药物制剂设备（第 2 版）	杨宗发　董天梅	药学、中药学、药品生产技术专业
35	化工制图技术	朱金艳	药学、中药学、药品生产技术专业
36	实用发酵工程技术	臧学丽　胡莉娟	药品生产技术、药品生物技术、药学专业
37	生物制药工艺技术	陈梁军	药品生产技术专业
38	生物药物检测技术	杨元娟	药品生产技术、药品生物技术专业
39	医药市场营销实务 *（第 3 版）	甘湘宁　周凤莲	药学类及药品经营与管理、药品服务与管理专业
40	实用医药商务礼仪（第 3 版）	张 丽　位汶军	药学类及药品经营与管理、药品服务与管理专业
41	药店经营与管理（第 2 版）	梁春贤　俞双燕	药学类及药品经营与管理、药品服务与管理专业
42	医药伦理学	周鸿艳　郝军燕	药学类、药品制造类、食品药品管理类、食品类专业
43	医药商品学 *（第 2 版）	王雁群	药品经营与管理、药学专业
44	制药过程原理与设备 *（第 2 版）	姜爱霞　吴建明	药品生产技术、制药设备应用技术、药品质量与安全、药学专业
45	中医学基础（第 2 版）	周少林　宋诚挚	中医药类专业
46	中药学（第 3 版）	陈信云　黄丽平	中药学专业
47	实用方剂与中成药	赵宝林　陆鸿奎	药学、中药学、药品经营与管理、药品质量与安全、药品生产技术专业
48	中药调剂技术 *（第 2 版）	黄欣碧　傅 红	中药学、药品生产技术及药品服务与管理专业
49	中药药剂学（第 2 版）	易东阳　刘 葵	中药学、药品生产技术、中药生产与加工专业
50	中药制剂检测技术 *（第 2 版）	卓 菊　宋金玉	药品制造类、药学类专业
51	中药鉴定技术 *（第 3 版）	姚荣林　刘耀武	中药学专业
52	中药炮制技术（第 3 版）	陈秀瑗　吕桂凤	中药学、药品生产技术专业
53	中药药膳技术	梁 军　许慧艳	中药学、食品营养与卫生、康复治疗技术专业
54	化学基础与分析技术	林 珍　潘志斌	食品药品类专业用
55	食品化学	马丽杰	食品类、医学营养及健康类专业
56	公共营养学	周建军　詹 杰	食品与营养相关专业用
57	食品理化分析技术 △	胡雪琴	食品质量与安全、食品检测技术、食品营养与检测等专业用

*为"十二五"职业教育国家规划教材。

全国高职高专院校药学类与食品药品类专业"十三五"规划教材

建设指导委员会

曹庆旭（黔东南民族职业技术学院）

葛　虹（广东食品药品职业学院）

谭　工（重庆三峡医药高等专科学校）

潘树枫（辽宁医药职业学院）

委　　员（以姓氏笔画为序）

王　宁（江苏医药职业学院）

王广珠（山东药品食品职业学院）

王仙芝（山西药科职业学院）

王海东（马应龙药业集团研究院）

韦　超（广西卫生职业技术学院）

向　敏（苏州卫生职业技术学院）

邬瑞斌（中国药科大学）

刘书华（黔东南民族职业技术学院）

许建新（曲靖医学高等专科学校）

孙　莹（长春医学高等专科学校）

李群力（金华职业技术学院）

杨　鑫（长春医学高等专科学校）

杨元娟（重庆医药高等专科学校）

杨先振（楚雄医药高等专科学校）

肖　兰（长沙卫生职业学院）

吴　勇（黔东南民族职业技术学院）

吴海侠（广东食品药品职业学院）

邹隆琼（重庆三峡云海药业股份有限公司）

沈　力（重庆三峡医药高等专科学校）

宋海南（安徽医学高等专科学校）

张　海（四川联成迅康医药股份有限公司）

张　建（天津生物工程职业技术学院）

张春强（长沙卫生职业学院）

张炳盛（山东中医药高等专科学校）

张健泓（广东食品药品职业学院）

范继业（河北化工医药职业技术学院）

明广奇（中国药科大学高等职业技术学院）

罗兴洪（先声药业集团政策事务部）

罗跃娥（天津医学高等专科学校）

郝晶晶（北京卫生职业学院）

贾　平（益阳医学高等专科学校）

徐宣富（江苏恒瑞医药股份有限公司）

黄丽平（安徽中医药高等专科学校）

黄家利（中国药科大学高等职业技术学院）

崔山风（浙江医药高等专科学校）

潘志斌（福建生物工程职业技术学院）

本套教材是根据《普通高等学校高等职业教育（专科）专业目录（2015年）》的新要求，在教育部、国家食品药品监督管理总局领导下和在全国高职高专院校药学类与食品药品类专业"十三五"规划教材建设指导委员会规划组织下，按照相关专业教学大纲的基本要求和课程特点编写而成。教材充分体现思想性、科学性、先进性、启发性、实用性的原则，充分体现以岗位需求为导向，以职业能力培养为核心的教育理念。

药理学是研究药物与机体或病原体相互作用规律的一门科学，为防治疾病及临床合理用药提供基础理论和科学思维方法，也是医学和药学、基础和临床的桥梁学科。一方面为药物化学、药剂学、药物分析检验等后续课程的学习奠定基础；另一方面为学生将来在指导合理用药、药物信息咨询服务、开展新药研制与评价、药物不良反应监测以及为药品的生产、管理提供科学依据等实际工作奠定基础。

本教材按照"必需、够用"的原则，比较系统、全面地反映药理学的知识架构，并具备以下几个特点。

（1）每章开头明确列出学习目标，章后列有重点小结和目标检测，以利于学生更好地学习掌握药理学知识。

（2）教材中章节编排及药品名称、药理作用、适应证、不良反应、使用注意事项、制剂规格等以《中华人民共和国药典临床用药须知》为准，也可参照《新编药物学》，充分体现教材的规范性。

（3）从内容表现形式上，以常见病、多发病为主，采用案例导入方式，介绍各类代表药物和常用药物的作用、应用、合理选择及使用注意事项等，并设置了拓展阅读、药师提示等栏目，更加体现职业教育的职业性、实践性和开放性，为合理用药及用药指导奠定基础，同时也提高了教材的实用性、可读性、趣味性和信息量。

（4）本书参照《中华人民共和国药典临床用药须知》和执业药师考试大纲的要求对教材内容进行取舍和章节编排，将注重理论验证的科学型课程向注重合理用药、用药指导的技术型课程模式转变，注重培养学生实际操作能力和可持续发展能力。适合高职层次的药学类、药品服务与管理、药品质量与安全、食品药品管理类专业教学使用，也可作为医药行业相关岗位培训和继续教育的教材或参考书。

全书分理论篇和实践技能篇。理论篇共20章，包括总论部分和各系统药物，介绍药理学的基本知识和基础理论，以代表药物或临床常用药物为重点，在介绍其药理作用、体内过程、临床应用、典型不良反应的基础上，以常见病、多发病为例，介绍药物合理选择及用药注意事项，为合理用药及用药指导奠定基础；实践技能篇包括药品分类管理及药品说明书的解读、合理用药与药学咨询服务、新药研究与开发和药理实验技能四个项目。实践内容突出基本技能规范操作的训练，尽量减少验证性的内容，增加综合性、设计性的实验，增加在药品的生产、经营、管理等实际工作中需要的技能训练，注重学生综合应用能力、实践能力、创新能力和职业能力的培养。

本教材由山西药科职业学院张虹教授和盐城卫生职业技术学院秦红兵教授任主编。编写人员及分工如下：张虹拟定本书编写提纲，负责全书的统稿和修改。张虹、陈湘玲负责编写第一章；高春艳、邵靖宇负责编写第二章；秦红兵、王静负责编写第三章；黄瀚、尹龙武负责编写第四章；黄庄霖负责编写第五、九章；张何负责编写第六章；曹建民负责编写第七章；王福刚负责编写第八章；蒋红艳负责编写第十章；陈湘玲负责编写第十一、十八章；屈飞负责编写第十二章；秦志华、杨光负责编写第十三章；高宁负责编写第十四章；向敏负责编写第十五章；高瑛负责编写第十六、十七章；夏小婧负责编写第十九、二十章；樊一桥负责编写实践技能部分。

尽管我们希望通过自身的努力，编撰出一本高质量的教材，但限于学识和能力有限，难免存在一些疏漏和缺陷，敬请广大师生和读者批评指正，并提出修改意见。

编　者
2016 年 9 月

理论篇

第一章

总 论

第二章

作用于中枢神经
系统的药物

第三章

作用于传出神经系统的药物

实践技能篇

项目三

**新药研究与
开发**

项目四

药理实验技能

理 论 篇

第一章

总 论

学习目标

1. **掌握** 药物、药理学、药动学、药效学的概念；药物的基本作用；药物吸收、分布、代谢和排泄的过程和影响因素；药物因素对药物效应的影响。
2. **熟悉** 药理学的研究对象、任务与内容；药物的受体理论和量效关系；药物代谢动力学的基本概念及临床意义；机体因素和其他因素对药物效应的影响。
3. **了解** 药理学发展简史、研究方法、在新药研究中的作用；药物的作用机制和构效关系；药物跨膜转运的方式及其影响因素。

第一节 绪论

药物（drugs）是指能影响机体生理、生化和病理过程，用于预防、治疗和诊断疾病的化学物质。药物经加工制成适合临床需要，并符合一定质量标准，便于贮运和使用的成品，称药物制剂或药品。药物按来源不同可分为天然药物（包括植物、动物、矿物及其加工品）、化学合成药物及生物药物；按出现的时间不同可分为传统药（如中药、蒙药、藏药、苗药等）与现代药（化学合成药、天然药的有效成分、生物制品以及近年来发展的基因工程药物）；按生产地不同可分为国产药与进口药；按使用管理不同可分为处方药与非处方药等。

拓展阅读

药食同源

药物、食物与毒物之间并无绝对的界线，如微量元素（铁、钙、锌、硒）与维生素均为食物成分。但在人体缺乏上述物质时，铁剂、钙剂和维生素等就成了药物。所有的药物应用过量都会引起毒副作用。因此，药物与毒物之间仅存在剂量的差别。

药物是人类防治疾病、维护身体健康的重要物质，是临床治疗的重要手段之一。为了人类的生存与健康，不仅要研制更多更有效的药物，而且还应了解药物及其特性，安全合理的使用药物。

一、药理学的研究对象、任务与内容

药理学（pharmacology）是研究药物与机体（包括病原体）间相互作用及其规律的一门学科。为防治疾病合理用药提供基本理论、基本知识和科学的思维方法，其研究内容包括药物效应动力学和药物代谢动力学两方面。

1. 药物效应动力学（pharmacodynamics） 主要研究药物对机体的作用及其作用机制，以阐明药物防治疾病的规律。

2. 药物代谢动力学（pharmacokinetics） 主要研究机体对药物的处置过程及其规律，即研究药物在体内的吸收、分布、代谢和排泄过程及血药浓度随时间变化的规律。

药理学是一门实验性学科。根据实验对象不同可分为临床前药理学（基础药理学）和临床药理学。前者是以动物为研究对象，在严格控制实验条件的前提下，从整体、器官、组织、细胞和分子水平上观察和研究药物的作用和作用机制，进行药效和安全性评价；后者是以人体为研究对象，研究药物对机体的药效学、药动学及其不良反应等，以指导临床合理用药。

药理学的任务在于充分发挥药物的疗效，尽可能减少不良反应的发生，提高用药的安全性，为临床合理用药提供科学依据；为开发研究新药或新剂型提供实验资料；同时也为探索细胞生理生化及病理过程，揭示生命活动的奥妙提供实验资料。

二、药理学的学习目的和方法

药理学是连接药学与医学、基础医学与临床医学的桥梁学科，是药学类高等职业院校各专业的一门重要的专业基础，也是国家执业药师资格考试的必备内容。学习药理学的目的主要是掌握药物的有效性、安全性及应用的合理性，并尽可能了解其作用机制，从而在常见疾病的防治过程中，能够正确的选择调配药物，制定和说明给药方案，更好地发挥药物的临床疗效，减少其不良反应，使临床用药安全有效；能对药物的有效性、安全性做出正确评价，为药物的研制、生产、使用、管理提供科学依据；建立药理学的基本思维方式和方法，为今后学习和掌握更多的药学知识，及时进行知识更新，以适应医药市场快速发展的需要。

在学习过程中，首先要注意紧密联系相关课程知识，运用生理学、生物化学、微生物学和免疫学等知识理解药物的作用、作用机制和不良反应。其次要采用比较、归纳的学习方法，在理解药物分类，重点掌握各类药物中代表药的作用、作用机制、临床应用、不良反应、药动学特点等的基础上，比较同类药物的异同点，归纳总结其共同规律和个性特点，以利于有效掌握药物。再次要重视动物实验和实训，通过实验和实训，有助于对学习内容的理解和掌握，训练实际操作技能，培养观察、分析问题的能力和职业素质。除上述外，在学习中还要做到常预习、重听课、勤复习、多练习、善总结（把所学知识总结成图、表等），只有这样才能学好药理学，有效掌握药物知识。

三、药理学的发展概况

药理学是在药物学的基础上发展起来的。公元1世纪前后问世的《神农本草经》是我国最早的一部药物学著作，它系统地总结了我国古代劳动人民所积累的药物知识，共收载了365种植物、动物和矿物药材及其用法，其中不少药物至今仍广为应用，如麻黄止喘、大黄导泻、海藻治瘿等。唐代（公元659年）的《新修本草》也称《唐本草》，是我国也是世界上第一部由政府颁布的药典，共收载药物844种，比西方最早的《纽伦堡药典》约早 883 年问世。明代（公元 1596 年）李时珍的《本草纲目》是我国传统医药学的经典巨著，全书共 52 卷，收载药物 1892 种，约 190 万字。该书在药物发展史上有着巨大贡献，受到国际医药界的广泛重视，已被译成英、日、法、德、朝、俄、拉丁等文体，传播世界，成为世界性的重要药物学文献之一。同样，古代阿拉伯地区和欧洲也留下了类似的药物学巨著，其中最有名的是盖仑（Galen）的《本草篇》和埃及的《埃伯斯医药籍》。

药理学作为一门现代科学是从 19 世纪开始发展起来的，与现代科学技术的发展密切相关。19 世纪初，由于化学、生物学及生理学的发展，促进实验药理学的形成与发展。1804 年德国化学家 Serturner 从阿片中分离提取出吗啡，用狗实验证明有镇痛作用；1819 年法国人 Magendie 用青蛙实验，确定了士的宁的作用部位在脊髓，为药理学的发展提供了可靠的实验方法；在此基础上，1846 年德国的 Buchheim 建立了世界上第一个药理实验室，创立了实验药理学，并写出了第一本药理学教科书，标志着药理学作为独立学科的诞生；其后，他的学生 Schmiedberg（1838～1921 年）继续发展了实验药理学，开始研究药物的作用部位，开创了器官药理学；20 世纪初，英国生理学家 Langleyg 于 1908 年在研究烟碱与箭毒的作用原理时首先提出药物作用的受体概念，为受体学说的建立奠定了基础；1909 年德国的 Ehrlich 从大量有机砷化合物中筛选出有效治疗梅毒的砷凡纳明，从而开创了用合成药物治疗传染病的新纪元；1935 年德国的 Domagk 发现磺胺类药物可以治疗细菌感染；1940 年英国的 Florey 在 Fleming（1928 年）研究的基础上，从青霉菌培养液中分离出青霉素，并将其应用于临床，抗生素时代由此而开始。此后新的抗生素不断涌现，进入了治疗感染性疾病的新时代，促进了化学治疗学的发展。

拓展阅读
屠呦呦获 2015 年诺贝尔生理学或医学奖

20 世纪 60 年代，疟原虫对奎宁类药物已经产生了耐药性。青蒿素及其衍生物能迅速消灭人体内疟原虫，对恶性疟疾有很好的治疗效果。屠呦呦受中国典籍《肘后备急方》启发，成功提取出的青蒿素，被誉为"拯救 2 亿人口"的发现。2015 年 10 月 5 日，中国科学家屠呦呦获 2015 年诺贝尔生理学或医学奖，成为第一个获得诺贝尔自然科学奖的中国人。

近半个世纪以来，由于生物化学、细胞生物学、分子生物学、免疫学等学科的迅猛发展与相互融合，以及同位素、微电子、计算机、各种色谱和生物工程技术等先进技术的广泛应用，药理学有了很大发展。对药物作用机制的研究，已由原来的系统、器官水平深入到细胞、亚细胞、分子和量子水平；在广度方面，由于自然科学的相互渗透，出现了许多药理学的分支学科，如生化药理学、分子药理学、量子药理学、神经药理学、免疫药理学、遗传药理学、时辰药理学、临床药理学等，分别从不同方面研究药物作用的基本理论。这些分支学科的建立和发展，也大大充实与丰富了药理学的研究内容。

我国现代药理学起步较晚，但是已经取得了许多成就。1962 年，我国学者率先提出吗啡的作用部位在第三脑室和导水管周围灰质。1972 年，我国学者从黄花蒿中提取出青蒿素，是继乙氨嘧啶、氯喹、伯氨喹之后最有效的抗疟特效药，尤其是对于脑型疟疾和抗氯喹疟疾，具有速效和低毒的特点。2001 年，世界卫生组织向恶性疟疾流行的所有国家推荐以青蒿素为基础的联合疗法。2015 年 10 月 5 日，中国科学家屠呦呦与另外两名海外科学家分享了诺贝尔生理学或医学奖，突出贡献是创制新型抗疟药——青蒿素和双氢青蒿素。此外，在抗心绞痛药物、抗精神病药物、抗恶性肿瘤药物等方面的研究均取得了一定的进展。

21世纪，生物技术在医药学领域占据越来越重要的地位。目前生物药物已经取得了很大的进展，应用于临床的药物主要有：重组人干扰素 α-1b、重组人红细胞生成素、重组人生长激素、重组人胰岛素、重组链激酶、重组乙肝疫苗及痢疾菌苗等。

（陈湘玲　张　虹）

第二节　药物效应动力学

药物效应动力学简称药效学，是研究药物对机体的作用、作用机制以及药物剂量与效应之间关系的规律。药效学既是药物作用的理论基础，也是临床合理用药的依据。

一、药物的基本作用

案例导入 1

案例：禹某，男，78岁。2005年夏季的一天早上五时许，禹某在自己地中的简易住房里被人用钢管致伤四肢后，急送医院抢救，于当天晚上八时死亡。死亡诊断：创伤性休克、呼吸循环衰竭。

讨论：对因治疗与对症治疗哪种更重要？

（一）药物作用的性质和方式

1. 药物作用与药理效应　药物作用（drug action）是指药物与机体生物大分子（酶、受体、离子通道等）间的初始作用，例如肾上腺素与心肌细胞的 β 受体结合并使之兴奋；药理效应（drug effect）是药物作用所引起的机体功能的继发性变化，例如肾上腺素引起的心肌收缩力增强。药物作用是动因，药理效应是结果。由于两者意义相近，所以常相互通用。

2. 药物作用的性质　药物对机体的作用，主要是调节机体组织器官原有的功能，包括兴奋和抑制两种基本作用。凡能使机体组织器官功能增强的作用称为兴奋（excitation），能产生兴奋作用的药物称为兴奋药，如咖啡因能提高中枢神经系统的功能活动，使人精神振奋，思维活跃。能使机体组织器官功能减弱的作用称为抑制（inhibition），具有抑制作用的药物称为抑制药，如地西泮能降低中枢神经系统的功能活动，引起镇静催眠。

同一种药物对不同的组织器官可产生不同的作用。例如阿托品对内脏平滑肌是抑制作用，使其松弛；但对心脏却是兴奋作用，可使心率加快。兴奋作用和抑制作用在一定条件下可相互转化，例如中枢神经系统过度兴奋可导致惊厥，持续惊厥可导致衰竭性抑制，甚至死亡。

3. 药物作用的方式　药物作用的方式一般分为局部作用和吸收作用。药物无需吸收而在用药部位所呈现的作用，称为局部作用（local action），如口服氢氧化铝在胃内产生的中和胃酸作用。吸收作用（absorptive action）又称为全身作用（general action），是指药物吸收进入血液循环，而后分布到机体有关部位所呈现的作用，如口服阿司匹林产生的解热镇痛作用；舌下含服硝酸甘油出现的抗心绞痛作用等。吸收作用是绝大多数药物在体内的作用方式。

（二）药物作用的选择性和双重性

1. 药物作用的选择性　药物进入机体后，对某些组织器官产生明显作用，而对另一些组织器官的作用很弱甚至无作用，称为药物作用的选择性（selectivity）。如强心苷类药物对心肌具有明显的兴奋作用，而对骨骼肌和平滑肌则无作用。选择性高的药物大多药理活性较高，作用范围窄，应用时针对性强，不良反应较少；选择性低的药物，作用范围广，应用时针对性不强，不良反应常较多。

药物作用的选择性是相对的，常与剂量相关。如治疗量的强心苷选择性作用于心脏，随着剂量增加也可作用于神经系统，引起头痛、失眠、视觉障碍等不良反应；又如小剂量阿司匹林有抗血小板聚集的作用，剂量加大则产生解热镇痛、抗炎抗风湿作用。一般临床应用的所有药物中，几乎没有单一作用的药物。药物作用的选择性是药物分类的基础，也是临床选择用药的依据。

2. 药物作用的双重性　药物进入机体后，既可产生对机体有利的防治作用（preventive and therapeutic effect），又可产生对机体不利的不良反应（adverse drug reaction，ADR），这就是药物作用的双重性。在临床用药时，应充分发挥药物的防治作用，尽量减少药物不良反应的发生。

（1）防治作用　防治作用包括预防作用和治疗作用。

预防作用是指提前用药以防止疾病或症状发生的作用。例如服用维生素 D 预防佝偻病。

治疗作用是指符合用药目的或能达到治疗效果的作用。根据治疗目的不同，可分为对因治疗（etiological treatment）和对症治疗（symptomatic treatment）。凡能消除致病原因的治疗称为对因治疗或称为治本。例如发生感染性疾病时，使用抗生素杀灭病原微生物，属于对因治疗；凡能改善疾病症状的治疗称为对症治疗或称为治标。例如发生高热时，使用解热镇痛药使体温恢复正常，属于对症治疗。应辩证地看待对因治疗和对症治疗，通常情况下，对因治疗比对症治疗重要，但在哮喘、惊厥、休克等严重急症情况下，对症治疗比对因治疗更为迫切和重要。

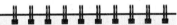

案例1分析

　　一般来说，对因治疗比对症治疗重要，因为对因治疗能消除致病因素，发挥根治疾病作用。对症治疗虽不能根除病因，但对一时诊断未明、病因不清，同时又严重危及病人生命的症状，其重要性并不亚于对因治疗。如剧烈疼痛可引起休克，高热可引起昏迷、抽搐、甚至死亡，再如呼吸抑制、心力衰竭等，此时必须立即采用有效的对症治疗，以缓解症状，挽救病人的生命，为有效的对因治疗争取时间。由此可见，对因治疗与对症治疗相辅相成，不可偏废。中医学提倡的急则治标，缓则治本，标本兼治，是临床实践应遵循的原则。

（2）不良反应　不良反应是指不符合用药目的并给患者带来不适或痛苦的反应。可分为以下几类。

副作用（side reaction）　是指药物在治疗剂量下出现的与用药目的无关的作用。其产生原因是药物的选择性低、作用广泛，当其中一种作用作为治疗作用时，其他无关作用则为副作用。副作用是药物固有的药理作用，一般比较轻微，对机体的危害不大。副作用通常可预知，但较难避免，可设法纠正，例如用麻黄碱治疗支气管哮喘时会引起中枢兴奋而失眠，同时服用催眠药可纠正。副作用和治疗作用可随着治疗目的不同而相互转化，例如阿托品具有松弛内脏平滑肌和抑制腺体分泌的作用，当用于治疗内脏绞痛时，其松弛内脏平滑肌为治疗作用，而抑制腺体分泌引起的口干为副作用；当用于麻醉前给药时，其抑制腺体分泌作用为防治作用，而松弛内脏平滑肌引起的腹胀和尿潴留则成了副作用。

> **药师提示**
>
> 副作用通常为一过性的，随治疗作用的消失而消失。故给患者使用药物时，可事先告诉所用药物可能产生的副作用，以免误认为是病情加重。

毒性反应（toxic reaction） 是指用药剂量过大或用药时间过长，药物在体内蓄积过多时发生的危害机体的反应。毒性反应可因剂量过大立即发生，称为急性毒性（acute toxicity），多损害呼吸、循环及神经等系统功能；也可因长期用药，药物在体内蓄积后逐渐产生，称为慢性毒性（chronic toxicity），常损害肝、肾、骨髓、内分泌等功能。毒性反应是药物药理作用的延伸，通常也可预知。

> **药师提示**
>
> 若使用了对造血系统、肝脏、肾脏有毒性的药物时，应定期检查有关血液、尿液等的生化指标，发现异常，应及时停药或换用他药。毒性反应通常与药物的剂量和用药时间有关，在临床用药时，应注意掌握用药剂量和间隔时间，以防止毒性反应的发生。

变态反应（allergic reaction） 又称为过敏反应，是指机体受药物刺激所产生的异常免疫反应，可引起机体生理功能障碍或组织损伤。如药物热、皮疹、接触性皮炎、溶血性贫血、过敏性休克等。变态反应与药物剂量无关，在治疗量或极少量时即可发生，如微量的青霉素可引起过敏性休克。变态反应见于少数过敏体质的病人，致敏物质可能是药物本身，或是药物在体内的代谢物，甚至是药物制剂中的杂质。由于变态反应大多不易预知，因此对于易致变态反应的药物或过敏体质的病人，用药前应详细询问病人的过敏史，并做皮肤过敏试验，凡有过敏史或过敏试验阳性者，禁用有关药物。

继发反应（secondary reaction） 是由于药物治疗作用引起的不良后果，又称治疗矛盾。如长期应用广谱抗生素，由于敏感菌被抑制，一些不敏感的细菌大量繁殖而引起继发性感染，称二重感染。

后遗效应（residual effect） 是指停药后血浆药物浓度已降至最低有效浓度以下时仍残存的药理效应。如应用长效巴比妥类催眠药后，次晨仍有困倦、头昏、乏力等"宿醉"现象。

停药反应（withdrawal reaction） 是指长期服用某种药物，突然停药后原有疾病复发或加重的反应，又称为反跳反应（rebound reaction）。如长期服用普萘洛尔治疗高血压，若突然停药会导致血压急剧回升。临床对这类药物，如需停药，应逐步减量，以免发生危险。

特异质反应（idiosyncratic reaction） 是指某些药物可使少数患者出现与常人不同的特异性不良反应。如少数葡萄糖-6-磷酸脱氢酶缺乏的病人，在应用有氧化作用的伯氨喹、磺胺等药物时，可能引起溶血。特异质反应大多是由于机体生化机制异常所致，与遗传有关，属于遗传性生化缺陷。

拓展阅读

"反应停" 事件

　　"反应停" 又称沙立度胺，对早孕期间的孕吐反应有很好疗效，从 1956 年进入市场至 1962 年撤药，全世界 30 多个国家和地区（包括我国台湾省）共报告了"海豹胎" 1 万余例，成为 20 世纪最大的药物导致先天畸形的灾难性事件。这一悲剧事件唤起了人们对药物致畸作用的高度重视。

　　"三致反应"　是指致畸（teratogenesis）、致癌（carcinogenesis）、致突变（mutagenesis），是药物引起的特殊毒性反应，属于慢性毒性范畴，常用于评价药物的安全性。药物造成细胞 DNA 分子中碱基对发生改变，引起基因变异，称为致突变；突变发生在体细胞，导致恶性肿瘤的形成，称为致癌；突变发生在胚胎细胞，影响胚胎的正常发育，引起畸变，称为致畸。

药师提示

　　胎儿在开始发育的最初 3 个月内，有丝分裂处于活跃阶段，胚胎发育分化很快，易受药物的影响，故在怀孕的头 3 个月内用药应特别谨慎。

二、药物作用机制

　　药物的作用机制（mechanism of drug action）是说明药物为什么能起作用以及如何产生作用，是药效学研究的重要内容。明确药物的作用机制，有助于理解药物的治疗作用和不良反应的本质，为临床合理用药提供理论基础。

（一）非特异性药物作用机制

　　非特异性药物作用机制主要与药物的理化性质如溶解度、解离度、渗透压、表面张力等有关，是通过化学反应或物理作用改变细胞周围的理化条件而产生药理效应。如口服氢氧化铝等抗酸药（弱碱性化合物）可中和胃酸，治疗消化性溃疡；静脉注射甘露醇可提高血浆渗透压引起组织脱水而消除脑水肿；使用二巯基丙醇等络合剂与砷、汞等发生络合反应，解救其中毒等。

（二）特异性药物作用机制

　　特异性药物作用机制与药物的化学结构密切相关，大多数药物属于此类。通过自身结构的特异性，影响酶、受体、离子通道、载体分子等靶点而产生一系列生理、生化反应。

　　1. 影响酶的活性　酶是细胞生命活动的重要物质，许多药物通过影响酶的活性而呈现作用。如新斯的明通过抑制胆碱酯酶的活性而产生拟胆碱作用；卡托普利通过抑制血管紧张素转换酶，产生抗高血压作用；尿激酶可激活血浆纤溶酶原而溶解血栓。

　　2. 参与或干扰细胞代谢过程　有些药物通过补充生命代谢物质的不足，治疗相应缺乏症。如维生素 C 治疗坏血病、铁剂治疗贫血等。另有一些药物化学结构与正常代谢物非常相似，可进入代谢过程而呈现抗代谢效应。如甲氨蝶呤的化学结构与叶酸相似，通过干扰核酸和蛋白质的合成而产生抗癌作用。

　　3. 影响细胞膜离子通道　细胞膜上有许多离子通道，如无机离子 Na^+、K^+、Ca^{2+}、Cl^-等。有些药物可直接作用于这些通道，而影响离子进行跨膜转运，产生药理作用。如硝苯地平通过阻滞钙通道，抑制 Ca^{2+} 内流，降低细胞内 Ca^{2+} 浓度而使血管扩张，血压下降；局

部麻醉药抑制 Na^+ 通道，阻断神经传导，产生局部麻醉作用。

4. 影响生理物质 生理物质包括自体活性物质、神经递质和激素等。有些药物通过影响生理物质的合成、贮存、释放、灭活等过程而发挥作用。如解热镇痛药可抑制体内前列腺素的生物合成而产生解热镇痛抗炎作用；磺酰脲类通过促进胰岛素的释放产生降血糖作用。

5. 影响核酸代谢 如磺胺类药物通过抑制细菌核酸的合成，而抑制细菌的生长繁殖。

6. 影响免疫功能 许多疾病涉及免疫功能。免疫抑制药（环孢素）及免疫增强药（左旋咪唑）通过影响免疫功能产生药理效应，前者用于器官移植的排斥反应，后者用于免疫缺陷性疾病的治疗。

7. 作用于受体 随着分子药理学的发展，对受体认识的不断深入，现已证实许多药物是通过激动或拮抗相应的受体而发挥作用的。

三、药物与受体

受体（receptor）理论是药效学的基本理论之一，它从分子水平阐明生命现象的生理和病理过程，是解释药物的作用、作用机制、构效关系的一种基本理论。

（一）受体的概念和特性

1. 受体的概念 受体是存在于细胞膜、细胞质或细胞核上的大分子蛋白质，能识别、结合特异性配体并引起特定的生理效应。配体（ligand）是指能与受体特异性结合的物质，有内源性配体（包括神经递质、激素、自体活性物质等）和外源性配体（主要是药物）。配体仅与受体大分子中的一部分结合，该结合部位称为受点（receptor site）或活性中心（active center）。

2. 受体的特性 受体具有下列特性。

（1）特异性 受体对配体具有高度的识别能力，一种特定的受体只能与其特定的配体结合，产生特定的生理效应。同一化合物的不同光学异构体与受体的亲和力相差很大。

（2）可逆性 受体与配体的结合是可逆的。受体与配体所形成的复合物可以解离，也可被另一种特异性配体所置换。

（3）灵敏性 受体对配体具有高度的亲和力，微量的配体就能与受体结合而产生明显的效应。如 5×10^{-19} mol/L 乙酰胆碱溶液就能对蛙心产生明显的抑制作用。

（4）饱和性 受体的数量有限，其能结合的配体量也是有限的，在药物的作用上表现为最大效应。当药物达到一定浓度后，其效应不会随其浓度的增加而继续增强。

（5）多样性 同一受体可分布于不同的组织细胞，产生不同的效应；不同组织或同一组织的不同区域，受体密度不同。受体多样性是受体亚型分类的基础。

（二）受体学说

为了阐明药物作用及其机制、药物分子结构与其药理效应之间的关系，自 1913 年 Ehrlich 提出"锁和钥"的假说作为配体-受体相互作用的模型以来，受体学说不断修改、补充和发展，择要简介如下。

1. 占领学说 该学说认为药物必须占领受体才能产生效应。效应的大小与药物占领的受体数量成正比，当受体全部被占领时，药物效应达到最大值。药物至少具备两种特性即亲和力和内在活性，才能产生生物效应，只有亲和力而没有内在活性的药物不能产生效应。

2. 速率学说 该学说认为药物作用主要取决于药物与受体结合和解离的速率，而与药物占领受体的数量无关。激动药结合和解离的速率均较快；部分激动药结合快，解离慢；拮抗药结合快，解离很慢。

3. 变构学说（二态学说） 该学说认为受体有两种可相互转化的构象状态，即活化状态（R*）和静息状态（R），激动药与R*受体亲和力大，结合后产生效应并促使R向R*转化；拮抗药与R受体亲和力大，结合后不产生效应并促进R*向R转化，故能拮抗激动药的作用；部分激动药对两种状态的受体都有一定的亲和力，故有弱的效应。

（三）受体的类型

根据受体的结构、位置及作用特点等，可将受体分为以下四种类型。

1. 离子通道受体 此类受体组成贯通细胞膜内外的离子通道。当受体激动时，离子通道开放，促进细胞内、外离子跨膜转运，使细胞膜去极化或超极化，引起兴奋或抑制效应。如N胆碱受体、GABA受体等。

2. G蛋白偶联受体 G蛋白是鸟苷酸结合调节蛋白的简称，存在于细胞膜内侧。G蛋白偶联受体是通过G蛋白连接细胞内效应系统的膜受体。其主要特点是，受体与激动剂结合后，经过G蛋白的转导而将信号传递至效应器引起药理效应。此类受体最多，如肾上腺素受体、多巴胺受体、前列腺素受体等。

3. 具有酪氨酸激酶活性的受体 这类受体镶嵌于细胞膜上，由三部分组成，细胞外段为配体结合区，中段穿透细胞膜，细胞内段具酪氨酸激酶活性，能激活细胞内蛋白激酶，增加DNA和RNA合成，加速蛋白质合成，从而产生细胞生长、分化等效应。如胰岛素受体、表皮生长因子受体等。

4. 调节基因表达的受体 又称细胞内受体。此类受体位于细胞内，其配体较易通过细胞膜的脂质双层结构，与细胞内的受体结合并发生反应，产生诱导蛋白质而呈现效应。如肾上腺皮质激素受体、甲状腺素受体等。

（四）作用于受体的药物

药物与受体结合产生效应，必须具备两个条件，即亲和力（affinity）和内在活性（intrinsic activity）。亲和力是指药物与受体结合的能力，亲和力大结合强，亲和力小结合弱。亲和力大小常用亲和力指数pD_2表示，其值与亲和力成正比。内在活性是指药物与受体结合并激动受体产生最大效应的能力，也称效能（efficacy），用常数α表示。根据药物与受体结合后所产生的效应不同，可将作用于受体的药物分为三类。

1. 激动药（agonist） 也称为完全激动药（full agonist），是指与受体既有较强亲和力，又有较强内在活性（$\alpha=1$）的药物，能与受体结合产生最大效应。如吗啡可激动阿片受体，产生强效镇痛作用。

2. 拮抗药（antagonist） 是指与受体有较强亲和力，但无内在活性（$\alpha=0$）的药物。此类药物本身不引起效应，但其占据受体后，可阻碍激动药与受体结合，对抗激动药的作用。如普萘洛尔与β受体结合，能阻断肾上腺素与β受体结合，呈现拮抗肾上腺素的作用，使心脏抑制。根据拮抗药与受体结合的性质不同，分为竞争性拮抗药和非竞争性拮抗。

（1）竞争性拮抗药（competitive antagonist） 可与激动药相互竞争与同一受体结合，产生竞争性抑制作用，可使激动药的量效曲线平行右移，但最大效应不变，见图1-1（a）所示。它说明，在竞争性拮抗药存在的情况下，可通过增加激动药剂量的方法使其效应恢复到原先单用激动药时的水平，即保持最大效应不变。

（2）非竞争性拮抗药（non-competitive antagonist） 不与激动药竞争相同的受体，但它与受体结合（牢固或不可逆结合）后，可妨碍激动药与特异性受体结合，即使增加激动药的剂量，也不能达到单独应用激动药时的最大效应，亲和力和内在活性也均降低，不仅使激动药的量效曲线右移，也使最大效应降低，见图1-1（b）。

3. 部分激动药（partial agonist） 是指与受体有较强的亲和力，但仅有较弱的内在活性（$\alpha<1$）的药物。其与受体结合后只能产生较弱的效应，即使浓度增加，也不能达到最大

效应，却因占据受体而能拮抗激动药的部分效应，即表现为部分阻断作用。如喷他佐辛可产生较弱的镇痛效应，当其与吗啡合用时，可对抗后者镇痛作用的发挥，见图1-1（c）。

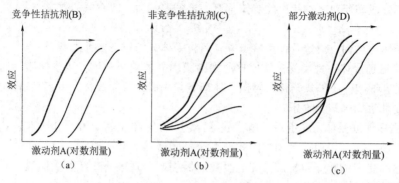

图 1-1　激动剂 A 与拮抗剂、部分激动剂合用时的量效曲线

（五）受体调节

受体调节（receptor regulation）是指受体的数量、亲和力和效应力在生理、病理和药理等因素的影响下而发生的变化，包括向上调节和向下调节。

1. 向上调节（up regulation）　是指受体数量增多，亲和力加大及效应力增强。向上调节的受体对药物非常敏感，可使药效增强，此现象称为受体超敏。受体超敏可因长期使用受体拮抗药而造成。如长期应用 β 受体拮抗药后，可使 β 受体向上调节，一旦突然停药，会出现反跳现象。

2. 向下调节（down regulation）　是指受体的数量减少、亲和力减弱及效应力降低。向下调节的受体对药物反应迟钝，药物效应减弱，此现象称为受体脱敏。受体脱敏可多次使用受体激动药引起，是产生耐受性的原因之一。如长期应用 β 受体激动药异丙肾上腺素，可导致该药疗效逐渐变弱。

四、药物的构效关系与量效关系

（一）药物的构效关系

构效关系（structure activity relationship）是指药物的化学结构与药理效应或毒性之间的关系。药物作用的性质取决于药物的化学结构，结构相似的药物可通过作用于同一靶点，引起相似或相反的效应。有些药物结构式相同，但光学活性不同而成为光学异构体（对映体），它们的药理效应不完全相同。如抗炎镇痛药萘普生，S-萘普生的抗炎作用是 R-萘普生的28倍；氯霉素的左旋体有抗菌作用，右旋体无作用；左旋体的奎宁有抗疟作用，右旋体奎尼丁产生的却是抗心律失常作用。

了解药物的构效关系有助于深入认识药物的作用，对定向设计药物结构、研制开发新药等有重要的指导意义。如近年采用的计算机辅助药物设计，就是以药物构效关系原理为基础的。

（二）药物的量效关系

药物剂量与效应关系（dose-effect relationship）简称量效关系。通过对量-效关系的分析，可了解药物剂量与产生相应效应之间的规律，为临床合理安全用药提供科学依据。

1. 药物剂量　药物剂量是指用药的分量，是决定血药浓度和药物效应的主要因素。在一定范围内，药物剂量的大小与血药浓度高低成正比，效应随着剂量的增加而增强。但若剂量过大，则可引起毒性反应，出现中毒甚至死亡，见图1-2。

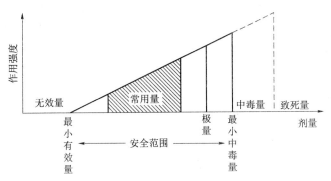

图 1-2　药物剂量与作用强度关系示意图

（1）无效量　不出现药理效应的剂量。

（2）最小有效量（阈剂量）　能产生药理效应的最小剂量。

（3）极量（最大治疗量）　是能产生最大治疗作用，但尚未引起毒性反应的剂量。极量是安全用药的极限。

（4）治疗量和常用量　治疗量是最小有效量与极量之间的剂量。常用量是比最小有效量大，比极量小的剂量。常用量在一般情况下是安全而有效的剂量，药品说明书对药物的常用量都有明确规定。

（5）最小中毒量　能引起毒性反应的最小剂量。

（6）致死量　能引起机体中毒死亡的剂量。

（7）安全范围　是最小有效量与最小中毒量之间的范围。安全范围越大，药物毒性越小，用药越安全。

2. 药物反应（效应）　药物的药理效应按所观察的指标不同，可分为量反应和质反应两种类型。

（1）量反应　指药理效应的强弱可用连续增减的数量或最大效应的百分率表示，如心率、血压、尿量、血糖浓度、平滑肌收缩或松弛的程度等。其研究对象为单一的生物个体。

（2）质反应　观察的药理效应只能用全或无、阳性或阴性表示，结果以反应的阳性率或阴性率作为统计量的反应类型，如死亡、惊厥、睡眠、麻醉等。研究对象为一个群体。

3. 量效曲线　量效曲线是以药物的效应为纵坐标，药物剂量或浓度（血药浓度）为横坐标，进行作图。

（1）量反应量效曲线　量反应的量效曲线为一先陡后平的曲线，见图 1-3（a）所示。为使量效规律更加直观，将横坐标的剂量转换成对数剂量，将效应转换成最大效应百分率，则量效曲线呈对称的 S 型曲线，见图 1-3（b）所示。

（2）质反应量效曲线　质反应的量效曲线有两种状态，横坐标采用对数剂量，纵坐标采用反应频数时为常态分布曲线，说明大多数个体是在中等剂量时发生反应，少数是在较小剂量或很大剂量时才发生反应；若改用累加反应频数（发生反应的个数相加）为纵坐标，则为对称的 S 型曲线，见图 1-4。

从量反应和质反应的两种量效曲线衍生出一些药理学基本概念，在临床中有重要意义。

斜率（slope）　在效应大约 16%～84% 区域，量效曲线几乎呈一直线，其与横坐标夹角的正切值为量效曲线的斜率。曲线的不同部位斜率不同，一般以中段最大。斜率大的药物剂量稍有增减，效应即有明显变化；反之亦然。斜率大小在一定程度上反映了临床用药剂量安全范围。

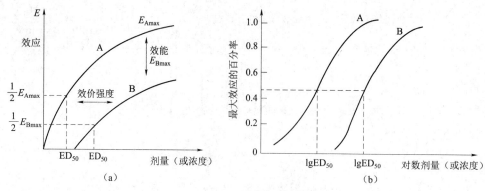

图 1-3 量反应量效关系曲线

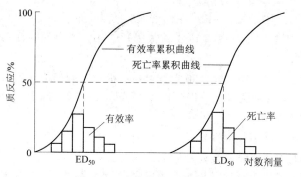

图 1-4 质反应量效关系曲线

效能（efficacy） 指药物所能产生的最大效应（maximal effect, E_{max}），在质反应中阳性率达 100%。效能反映了药物的内在活性，如吗啡类镇痛药效能高，能解除剧痛；阿司匹林类解热镇痛药效能低，只能用于轻、中度疼痛。

效价强度（potency） 指能引起等效反应的相对剂量或浓度，用于作用性质相同的药物之间等效剂量的比较。一般反映药物与受体的亲和力，其值越小，则强度越大。如图 1-3（a）中，A、B 两药的最大效应不同，E_{Amax} 大于 E_{Bmax}；而在图 1-3（b）中，A、B 两药效能相同，而效价强度则是 A 药大于 B 药。

效能和效价强度反映药物的不同性质，二者具有不同的临床意义，常用于评价同类药物中不同品种的作用特点。例如利尿药以每日排钠量作为效应指标进行比较，氢氯噻嗪的利尿强度较呋塞米强；但以效能比较，则呋塞米较氢氯噻嗪强，见图 1-5。因此，在比较两种或两种以上具有相同效应药物时，应从效能和效价强度两项指标综合考虑，单纯说某药比另一药物强是不适宜的。

半数有效量（median effective dose, ED_{50}） 是指能引起 50% 阳性反应（质反应）或 50% 最大效应（量反应）的剂量。半数有效量越小，表明药物活性（药理效应）越强；反之，药物活性越弱。

4. 药物的安全性评价 量效曲线还可用于分析药物的安全性。常用的安全性指

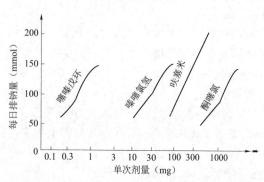

图 1-5 几种利尿药的效价强度和效能比较

标有治疗指数、半数致死量、安全指数和安全范围（safety margin，SM）等。

（1）治疗指数（therapeutic index，TI） 是指药物半数致死量与半数有效量的比值，即 $TI = LD_{50}/ED_{50}$。治疗指数越大的药物相对安全性越大。

（2）半数致死量（median lethal dose，LD_{50}） 是能引起50%实验动物死亡的剂量。半数致死量是反映药物毒性的重要指标，其值越小，毒性越大，其值越大，毒性越小。

（3）安全指数（safety index，SI） 是指药物最小中毒量（LD_5）与最大有效量（ED_{95}）的比值，即 $SI = LD_5/ED_{95}$。安全指数越大的药物安全性越大。

（陈湘玲 张 虹）

第三节 药物代谢动力学

药物代谢动力学（pharmacokinetics）简称药动学，是研究药物的体内过程（包括吸收、分布、代谢和排泄），并运用数学原理和方法阐释药物在机体的动态规律。药动学是药理学的一个重要组成部分，基本过程是吸收（absorption）、分布（distribution）、代谢（metabolism）及排泄（excretion）。其中药物在体内的吸收、分布和排泄过程称为药物转运（transportation of drug），药物的代谢和排泄过程合称为药物的消除（elimination）。药物在体内的过程及动态变化规律，见图1-6所示。

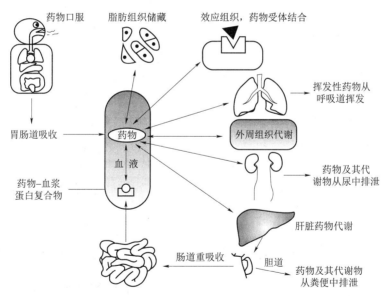

图1-6 药物体内过程示意图

一、药物的体内过程

（一）药物的跨膜转运

药物进入机体后要到达作用部位产生效应，必须通过各种生物膜，药物从生物膜的一侧转运到膜的另一侧过程，称为药物的跨膜转运。生物膜是细胞外表的质膜和细胞内的各种细胞器膜（如核膜、线粒体膜、内质网膜和溶酶体膜）的总称。生物膜由磷脂和蛋白质构成，是以液态的脂质双分子层为基架，其中镶嵌着不同生理功能的蛋白质。

药物跨膜转运的方式主要有被动转运和主动转运两种，见图 1-7。

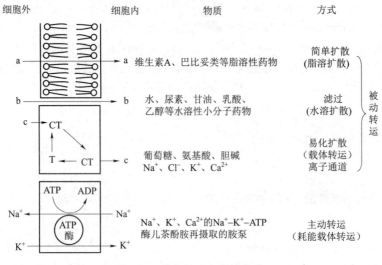

图 1-7　药物转运方式模式图

1. 被动转运　被动转运（passive transport）是指药物由高浓度侧向低浓度侧的跨膜转运，又称为顺梯度转运。此种转运不消耗能量，无饱和性，转运速度主要取决于膜两侧药物浓度差，当膜两侧药物浓度达到平衡时，转运即停止。包括简单扩散、滤过扩散和易化扩散。

（1）简单扩散（simple diffusion）　又称脂溶扩散（lipid diffusion），是脂溶性药物通过细胞膜的脂质进行的转运，是大多数药物在体内的跨膜转运方式。转运速度除取决于膜的性质、面积及膜两侧的浓度差外，还与药物的性质有关。分子量小（小于 200D）、脂溶性大、极性小的药物较易通过。

药物大多是弱酸或弱碱性化合物，在体液环境中都有一定程度的解离，以解离型和非解离型两种形式存在。非解离型药物极性小、脂溶性大，易跨膜转运；而解离型药物极性大、脂溶性小，不易跨膜转运。药物解离型的多少与其 pK_a（弱酸性或弱碱性药物解离常数的负对数）及其所在溶液的 pH 值有关。一般来说，弱酸性药物在酸性体液中不易解离，主要以非解离型存在，脂溶性大，易跨膜转运；而在碱性体液中主要以解离型存在，脂溶性小，不易跨膜转运。而弱碱性药物则相反，在碱性体液中易跨膜转运，在酸性体液中不易跨膜转运。在生理 pH 范围内，强酸、强碱以及极性强的季铵盐可全部解离，难以透过生物膜。

（2）滤过扩散（filtration diffusion）　又称为水溶扩散或膜孔扩散，指分子直径小于膜孔的水溶性小分子药物，借助膜两侧的流体静压和渗透压差被水携带到低压侧的过程。如水、乙醇、尿素等水溶性小分子物质及 O_2、CO_2 等气体分子均可通过膜孔滤过扩散。

细胞膜的膜孔较小，只有小分子药物可通过；毛细血管壁的膜孔较大，多数药物可通过；肾小球的膜孔更大，绝大多数药物及其代谢产物均可通过肾小球滤过而被排泄。

（3）易化扩散（facilitated diffusion）　又称为载体转运，是指一些不溶于脂质而与机体生理代谢有关的物质如葡萄糖、氨基酸、核苷酸等借助膜上的载体，进行不耗能的顺浓度差转运。一些离子如 Na^+、K^+、Ca^{2+} 等，可经细胞膜上特定的蛋白质通道由高浓度侧向低浓度侧转运，这个过程也属易化扩散。

易化扩散的特点有：①载体具有高度特异性，每种载体只能转运特定的药物；②载体还具有饱和现象，当药物浓度很高时，载体被饱和，出现饱和限速现象；③两种由同一载体转运的药物之间存在竞争性抑制。

2. 主动转运　主动转运（active transport）是指药物依赖生物膜上的特殊载体，从低浓度侧向高浓度侧的跨膜转运，也称为逆梯度转运或"上山"转运。其特点是需要载体、消耗能量、有饱和限速性和竞争抑制现象。这种转运主要存在于神经元、肾小管和肝细胞内，而以这种方式转运的药物不多，如青霉素从肾小管分泌排泄属于此种。

（二）药物的吸收

药物的吸收是指药物从给药部位进入血液循环的过程。除静脉（血管内）给药外，其他给药途径均存在吸收的过程。药物吸收的速度和程度直接影响药物作用的快慢和强弱。

1. 吸收途径　临床常用的血管外给药途径有消化道给药、注射给药、呼吸道给药和皮肤黏膜给药等。

（1）消化道吸收　口服给药是临床最常用的给药方式，具有方便、安全、经济等优点。大多数药物以简单扩散的方式通过胃肠道吸收。分子量小、脂溶性大、非解离型药物较易吸收。胃液的 pH 为 0.9~1.5，有利于弱酸性药物的吸收，但由于胃黏膜的吸收面积小，胃排空快，药物在胃内滞留时间短，所以药物实际上在胃内吸收量很少。

小肠是药物吸收的主要部位。因为小肠黏膜表面富有绒毛，绒毛上皮细胞为单细胞，吸收面积大，血流丰富，小肠液近中性（pH 为 4.8~8.2），大多数弱酸或弱碱性药物均易在此溶解吸收。药物经胃肠道黏膜吸收后，经门静脉进入肝脏再进入体循环。有首过消除的药物进入体循环的药量会减少。

（2）注射部位的吸收　肌内注射和皮下注射是临床较常用的给药方式。注射后，药物沿结缔组织向周边扩散，再经毛细血管壁被吸收进入血液循环。由于毛细血管壁细胞间隙较大，药物常以简单扩散或膜孔扩散方式迅速吸收。吸收速率与注射部位的血流量及药物的剂型有关。肌肉组织的血流量比皮下组织丰富，所以肌内注射比皮下注射吸收快。水剂吸收迅速，混悬剂和油剂则吸收较慢。

（3）呼吸道吸收　气体或挥发性药物经口、鼻吸入后经呼吸道可由肺泡吸收。肺泡表面积大（200m^2），且血流丰富，药物吸收快而完全。呼吸道给药可避免首过消除，达到局部治疗目的。临床对哮喘治疗常采用此种给药法。

（4）皮肤黏膜吸收　完整的皮肤吸收能力差，外用药物主要发挥局部作用。在药物制剂中加入透皮吸收剂后制成皮肤外用制剂（如贴皮剂），经皮给药后，可发挥局部或全身作用，如硝苯地平贴皮剂、硝酸甘油缓释贴皮剂等。

黏膜远较皮肤的吸收能力强。鼻腔黏膜的吸收面积大，且血管丰富，吸收也较迅速。

有些药物还可经舌下给药或直肠给药，这两种给药途径使药物分别通过口腔黏膜和直肠黏膜吸收。舌下给药虽然吸收面积小，但血流丰富，吸收迅速，起效快，无首过消除。对于在胃肠道中不稳定或在肝中易被破坏的药物，如硝酸甘油、异丙肾上腺素等可采用此种给药途径。直肠给药，因其吸收面积很小，肠腔液体量少，pH 为 8.0 左右，不利于多数药物溶解，吸收不如口服给药迅速和规则，但当患者处于昏迷、呕吐状态，尤其儿童不宜口服时可考虑直肠给药。

拓展阅读

透皮给药系统

透皮给药系统或经皮吸收制剂指经皮肤贴敷方式用药，药物由皮肤吸收进入全身血液循环并达到有效血药浓度、实现疾病治疗或预防的一类制剂。其吸收的速率和程度取决于用药的面积、药物的脂溶性及皮肤受损情况，如湿疹、溃疡或烧伤等创面，药物吸收可显著增加。不同部位的角质厚度不同，药物吸收依次为：阴囊>耳后>腋窝区>头皮>平臂>腿部>胸部。

2. 影响药物吸收的因素 影响药物吸收的因素很多，除了给药途径外，主要有药物的理化性质、药物制剂、吸收环境等。

（1）药物的理化性质 一般来说，弱酸性药物在胃中易吸收，而弱碱性药物在小肠中吸收。药物吸收程度取决于药物分子大小、离子化程度和脂溶性高低，在水和脂类中均不溶解的药物很难吸收。如硫酸钡口服时不溶解而不吸收，可用作造影剂；硫酸镁水溶液口服难吸收，常用作泻药；而水溶性钡盐口服可吸收，有剧毒。此外，药物的制剂类型也可影响吸收。一般溶液剂比片剂及胶囊剂等固体剂型吸收快。

（2）首过消除（first pass elimination） 又称为首关效应（first pass effect），是指某些药物经口服在通过胃肠黏膜和肝脏时，部分被代谢灭活，使进入体循环的药量减少，药效降低的现象。如硝酸甘油，单次通过肝脏即有90%被灭活，故口服疗效差，需采用舌下给药、静脉滴注或经皮给药。

除硝酸甘油外，普萘洛尔、利多卡因、丙米嗪、吗啡、维拉帕米及氯丙嗪等也均具有明显的首关效应，使用时应注意。

（3）吸收环境 胃排空速度、肠蠕动快慢、胃内容物的多少和性质均可影响药物吸收。胃肠蠕动增加、排空快或肠内容物多，可阻碍药物与吸收部位的充分接触，使吸收的速度和程度均减少。油和脂肪等食物，可促进脂溶性药物的吸收。

药师提示

为增加药物口服吸收率，应用小剂量营养滋补品时，宜在空腹（晨起）或半空腹（饭前或晚上临睡前）服药。

（三）药物的分布

药物的分布是指吸收后的药物随着血液循环到达各组织器官的过程。大多数药物在体内的分布是不均匀的，存在明显的选择性。影响药物分布的因素主要有以下几个方面。

1. 药物与血浆蛋白结合 吸收进入血液循环的药物可与血浆蛋白（主要是白蛋白）进行可逆性结合。与血浆蛋白结合的药物称为结合型药物，未与血浆蛋白结合的药物称为游离型药物。结合型药物分子量大，不能通过生物膜进行跨膜转运，暂时失去药理活性，不被代谢和排泄，成为药物在血液中一种暂时的储存形式，当血浆中游离型药物的浓度随着其分布和消除降低时，结合型药物可释放出游离型药物，结合与游离两个过程保持着动态平衡。与血浆蛋白结合率高的药物，不易分布，起效慢，但在体内消除也慢，作用维持时间较长。

药物与血浆蛋白的结合具有饱和性，当药物浓度过高时，与血浆蛋白的结合达到饱和，会使游离型药物浓度增高，导致药效增强，甚至出现毒性反应。药物与血浆蛋白的结合是非特异性的，两种或两种以上的药物可竞争性地与同一蛋白结合而发生置换现象，被置换出来的游离型药物浓度增高，药效或毒性随之增强。如口服抗凝血药华法林后再服用解热镇痛药保泰松，可使血中华法林游离浓度成倍增加（前者血浆蛋白结合率为99%，后者为98%），导致抗凝作用增强，引起出血反应。在联合用药时，应注意避免由此造成的毒性反应。

在某些病理情况下，血浆蛋白减少，如肝硬化、慢性肾炎、尿毒症、极度营养不良等，药物与血浆蛋白结合减少，游离型药物增多，也易引起毒性反应。

2. 药物的理化性质和体液的 pH 脂溶性药物和水溶性小分子药物易通过生物膜而分布，水溶性大分子药物则难通过生物膜分布。生理情况下，细胞外液 pH 为 7.4，细胞内液 pH 为 7.0，由于 pH 的差异导致药物解离度的不同，故弱酸性药物在细胞外液浓度较高，弱碱性药物则相反，在细胞内浓度较高。通过改变血液 pH，可改变药物的分布方向。如在抢救巴比妥类（弱酸性）药物中毒时，可用碳酸氢钠碱化血液和尿液，不仅可促进药物由脑细胞向血液转运，又可减少药物在肾小管的重吸收，加速药物从尿液排出，使病人迅速脱离危险。

3. 局部器官血流量 吸收的药物通过血液循环迅速向全身组织器官转运，药物首先分布于肝、肾、脑、心等血流量相对较大的器官组织，然后再分布到肌肉、皮肤或脂肪等血液灌注量相对较小的组织，这种现象称为药物的再分布。脂肪组织的血流量虽较少，但其面积大，是脂溶性药物的巨大储库。如静脉注射硫喷妥钠后，因其脂溶性高，首先分布到富含类脂质的脑组织，迅速产生麻醉作用，随后药物迅即从脑向脂肪组织转移，作用很快消失。

4. 药物与组织的亲和力 药物对某些组织的亲和力，使药物在该组织中的分布浓度明显高于其他组织。如碘主要集中在甲状腺；钙沉积于骨骼中；汞、砷、锑等重金属和类金属在肝、肾中分布较多，中毒时可损害这些器官。有时药物分布多的一些组织，并非药物的作用部位，而与药物的毒性有关。如四环素与钙络合沉积于骨骼与牙齿中，可使儿童骨骼和牙齿的正常生长发育受到抑制。

5. 特殊屏障 药物在血液与器官组织之间转运时所受到的阻碍称为屏障。体内影响药物分布的屏障主要有血-脑屏障和胎盘屏障。

（1）血-脑屏障（blood-brain barrier，BBB） 主要是指血液与脑组织、血液与脑脊液间的屏障，其能阻碍药物进入脑中，有利于维持中枢神经系统内环境的相对稳定。这主要是由于脑毛细血管内皮细胞间连接紧密，间隙较小，基膜外还有一层星状胶质细胞包绕，只有分子量小、脂溶性高的药物可以通过被动转运，进入脑组织。新生儿血-脑屏障尚未发育完全，其中枢神经易受药物的影响。当脑膜炎症时，血-脑屏障通透性增加，此时应用大剂量磺胺嘧啶、青霉素等，可在脑脊液中达到有效治疗浓度而发挥作用。

（2）胎盘屏障（placental barrier） 是指胎盘绒毛与子宫血窦间的屏障，它能将母体与胎儿血液隔开。胎盘屏障的通透性与一般生物膜无明显差异，几乎所有药物都能通过胎盘屏障进入胎儿体内，只是程度和快慢不同而已。因此孕妇用药应谨慎，以防胎儿中毒或致畸。

（四）药物的代谢

药物的代谢是指药物在体内发生化学结构的变化，也称为药物的生物转化或转化（biotransformation）。药物的代谢主要在肝脏进行，少数药物也可在肠、肾、血浆等部位进行。

1. 药物代谢的意义 药物代谢的意义主要使药物活性改变。大多数药物经代谢后由活性药物转化为无活性代谢物，称为"灭活"（inactivation）；少数药物可由无活性或活性较低的药物变成有活性或活性强的药物，称为"活化"（activation），如抗癌药环磷酰胺，进入体内转化为磷酰胺氮芥后呈现抗癌作用。这种经代谢后才能产生药理效应的药物称为前药（prodrug）；还有少数药物由无毒或毒性小的药物变成毒性代谢物，如异烟肼经肝脏代谢后生成的乙酰异烟肼对肝脏有较强的毒性。多数脂溶性药物，经代谢后转化为水溶性高的代谢物，不易被肾小管重吸收，以利于从肾脏排出。某些水溶性高的药物，在体内也可不转化，以原形从肾脏排泄。药物代谢的最终目的是促使药物排出体外。

2. 药物代谢的方式 药物在体内代谢的方式有氧化、还原、水解和结合。其中氧化、还原和水解反应为第Ⅰ相反应，结合反应为第Ⅱ相反应。药物经过第Ⅰ相反应，多数被灭活，但也有少数被活化，故药物的代谢不能简单地称为解毒过程。第Ⅱ相反应，是经Ⅰ相反应生成的代谢物或某些原形药物，可与体内的葡萄糖醛酸、硫酸、乙酰基、甲基、甘氨酸等结合，结合后的代谢物药理活性降低或消失，水溶性增大，易于经肾脏排出。各种药物体内代谢的途径和方式也各不相同。

3. 药物代谢的酶 药物代谢需要酶的参与，根据存在部位将其分为微粒体酶和非微粒体酶两类。

（1）微粒体酶 存在于肝细胞内质网中，是促进药物代谢的主要酶系统，又称为肝药酶，如细胞色素P450（由于其与一氧化碳结合后的吸收主峰在450nm处而得名，简称CYP）。细胞色素P450是一个庞大的多功能酶系，由多种酶组成，在内源物和外源物的代谢过程中起重要作用。其主要特点是：①选择性低，能催化多种药物代谢；②个体差异大，存在明显的种族、性别、年龄等的差异；③活性和数量有限，在同时被转化的药物间容易发生竞争性抑制；④酶活性易受药物的影响而表现出增强或减弱。

（2）非微粒体酶 存在于血浆、细胞质和线粒体中的多种酶，主要促进水溶性较大、脂溶性较小的药物以及结构与体内正常代谢物类似的物质的代谢，如单胺氧化酶、胆碱酯酶等。

4. 肝药酶的诱导与抑制 肝药酶的活性和数量是不稳定的，易受某些药物的影响。

（1）药酶诱导剂 是指能使肝药酶活性增强或合成加速的药物，如苯巴比妥、苯妥英钠、利福平、地塞米松等。可加速药物自身和其他药物的代谢，使药效降低。药酶诱导作用可解释某些药物连续应用产生的耐受性、交叉耐受性、药物相互作用等现象。如苯巴比妥的药酶诱导作用很强，连续应用可加速自身代谢，易产生耐受性；将苯巴比妥与口服抗凝药华法林合用时，可加速华法林代谢，使其作用减弱。

（2）药酶抑制剂 是指能使肝药酶活性降低或合成减少的药物，如氯霉素、异烟肼、西咪替丁等。药酶抑制剂能减慢其他药物的代谢，使药效增强，如氯霉素与苯妥英钠合用，可使苯妥英钠的代谢减慢而作用增强，甚至出现毒性反应。

（五）药物的排泄

药物的排泄是指药物及其代谢产物通过排泄器官排出体外的过程。药物排泄速度的快慢可直接影响药物的作用强度和持续时间。药物排泄的主要器官是肾脏，其次是胆道、呼吸道、乳腺、汗腺、唾液腺等。

1. 肾脏排泄 药物经肾脏排泄的方式有肾小球滤过、肾小管分泌及肾小管重吸收三种方式。肾小球毛细血管的膜孔较大，血流丰富，滤过压高，故通透性大。除了与血浆蛋白结合的药物外，游离型药物及其代谢产物均可经过肾小球滤过进入肾小管腔内。脂溶性大、极性小、非解离型药物和代谢产物经肾小管上皮细胞可以重吸收入血。改变尿液的pH，可以改变弱酸性或弱碱性药物的解离度，从而改变药物的重吸收程度。当尿液呈酸性时，弱酸性药物主要以非解离型存在，脂溶性高，重吸收多，排泄慢，而弱碱性药物在酸性尿中则排泄快；反之，当尿液呈碱性时，弱酸性药物排泄快，而弱碱性药物排泄慢。临床上可利用改变尿液 pH 的方法加速药物的排泄以治疗药物中毒。如水杨酸类药物过量中毒时，可应用碳酸氢钠碱化尿液以促进药物排泄。另外，增加尿量可降低尿液中药物的浓度，减少药物的重吸收，加速排泄。

有少数药物可通过肾小管分泌排泄，这是一个主动转运过程，需非特异性载体转运系统完成。肾小管上皮细胞存在有机酸和有机碱两类转运系统，前者转运弱酸性药物，后者转运弱碱类药物。载体选择性低，若两种药物通过同一载体转运时，彼此间可发生竞争性抑制。如丙磺舒可抑制青霉素、吲哚美辛等的主动分泌，使被抑制药排泄减少，作用增强，持续时间延长。

当肾功能不全时，主要经肾脏排泄的药物排泄减慢，血药浓度升高，作用增强，且可能引起蓄积中毒，应适当减少剂量或延长给药间隔时间。

2. 胆汁排泄　有些药物及其代谢产物可经肝脏通过胆汁排泄进入十二指肠，再经粪便排出体外。有些药物随胆汁到达小肠后可在肠道内被重吸收，这一现象称为肝肠循环（hepato-enteral circulation）。肝肠循环可使血药浓度下降减慢，药物作用时间延长。如洋地黄、地西泮等药物肝肠循环现象明显。有些抗生素如红霉素、利福平等经胆汁排泄，在胆道内浓度高，可作为胆道感染的治疗药物。

3. 其他途径排泄

（1）肺排泄　肺脏是某些挥发性药物的主要排泄途径，如吸入麻醉药恩氟烷、异氟烷、氧化亚氮等主要经肺排出；饮酒后可从呼出的气体中检出乙醇含量。

拓展阅读

酒驾测试

对着酒精测试仪吹气，可检测人血液中的乙醇含量。酒后驾车是指驾驶人员血液中每 100 毫升的乙醇含量大于或等于 20 毫克，并小于 80 毫克；如每 100 毫升血液中乙醇含量达到或超过 80 毫克则被定性为醉酒驾车。为保证生命安全，应杜绝酒驾。

（2）经乳汁排泄　人乳汁较血液偏酸性（pH 为 6.8~7.3）且富含脂质。有些脂溶性高及弱碱性药物如吗啡、阿托品等可经乳汁排泄，乳汁中药物浓度高，直接影响乳婴。故哺乳期妇女用药应慎重。

有些药物还可以通过唾液、汗液、泪液等排泄。药物在唾液中的浓度与血药浓度有一定相关性，故临床偶有以唾液代替血液样本，进行血药浓度监测。

药师提示

有些药物及其代谢物通过排泄器官时可以改变排泄物的颜色，如利福平可使尿液等变红，应特别提醒患者，以免造成恐慌。可能引起尿液颜色改变的药物还有：苯妥英钠-尿液呈粉红、红色、红棕色；阿米替林-蓝绿色；吲哚美辛-绿色（肝损伤引起的胆绿血症）；酚酞-红色；华法林-橙色；呋喃妥因、呋喃唑酮-棕色或橙棕色；维生素 B_2-深黄色等。

二、药物代谢动力学基本概念

（一）血药浓度-时间曲线

药物在体内的吸收、分布、代谢和排泄是一个连续变化的动态过程，可用体内药量或血药浓度随时间变化来表示这一动态过程。在给药后不同时间采血，测定血药浓度，以血药浓度为纵坐标，时间为横坐标，可绘出血药浓度-时间曲线（drug concentration-time curve），简称药-时曲线，也称为时-量曲线。

非静脉途径给药的药-时曲线，如图 1-8 所示。一般可分为三期：潜伏期、持续期和残留期。

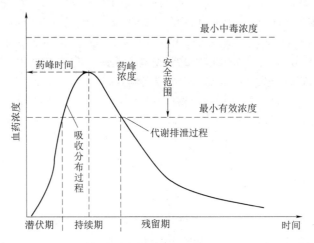

图 1-8　单次肌内注射给药的药-时曲线

潜伏期（latent period）指用药后到开始出现作用的一段时间，主要反映药物的吸收和分布过程。静脉注射给药一般无潜伏期。持续期（persistent period）是指药物维持有效浓度的时间，其长短取决于药物的吸收和消除速度。药峰浓度（C_{max}）是指用药后所能达到的最高浓度，通常与给药剂量成正比。药峰时间（T_{max}）是指用药后达到药峰浓度的时间。残留期（residual period）是指体内药物浓度已降至最小有效浓度以下，但又未从体内完全消除。残留期的长短与消除速度有关，残留期长，反映药物消除慢，反复应用易引起蓄积中毒。从图中还可测出药物的最小有效浓度和最小中毒浓度，以此确定安全范围。

药-时曲线的形态可反映药物吸收与消除的情况。曲线上升段斜率大，则吸收快，斜率小，吸收慢；曲线下降段坡度陡峭则消除快，坡度平缓则消除慢。药峰浓度与药峰时间，可分别反映药物吸收的程度与速度。

药-时曲线下面积（area under concentration-time curve，AUC）是坐标横轴与药-时曲线围成的面积。它表示一次服药后某段时间内的药物吸收总量，是评价药物吸收程度的一个重要参数，常被用于计算药物制剂的生物利用度。

时-效曲线（time-effect curve）是以药物效应为纵坐标，时间为横坐标绘制的曲线。该曲线的形态与分期与药-时曲线基本相似。

（二）生物利用度

生物利用度（bioavailability，F）是指药物被吸收进入血液循环的速度和程度的一种量度。它是评价药物制剂质量的重要参数，与药物起效快慢和作用强弱密切相关。药物制剂因素如药物颗粒的大小、晶型、赋形剂、生产工艺等的不同以及给药途径均可影响生物利用度，从而影响药物疗效。

生物利用度可用给予一定剂量的药物后，药物被机体吸收的百分率来表示。

$$F=A/D\times100\%$$

A 为进入体循环的药物总量，实际工作中通常用给药后药-时曲线下面积 AUC 表示；D 为用药剂量，通常用血管内给相同剂量药物所得的 AUC 表示。静脉注射后药物全部进入血循环，$F=100\%$；其他各种给药途径，存在吸收过程，因各因素影响，$F<100\%$。根据比较标准的不同，生物利用度可分为绝对生物利用度和相对生物利用度，其计算方式为：

$$绝对生物利用度\ F(\%) = \frac{口服制剂\ AUC}{静注制剂\ AUC} \times 100\%$$

$$相对生物利用度\ F(\%) = \frac{被试制剂\ AUC}{参比制剂\ AUC} \times 100\%$$

绝对生物利用度可用于评价同一药物不同给药途径的吸收率大小；相对生物利用度则可用于评价不同生产厂家同一制剂的吸收率差异或同一厂家的不同批号药品间的吸收率差异。

（三）表观分布容积

表观分布容积（apparent volume of distribution，V_d）是指药物在体内分布达到动态平衡时，体内药量与血药浓度的比值。计算公式为：

$$V_d(L) = \frac{体内总药量(A)(mg)}{血药浓度(C)(mg/L)}$$

表观分布容积并不代表真正的生理体积，只是一个理论容积，是便于进行体内药量与血药浓度互换运算的一个比值。但其可反映药物在体内分布的广泛程度以及组织结合程度。V_d 值小，可推测药物大部分分布于血浆中，组织内药量少；V_d 值大，表明血药浓度低，药物分布广泛或组织摄取多。此外，利用 V_d，可推算体内的药物总量或求算达到某一有效血药浓度时的药物剂量。

拓展阅读

表观分布容积的运用

根据体液的分布特点，可通过药物的 V_d 值推测其在体内的分布状况：当药物的 V_d 为 5L 左右时，相当于血浆的容量，药物主要分布于血液并与血浆蛋白可能有较高比例的结合，如华法林等；当 V_d 为 10~20L 时，相当于血浆和细胞外液的容量，药物可能分布于血浆与细胞外液，如溴化物、碘化物等；当 V_d 为 40L 时，相当于细胞内、外液的容量，药物分布于全身体液，如安替比林等；而当药物的 V_d 为 100~200L 时，大大超过了体液的总容积，表明药物在体内可能与某些组织的特殊亲和力，如放射性碘在甲状腺浓集。

（四）清除率

清除率（clearance，Cl）是指单位时间内，多少体积血浆中药物从体内被清除，其单位为 ml·min^{-1}或 L·h^{-1}。Cl 是反映药物自体内消除的一个重要指标，其与消除速率常数及分布容积的关系可用下式表示：

$$Cl=K\cdot V_d$$

Cl 是肝、肾等消除药物的总和，它可反映肝、肾功能，当功能不良时，Cl 值会下降。临床上根据已知药物的有效浓度，利用 Cl 值，可确定给药剂量。

（五）药物的消除动力学类型

药物消除动力学过程是指药物在体内经代谢和排泄，使血药浓度不断降低的动态变化过程，其规律可用消除速率与血药浓度关系的数学方程式表达即：$dC/dt = -kC^n$

式中 C 表示血药浓度，t 为时间，dC/dt 为消除速率，k 是消除速率常数，负号表示血药浓度随时间变化而降低，当 $n=1$ 时即为一级动力学过程，$n=0$ 时为零级动力学过程。

1. 一级动力学消除　当 $n=1$ 时，$dC/dt = -kC^n = -kC$。

式中 k 为一级动力学消除速率常数，单位是 h^{-1}；它不表示单位时间内消除的实际药量，而是体内药物瞬时消除的百分率。一级动力学消除的特点是药物消除速率与血药浓度成正比，血药浓度高，单位时间内消除的药量多，当血药浓度降低后，药物消除速率也按比例下降，即单位时间内消除恒定比例的药物，故又称恒比消除。绝大多数药物在体内按此方式消除。其药时曲线的下降部分在半对数坐标上呈直线，见图 1-9，故又称线性动力学。

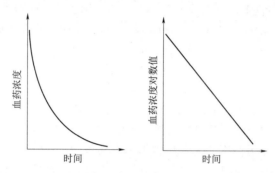

图 1-9　一级动力学在普通坐标系和
对数坐标系上的药-时曲线

2. 零级动力学消除　$n=0$ 时，$dC/dt = -kC^0 = -k$。表明药物的消除速率与血药浓度无关，单位时间内消除恒定数量的药物，故又称恒量消除。由于其药-时曲线下降部分在半对数坐标上呈曲线，见图 1-10，故又称非线性消除。当用药量超过机体最大消除能力时或机体消除能力低下时，药物按零级动力学消除。

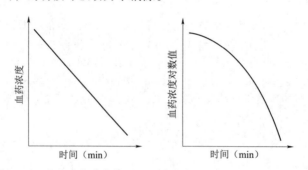

图 1-10　零级动力学在普通坐标系和对数坐标系上的药-时曲线

（六）半衰期

1. 半衰期的概念　半衰期（half life time，$t_{1/2}$）通常指血浆半衰期，即血浆药物浓度下降一半所需的时间。半衰期可反映药物在体内的消除速度，消除快的药物，其半衰期短，消除慢的药物，半衰期长。由于大多数药物在体内是按一级动力学方式消除，其半衰期是一个常数，见表 1-1。计算公式为：$t_{1/2} = 0.693/k$，式中 k 为消除速率常数。

表 1-1 恒比消除药物的消除与积累

半衰期数	一次给药		连续恒速、恒量给药	
	体存药量（%）	消除药量（%）	消除药量（%）	累积药量（%）
1	50.00	50.00	50.00	50.00
2	25.00	75.00	75.00	75.00
3	12.50	87.50	87.50	87.50
4	6.25	93.75	93.75	93.75
5	3.13	96.87	96.87	96.87
6	1.56	98.44	98.44	98.44

2. 半衰期的临床意义

（1）是确定临床给药间隔的重要依据 $t_{1/2}$ 长的药物，给药间隔时间长；$t_{1/2}$ 短则给药间隔时间短。通常给药间隔时间约为一个半衰期。

（2）作为药物分类的依据 根据半衰期的长短，可将药物分为长、中、短效等类药。

（3）预测药物达到稳态血药浓度的时间 连续恒速给药时，约经过 4~5 个 $t_{1/2}$，可达到稳态血药浓度。

（4）预测药物从体内基本消除的时间 一次给药后，经过 5 个 $t_{1/2}$，体存药量在 5% 以下，可认为药物已基本消除。

$t_{1/2}$ 常受到机体肝肾功能状态的影响，肝肾功能不良者，绝大多数药物 $t_{1/2}$ 延长，用药时应予注意。

（七）多次用药的药-时曲线与稳态血药浓度

临床治疗中多数药物常需连续多次给药，方能维持有效血药浓度，以达预期疗效。当每次用药剂量（X_0）和给药间隔时间（T）均相同时，给药过程中血药浓度可依次递增，药-时曲线呈锯齿形上升，约经过 5 个半衰期，当给药速度与消除速度达到平衡时，血药浓度将在一个相对稳定水平范围内波动，此血药浓度称为稳态血药浓度（steady state concentration，C_{ss}），又称坪浓度（plateau concentration）或坪值（plateau）。其药-时曲线，见图 1-11。

坪浓度是多次用药的常用指标之一，对于指导临床用药有实际意义。

（1）坪浓度的高低与一日的给药总量成正比。一日给药剂量越大，坪浓度越高，剂量加倍，坪浓度也提高 1 倍。因此调整一日用药总量，可改变坪浓度的高低。若一日总量不变，而增加或减少给药次数则坪浓度不变，见图 1-11（a）。因此，临床上小儿用药常规定1 日总量，分几次给药可酌情而定。

（2）坪浓度峰谷的波动范围与每次用药量及用药间隔成正比。一日给药总量不变，服药次数越多，每次用药量越小，血药浓度的波动也越小。对于安全范围较小的药物，宜采用少量多次分服的给药方案。

（3）可预测药物达坪时间和基本消除时间。达坪时间约为 4~5 个 $t_{1/2}$；单次给药或停药 4~5 个 $t_{1/2}$，体内药物可基本消除。

（4）采取首剂加倍（负荷剂量）的给药方法可迅速达到坪浓度。即首次剂量给予负荷剂量（$2X_0$），然后再给予维持剂量（X_0），按 $t_{1/2}$ 给药，经给药 1 次即可达坪浓度，见图 1-11（b）。临床上对于危重患者可采取此种给药方式。

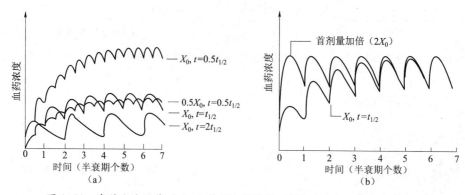

图 1-11　多种方法给药（a）和首剂加倍给药（b）对稳态血药浓度的影响

（陈湘玲　张　虹）

第四节　影响药物作用的因素

　　药物进入机体产生作用的过程中往往要受到许多因素的影响，除药物的体内过程外，药物方面和机体方面的诸多因素均可影响药物的作用。这些因素可影响药物作用的强度，甚至改变药物作用的性质。因此，为了合理用药，以达到最大疗效和最小不良反应之目的，了解影响药物作用的因素是十分必要的。

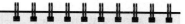

案例导入 2

案例：患者男性，80 岁，酒精中毒，肝脏疾病，吸烟。服用氨茶碱 100mg/次，3 次/天治疗慢性阻塞性肺部疾病，同时给予西咪替丁 300mg/次，1 次/天。为了简化服药方法，将氨茶碱改为 200mg/次，2 次/天。4 天后，出现头痛、恶心、呕吐等症状，到急诊室治疗。医生增加西咪替丁的用量 300mg/次，4 次/天。三天后，又因恶心、呕吐和精神错乱入院。入院后，出现痉挛，收缩压 60mmHg，房颤、室性心动过速，胸部 X 光片诊断为肺气肿。经系列药物对症治疗血压仍低下，后因心动过缓死亡。

讨论：该患者用药是否合理？导致患者死亡的原因是什么？

一、药物方面的因素

（一）药物剂量、剂型及给药途径

　　1. 剂量　药物剂量与药物效应密切相关，剂量太小时，血药浓度过低，达不到有效的浓度，难以产生药理效应；剂量太大，血药浓度超过最小中毒浓度，易产生毒性反应，故临床一般采用常用量。同一药物在不同剂量时，对机体的作用强度不同，用途也不同。例如镇静催眠药地西泮，在低剂量下即可产生抗焦虑作用，对各种原因引起的焦虑症均有明显的疗效；剂量增加，可产生镇静催眠作用；剂量再增加，则有抗惊厥、抗癫痫以及中枢性肌肉松弛等作用。

　　2. 剂型及给药途径　一种药物常可制成多种不同的剂型。同一药物的剂型不同，其吸收的速度和程度不同，生物利用度也不同。口服给药时，液体制剂的吸收比固体制剂快，各种固体制剂吸收速度不同，如胶囊剂>片剂>丸剂；肌内注射时水溶液吸收>混悬剂>油剂。控释制剂和缓释制剂可按要求缓慢释放药物，从而使药物作用持续时间延长，可减少给药次数，并可使血药浓度保持平稳。靶向制剂可使药物定向分布到靶器官，可提高疗效，减少不良反应。

给药途径可直接影响药物的作用。对大多数药物而言，给药途径不同，药物效应出现的快慢和强弱不同。各种不同给药途径药效出现快慢的顺序依次是：静脉注射>吸入>舌下含服>肌内注射>皮下注射>口服>直肠给药>皮肤给药。对少数药物来说，给药途径不同，有时会产生药物效应质的变化，如硫酸镁口服给药具有导泻和利胆作用，而注射给药则产生抗惊厥和降压作用。因此，临床用药应根据病情需要和制剂特点选择适当的给药途径。

▌药师提示

用药时应注意服药的正确方法。服药宜取站位，多饮水送下，稍活动后再卧床休息，以防引起药物性食管溃疡，尤其对口服抗生素、抗肿瘤药等应注意；对肠溶、缓释、控释制剂及胶囊剂，口服时应整片（粒）吞服，若咬碎或倒出服用，可能影响药效，甚至导致不良反应。

（二）给药时间、间隔和疗程

1. 给药时间　根据不同药物选择合适的用药时间对增强药效、减少不良反应有重要意义。一般来说，饭前给药有利于药物吸收，起效较快，多数药物宜饭前服用。饭后给药吸收较差，起效较慢，但可减小药物对胃肠道的刺激性，故刺激性大的药物宜饭后服用。催眠药应在睡前服用；助消化药宜在饭前或饭时服用；驱肠虫药宜空腹服用。

机体在昼夜 24 小时的不同时间对药物的敏感性有差异，如硝酸甘油抗心绞痛的作用是上午强而下午弱，故早上给药疗效好；哌唑嗪治疗高血压患者，上午给药较易引起体位性低血压，而下午尤其是晚上用药这种现象较少发生；肾上腺皮质激素的分泌有昼夜节律性，其分泌高峰在上午 8 小时左右，而后逐渐降低，午夜时最低，所以，对于长期服用皮质激素的患者，在早晨一次给药对肾上腺皮质分泌的抑制作用最小。这种研究昼夜节律对药物作用影响的科学称为时辰药理学（chrono pharmacology）。

📎 拓展阅读

时辰药理学

时辰药理学又称时间药理学，是自 20 世纪 50 年代开始研究，近年来得到迅速发展的一门边缘学科，它属于药理学的范畴，也是时间生物学的一个分支。经研究证实，很多药物的作用与人们的生物节律有着极其密切的关系。同一种药物同等剂量因给药时间不同，作用也不一样。运用时间药理学知识制定合理的给药方案，对提高药物疗效，降低不良反应和药物用量具有很重要的临床价值。

2. 给药间隔与疗程　给药间隔是维持稳定而有效的血药浓度的重要保证。不按规定给药间隔用药，会导致血药浓度波动大，影响药效的正常发挥。给药间隔一般以药物的半衰期为参考依据，半衰期短的药物给药间隔较短，次数较多；反之，给药间隔延长，次数减少。当病人的肝、肾功能不全时，应适当调整给药剂量和给药间隔时间。

疗程是指为达到一定的治疗目的而连续用药的时间。疗程长短主要取决于病人的病情及病程，一般在症状消失后即可停药。当用抗菌药物治疗某些感染性疾病时，为了巩固疗效和避免耐药性产生，往往在症状消失以后尚需保留一定时间用药。一般对毒性大或消除慢的药物，临床常规定一日的用量和疗程，以避免蓄积中毒。

（三）联合用药与药物相互作用

联合用药（drug combination）指为了达到治疗目的而将两种或两种以上药物同时或先后应用。联合用药，药物之间往往可能发生相互作用。

药物相互作用（drug interaction）指同时或先后使用两种或多种药物时，而引起的药物效应或毒副作用的变化。药物相互作用可能使药效加强或不良反应减小，也可能使药效降低或药物毒性加强，前者为期望的药物相互作用，也是联合用药的目的；后者则为不良的药物相互作用，是联合用药时应注意避免的。药物相互作用按其发生情况可分为药动学和药效学相互作用以及配伍禁忌。

1. 药动学相互作用　药动学相互作用是指一种药物的体内过程被另一种药物改变，使前者的药动学发生明显的变化。

（1）影响吸收　改变胃肠道 pH 值可影响药物解离度，影响药物吸收，如服用抗酸药可提高胃肠道 pH，减少阿司匹林等弱酸性药物的吸收。有些药物同时服用，可发生吸附或络合作用而妨碍吸收，如铁剂可与四环素类药物形成可溶性难解离的络合物，互相影响吸收。多潘立酮（吗丁啉）等促胃肠动力药可增强胃肠蠕动，促使胃中药物迅速进入肠道，导致同时服用的其他药物在肠道吸收提前；而抗胆碱药抑制胃肠蠕动，使同时服用的其他药物在胃内滞留，使吸收延缓。

（2）影响分布　大多数药物在血液中不同程度地与血浆蛋白可逆性结合而暂时失去药理活性，由于血浆蛋白与药物的结合量有一定限度，若同时使用两种以上的药物时，可能会发生对血浆蛋白的竞争与置换现象，使被置换的药物游离型浓度增加，作用加强。如阿司匹林、对乙酰氨基酚及保泰松与血浆蛋白的亲和力较强，当与双香豆素合用时，可将双香豆素从血浆蛋白结合位点上置换下来，导致双香豆素血中游离型浓度增高，抗凝作用增强甚至导致出血反应。

（3）影响代谢　药酶诱导剂和抑制剂可通过影响肝药酶的活性而影响其他药物的代谢过程。如苯巴比妥为药酶诱导剂，当其与华法林合用时，可使华法林的代谢加快而抗凝作用减弱；氯霉素为药酶抑制剂，与双香豆素合用，可使双香豆素的代谢受阻而引起出血；酮康唑可抑制特非那定的代谢，使其血药浓度升高而引起致命的室性心律失常。

（4）影响排泄　许多药物在体内主要由肾脏排出。药物经肾小管分泌排泄是一个主动转运过程，需特殊载体且具有饱和性。当两种或两种以上通过肾小管主动排泌的药物联用时，可发生竞争性抑制，使药效延长。如丙磺舒与青霉素合用时，可减少后者的分泌排泄，从而起到增效作用；丙磺舒也可竞争性抑制对氨基水杨酸等的分泌使其毒性增加。药物由肾小球滤过或肾小管分泌而进入肾小管内，随尿液的重吸收取决于药物在尿液中的解离度，因此改变体液 pH 值，可影响药物的解离度，影响药物的重吸收和排泄。如碳酸氢钠、枸橼酸钠等可碱化尿液，减少苯巴比妥、保泰松、水杨酸盐等弱酸性药物的重吸收而促进其排泄；用氯化铵酸化尿液，可加速碱性药物排泄。

2. 药效学相互作用　药效学相互作用是指一种药物对另一种药物药理效应的影响，主要有协同作用和拮抗作用。

（1）协同作用（synergism）　指两药联合应用，可使原有的药效增强。①相加作用：指两药合用的效应是两药单用效应之和。如阿司匹林与对乙酰氨基酚合用可使解热镇痛作用相加；在高血压治疗中，常采用两种作用环节不同的药物合用，可使降压作用相加，而各药剂量减少，不良反应降低，如β受体拮抗药阿替洛尔与利尿药氢氯噻嗪合用。②增强作用：指两药合用的效应大于两药单用效应的总和。如磺胺甲噁唑与甲氧苄啶合用（SMZ+TMP），不仅可使抗菌作用明显增强（10倍），而且还可延缓细菌耐药性的产生。③增敏作用：指某药可使组织或受体对另一药的敏感性增强。如呋塞米可使血钾降低，从而使心肌对强心苷的作用敏感，易引起心脏毒性反应。

值得注意的是，协同作用可使药物效应增强，有时也会使毒副作用增加，如链霉素与肌松药合用时，可加强或延长肌松药的作用，甚至引起呼吸麻痹。故在利用药物协同作用时应注意趋利避害。

（2）拮抗作用（antagonism）　指联合用药后使原有的效应减弱，小于它们的分别作用。①药理性拮抗：是指一种药物与特异性受体结合后，阻止激动剂与其受体结合。如β受体拮抗药普萘洛尔可拮抗异丙肾上腺素的β受体激动作用。②生理性拮抗：是指两个激动剂分别作用于生理作用相反的两个特异性受体。如组胺可作用于H_1组胺受体，引起支气管平滑肌收缩，小动脉、小静脉和毛细血管扩张，血管通透性增加，引起血压急剧下降甚至发生休克；肾上腺素可作用于β肾上腺素受体，使支气管平滑肌松弛，小动脉、小静脉和毛细血管收缩，可迅速缓解休克。此外，还有生化性和化学性拮抗。

临床上多将药物间的协同作用用于增强疗效，而采用拮抗作用减少药物毒副作用或解救药物中毒。

3. 配伍禁忌　药物在体外配伍时发生的物理或化学性相互作用，出现混浊、变色、沉淀、分解等以致药效降低、失效或毒性增强的现象称为配伍禁忌（incompatibility）。如去甲肾上腺素或肾上腺素在碱性溶液中易氧化而失效；红霉素在生理盐水中易析出结晶沉淀，其只能置于葡萄糖溶液中作静脉滴注；与此相反，青霉素在葡萄糖溶液中不稳定，其代谢物易引起过敏反应。因此，在配制药物或配伍用药时应认真查对"药物配伍禁忌表"，以避免产生配伍禁忌。

二、机体方面的因素

机体的年龄、性别、个体差异及病理状态等均会影响药物的作用。

（一）年龄

年龄对药物作用的影响主要表现在婴幼儿和老年人，这主要与它们的生理功能特点有关。

婴幼儿各种生理功能和自身调节机制都不完善，对药物的敏感性较成年人高，其肝脏对药物的代谢能力和肾脏对药物的排泄能力较差，对药物的消除较慢，易发生毒性反应。如新生儿对氯霉素的消除能力差，易发生蓄积中毒，而引起灰婴综合征；新生儿的血-脑屏障及脑组织未发育完善，对吗啡类药物特别敏感，易引起呼吸抑制。因此，对婴幼儿用药，必须考虑他们的生理特点，遵守相关规定用药。婴幼儿的用药量可根据体重、年龄或体表面积计算。

药师提示

2岁以下婴幼儿，服用抗感冒药、止咳药非处方药，包括祛痰剂、抗组胺药及止咳药，可能发生罕见、致命的毒副作用，如痉挛、心率加快、意识下降，甚至死亡。美国食品与药品管理局（FDA）强烈建议不要给2岁以下婴幼儿服用感冒、咳嗽类非处方药。

老年人由于各系统器官功能随着年龄增长而衰退，血浆蛋白含量降低，尤其是肝肾功能减弱，对药物的消除能力降低，对药物的耐受性降低、敏感性增加，易导致作用过强。如老年人应用地西泮较易引起精神错乱；老年人对心血管药、胰岛素、利尿药等的敏感性也较成年人高。因此，老年人的用药量应比成年人有所减少，一般为成年人剂量的3/4。此外，还应考虑到老年人常患有多种疾病，同时应用多种药物时要注意药物间的相互作用。

（二）性别

在生理功能方面，女性有月经、妊娠、分娩、哺乳期等特点，用药时应注意。月经期和妊娠期应禁用作用强烈的泻药和抗凝血药，以免引起月经过多、流产、早产或出血不止。妊娠期用药应特别谨慎，禁用有致畸作用的药物，如抗肿瘤药、苯妥英钠、激素等。临产前禁用吗啡，以免抑制胎儿呼吸。哺乳期用药也应注意，因有些药物如吗啡、阿托品、氯霉素、异烟肼等可进入乳汁影响乳儿。

（三）个体差异与遗传因素

在年龄、性别等基本条件相同的情况下，大多数人对药物的反应基本相同，但也有少数人会出现与多数人在性质（质）和强度（量）上有明显差异的反应，这种现象称为个体差异（individual variation）。产生个体差异的原因很多，其中作用强度上的差异，主要与药物药动学过程存在差异有关；而作用性质上的差异，主要与遗传因素有关。

1. 量的差异　量的差异表现为高敏性和耐受性两方面。高敏性（hypersensitivity）是指少数人对某种药物特别敏感，使用很小剂量就能产生较强的药理效应。与此相反，有些人对药物特别不敏感，需要应用较大剂量才能产生药理效应，称为耐受性（tolerance）。如异戊巴比妥的麻醉剂量平均为12mg/kg，高敏性的人只需5mg/kg即能产生麻醉，而耐受性的人要应用19mg/kg才能引起麻醉作用。

2. 质的差异　质的差异表现为特异质反应和变态反应。这两种反应与药物剂量及药理效应关系不大，而主要与用药者体质相关，而体质主要由遗传因素决定。如红细胞中先天缺乏葡萄糖-6-磷酸脱氢酶者，对治疗量的伯氨喹、磺胺类药、呋喃妥因、维生素K，甚至蚕豆等可引起溶血。少数过敏体质的人，对某些具有抗原性的药物可产生病理性免疫反应，严重时可引起过敏性休克，青霉素的应用是这方面的典型例子。

由于个体差异的存在，临床用药时必须根据病人的具体情况，选择药物和调整剂量，以确保用药安全有效。

（四）病理因素

病理因素可影响药物的作用，如严重营养不良导致低蛋白血症，可使药物与血浆蛋白的结合率降低，游离型药物浓度增高，作用增强甚至引起毒性反应；肝功能不良，可使在肝脏转化灭活的药物代谢减慢，持续时间延长，相反，对于可的松等需在肝内活化的药物则作用减弱；肾功能不全的患者，对经肾脏排泄的药物，排泄能力降低，使其半衰期延长，易致蓄积中毒。

（五）精神因素

精神因素主要指病人心理活动变化可对药效产生影响。研究表明，即使给予患者不具药理作用的安慰剂（是一种在外观上与药物完全相同，但不含药理活性成分的制剂），也可对头痛、失眠、心绞痛、术后疼痛、神经官能症等获得30%~50%的疗效。安慰剂的效应主要由病人的心理因素引起的，它来自于患者对医生和药物的信赖，这种信赖会转化成一系列精神和生理上的变化，引起病人主观感觉和许多客观指标的变化。同理，若患者对医生和药物不信赖，情绪悲观沮丧，则会对药效产生不利影响。

影响药物心理效应的因素很多，包括疾病性质、制剂颜色、包装、价格以及医务人员的语言、行为、态度等，因此，医药工作者应充分利用这一效应，树立良好的职业道德，使任何医疗活动，包括一言一行等都尽可能发挥安慰剂作用，以求达到满意的疗效。

案例 2 分析

　　该患者的用药方法存在问题，一是患者为 80 岁老人、酒精中毒、肝脏疾病等，表明该患者肝、肾功能低下，对药物消除能力低；二是西咪替丁为肝药酶抑制剂，当将其与氨茶碱（安全范围小、较易引起毒性反应）合用后，导致氨茶碱代谢受抑，血药浓度过高而致心血管毒性反应。

　　因此，在用药时应充分考虑患者的机体状况，还应注意药物的相互作用，避免药物过量导致毒副反应。

（六）机体对药物反应性的变化

　　长期或连续使用药物后，机体对药物的反应可能发生改变，其原因可能和机体与药物接触后，相应部位受体、神经及其递质或生化代谢改变等有关。

　　1. 耐受性（tolerance） 耐受性是指在连续用药后，机体对药物的敏感性降低而导致药效减弱，需增加剂量才能产生原有效应的现象。如连续应用苯巴比妥、麻黄碱及硝酸甘油等药物易产生耐受性。在短时间内连续用药数次，机体即产生耐受性称为快速耐受性。如麻黄碱静脉注射数次后升压效应逐渐消失。有时机体对某药产生耐受性后，对另一种药物的敏感性也降低，称为交叉耐受性。如嗜酒者对乙醚的麻醉作用和苯巴比妥的反应性降低，后 2 种药物的用药量比正常人高。一般来说，耐受性可在停药一段时间后消失，此时机体可重新恢复对药物的敏感性。

　　2. 耐药性（resistance） 耐药性又称为抗药性，是指病原体或肿瘤细胞对化学治疗药物敏感性降低的现象。耐药性产生主要是由于病原体与药物反复接触后基因变异所致。抗菌药物的滥用是导致病原体产生耐药性的直接原因，因此临床用药时，应注意合理应用抗菌药物，以防止或减少耐药性的产生。

　　3. 依赖性（drug dependence） 依赖性是指连续应用某些药物（麻醉药品或精神药品）后，用药者表现出一种强迫性连续或定期应用该药的行为和其他反应。药物依赖性可分为两种类型。

　　（1）精神依赖性（psychic dependence） 又称心理依赖性（psychological dependence），曾称为习惯性（habituation），是指用药后产生愉快满足的感觉，使用者在精神上渴望周期性或连续用药，以获得满足感。这类药品多被列为"精神药品"，必须加强管理，合理使用。较易产生精神依赖性的药物有镇静催眠药等中枢抑制药。

　　（2）躯体依赖性（psychic dependence） 又称生理依赖性（psychological dependence），曾称为成瘾性（addiction），是由于反复用药造成的一种依赖状态，若中断用药可导致严重的生理功能紊乱而引起强烈的躯体反应，即戒断综合征，渴望再次用药。吗啡、哌替啶等镇痛药以及海洛因等毒品连续应用均可引起躯体依赖性，若突然停药，使用者会出现哈欠思睡、流泪、流涎、出汗、腹痛、腹泻、肢体疼痛、肌肉抽搐等戒断症状，这是成瘾性不易戒除的主要原因。成瘾者为了获得此类药品常常不择手段，造成许多社会问题。因此，这类药品被列为"麻醉药品"，必须严格控制，合理使用，以防对个人和社会造成危害。

（陈湘玲　张　虹）

📊 **重点小结** ─────────────────────────────────

　　药物是能影响机体生理、生化和病理过程，用于预防、治疗和诊断疾病的化学物质。研究药物与机体（包括病原体）间相互作用及其规律的学科称药理学，包括药物效应动力学和药物代谢动力学两方面。

　　药物效应动力学简称药效学，是研究药物对机体的作用、作用机制以及药物剂量与效应之间关系的规律，既是药物作用的理论基础，也是临床合理用药的依据。药物对机体可产生兴奋作用，也可产生抑制作用。其作用具有选择性和双重性，既可产生对机体有利的防治作用，又可能产生对机体不利的不良反应。大多数药物通过影响酶、受体、离子通道、载体分子等靶点而产生一系列生理、生化反应，许多药物是通过激动或拮抗相应的受体而发挥作用的。药物的药理效应与药物的化学结构与剂量有关，在一定范围内，效应随着剂量的增加而增强。药物代谢动力学简称药动学，是研究药物在体内的吸收、分布、代谢及排泄过程的动态变化规律。药物在体内的吸收、分布、代谢和排泄动态过程，直接影响体内药量或血药浓度的变化。

　　药物进入机体产生作用的过程，往往会受到许多因素的影响，如药物剂量、剂型及给药途径，给药时间、间隔和疗程，联合用药与药物相互作用等药物因素，还有年龄、性别、个体差异及病理状态等机体因素等均会影响药物的作用。因此，掌握药物作用的基本规律和血药浓度的动态变化规律、常用药动学参数等，了解影响药物作用的因素，对于合理用药具有重要意义。

───

📋 **目标检测**

一、选择题

1. 药物作用的两重性是指（　　）。
   A. 药理作用与副作用
   B. 防治作用与不良反应
   C. 对症治疗与对因治疗
   D. 局部作用与吸收作用
   E. 原发作用与继发作用

2. 药物在体内的消除速度决定药物（　　）。
   A. 作用起效的快慢
   B. 作用持续时间
   C. 不良反应的大小
   D. 过敏反应发生快慢
   E. 药物排出时间

3. 决定药物起效快慢的主要因素是（　　）。
   A. 剂量
   B. 生物利用度
   C. 吸收速度
   D. 血浆蛋白结合率
   E. 消除速度

4. 副作用发生在（　　）。
   A. 治疗量、少数人
   B. 治疗量、多数人
   C. 低于治疗量、少数人
   D. 低于治疗量、多数人
   E. 大剂量、长期应用

5. 药物与特异受体结合后，可能激动受体，也可能阻断受体，这取决于（　　　）。

    A. 药物的作用强度　　　　　　　　B. 药物的剂量大小

    C. 药物的脂溶性　　　　　　　　　D. 药物是否具有亲和力

    E. 药物是否具有内在活性

6. 某药的半衰期为 10 小时，一次给药后从体内基本消除的时间是（　　　）。

    A. 2 天左右　　　　B. 3 天左右　　　　C. 4 天左右

    D. 5 天左右　　　　E. 6 天左右

7. 有关药物安全性正确的叙述是（　　　）。

    A. LD_{50}/ED_{50} 的比值越大，用药越安全

    B. LD_{50} 越大，用药越安全

    C. 药物的极量越小，用药越安全

    D. ED_{50}/LD_{50} 的比值越大，用药越安全

    E. 以上都不是

8. 首次剂量加倍的目的是（　　　）。

    A. 增强药理作用　　　　　　　　　B. 使血药浓度维持高水平

    C. 使血药浓度迅速达到稳态浓度　　D. 延长半衰期

    E. 提高生物利用度

9. 弱酸性药物在碱性尿液中（　　　）。

    A. 解离多，再吸收多，排泄慢　　　B. 解离多，再吸收少，排泄快

    C. 解离多，再吸收多，排泄快　　　D. 解离少，再吸收少，排泄快

    E. 解离少，再吸收多，排泄慢

10. 关于竞争性拮抗药的特点，错误的是（　　　）。

    A. 与受体有亲和力　　　　　　　　B. 本身无内在活性

    C. 可抑制激动药的最大效应　　　　D. 增加激动药剂量时，仍可达到原有效应

    E. 使激动药量-效曲线平行右移

二、分析题

1. 患者张某，男，45 岁。因心绞痛发作，医生给予硝酸甘油治疗，并特别嘱其要舌下含服，不能采用口服给药，用药后 30 分钟内不能喝水，请说明原因。

2. 患者李某，男，30 岁。因饮食不当出现腹痛、腹泻而就诊，医生给予治疗量的解痉药阿托品后，患者腹痛、腹泻缓解，但感觉口干、心跳加快、视物模糊等，请向患者说明原因。

3. 患者朱某，女，50 岁。患顽固性失眠症伴焦虑，长期服用地西泮，开始时每晚服 5mg 即可入睡，半年后每晚服 10mg 仍不能入睡，请分析产生上述情况的原因。

第二章

作用于中枢神经系统的药物

学习目标

1. **掌握** 苯二氮䓬类、吗啡、哌替啶的作用、临床应用及不良反应；氯丙嗪的作用、临床应用及主要不良反应；解热镇痛抗炎药的共同作用与阿司匹林、对乙酰氨基酚的药理作用、临床应用及主要不良反应。

2. **熟悉** 佐匹克隆、唑吡坦的作用及应用；卡马西平、丙戊酸钠、苯妥英钠、乙琥胺的作用、应用及主要不良反应；各类型癫痫发作的药物选择；抗帕金森病药左旋多巴和苯海索的作用特点、应用及不良反应；氯丙嗪的作用机理；抗抑郁药的的分类、作用和临床应用；镇痛药的应用原则；可待因、曲马多、罗通定的作用特点。布洛芬、吲哚美辛、双氯芬酸、美洛昔康、尼美舒利、塞来昔布的作用与应用；抗痛风药的分类、作用特点与应用。

3. **了解** 巴比妥类、水合氯醛等的作用特点；癫痫类型和其他药物特点；硫酸镁的作用、应用；抗帕金森病药物的分类及药物选择；奋乃静、氯普噻吨、氟哌啶醇以及碳酸锂等药的作用特点；常用中枢兴奋药咖啡因、尼可刹米、山梗菜碱的作用及应用；改善脑功能药吡拉西坦、多奈哌齐、石杉碱甲、银杏叶提取物的作用及应用；芬太尼、美沙酮、喷他佐辛、二氢埃托啡、布桂嗪、纳洛酮、纳曲酮的作用特点。

第一节 镇静催眠药

镇静催眠药是一类对中枢神经系统有抑制作用的药物。在小剂量时呈现镇静作用，较大剂量时呈现催眠作用。随着剂量的递增，还可产生抗惊厥等作用。本类药物包括苯二氮䓬类、巴比妥类及其他类药物。

案例导入1

案例： 姚先生，38岁，是个收入很不错的白领，前阶段通过自己的努力，他又得到了提升。这个新工作对于他来说很具有挑战性，于是他每天更加努力地工作，争取将新的工作做得更好，几乎天天加班。2月后，即使不加班也无法在晚上12点前入眠，而且出现焦虑、疲劳等现象，无奈选择了药物助眠。长此以往，出现不服用催眠药无法睡眠。

讨论： 请分析姚先生产生失眠的原因是什么？采取什么措施可避免此现象的产生？

一、苯二氮䓬类

本类药物目前临床常用的有20多种，具有较好的抗焦虑和镇静催眠作用，安全范围较大，故临床应用广泛，是最主要的镇静催眠药，见表 2-1。

表 2-1　常用苯二氮䓬类药物作用特点比较

分类	药名	主要特点及应用
长效类	地西泮（Diazepam）	抗焦虑、镇静、催眠、抗惊厥、抗癫痫、麻醉前给药
	氟西泮（Flurazepam）	催眠作用强而持久，缩短 REMS 作用弱，不易产生耐受
中效类	奥沙西泮（Oxazepam）	抗焦虑、抗惊厥作用较强，用于焦虑症、失眠和癫痫
	劳拉西泮（Lorazepam）	作用为地西泮的 5~10 倍，用于焦虑症、失眠
	阿普唑仑（Alprazolam）	抗焦虑作用比地西泮强 10 倍，且有抗抑郁作用。用于失眠和癫痫
	艾司唑仑（Estazolam）	同地西泮，抗焦虑、镇静催眠作用强，宿醉反应少，用于麻醉前给药
	氯氮䓬（Chlordiazepoxide）	同地西泮但较弱，用于焦虑症、失眠和癫痫
	氯硝西泮（Clonazepam）	抗惊厥、抗癫痫较佳
	硝西泮（Nitrazepam）	催眠、抗癫痫较佳
短效类	三唑仑（Triazolam）	催眠作用强而短，宿醉反应少，依赖性较强
	咪达唑仑（Midazolam）	同地西泮，作用强而短，安全范围大，无戒断症状

地西泮（Diazepam）

【体内过程】地西泮口服吸收良好，0.5~2 小时血药浓度达峰值，4~10 天血药浓度达稳态，$t_{1/2}$ 为 20~70 小时，血浆蛋白结合率高达 99%。肌内注射吸收慢而不规则，故较少肌内注射；静注后中枢抑制作用出现快，维持时间短。可透过胎盘，也可从乳汁分泌。在肝内转化，代谢产物去甲地西泮和去甲羟地西泮等仍具有药理活性，故作用持久，易发生蓄积，代谢产物经肾排泄。

【药理作用及临床应用】**1. 抗焦虑**　小于镇静剂量的地西泮具有良好的抗焦虑作用，可显著改善患者的紧张烦躁、焦虑不安、恐惧、失眠等焦虑症状。临床上是治疗各种原因引起的焦虑症的首选药，对持续性焦虑症宜选用长效类苯二氮䓬类药物，对间断性焦虑症则宜选用中、短效类苯二氮䓬类药物。

拓展阅读

睡眠周期

睡眠是人类重要的生理过程，由慢波睡眠和快波睡眠 2 个时相所组成：①慢波相又称非快速动眼睡眠（NREMS）。由浅入深可分为嗜睡期、浅睡期、中度睡眠期、熟睡期 4 个时期。一般持续 60~90 分钟。②快波相又称快速动眼睡眠（REMS）。此相眼球快速运动，各种感觉功能进一步减退，难以唤醒，肌张力、腱反射降低，睡眠程度最深。一般持续 25 分钟。两个时相交替出现，形成睡眠周期，对于恢复躯体的疲劳十分重要。

2. 镇静催眠　随着剂量增大，可引起镇静催眠作用。

（1）镇静作用　镇静作用快而确实，在快速镇静同时还可引起短暂性的记忆缺失。临床用于麻醉前给药，心脏电击复律或内窥镜检查前给药。

（2）催眠作用　可缩短睡眠诱导时间，减少夜间觉醒次数，延长睡眠时间。其特点是：①对快动眼睡眠时相（REMS）影响较小，能产生近似生理性睡眠，醒后无明显嗜睡等后遗效应，连续应用停药后反跳现象轻；②治疗指数高，对呼吸及循环抑制轻，且加大剂量不引起全身麻醉；③对肝药酶无诱导作用，联合用药相互干扰轻。主要用于各型失眠的治疗，尤其对焦虑性失眠疗效更好，还可用于夜间惊恐和夜游症等。

3. 抗惊厥和抗癫痫　本药抗惊厥作用强，临床可用于破伤风、子痫、小儿高热惊厥以及药物中毒引起惊厥的辅助治疗。静脉注射地西泮是治疗癫痫持续状态的首选药，也可用于癫痫大发作和小发作。对其他类型的癫痫发作则以硝西泮和氯硝西泮的疗效较好。

4. 中枢性肌肉松弛作用　地西泮有较强的中枢性肌肉松弛作用，但不影响骨骼肌的正常活动。可用于治疗脑血管意外或脊髓损伤等引起的中枢性肌强直，也可缓解内镜检查、关节及腰肌劳损等局部病变引起的肌肉痉挛。

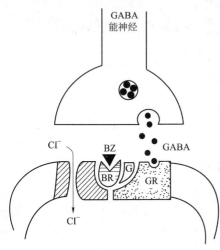

图 2-1　苯二氮䓬类药物作用机制示意图

苯二氮䓬类药物可作用于中枢神经系统内的苯二氮䓬受体，促进中枢抑制性递质 GABA 与 GABA 受体复合物结合，使 Cl^- 通道开放的频率增加，使更多的 Cl^- 进入神经细胞内而产生超极化，从而增强 GABA 的抑制作用，见图 2-1。

【不良反应及注意事项】1. 中枢神经系统反应　治疗量时可致嗜睡、乏力、头昏、记忆力减退等，大剂量时偶见共济失调、震颤、视力模糊、言语不清等，故驾驶员、高空作业和机器操作者慎用。

2. 耐受性和依赖性　长期使用可产生耐受性和依赖性，突然停药可出现戒断症状，表现为失眠、焦虑、激动、震颤、甚至惊厥等。

3. 呼吸及循环抑制　静脉注射速度过快时对心血管和呼吸产生抑制作用，过量中毒时可致昏迷和呼吸抑制。过量中毒除采取洗胃导泻、对症治疗外，还可用特效拮抗药氟马西尼解救。

4. 致畸作用　可通过胎盘屏障和乳汁分泌，有致畸性，孕妇、哺乳期妇女禁用。老年患者、肝功能不全、肾功能不全、呼吸功能不全、青光眼、重症肌无力患者慎用。

案例 1 分析

　　姚先生失眠的原因主要有两个：其一，是由于焦虑症导致失眠；其二，长期应用催眠药，导致依赖性产生，一旦停药出现戒断症状。

　　为避免依赖性产生，应严格控制镇静催眠药的剂量与疗程，避免长期使用。为避免出现戒断症状，停药时应逐渐减量停药。

二、巴比妥类

巴比妥类药物为巴比妥酸的衍生物，主要药物有长效的苯巴比妥（Phenobarbital）、中效的异戊巴比妥（Amobarbital）、短效的司可巴比妥（Secobarbital）和超短效的硫喷妥钠（Thiopental Sodium）等，见表2-2。

表 2-2　常用巴比妥类药物的作用特点与临床应用

类别	药物	显效时间（h）	作用持续时间（h）	主要临床应用
长效类	苯巴比妥	0.5~1	6~8	抗惊厥、抗癫痫、镇静
中效类	异戊巴比妥	0.25~0.5	3~6	抗惊厥、镇静、催眠
短效类	司可巴比妥	0.25	2~3	抗惊厥、镇静、催眠
超短效类	硫喷妥钠	静注，立即	0.25	静脉麻醉

【药理作用及临床应用】巴比妥类主要抑制中枢神经系统，随着剂量的增加，依次出现镇静、催眠、抗惊厥、抗癫痫和麻醉作用，过量则麻痹延髓呼吸中枢和血管运动中枢，甚至死亡。

1. 镇静催眠

（1）镇静作用　小剂量时产生镇静作用，长效和中效类可用于麻醉前给药，以消除患者手术前的紧张情绪，也可加强解热镇痛药的作用。

（2）催眠作用　中剂量可缩短睡眠诱导时间，延长睡眠时间。其特点是：①显著缩短快动眼睡眠时相（REMS），久用后停药REMS时相可出现反跳性延长并伴有多梦，造成停药困难而产生依赖性；②安全性远不及苯二氮䓬类，中毒剂量可使呼吸衰竭而致死；③有肝药酶诱导作用，易产生耐受性。因此对失眠的治疗已被苯二氮䓬类取代。

2. 抗惊厥和抗癫痫　大于催眠剂量的巴比妥类抗惊厥作用很强大，临床可用于破伤风、子痫、小儿高热惊厥和药物中毒引起惊厥的治疗。苯巴比妥可用于治疗癫痫大发作和癫痫持续状态。

3. 麻醉作用　硫喷妥钠可产生麻醉作用，临床用于静脉麻醉或诱导麻醉，适用于小手术或内窥镜检查等。

【不良反应及注意事项】**1. 后遗效应**　服药后次晨可出现头晕、困倦、嗜睡、精神不振及定向障碍等反应。服药期间不可从事驾车、操作机器或高空作业等。

2. 耐受性和依赖性　短期内反复用药可产生耐受性；长期用药可使患者对该类药物产生精神依赖性和躯体依赖性，突然停药可出现戒断症状。因此，本类药物是按精神药品进行管理，应避免长期使用或滥用。

> **药师提示**
>
> 　　精神药品的生产、运输、经营及使用均要严格按照《麻醉药品和精神药品管理条例》执行。应当根据医疗需要合理使用精神药品，严禁滥用。除特殊需要外，第一类精神药品的处方，每次不超过三日常用量，第二类精神药品的处方，每次不超过七日常用量。处方应当留存两年备查。

3. 过敏反应　少数患者服用本类药后可引起荨麻疹、血管神经性水肿等过敏反应，偶见过敏性皮炎和剥脱性皮炎等严重反应。

4. 急性中毒　大剂量或静脉注射速度过快，可引起急性中毒，表现为昏迷、血压下降、呼吸抑制等，呼吸衰竭是致死的主要原因。急性中毒处理主要是排除毒物、支持和对症治疗。

（1）排除毒物　①口服本药未超过3小时者，可用0.9%氯化钠注射液或1∶2000高锰酸钾溶液洗胃；②用10~15g硫酸钠（禁用硫酸镁）导泻；③静脉滴注碳酸氢钠或乳酸钠碱化血液和尿液，促进药物排泄；④使用利尿药或甘露醇加速药物排泄。

（2）支持和对症治疗　保持呼吸道通畅，给氧或进行人工呼吸，必要时行气管切开或气管插管，给予呼吸兴奋药或升压药，以维持呼吸和循环功能。

三、其他类

水合氯醛（Chloral Hydrate）

本药催眠作用强而可靠，不缩短REMS睡眠时相，醒后无后遗效应，大剂量有抗惊厥作用。临床用于催眠，尤其适用于顽固性失眠或对其他催眠药无效的失眠；也可用于子痫、破伤风、小儿高热及中枢兴奋药中毒所致的惊厥。

本药对胃刺激性强，可引起恶心、呕吐及上腹不适等，一般以10%溶液稀释后口服或作灌肠使用。久用产生耐受性和依赖性。消化性溃疡患者及严重心、肝、肾功能不全者慎用或禁用。

扎来普隆（Zaleplon）

扎来普隆属于新一代非苯二氮䓬类镇静催眠药，具有镇静催眠、肌肉松弛、抗焦虑、抗惊厥作用，能缩短入睡时间，适用于入睡困难失眠的短期治疗。

佐匹克隆（Zopiclone）

佐匹克隆是新一代非苯二氮䓬类镇静催眠药。主要特点：入睡快、睡眠时间长，能减少做梦，提高睡眠质量，无明显的耐受性和依赖性。适用于入睡困难的失眠者。

唑吡坦（Zolpidem）

唑吡坦属于新一代非苯二氮䓬类镇静催眠药，催眠特点与佐匹克隆相似，但镇静催眠作用更强，而抗惊厥、抗焦虑和肌肉松弛作用较弱。本药起效快，维持时间短，不易产生依赖性。对认知、记忆的影响均较苯二氮䓬类小。

褪黑素（Melatonin，MT）

褪黑素是松果体分泌的主要激素，化学名称为N-乙酰-5-甲氧色胺。近年来的研究已经证实，MT对机体有广泛的影响，包括对生物节律、神经内分泌和应激反应的调节，抑制肾上腺、性腺及甲状腺的分泌，抗炎、镇痛、镇静、催眠作用等。新近的研究还表明，MT具有抗氧化、清除自由基的作用，因此提出外源性给予MT可用于抗衰老和治疗老年相关性疾病。

正常人服用MT后，入睡时间缩短，睡眠质量改善，睡眠中觉醒次数显著减少，而且睡眠结构调整，浅睡阶段缩短，深睡阶段延长，次日清晨唤醒阈值下降。MT的最理想临床适应证是睡眠节律障碍，包括睡眠时相滞后、时差反常、夜班作业或越洋旅行引起的睡眠障碍、盲人及脑损伤者的睡眠障碍。尽管对MT的生物学和药理学研究备受重视，但对MT催眠作用的机制目前尚不清楚。

根据已有的临床资料，MT的不良反应少见。但MT主要用于成年和老年失眠者，不宜用于未成年人的催眠。

（高春艳）

第二节　抗癫痫药和抗惊厥药

癫痫（epilepsy）是由脑组织局部病灶处神经元异常高频放电，并向周围扩散，导致大脑功能短暂失调的综合征。主要特征为慢性、突发性、反复性和短暂性的运动、感觉、意识或（和）精神障碍，发作时多伴有异常的脑电图（EEG）。临床分为原发性和继发性癫痫两种。前者与遗传等因素有一定关系；后者因脑部外伤、肿瘤、感染、发育异常、脑血管疾病或某种代谢异常引起。根据临床症状和脑电图的不同可将癫痫分为以下几种类型，见表2-3。

表 2-3　癫痫发作的类型及治疗药物

主要发作类型	临床发作特征	治疗药物
部分性发作		
单纯部分性发作（局限性发作）	一侧肢体或某肌群痉挛、抽搐、特定部位感觉异常，无意识障碍	苯妥英钠、卡马西平、苯巴比妥
复杂部分性发作（精神运动性发作）	有意识障碍，发作时以精神症状为主，出现无意识的运动，如摇头、唇抽动等	卡马西平、苯妥英钠、丙戊酸钠、扑米酮
全身性发作		
强直-阵挛性发作（大发作）	突然意识丧失，倒地，全身强直-阵挛性抽搐、面色青紫、口吐白沫，持续数分钟	苯妥英钠、卡马西平、丙戊酸钠、苯巴比妥
失神性发作（小发作）	多见于儿童，表现为短暂而突发的意识丧失、知觉丧失、动作和语言中断，不倒地，无抽搐，一般持续5~30秒后迅速恢复	氯硝西泮、乙琥胺、丙戊酸钠、拉莫三嗪
肌阵挛性发作	部分肌群短暂不自主抽动	丙戊酸钠、氯硝西泮
癫痫持续状态	通常指大发作持续状态，患者大发作频繁，间歇期甚短或无，持续昏迷	地西泮、劳拉西泮、苯妥英钠、苯巴比妥

目前防治癫痫发作的主要方法是长期服用抗癫痫药物。

抗癫痫药物作用方式有两种：①直接抑制病灶神经元的高频放电；②作用于病灶周围正常脑组织，防止病灶异常放电的扩散。多数抗癫痫药主要是通过后一种方式发挥作用。机制可能与增强脑内 GABA 功能、促进 Cl^- 内流、降低神经细胞膜兴奋性有关；或与阻滞 Na^+、Ca^{2+} 等离子通道有关。

案例导入 2

案例：患者徐某，男，45岁，半年前由于车祸受到脑外伤。近1月经常出现突然意识丧失，两眼上翻，牙关紧咬，四肢抽动，发作3分钟左右自行缓解，进入昏睡，醒后活动正常，每日发作数次。辅助检查：24小时脑电图显示高幅棘慢波。诊断：癫痫

（强直-阵挛性发作）。医生给予以下治疗：苯巴比妥片，每次 30mg，每日 3 次；苯妥英钠片，每次 100mg，每日 2 次。发作得到控制后苯巴比妥逐渐减量停药，苯妥英钠片，每次 100mg，每日 3 次，维持治疗。

讨论：哪些药物可治疗癫痫大发作？苯妥英钠不良反应有哪些？如何避免其不良反应？

一、抗癫痫药

苯妥英钠（Phenytoin sodium）

【体内过程】 口服吸收缓慢且不规则，连续服药 6~10 天，才能达到有效血药浓度。因其呈强碱性（pH=10.4）刺激性大，故不宜肌内注射，可缓慢静脉注射。血浆蛋白结合率约 90%，易通过血脑屏障，静脉注射几分钟内血浆和脑中药物浓度达到平衡。主要经肝脏代谢失活，由肾脏排泄，消除速率与血药浓度密切相关，血药浓度低于 $10\mu g/ml$，按一级动力学消除，$t_{1/2}$ 约 20 小时。由于苯妥英钠常用剂量的血浆浓度个体差异较大，且不同厂家制剂的生物利用度差别很大，故临床用药应注意剂量个体化。

【药理作用及临床应用】 1. 抗癫痫 对癫痫大发作、单纯部分性发作疗效最佳，具有疗效高、无催眠作用等优点；其次是癫痫持续状态和精神运动性发作；对小发作和肌阵挛发作无效，有时甚至使小发作加重。临床上是治疗大发作和部分性发作的首选药。由于起效慢，故常先用苯巴比妥等作用较快的药物控制发作，在改用本药前，应逐步停用苯巴比妥，不宜长期合用。

苯妥英钠对多种组织的可兴奋性细胞膜（神经元和心肌细胞膜等）均有膜稳定作用。主要通过阻断 Na^+、Ca^{2+} 通道使其兴奋性降低，且有明显的应用依赖性，即 Na^+、Ca^{2+} 通道开放愈频繁，其阻滞通道的作用越强，故能抑制异常高频放电的扩散，达到治疗作用，对正常低频放电的神经元无明显影响。

2. 抗神经痛 苯妥英钠对三叉神经痛疗效好，对舌咽神经痛和坐骨神经痛也有一定疗效。此作用也与其稳定神经细胞膜有关。

3. 抗心律失常 对强心苷中毒所致室性心律失常的疗效较好，为首选药。

【不良反应及注意事项】 1. 局部刺激 苯妥英钠碱性较强，对胃肠道有刺激性，口服易引起食欲减退、恶心、呕吐、腹痛等症状，宜饭后服用。静脉注射可发生静脉炎。长期应用引起齿龈增生，多见于儿童及青少年，发生率约 20%，这与部分药物从唾液排出刺激胶原组织增生有关，轻者不影响继续用药，注意口腔卫生，防止齿龈炎，经常按摩齿龈可以减轻，一般停药 3~6 个月以上可自行消退。

2. 神经系统反应 用量过大可引起急性中毒，导致小脑-前庭系统功能失调，表现为眼球震颤、复视、共济失调等。严重者可出现语言障碍、精神错乱，甚至昏睡、昏迷等。

3. 造血系统反应 长期应用可导致叶酸缺乏，发生巨幼红细胞性贫血，可能与本药抑制叶酸吸收和代谢有关，可用甲酰四氢叶酸治疗。

4. 过敏反应 少数患者发生皮疹、粒细胞缺乏、血小板减少、再生障碍性贫血、肝坏死。长期用药者应定期检查血常规和肝功能，如有异常，应及早停药。

5. 骨骼系统 本药诱导肝药酶，加速维生素 D 代谢，长期应用可致低血钙症，儿童患者可发生佝偻病样改变，少数成年患者出现骨软化症，必要时应用维生素 D 预防。

6. 其他 偶见男性乳房增大、女性多毛症、淋巴结肿大等。早孕妇女服药后偶致畸胎，故孕妇禁用。久服骤停可使癫痫发作加剧，甚至诱发癫痫持续状态。

磺胺类、水杨酸类、苯二氮䓬类和口服抗凝血药等与苯妥英钠竞争结合血浆蛋白结合部位，使后者游离型血药浓度增加；氯霉素、异烟肼等通过抑制肝药酶可提高苯妥英钠的血药浓度；而苯巴比妥和卡马西平等通过肝药酶诱导作用加速苯妥英钠的代谢，从而降低其血药浓度。肾脏疾病时苯妥英钠的蛋白结合率降低。该药物和甲状腺结合球蛋白有亲和力，可能影响甲状腺功能的检查结果，在使用苯妥英钠的患者中最可靠的甲状腺功能检查是检测 TSH。

卡马西平（Carbamazepine）

卡马西平又名酰胺咪嗪。

【体内过程】口服吸收良好，2~6 小时血药浓度达高峰。经肝脏代谢生成的环氧化物仍有抗癫痫活性，其强度近似于卡马西平，进一步代谢后由肾脏排泄。单次给药血浆 $t_{1/2}$ 为 30~36 小时。本药有肝药酶诱导作用，加速自身代谢，故长期用药后血浆 $t_{1/2}$ 缩短为 10~20 小时。

【药理作用及临床应用】**1. 抗癫痫**　本药是一种安全、有效的抗癫痫药。对精神运动性发作疗效较好，至少 2/3 病例的发作可得到控制和改善；对大发作和单纯部分性发作有效，为首选药之一；对癫痫并发的精神症状（躁狂抑郁症）亦有效。

其抗癫痫机制与苯妥英钠相似，治疗浓度尚能阻滞神经细胞膜 Na^+、Ca^{2+} 通道，稳定神经细胞膜，抑制癫痫病灶放电及扩散；亦可能与增强 GABA 功能有关。

2. 抗神经痛　用于治疗三叉神经痛，对三叉神经痛和舌咽神经痛的疗效较苯妥英钠好。

3. 抗躁狂抑郁　本药有较强的抗躁狂抑郁作用，对锂盐治疗无效的躁狂抑郁症有效。

【不良反应及注意事项】常见不良反应有眩晕、恶心、呕吐和共济失调等，也可有皮疹和心血管反应。一般多不严重，1 周左右逐渐消退；大剂量可致甲状腺功能低下、房室传导阻滞；少见而严重的不良反应有骨髓抑制、肝损害和左心室衰竭等。

苯巴比妥（Phenobarbital）

苯巴比妥又名鲁米那，是巴比妥类中有效的抗癫痫药。具有起效快（口服 1~2 日起效）、疗效好、价廉等优点。本药既能抑制病灶放电，又能抑制放电的扩散。临床对大发作及癫痫持续状态疗效较好；对精神运动性发作有一定疗效；对小发作疗效差。因其中枢抑制作用明显，均不作为首选药，控制癫痫持续状态时，临床更倾向于用戊巴比妥钠静脉注射。

苯巴比妥较大剂量可出现嗜睡、精神萎靡、共济失调等不良反应，用药初期较明显，长期使用则产生耐受性。偶见巨幼红细胞性贫血、白细胞减少和血小板减少。此外，本药为肝药酶诱导剂，与其他药物联合应用时应注意调整剂量。

扑米酮（Primidone）

扑米酮又名扑痫酮。化学结构和药理作用与苯巴比妥相似。本药与苯巴比妥相比无特殊优点，且价格贵，主要用于苯巴比妥和苯妥英钠不能控制的大发作，也可作为精神运动性发作的辅助药。常见不良反应有：①嗜睡；②用量过大时（血药浓度大于 15μg/ml）约 20% 患者可出现眩晕、复视、共济失调、眼球震颤等小脑综合征；③偶见白细胞、血小板减少和巨幼红细胞性贫血等。

地西泮（Diazepam）

地西泮静脉注射是控制癫痫持续状态的首选药，特点是快速有效、安全，但剂量过大，静脉注射速度过快也可引起呼吸抑制，宜缓慢注射（1mg/min）。

氯硝西泮（Clonazepam）

氯硝西泮是抗癫痫谱较广的药物，对小发作疗效好，对肌阵挛性发作、不典型小发作也有较好的疗效，静脉注射还可用于癫痫持续状态，与其他药合用对局限性发作和大发作也有一定疗效。常见不良反应有嗜睡、共济失调、活动过多等行为异常。偶见复视、血小板减少及皮疹。

乙琥胺（Ethosuximide）

乙琥胺属琥珀酰亚胺类。

【药理作用及临床应用】对小发作虽疗效不如氯硝西泮、丙戊酸钠，但不良反应及耐受性的产生较少，故常作为防治小发作的首选药，对其他类型癫痫无效。目前认为丘脑在小发作时出现的 3Hz 异常放电起重要作用，而乙琥胺在治疗浓度时可抑制丘脑神经元低阈值 T 型 Ca^{2+} 电流，从而抑制 3Hz 异常放电的发生。

【不良反应及注意事项】常见不良反应有嗜睡、眩晕、呃逆、食欲不振及恶心呕吐等。偶见嗜酸性白细胞增多症和粒细胞缺乏症。严重者可发生再生障碍性贫血。

丙戊酸钠（Sodium Valproate）

丙戊酸钠是广谱抗癫痫药。

【药理作用及临床应用】对多种癫痫模型有对抗作用。对大发作疗效不如苯妥英钠和苯巴比妥，但对后两药无效者，用本药仍有效；对小发作疗效优于乙琥胺，但由于其肝损害，小发作仍多用乙琥胺，对不典型小发作的疗效不及氯硝西泮；对精神运动性发作的疗效近似于卡马西平。临床广泛用于混合型癫痫及肌阵挛发作的治疗。

作用机制：①通过抑制 GABA 氨基转移酶使脑内 GABA 积聚，通过增加谷氨酸脱羧酶活性使 GABA 生成增多，通过抑制突触前膜对 GABA 的再摄取，提高突触间隙 GABA 浓度；②类似于苯妥英钠，抑制电压敏感性 Na^+ 通道，稳定神经细胞膜；③类似于乙琥胺，抑制 T 型 Ca^{2+} 电流。

【不良反应及注意事项】**1. 胃肠道反应** 恶心、呕吐及食欲不振等（发生率约 16%）。

2. 中枢神经系统 嗜睡、震颤、共济失调等，多与剂量过大有关。

3. 肝损害 约 40% 的患者服药数日后出现无症状肝功能异常，并已有少数患者发生肝衰竭而致死的报道。

4. 其他 对胎儿有致畸作用，常见脊椎裂，应予以重视。

拉莫三嗪（Lamotrigine）、托吡酯（Topiramate）

拉莫三嗪和托吡酯为新型抗癫痫药，作用机制及特点同苯妥英钠。均可作为辅助药物治疗难治性癫痫。

抗癫痫药临床用药原则：原发性癫痫治疗需长期用药；继发性癫痫应去除病因，如脑囊虫病、脑瘤等，但残余病灶和术后疤痕形成仍可引起癫痫发作，亦需药物治疗。

1. 合理选择药物 根据癫痫发作类型合理选药，见表2-3。

2. 治疗方案个体化 不同患者对药物反应的个体差异较大，所以治疗方案应个体化。初期单纯型癫痫一般选用一种有效药物，从小剂量开始，逐渐增量，直至产生最好疗效而不出现严重不良反应。症状控制后改为维持量治疗。若一种药物难于奏效或混合型癫痫患者，常需联合用药。

3. 不可突然停药 治疗过程中不要随意更换药物，必须换药时应采用过渡方式，可在原药基础上加用新药，待后者发挥疗效后，再逐渐撤掉原药，否则可出现药物反跳，使发作加剧甚至诱发癫痫持续状态。

4. 长期用药 癫痫症状完全控制后，也不可随意停药，至少应维持治疗2~3年后方可在数月甚至1~2年内逐渐停药，以防反跳，有些患者需终身用药。长期用药时要定期进行肝功能和血常规检查。

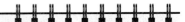

案例2分析

癫痫大发作可选用苯妥英钠、卡马西平、丙戊酸钠、苯巴比妥。

苯妥英钠不良反应及应对措施包括①胃肠道反应，可饭后服用；②注意口腔卫生，经常按摩齿龈，可防止齿龈增生；③神经系统反应，出现眼球震颤，及时停药；④甲酰四氢叶酸治疗本药导致的巨幼红细胞性贫血；⑤有过敏反应，血常规出现异常及时停药；⑥应用维生素D预防骨骼系统损害；⑦逐渐减量停药，防止反跳现象；⑧孕妇禁用。

二、抗惊厥药

惊厥是由疾病或药物等多种原因引起的中枢神经过度兴奋而致全身骨骼肌不自主地强直性收缩。多见于高热、子痫、破伤风、癫痫强直-阵挛发作和中枢兴奋药中毒等。常用抗惊厥药有苯二氮䓬类、巴比妥类和水合氯醛等药物。此外，硫酸镁注射给药也有抗惊厥作用。

硫酸镁（Magnesium Sulfate）

【药理作用及临床应用】 硫酸镁静脉或肌内注射可产生中枢抑制、抗惊厥和降压作用。Mg^{2+}参与多种酶活性的调节，影响神经冲动传递和肌肉应激性维持。Mg^{2+}与Ca^{2+}化学性质相似，可以特异性地竞争Ca^{2+}结合位点，拮抗Ca^{2+}的作用，使运动神经末梢乙酰胆碱释放减少，骨骼肌松弛和血压下降。可用于各种惊厥，尤其对子痫有较好的作用。较高浓度Mg^{2+}可直接扩张血管平滑肌、抑制心肌收缩力而引起血压下降，也可用于高血压危象的治疗。

外用高渗溶液热敷可消炎消肿；口服吸收少，有导泻和利胆作用。

【不良反应及注意事项】 Mg^{2+}浓度过高则可抑制延髓呼吸中枢和血管运动中枢，引起呼吸抑制、血压剧降、心脏停搏而导致死亡。腱反射消失常为呼吸停止的先兆，故在用药过程中应经常检查，以防用药过量。如用药不当引起急性Mg^{2+}中毒时，应立即进行人工呼吸，缓慢静脉注射钙剂对抗。

（高春艳）

第三节　抗帕金森病药

帕金森病（Parkinson's disease，PD）又称震颤麻痹，是由多种原因引起的慢性进行性中枢神经组织退行性变性疾病。常见症状为静止性震颤、共济失调、运动迟缓（困难）、肌肉强直等。若由脑动脉硬化、脑炎后遗症及化学药物（抗精神病药、氰化物、CO、Mn）中毒等病因所致，出现类似帕金森病的症状，则称为帕金森综合征（Parkinsonism）。

帕金森病主要病变在锥体外系黑质-纹状体神经通路，在纹状体和黑质水平，胆碱能和多巴胺能神经系统间的平衡对于锥体外系控制运动功能至关重要。已知黑质中多巴胺能神经元发出上行性纤维到纹状体（尾核及壳核），与纹状体神经元形成突触，释放多巴胺（DA）递质，最终对脊髓前角运动神经元起抑制作用（抑制性递质）；纹状体内有乙酰胆碱能神经元释放乙酰胆碱递质（ACh），对脊髓前角运动神经元起兴奋作用（兴奋性递质）。正常时两种递质相互拮抗，处于平衡状态，共同作用于脊髓前角运动神经元，参与运动功能调节。帕金森病是由于黑质中多巴胺神经元变性，数目减少，多巴胺能神经功能低下而胆碱能神经功能相对亢进，从而产生肌张力增高等一系列临床症状。

拓展阅读

Myerson 征

Myerson 征表现为轻叩敲眉弓上缘可诱发眨眼不止。正常时以每秒 1 次左右的频率持续叩打则眨眼逐渐减少，数次敲打后则几乎不眨眼。

抗帕金森病药可分为中枢拟多巴胺类药和中枢抗胆碱药两类。通过增强中枢多巴胺能神经功能或降低中枢胆碱能神经功能控制或缓解症状，改变患者的预后，减少并发症，提高生活质量和延长寿命，但不能根治。

案例导入 3

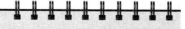

案例：患者李某，男，82 岁，3 年前出现一侧拇指、食指和中指的关节不自主震颤，症状不断加剧，逐渐波及四肢，呈节律性抖动，近 2 个月下颌和头部出现震颤，静止时更加明显，表情呆板。伴有走路起步困难、缓慢、步伐小，低头屈背，翻身、起立、穿衣等随意运动困难，写字笔迹颤动，记忆力减退。检查：脑 CT 显示轻度脑萎缩，Myerson 征阳性。诊断：帕金森病。治疗：多巴丝肼片每次 125mg，3 次/天，餐前 1 小时服用，2 周后症状缓解，持续服用维持疗效。

讨论：请问多巴丝肼片治疗帕金森病的药理学依据是什么？抗帕金森病的药物有哪些？如何选药？

一、拟多巴胺类药

本类药物按其作用机制可分为四类：①多巴胺前体药物（左旋多巴）；②左旋多巴增效药（外周脱羧酶抑制药卡比多巴、单胺氧化酶 B 抑制药司来吉兰、儿茶酚氧位甲基转移酶抑制药硝替卡朋）；③促多巴胺释放药（金刚烷胺）；④多巴胺受体激动药（溴隐亭）等。

（一）多巴胺前体药

左旋多巴（Levodopa，L-Dopa）

左旋多巴为 DA 的前体。

【体内过程】口服吸收迅速，但绝大部分（95%以上）在肝和胃肠黏膜被外周 L-芳香氨基酸脱羧酶（多巴脱羧酶）脱羧，转变成 DA，后者不易透过血脑屏障，在外周引起不良反应；仅有少量（约1%）进入中枢神经系统，在脑内脱羧转变为 DA，发挥中枢作用，因此显效较慢。若同时服用外周多巴脱羧酶抑制药，可使进入中枢的 L-Dopa 增多，提高疗效，减轻外周不良反应。其代谢产物经肾脏排泄。

【药理作用及临床应用】

1. 治疗帕金森病　左旋多巴进入中枢，在中枢 L-芳香氨基酸脱羧酶作用下转变为 DA，补充纹状体中的 DA 递质，使 DA 和 ACh 两种递质重新达到平衡，改善 PD 患者症状。不论年龄、性别和病程长短，均可获得疗效。临床上，随着病情的发展，左旋多巴的疗效逐渐降低，提示其作用至少部分依赖于多巴胺能神经元功能的存在（图2-2）。

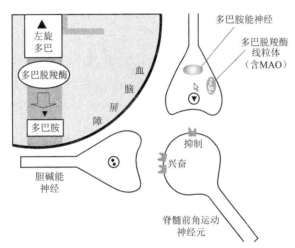

图 2-2　左旋多巴作用机制示意图

目前，左旋多巴仍是治疗帕金森病的一线药物。用药早期，约80%的患者症状明显改善。作用特点是：①其治疗效果与黑质-纹状体的病理损伤程度相关，对重症以及年老体弱者治疗效果较差，对轻症以及较年轻者治疗效果好；②对运动困难和肌肉僵直的疗效好，对肌肉震颤的疗效较差，对吞咽困难及认知减退的无效；③起效慢，用药2~3周才出现体征改善，1~6个月后的疗效最佳。服用左旋多巴可提高 PD 患者生活质量，延长患者寿命。但是，随着用药时间的延长，左旋多巴的疗效逐渐下降，3~5年后疗效已不显著；④左旋多巴对于其他原因引起的帕金森综合征也有一定的疗效，但是对于阻断多巴胺受体的抗精神病药（如噻嗪类）引起的锥体外系不良反应无效。

2. 治疗肝性脑病　进入脑中的左旋多巴可以合成去甲肾上腺素，使中枢神经功能恢复，从而可暂时使肝昏迷患者意识苏醒。但不能改善肝功能，故不能根治。

【不良反应及注意事项】本药不良反应多与左旋多巴转变为多巴胺有关。

1. 胃肠道反应　约80%患者治疗初期有恶心、呕吐、食欲减退等，与 DA 刺激延髓催吐化学感受区有关，多巴胺受体阻断药多潘立酮可减轻上述症状。偶见溃疡、出血或穿孔。

2. 心血管反应　约30%患者治疗初期出现轻度直立性低血压，可能与外周组织中多巴胺过多从而诱发血管扩张或者去甲肾上腺素的释放减少有关，严格控制药量可尽量避免。老年患者亦可引起心律失常，与DA对心脏β受体的激动作用有关，冠心病患者禁用。

3. 长期反应

（1）运动过多症（不自主异常运动）　为长期用药所引起的不随意运动，多见于面部肌群抽动，高龄患者可出现口-舌-颊三联征（张口、伸舌、咬牙）、皱眉和头颈扭动等；而年轻患者会出现舞蹈样异常的运动。服药两年以上的患者此症状发生率可高达90%。

（2）症状波动及"开-关现象"（on-off response）　服药3~5年，有40%~80%患者出现症状快速波动，重者出现"开-关现象"，即患者突然多动或活动正常（开），而后又出现全身性或肌肉强直性运动不能（关），两种现象可交替出现，严重妨碍患者正常活动。用药疗程长、发生率高，适当减少用量可减轻此不良反应。

（3）精神障碍　可见失眠、焦虑、噩梦、躁狂、幻觉、妄想或抑郁等，需减量或停药，精神病患者慎用。此反应可能与DA作用于边缘系统有关，应用中脑-边缘系统DA受体选择性阻断药氯氮平可对抗该不良反应。

注意事项：①维生素 B_6 为多巴脱羧酶的辅酶，可增强外周脱羧酶活性，产生外周不良反应；②抗精神病药能阻断中枢多巴胺受体，故能拮抗左旋多巴的中枢作用；③利舍平能耗竭中枢多巴胺，甚至引起帕金森综合征，使左旋多巴作用失效；④非选择性MAO抑制剂能抑制DA在外周的代谢，因而可增强DA的外周不良反应，也能使NA堆积，引起血压升高，甚至发生高血压危象。

（二）左旋多巴增效剂

1. 外周多巴脱羧酶（氨基酸脱羧酶）抑制药

卡比多巴（Carbidopa，α-甲基多巴肼、洛得新）

卡比多巴是较强的L-芳香氨基酸脱羧酶抑制药，不易透过血脑屏障，故仅能抑制外周多巴脱羧酶的活性，使L-Dopa在外周组织中脱羧减少，DA生成受阻，使较多的L-Dopa到达黑质-纹状体而发挥作用，从而提高左旋多巴的疗效。两药合用的优点如下：①减少左旋多巴剂量；②明显减轻或防止左旋多巴对心脏的毒性作用；③在治疗开始时能更快达到左旋多巴的有效治疗浓度。卡比多巴单独应用基本无药理作用，临床上将卡比多巴与L-Dopa以1：10的剂量比例配伍，制成复方制剂称心宁美（sinemet），现有控释制剂。

苄丝肼（Benserazide）

苄丝肼作用与卡比多巴相似，它与L-Dopa按1：4剂量比例制成复方制剂为美多巴（Madopar）。

2. 选择性单胺氧化酶B（MAO-B）抑制药

司来吉兰（Selegiline）

司来吉兰是选择性较高的MAO-B抑制药，在脑内抑制纹状体中的DA代谢，使纹状体中DA增多，而对外周的MAO-A影响很小，是治疗帕金森病的辅助药，与L-Dopa合用可减少后者剂量和不良反应，使L-Dopa的"开-关现象"消失。

不良反应少且较轻，主要有兴奋、失眠、幻觉及胃肠道不适。由于本药代谢物为苯丙胺及甲基苯丙胺，可致失眠、焦虑等精神症状，应避免晚间使用。本药必须严格控制剂量，大剂量（>10mg/天）亦可抑制MAO-A，有可能引起高血压危象。亨廷顿病患者或家族遗传性震颤患者禁用，消化性溃疡者慎用。

3. 儿茶酚氧位甲基转移酶（COMT）抑制药

恩他卡朋（Entacapone）

恩他卡朋是一种选择性外周儿茶酚氧位甲基转移酶（COMT）抑制药，不能通过血脑屏障，只抑制外周的COMT。本药能延长左旋多巴半衰期，稳定血药浓度，使更多的左旋多巴进入脑组织。恩他卡朋单独使用无效，常与左旋多巴合用，使左旋多巴的疗效趋于平稳。尤其适用于症状波动的患者，延长"开-关反应"和"开"期的时间，明显缩短"关"期，提高患者生活质量。恩他卡朋与左旋多巴和卡比多巴的复方制剂为Stalevo。长期应用常见的不良反应为运动障碍、恶心、腹泻及尿液颜色加深等。

托卡朋（Tolcapone）

托卡朋为COMT抑制药，其药理作用与临床应用均同恩他卡朋，但托卡朋能通过血脑屏障，同时抑制外周和中枢COMT。但是由于偶可引起严重的肝脏损害，托卡朋已经撤出了欧洲市场，在我国和美国仍有使用。常见的不良反应有运动障碍、恶心、失眠、呕吐以及肝损伤，偶发直立性低血压，故忌与降压药合用。

（三）促多巴胺释放药

金刚烷胺（Amantadine）

金刚烷胺特点为见效快而维持时间短，用药数日即可获得最大效应，6~8周后逐渐减弱，而L-Dopa起效慢，维持时间长，因此二者合用，有协同作用。作用机制主要是促进纹状体中残存的多巴胺能神经元释放DA递质、抑制DA的再摄取，使突触间隙中DA递质增高；还有较弱的中枢抗胆碱作用。

（四）多巴胺受体激动药

溴隐亭（Bromocriptine）

溴隐亭系麦角碱衍生物，口服吸收迅速，血药浓度个体差异大（5倍之多），故剂量应个体化。主要在肝脏代谢，经胆汁排出。它能激动中枢不同部位的DA受体，对外周DA受体作用弱，小剂量首先选择性激动黑质-纹状体通路的DA受体。临床主要用于治疗帕金森病，其特点为对L-Dopa和复方制剂疗效不佳甚至无效（严重的黑质病变，缺乏多巴脱羧酶）或发生异常的不自主运动者，溴隐亭用后可使症状改善。因可激动结节-漏斗部位DA受体，抑制催乳素和生长激素的释放，用于产后回乳、催乳素分泌过高引起的闭经及溢乳，也可治疗垂体瘤伴有的肢端肥大症。

普拉克索（Pramipexole）

普拉克索是非麦角衍生物，与溴隐亭相比，患者的耐受性更好，胃肠道不良反应轻，不易引起"开-关反应"和运动障碍。还可能通过其抗氧化作用和线粒体保护作用对PD患者发挥神经保护作用。普拉克索单独应用对早期PD症状有改善，尚可减轻PD患者的抑郁症状。与左旋多巴联合应用治疗重症PD，可降低左旋多巴的剂量和减轻症状波动现象。不良反应包括头晕、恶心、失眠和嗜睡等。

药师提示

应用普拉克索初期，常出现直立性低血压；因可能出现突发性睡眠（sudden sleep attack），故服药期间禁止从事高空作业及驾驶等工作。

吡贝地尔（Piribedil）

本药为多巴胺能激动剂，可兴奋脑内黑质纹状体及中脑皮质，中脑边缘系统通路多巴胺受体。对于外周循环，本药可增加股血管血流量，这一作用可能是由于抑制交感神经张力所致。

作为单一药物疗法或与左旋多巴合用治疗帕金森病，改善老年患者的病理性认知和感觉神经功能障碍，如注意力和（或）记忆力下降、眩晕等。也用于动脉病变的痛性症状（步行时痛性痉挛）、循环源性的眼科障碍。

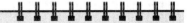

案例 3 分析

多巴丝肼片是由左旋多巴和苄丝肼组成的复方制剂，合用时，苄丝肼可减少左旋多巴在外周组织脱羧，使较多的左旋多巴到达黑质-纹状体而发挥作用，从而提高左旋多巴的疗效。两药合用的优点如下：①减少左旋多巴剂量；②明显减轻或防止左旋多巴对心脏的毒性作用；③在治疗开始时能更快达到左旋多巴的有效治疗浓度。

抗帕金森病的药物包括：拟多巴胺类药（①多巴胺前体药物；②左旋多巴增效药；③促多巴胺释放药；④多巴胺受体激动药）和中枢抗胆碱药。

二、中枢抗胆碱药

通过阻断中枢胆碱受体，减弱纹状体中乙酰胆碱的作用，治疗帕金森病。传统胆碱受体阻断药阿托品、东莨菪碱抗帕金森病有效，但因外周抗胆碱不良反应大，一般不用，常用中枢性胆碱受体阻断药，如苯海索等。

苯海索（Trihexyphenidyl）

苯海索又名安坦。外周抗胆碱作用弱，约为阿托品的 1/10~1/3，对中枢胆碱受体有明显阻断作用，能阻断纹状体胆碱受体使增高的肌张力降低，临床主要用于不能耐受或禁用左旋多巴的患者。疗效不及左旋多巴，与之合用可提高疗效。其特点为：①对肌震颤疗效好，对流涎、多汗及情感抑郁也可使之好转，但对肌肉强直、运动困难效果差；②对抗精神病药引起的帕金森综合征有效。

不良反应与阿托品相似但较轻，闭角性青光眼、前列腺肥大者慎用。中枢神经系统不良反应有精神错乱、谵妄及幻觉等，因而应用受到了一定限制。久用突然停药，可使病情恶化。

苯扎托品（Benzatropine）

苯扎托品又名苄托品。具有抗胆碱作用，同时还有抗组胺、局部麻醉和大脑皮质抑制作用。临床应用和不良反应同苯海索，老年患者对其敏感，用药时要谨慎，3 岁以下小儿不能用本药。

药师提示

　　帕金森病药物治疗原则：①给药应从小剂量开始，逐渐递增，在获得最佳疗效后将剂量减少15%～20%为宜，长期以此剂量作为维持剂量；②早期、轻症病例一般以一种药物治疗为宜；③长期用药，会产生疗效减低或症状波动现象，疗效减低时可加用其他抗帕金森病药物，症状波动可调整用药次数和剂量或联合用药；④长期用药突然停药会致症状急剧加重，应逐渐减量或加用其他抗帕金森病药替代。

（高春艳）

第四节　抗精神失常药

　　精神失常是由多种原因引起的认知、情感、意志、行为等精神活动障碍的一类疾病，临床上最常见的为精神分裂症、躁狂抑郁症及焦虑症等。目前可把抗精神失常药分为：抗精神病药（antipsychotic drugs）、抗躁狂药（antimanic drugs）、抗抑郁药（antidepressants）和抗焦虑药（antianxiety drugs）。

案例导入 4

案例： 患者王某，男，38岁，因"凭空闻声，感被害半年"入院。病前个性孤僻、沉默寡言。失恋后出现幻觉、思维破裂、妄想。检查：内科查体及神经系统查体未见异常。精神检查：意识清楚，定向全，衣着适时，接触被动。存在第三人称幻听现象。交谈过程中注意力不集中，表情淡漠，行为动作呆板。有被害妄想，思维被洞悉感。实验室检查：显示血常规、血生化、心电图、脑电图、脑脊液、颅脑MRI等未见明显异常。临床诊断：精神分裂症。

讨论： 可应用何种药物进行治疗，该治疗药物的主要不良反应及预防措施有哪些？

一、抗精神病药

　　本类药主要用于治疗精神分裂症，也可用于治疗躁狂症，也称这类药为抗精神分裂症药。根据化学结构可将其分为吩噻嗪类、硫杂蒽类、丁酰苯类及其他类。

（一）吩噻嗪类

　　本类药物化学结构特点是都具吩噻嗪的基本结构，根据其侧链不同，又分为二甲胺类（氯丙嗪）、哌嗪类（奋乃静、氟奋乃静、三氟拉嗪）及哌啶类（硫利哒嗪）。它们具有相似的药理作用。

氯丙嗪（Chlorpromazine，冬眠灵）

　　【体内过程】 口服易吸收但不完全，2～4小时达峰血药浓度，有首关消除和个体差异，相同剂量、不同个体血药浓度可相差10倍以上，故用药应个体化。肌内注射吸收迅速。吸收后分布于全身，脑内药物浓度可达血药浓度的10倍。主要在肝脏代谢成多种代谢物及葡萄糖醛酸结合物，经肾脏排出。因其脂溶性高，易蓄积于脂肪组织，故排泄缓慢，$t_{1/2}$约6

小时。停药后数周乃至半年后，尿中仍可检出其代谢物。

【药理作用】抗精神病药对多巴胺（DA）受体都有不同程度的阻断作用，其中氯丙嗪除具有阻断 DA 受体作用外，还有较强的 α 受体和 $5-HT_2$ 受体阻断作用，也阻断组胺 H_1 受体和 M 受体，使之具有广泛的药理作用及多种不良反应。

1. 对中枢神经系统的影响

（1）镇静、安定作用　正常人口服治疗量的氯丙嗪表现为镇静、安定、感情淡漠，对周围事物反应性下降，环境安静可诱导入睡，但易被唤醒，加大剂量亦不引起麻醉。其作用机制是阻断脑干网状结构上行激活系统外侧部位的 α 受体，抑制特异性感觉传入冲动沿侧支向网状结构传导，使大脑皮层兴奋性降低，连续用药可产生耐受性。目前认为本药对组胺 H_1 受体阻断作用亦与其镇静作用有关。

（2）抗精神病作用　患者服药后，能迅速控制兴奋躁动的临床症状，而不引起过分中枢抑制；连续（6~26 周）用药，可使精神分裂症患者消除幻觉、妄想，减轻思维障碍，理智恢复，生活自理。此作用不产生耐受性。

精神分裂症的发病机制与脑内多巴胺能神经系统活动过强，特别是与多巴胺 D_2 受体上调有关。目前认为，中枢神经系统主要的多巴胺能神经通路有四条：① 黑质-纹状体通路（与锥体外系的运动功能有关）；② 中脑-边缘系统；③ 中脑-皮质通路（② 和 ③ 两通路均与精神、情绪及行为有关）；④ 结节-漏斗通路（与内分泌活动、体温调节有关）。脑内多巴胺受体主要分为 D_1 和 D_2 两型，氯丙嗪抗精神病作用与其阻断中脑-边缘、中脑-皮质两个通路的多巴胺 D_2 受体有关。

（3）镇吐作用　氯丙嗪镇吐作用强，小剂量就对延髓第四脑室底部极后区的催吐化学感受区的 DA 受体有抑制作用，大剂量时能直接抑制呕吐中枢。但对刺激前庭引起的呕吐无效。

（4）对体温调节作用　对下丘脑体温调节中枢有很强的抑制作用，不但降低发热机体的体温，而且还能降低正常体温，这点与解热镇痛药不同，后者只降低发热体温而不降低正常体温。氯丙嗪的降温作用随环境温度而变化，在低温环境时，配合物理降温，可使机体温度降至更低；在炎热天气，氯丙嗪可使体温升高，这是其干扰了机体正常散热的结果。

（5）增强中枢抑制药的作用　可增强镇静催眠药、麻醉药、镇痛药及解热镇痛药的作用，合用时可增加疗效及不良反应，应注意适当调整剂量，以免加重对中枢神经系统功能的抑制。

2. 对内分泌系统的影响　可阻断结节-漏斗通路 D_2 受体，减少催乳素抑制因子的释放，使催乳素上升；抑制促性腺激素释放因子的释放，使雌激素、孕激素下降；抑制 ACTH 的释放，使糖皮质激素下降；抑制生长激素的释放，使生长激素减少。

3. 对自主神经系统的影响　高剂量氯丙嗪明显阻断 α 受体，可翻转肾上腺素的升压作用，也能抑制血管运动中枢和直接扩张血管，对心脏有一定抑制作用，可致外周阻力降低，心输出量降低，血压下降。氯丙嗪对 M 胆碱受体也有较弱的阻断作用。

【临床应用】**1. 精神分裂症**　精神分裂症临床症状可分为阳性症状和阴性症状。阳性症状表现为幻觉和妄想等，阴性症状表现为情感淡漠、主动性缺乏等。本药主要用于改善精神分裂症的阳性症状，对躁狂抑郁症的躁狂状态有很好疗效，也用于具有类似精神分裂症状的其他精神病。

本药对急性精神分裂症患者疗效好。氯丙嗪阻滞突触后 DA 受体作用很快出现，但大多数患者需服药 1~3 周后开始显效，连续服药 6 周至 6 个月充分显效。大多数患者不能根治，需长期服维持量以减少复发。少部分患者发作治疗后可长期缓解。

2. 止吐 用于治疗多种疾病（妊娠中毒、尿毒症、癌症、放射病等）和一些药物（吗啡、洋地黄、四环素等）所致呕吐。但对晕动病所致的呕吐无效。氯丙嗪也可用于顽固性呃逆。

3. 麻醉前用药 氯丙嗪能加强其他中枢抑制药的作用，并具有镇静、安定、镇吐等作用，有利于麻醉的进行，减少不良反应。

4. 人工冬眠和低温麻醉 与哌替啶、异丙嗪等药配伍，使患者深睡，体温、代谢及组织耗氧量均降低，对各种伤害性刺激的反应减弱，有利于患者度过危险的组织损伤阶段，争得治疗时间，称为"人工冬眠"疗法。可用于严重创伤或感染、高热惊厥、破伤风、甲状腺危象等的辅助治疗。临床上用物理降温配以氯丙嗪，可使患者体温降低到34℃或更低，用于低温麻醉。

【不良反应及注意事项】

1. 一般不良反应 包括中枢抑制症状如嗜睡、无力、淡漠；M胆碱受体阻断症状如口干、无汗、便秘、视力模糊、眼压升高等；α受体阻断症状如鼻塞、血压下降、直立性低血压以及反射性心率过快等。为防止直立性低血压发生，注射给药后应卧床休息2小时左右方可缓慢起立。静脉注射可引起血栓性静脉炎，应以0.9%氯化钠溶液或葡萄糖溶液稀释后缓慢注射。

2. 锥体外系反应 是长期大量服用氯丙嗪后最常见的不良反应。有以下四种表现：①帕金森综合征（parkinson's syndrome），多见于中老年人，表现肢体震颤，肌张力增高，运动减少等，发生率约30%，绝大多数在连续用药2~3个月内，少数可在1~2周内出现；②急性肌张力障碍（acute dystonia），青中年人多见，以肌肉痉挛为特点，主要表现在头颈部肌肉，出现强迫性张口、伸舌、斜颈等头颈部怪异动作，也可波及躯干和四肢肌肉，通常在服药后24~48小时内发生；③静坐不能（akathisia），多见于青少年，表现为坐立不安，反复徘徊。上述表现是因药物阻断了黑质-纹状体通路的D_2受体，与多巴胺的功能减弱及乙酰胆碱的功能增强有关。减少用药量或停药后症状可减轻甚至消失，必要时加用中枢抗胆碱药（如苯海索）；④迟发性运动障碍（tardive dyskinesia），大约有1/5的患者出现迟发性运动障碍的不良反应，表现为节律的或不规则、不自主的刻板运动，特别以口、舌、面部不自主运动最常见，有时伴有肢体或躯干的舞蹈样动作。老年女性患者更易发生，发生率报告差异很大，约为0.5%~41.3%。迟发性运动障碍停药后仍可长期存在。其机制可能是由于D_2受体长期被阻滞，受体敏感性增加所致，抗胆碱药反可使之加重。

3. 精神方面 服用氯丙嗪开始的几周内，约有80%患者出现过度的镇静。较大剂量时，活动减低，思维、行动迟缓，反应迟钝，注意力不集中，记忆减退，对周围环境淡漠。也可致抑郁状态。多发生于用药后的第4~8周。

4. 内分泌方面 长期应用可致乳房增大、停经、泌乳及不育症等，部分患者体重增加。

5. 过敏反应 常见有皮疹、接触性皮炎及光敏性皮炎，也有剥脱性皮炎发生。有粒细胞缺乏症、溶血性贫血及再生障碍性贫血的报道。还有少数人（发生率在0.3%以下）出现胆汁淤积性黄疸，大部分发生于服药前4周内，一般停药后4~8周内恢复。如出现严重过敏反应，应立即停药治疗。

6. 局部刺激 注射液刺激性较强，故应深部肌内注射。

7. 急性中毒 一次应用剂量过大，可致急性中毒。表现为昏睡、血压下降、心肌损害等。呈现出异常心电图，Q-T或P-R间期延长，T波低平或倒置，心率加快。无特效解毒药，应及时对症治疗。可用去甲肾上腺素升压，但禁用肾上腺素。

氯丙嗪可诱发癫痫发作，禁用于癫痫、惊厥病史者。青光眼、昏迷及严重肝、肾功能不全者禁用。有心血管疾病的老年人慎用，冠心病者易致猝死，应慎用。

当氯丙嗪与有镇静、α 受体阻断及抗胆碱作用的药合用时可产生相加作用，应予以注意。与三环类抗抑郁药联合应用能互相抑制代谢，必要时应减量。氯丙嗪能阻止突触前膜摄取胍乙啶，从而减弱其降压作用。

案例 4 分析

　　该患者可应用氯丙嗪进行治疗，氯丙嗪主要不良反应为锥体外系反应，为避免该不良反应可减少用药量或停药，出现帕金森综合征、急性肌张力障碍、静坐不能时停药，症状可减轻甚至消失，必要时加用中枢抗胆碱药（如苯海索）。迟发性运动障碍发生率低，停药后仍可长期存在，因此预防极为重要，老年患者尽量避免应用，一旦出现早期先兆反应如口唇肌、眼肌的抽搐，应及时停药。

其他吩噻嗪类药物：奋乃静（Perphenazine）、氟奋乃静（Fluphenazine）及三氟拉嗪（Trifluoperazine）是吩噻嗪类中哌嗪衍生物，属于高效价药物。与氯丙嗪比，抗精神病作用及锥体外系反应强，而镇静作用弱，对心血管系统、肝脏及造血系统的作用较氯丙嗪轻。奋乃静对慢性精神分裂症的疗效高于氯丙嗪。三氟拉嗪和氟奋乃静对行为退缩、情感淡漠等症状有较好疗效，适用于精神分裂症偏执型和慢性精神分裂症。

硫利达嗪（Thioridazine），又名甲硫达嗪，是吩噻嗪类中哌啶衍生物，属于低效价药物。本药抗幻觉、妄想作用不如氯丙嗪，但锥体外系不良反应小，镇静作用强，老年人易耐受。

（二）硫杂蒽类

硫杂蒽类代表药是氯普噻吨，此外还有氟哌噻吨（Flupentixol）、替沃噻吨（Thiothixene）等。

氯普噻吨（Chloprothixene）

药理作用和锥体外系反应与氯丙嗪相似，但抗肾上腺素和抗胆碱作用较弱。有一定的抗抑郁作用。适用于伴有焦虑、抑郁症状的精神分裂症、更年期精神病及焦虑性神经官能症。

（三）丁酰苯类

氟哌啶醇（Haloperidol）

药理作用与氯丙嗪相似，D_2 受体阻断作用较强，对 D_1 受体几无作用，对 α 受体、5-HT$_2$ 受体和 M 受体作用很弱。抗精神病作用及锥体外系反应均很强，镇吐作用亦强。镇静及引起体位性低血压作用弱。主要用于急、慢性精神分裂症，对吩噻嗪类治疗无效者，可能有效。也可用于止吐及顽固性呃逆。本药易引起锥体外系反应，长期大量应用可致心肌损害。

氟哌利多（Droperidol）

又名氟哌啶，作用与氟哌啶醇相似，但体内代谢迅速，作用维持时间短。临床上利用其安定作用及增强镇痛药作用的特点，与芬太尼配伍，用于"神经安定镇痛术"。用于小手术（如清创）、内镜检查、造影等，也可用于麻醉前给药、呕吐以及控制精神患者的攻击行为等。

（四）其他类抗精神病药

五氟利多（Penfluridol）

药理作用与氟哌啶醇类似。特点是作用持续时间长，每周口服 1 次即可，服药 7 天后血中仍可检出，是因其贮存于脂肪组织中，然后缓慢释放入血及进入脑组织中有关。可用于各型精神分裂症。锥体外系不良反应发生率约 60%。

舒必利（Sulpiride）

本药属苯酰胺类药物，是选择性 D_2 受体阻滞药。对精神分裂症幻觉、妄想、抑郁症状有较好疗效，对兴奋躁动作用较弱。锥体外系反应轻微。镇吐作用强，可用于止吐。

氯氮平（Clozapine）

本药属苯二氮䓬类药物，其抗精神病作用机制为：阻断 $5-HT_2$ 受体和 DA 受体，也称其为 5-HT-DA 受体拮抗；对组胺 H_1 受体、M 受体和 α 受体也有较强的阻滞作用，其抗胆碱可能也起一定作用。氯氮平选择性地作用于边缘系统 DA 神经元，对纹状体 DA 神经元较少影响，因此，锥体外系不良反应少见。临床用于急、慢性精神分裂症，对用其他药物治疗无效的病例仍可有效。缺点是可引起粒细胞减少，应定期检查血常规。

奥氮平（Olanzapine）

本药对体内多种受体有明显的抑制作用，包括 5-HT、D_2、α、M 及 H_1 受体，并选择性抑制中脑边缘系统多巴胺能神经功能，对纹状体多巴胺能神经功能的影响较小。临床研究表明，对阴性症状的疗效奥氮平优于氟哌啶醇。与经典抗精神病药相比，奥氮平疗效好、有效率高、作用持久、不良反应少，因此能更大程度地改善患者生命质量。

利培酮（Risperidone）

本药为新一代非经典抗精神病药，对 D_2 受体和 5-HT 受体有较强阻断作用，而对 α 受体、组胺 H_1 受体和 M 受体作用弱。适用于急性和慢性精神分裂症，对阳性症状和阴性症状均有效，同时对患者的认知功能障碍和继发性抑郁也有治疗作用。锥体外系不良反应较轻，目前已成为一线药物。

二、抗躁狂症药

躁狂抑郁症是情感性精神病，主要特征为躁狂或抑郁症状两者之一反复发作，或躁狂症与抑郁症交替发作。其病因尚不清楚，但药理学及生物化学的研究发现与脑内单胺类神经递质有关，5-HT 缺乏可能是其发病的基础。在此基础上，当 NA 能神经功能亢进易出现躁狂，NA 能神经功能不足易出现抑郁。

抗精神分裂症药氯丙嗪、氟哌啶醇及抗癫痫药丙戊酸钠、卡马西平等对躁狂症也有效，但锂盐是典型的抗躁狂症药。

碳酸锂（Lithium Carbonate）

【药理作用及临床应用】治疗量对正常人精神活动几乎无影响，对躁狂症状则有显著疗效。锂盐作用机制仍不清楚，有认为它能抑制脑内 NA 和 DA 的释放，并增加其再摄取，使突触间隙递质浓度降低，而 5-HT 释放增加。此外，锂离子进入细胞内，可通过抑制磷酸酶，使细胞内第二信使三磷酸肌醇及二酰基甘油的生成减少，使 NA 激动 α_1 受体的效应减弱。主要用于情感性精神病躁狂症。作用开始慢，可与抗精神病药合用，取得协同效果。治疗时血锂浓度应控制在 0.6~1.5mmol/L。

【不良反应及注意事项】不良反应多，其疗效和毒性与血药浓度平行。用药初期有恶心、呕吐、腹泻、乏力、肢体震颤、口干、多尿等。继续用药 1~2 周后可逐渐减轻或消失。此外还有抗甲状腺作用而致甲状腺肿大、白细胞升高等。

血药浓度大于 2mmol/L 即可中毒，表现为意识障碍甚至昏迷，深反射亢进、共济失调、震颤、肌张力增高及癫痫发作等中枢神经症状。应进行血锂浓度的监测，发现血药浓度过高时，立即减量或停药，并适当补充 0.9% 氯化钠注射液以促进锂盐的排泄。

三、抗抑郁症药

抑郁症是一种常见的心理疾病，女性发病率比男性高 2~3 倍，患者倍受折磨。抗抑郁症药（antidepressive drugs）是指一组主要用来治疗以情绪抑郁为突出症状的精神疾病的精神药物。与兴奋药不同之处为只能使抑郁患者的抑郁症状消除，而不能使正常人的情绪提高。主要用于治疗抑郁症和各种抑郁状态。

拓展阅读

抑郁症的治疗方法

很多非药物方法对抑郁症有良好的治疗效果。如有研究证明阳光是极好的天然抗抑郁药物，每天早晨连续散步 30~60 分钟，抑郁的心情会随之消失，特别适合于季节性抑郁症患者；锻炼尤其是有氧运动，是抗抑郁症的最好药物，有助于消除轻微抑郁症；营养疗法，多吃维生素 B 含量丰富的食物，如粗粮、鱼或服一定剂量的复合维生素 B 有助于抑郁症的恢复；还有精神疗法、交际疗法等，改变忧郁症患者的戴着有色眼镜看待世界和自己的错误观点，增强与人交际的能力等，均可改善抑郁症状。

（一）三环类抗抑郁症药

三环类抗抑郁症药包括丙米嗪（Imipramine）、阿米替林（Amitriptyline）、地昔帕明（Desipramine）、多塞平（Doxepin）等。

丙米嗪（Imipramine）

【体内过程】口服易吸收，2~8 小时血药浓度达高峰。吸收后广泛分布于全身组织。主要在肝脏代谢，被氧化为无效的羟基化物或与葡萄糖醛酸结合，经肾脏排泄。

【药理作用】**1. 中枢神经系统** 对正常人用药后即可有困倦、疲乏、头晕等不适症状，继续用药症状加重，并出现注意力不集中，思维能力下降。抑郁症患者服用后，表现精神振奋，情绪提高，焦虑心情减轻，产生抗抑郁作用。一般需连续用药 2~3 周后才能见效。丙咪嗪抑制中枢 NA 和 5-HT 的再摄取，增加突触间隙递质浓度，增强 NA 和 5-HT 能神经作用可能是其重要作用机制。

2. 抗胆碱作用 治疗量具有明显的 M 胆碱受体阻断作用。

3. 心血管系统 治疗量即可降低血压，抑制多种心血管反射。此外，丙咪嗪对人心肌有奎尼丁样作用，也可引起心电图改变，常见 T 波低平或倒置。

【临床应用】 主要用于各类型的抑郁症治疗，对精神分裂症的抑郁状态也有一定疗效。对小儿遗尿症有效，这可能与其影响睡眠时相有关。

【不良反应及注意事项】 主要是抗胆碱和对心血管的作用引起口干、便秘、散瞳、眼内压升高、尿潴留、心悸、体位性低血压、心律失常等。中枢神经方面可致乏力、头晕等，少数人转为躁狂兴奋。偶见皮疹、粒细胞减少及阻塞性黄疸等过敏反应。禁用于前列腺肥大和青光眼患者，心血管病患者慎用。

本类药物和有镇静、抗胆碱作用的药物合用可产生相加作用，应予注意。与单胺氧化酶抑制药合用可互相增强药效及毒性，可引起严重高血压、高热、惊厥。丙咪嗪阻止胍乙啶和可乐定等降压药进入交感神经末梢作用部位，而对抗其降压作用。

（二）NA摄取抑制药

地昔帕明（Desipramine）

地昔帕明又名去甲丙米嗪。为强效NA再摄取抑制剂，其强度是抑制5-HT再摄取的100倍以上，对DA的再摄取也有抑制作用。对H_1受体有较强拮抗作用，对α受体和M受体的拮抗作用则较弱。用药后可使患者的活动能力提高，但对提高情绪、减轻焦虑的作用不明显。常用于轻、中度抑郁症患者。

本药不良反应少，过量可致口干、便秘、震颤、血压降低、心律失常等。老年患者应适当减量。

马普替林（Maprotiline）

马普替林为四环类选择性NA再摄取抑制剂，对5-HT的再摄取几无影响。口服吸收缓慢但较完全，$t_{1/2}$为27~58小时，故用药2~3周后才充分发挥疗效。本药的镇静作用和对血压的影响与丙米嗪类似，但抗胆碱作用较弱。可用于各型抑郁症患者，尤其适用于老年抑郁症患者。常见不良反应有口干、便秘、眩晕、恶心及视物模糊等，少数患者可出现心动过速、直立性低血压、焦虑、震颤、躁狂、癫痫发作症状、过敏反应及中性粒细胞减少等。

（三）5-HT再摄取抑制药

氟西汀（Fluoxetine）

氟西汀又名氟苯氧丙胺，是一种强效选择性5-HT再摄取抑制剂，其抑制5-HT再摄取的作用强于抑制NA再摄取200倍。口服吸收良好，有首过消除现象，血浆蛋白结合率高达95%。体内广泛分布，可进入乳汁。经肝脏代谢为去甲氟西汀后仍有活性，$t_{1/2}$为1~3天。对抑郁症的疗效与三环类抗抑郁药相当，同时还有抗焦虑作用，镇静作用及对心血管的影响较小。常用于各型抑郁症、焦虑症、强迫症及神经性厌食症。

本药安全范围较大，不良反应轻。偶可发生恶心、呕吐、头痛、失眠、易激动、乏力、震颤及惊厥等。肝功能不全者服后半衰期延长，应注意调整给药间隔时间。孕妇、哺乳期妇女、同时服用单胺氧化酶抑制剂患者及对本药过敏者禁用。

（四）单胺氧化酶抑制药

吗氯贝胺（Moclobemide）

吗氯贝胺是通过可逆性抑制脑内单胺氧化酶（MAO），从而提高脑内去甲肾上腺素、多巴胺和5-羟色胺的水平，产生抗抑郁作用。具有作用快，停药后单胺氧化酶活性恢复快的特点。适用于各种抑郁症。不良反应主要有轻度恶心、口干、头痛、头晕、出汗、心悸、失眠、体位性低血压等；少见有过敏性皮疹；偶见意识障碍及肝功能损害。大剂量时可能诱发癫痫。

本药禁止与其他抗抑郁药物同时使用，以避免引起"高5-羟色胺综合征"的危险；使用中枢性镇痛药（度冷丁、可待因、美沙芬）、麻黄碱、伪麻黄碱或苯丙醇氨患者禁用本药；患者有转向躁狂发作倾向时应立即停药；用药期间不宜驾驶车辆、操作机械或高空作业。

（五）其他抗抑郁药

文拉法辛（Venlafaxine）

文拉法辛是三种生物源性胺类：5-羟色胺，去甲肾上腺素和多巴胺的再摄取抑制剂，其中对5-羟色胺再摄取抑制作用最强，对去甲肾上腺素再摄取抑制作用也较强。而对毒蕈碱、烟碱、组胺和肾上腺素受体无作用，对单胺氧化酶无抑制作用。

本药治疗抑郁症疗效显著。且具有抗焦虑和抗抑郁双向作用，亦能治疗焦虑症。还可用于强迫症、社交恐怖症、多动症、精神分裂症等。

曲唑酮（Trazodone）

又名苯哌丙吡唑酮。本药为5-HT受体阻断剂和再摄取抑制剂，能抑制突触前膜对5-HT的再摄取，对NA和DA的再摄取无影响，但可通过阻断突触前膜的α_2受体，增加NA的释放。能阻断5-HT$_1$受体和中枢α_1受体，有明显镇静作用，对M受体无影响。可用于各型抑郁症、伴有抑郁的焦虑症、情感障碍伴失眠等。不良反应较小，用药较安全。

米塔扎平（Mirtazapine）

又名米氮平。本药为四环类抗抑郁药。通过阻断突触前膜α_2受体，促进NA的释放，并间接提高5-HT的更新率，从而产生抗抑郁作用。对H$_1$受体、外周α_1受体及M受体均有阻断作用，主要用于抑郁症的治疗。可出现食欲增加及嗜睡等不良反应。

常用抗抑郁药主要药理作用比较，见表2-4。

表2-4 常用抗抑郁药作用比较

药物	镇静	抗胆碱	阻断再摄取作用			剂量/日（mg）
			5-HT	NA	DA	
米帕明	++	++	+++	++	0	75~200
阿米替林	+++	+++	+++	++	0	75~200
地昔帕明	+	+	0	+++	0	75~200
马普替林	++	++	0	+++	0	75~300
文拉法辛	0	0	+++	+	0, +	75~225
氟西汀	+	+	+++	0, +	0, +	20~80
帕罗西汀	+	0	+++	0	0	20~50

0无效；+弱；++较强；+++强

四、抗焦虑药

焦虑症或焦虑状态常采用抗焦虑药治疗，目前对其最有选择性的药物是苯二氮䓬类，详见本章第一节。

五、抗精神失常药用药原则

自 20 世纪 50 年代初,首先用氯丙嗪成功地治疗精神分裂症,导致许多吩噻嗪类衍生物的出现,包括二甲胺类、哌嗪类和哌啶类。硫杂蒽类、丁酰苯类以及其他药也相继问世。抗精神病药应依据其化学结构和药理学特性的不同合理选择,近年来倾向用抗精神病作用较强的药如氟奋乃静、氟哌啶醇和替沃噻吨等。氯氮平锥体外系不良反应很少,但可产生粒细胞减少症,应予以注意。以利培酮为代表的较新药物,由于锥体外系不良反应轻而广泛应用。对有抑郁症状或有躁狂症状的精神分裂症,抗精神病药可分别与抗抑郁药或锂盐合用。

三环类和较新的抗抑郁药镇静、抗胆碱等作用程度不同,镇静强的更适于明显焦虑不安的抑郁症患者,镇静作用弱的更适于精神运动退缩的患者;单胺氧化酶抑制药对伴随着焦虑、退缩和疑病症的抑郁症患者有较好的疗效,可选用吗氯贝胺。锂盐的应用为躁狂症治疗开辟了新的途径,为治疗躁狂症的首选药。

精神病患者一旦确诊,需要长期用药控制病情,但许多抗精神病药物的不良反应较多,如果使用不当,不仅不能改善精神症状,而且会使病情加重,甚至贻误治疗,造成身体机能的损害。因此,使用抗精神病药物时,应注意遵循相关的原则和事项。

1. 合理选药 药物的选择主要根据病情特点,还应结合机体情况,选用疗效高、安全、经济、简便易行的最优治疗方案。

2. 剂量恰当 剂量的选择要因人而异,对儿童、年迈体弱伴有躯体疾病者,用药应更加慎重。药物治疗以中等剂量为宜,应从小剂量开始逐渐缓慢增加药量,7~10 天加至治疗量。对于反复发作、长期用药的人,加减药的速度可以酌情加快,具体用法应严格遵照医嘱执行。

3. 合理疗程 抗精神病药物多在 2 周内达到有效剂量,在精神病发作的急性期使用,可减轻和缓解急性症状,重建和恢复患者的社会功能,此量维持的时间对精神患者的疗效和预后非常重要,一般需要 6~8 周;症状控制后就进入到恢复期,此期是巩固治疗,继续急性期治疗的有效剂量,一般需要 3~6 月,目的是巩固治疗效果,降低疾病复发可能性;稳定期的药物治疗原则是维持治疗,此期药物剂量通常要低于治疗有效剂量,一般为有效剂量的 1/2~1/3,长期坚持用药以避免出现病情的反复发作。

4. 单一用药 根据患者具体情况,尽可能地单一用药。这样便于观察症状,判定药物疗效,一旦出现药疹或其他不良反应可以及时处置。几种药用过之后,如果仍不见效,再考虑合并用药。

5. 系统用药 要把每一种药物用足剂量、用足疗程,不要频繁换药。如果疗效确实不满意,才可以换用其他药物。一般情况下,一种药物必须用足 6~8 周,才能宣布此药对该患者无效。频繁换药不仅对病情不利,还会带来严重的不良反应。

6. 谨慎换药 当某种抗精神病药物治疗效果不理想或因某些原因要更换药物时,要缓慢减药和加药,不能突然停药或换药速度过快。否则,会出现多种躯体不适,极少数患者可出现高热、大汗、心率加快、意识不清、全身肌肉强直震颤、尿失禁、脱水以至急性肾功能衰竭等情况。

7. 定期复查 在各种各样的抗精神病药物中,无论氯丙嗪、奋乃静、氟哌啶醇等典型抗精神病药,还是氯氮平等非典型抗精神病药,这些药物在体内代谢过程中可能会对某些脏器产生不同程度的影响,较为多见的如心、肝、血液系统、神经系统、脂肪代谢异常,因此应定期检查心电图,做必要的血液化验,发现异常及时调整药物,尽量将药物不良反应减少到最小,防止严重药物不良反应的发生。

8. 维持治疗　有研究表明，精神分裂症复发率最高的时期，是在病情治愈后的 1~2 年之内。因此，精神分裂症患者至少要维持用药 2 年，而且患者的病程越长、复发的次数越多，需要维持治疗的时间就越长，有 3 次以上发作者，需要终生服药。

精神病的治疗是一个长期的过程，需要进行长期的药物治疗，这样才能有效的抑制精神病的发作，最终达到治愈的目的。

（高春艳）

第五节　中枢兴奋药与脑功能改善药

中枢兴奋药与脑功能改善药均作用于中枢神经系统。中枢兴奋药是一类选择性兴奋中枢神经系统，提高中枢功能活动的药物。脑功能改善药通过促进脑细胞代谢、改善脑血流量等作用，促进脑的高级整合活动，增强学习和记忆能力。

一、中枢兴奋药

中枢兴奋药对中枢神经系统不同部位有一定的选择性，随剂量的增加，其作用强度和范围也随之增大，可引起中枢神经系统广泛兴奋，甚至导致惊厥。临床上主要用于治疗药物中毒或危重疾病所致的呼吸抑制或衰竭。

根据其作用部位和功能不同分为两类：①大脑皮质兴奋药；②呼吸中枢兴奋药。

案例导入 5

案例： 患者王某，男，21 岁，因 CO 中毒 8 小时急诊入院。入院时，呼吸 11 次/分，血压 140/60mmHg，心率 45 次/分，神志不清，中度昏迷，颌肌抽搐，四肢冰冷，面色桃红，口唇发绀，双侧瞳孔等大，直径 1.5mm，光反应迟钝，四肢肌张力增强，心、肺、脑无明显异常。初步诊断：CO 中毒合并脑水肿。通过给氧、静脉滴注呼吸兴奋药、20% 甘露醇、促大脑功能恢复药等治疗，10 日后痊愈出院。

讨论： 请分析该患者适合应用哪种呼吸兴奋药抢救？可选用何种促大脑功能恢复药物进行治疗？

（一）大脑皮质兴奋药

咖啡因（Caffeine）

咖啡因是从茶叶和咖啡豆中提取的生物碱，现已可人工合成。

【药理作用及临床应用】

1. 兴奋中枢神经　咖啡因对中枢神经系统的作用强度和范围与剂量有关：①小剂量（50~200mg）可选择性兴奋大脑皮质，使人精神振奋，疲劳减轻，睡意消失，工作效率提高；②较大剂量（250~500mg）可直接兴奋延髓呼吸中枢和血管运动中枢，使呼吸加深加快，血压升高，在呼吸中枢受抑制时作用更显著，临床用于解救严重传染病及中枢抑制药过量所致的呼吸抑制和循环衰竭；③中毒量兴奋脊髓引起惊厥。

2. 收缩脑血管　咖啡因对脑血管有收缩作用，减少脑血管搏动的幅度，缓解头痛症状。

常与阿司匹林或对乙酰氨基酚配伍，治疗头痛。与麦角胺配伍，可治疗偏头痛。

3. 其他 具有舒张胆道和支气管平滑肌、利尿及促进胃液分泌等作用。

【不良反应及注意事项】治疗量不良反应较少。较大剂量可引起激动、不安、失眠、头痛、心悸；过量（>800mg）中毒引起中枢神经系统广泛兴奋，可致惊厥。婴幼儿高热时应避免使用含本药的复方制剂退热。消化性溃疡患者禁用。

哌甲酯（Methylphenidate）

哌甲酯又名利他林，为苯丙胺类药物。治疗量可兴奋大脑皮质和皮质下中枢，作用温和，能改善精神活动，振奋精神，解除轻度中枢神经抑制，消除疲劳。较大剂量能兴奋呼吸中枢，过量可致惊厥。临床用于巴比妥类及其他中枢抑制药过量中毒，也用于轻度抑郁症、小儿遗尿症及儿童多动综合征的治疗。

治疗量不良反应少，大剂量可引起血压升高、眩晕、头痛甚至惊厥。久用可致耐受性和依赖性，小儿长期应用影响其生长发育。癫痫、高血压患者及 6 岁以下小儿禁用。

拓展阅读

儿童多动综合征

儿童多动综合征是一种常见的儿童行为异常性疾病，患儿智能正常或基本正常，主要表现为自我控制能力差、注意力涣散，不能长期专注于某一件事情上，情绪容易激动、学习障碍等。该病可能是由于脑干网状结构上行激活系统内去甲肾上腺素、多巴胺、5-HT 等神经递质中某一种缺乏所致。哌甲酯（利他林）能促进这类神经递质的释放，从而治疗儿童多动综合征。

二、呼吸中枢兴奋药

尼可刹米（Nikethamide）

【药理作用及临床应用】治疗量可直接兴奋延髓呼吸中枢，也可刺激颈动脉体和主动脉体化学感受器，反射性地兴奋呼吸中枢，并能提高呼吸中枢对二氧化碳的敏感性，使呼吸加深加快。作用温和，维持时间短，一次用药仅维持 5~10 分钟。临床用于各种原因所致的中枢性呼吸抑制，其中对吗啡中毒引起的呼吸抑制效果较好，对吸入麻醉药中毒次之，对巴比妥类中毒引起的呼吸抑制效果较差。

【不良反应及注意事项】治疗量不良反应少，安全范围较大。大剂量可引起血压升高、心动过速、出汗、呕吐、肌肉震颤等。中毒时可出现惊厥。

二甲弗林（Dimefline）

二甲弗林又名回苏灵，可直接兴奋呼吸中枢，对呼吸中枢作用比尼可刹米强，起效快，维持时间短。能显著改善呼吸，使呼吸加深加快。临床用于治疗各种原因引起的中枢性呼吸抑制，对肺性脑病有较好的促苏醒作用。

安全范围小，过量易致惊厥，小儿尤易发生。静脉给药需用葡萄糖稀释后缓慢注射。孕妇禁用。

洛贝林（Lobeline）

洛贝林又名山梗菜碱。通过刺激颈动脉体和主动脉体的化学感受器，反射性地兴奋呼吸中枢。作用快、弱、短暂，仅维持数分钟，但安全范围大，不易引起惊厥。临床常用于新生儿窒息、小儿感染性疾病所致的呼吸衰竭、一氧化碳中毒引起的窒息及其他中枢抑制药引起呼吸衰竭的急救。

大剂量可兴奋迷走神经中枢而致心动过缓、传导阻滞。中毒量可兴奋交感神经节及肾上腺髓质而致心动过速，也可引起惊厥。

多沙普仑（Doxapram）

多沙普仑为人工合成的新型呼吸中枢兴奋药，其作用机制和维持时间与尼可刹米相似。具有安全范围大、作用强、起效快、疗效确实等特点，为目前较为理想的呼吸兴奋药。临床用于治疗麻醉药或中枢抑制药引起的呼吸抑制、急性肺通气不全。过量可引起惊厥、心律失常等。

三、脑功能改善药

脑功能改善药也称促智药。本类药物可促进脑功能的恢复，提高学习、记忆力，也称为"记忆增强剂"。

胞磷胆碱（Citicoline）

胞磷胆碱又名胞二磷胆碱。能增加脑损伤部位对氧的摄入和利用，促进卵磷脂的合成而改善细胞代谢，增加脑组织血流量，可促进脑组织功能的恢复和促进苏醒。临床主要用于急性脑外伤和脑手术后的意识障碍、脑梗死急性期的意识障碍等。

甲氯芬酯（Meclofenoxate）

甲氯芬酯又名氯酯醒，主要兴奋大脑皮质，能促进脑细胞的氧化还原代谢，增加脑细胞对糖类的利用，对中枢抑制状态的患者作用更为明显。临床用于颅脑外伤性昏迷、新生儿缺氧症、酒精中毒和脑动脉硬化引起的意识障碍、阿尔茨海默病、小儿遗尿症等疾病的治疗。

吡拉西坦（Piracetam）

吡拉西坦又名脑复康，为 γ-氨基丁酸的衍生物，能直接作用于大脑皮质，具有激活、保护、修复脑细胞的作用。促进大脑对氨基酸和磷脂的吸收，促进蛋白质的合成及对葡萄糖的利用，促进 ATP 的合成。因此能提高记忆力，保护缺氧脑组织。临床用于脑动脉硬化、阿尔茨海默病、脑外伤后遗症、药物及一氧化碳中毒所致的思维障碍及儿童智力低下等。个别出现口干、食欲减退、呕吐等不良反应。

多奈哌齐（Donepezil）

本药通过抑制中枢胆碱酯酶活性，使突触间隙乙酰胆碱的分解减慢，从而提高中枢乙酰胆碱的含量，可改善阿尔茨海默病患者的认知功能。常见不良反应为腹泻和肌肉痉挛、乏力、恶心、呕吐、失眠和头晕等。

石杉碱甲（Huperzine A）

本药是从石杉属植物千层塔中分离的生物碱，是一种可逆性的胆碱酯酶抑制剂。具有促进记忆再现和增强记忆的作用。对痴呆患者和脑器质性病变患者的记忆障碍有改善作用。适用于中、老年良性记忆障碍和各型痴呆、记忆认知功能及情绪行为障碍。不良反应偶见恶心、头晕、出汗、腹痛、视力模糊等。

银杏叶提取物（Ginkgo Biloba Leaf Extract）

本药具有扩张冠状动脉和脑血管的作用，能改善微循环，促进心、脑组织代谢，对神经细胞有保护作用。可拮抗血小板活化因子，降低血小板聚集，改善血液流变学。还能清除自由基和抑制细胞膜脂质过氧化。本药主要用于脑部、外周血管及冠状动脉血管障碍的患者，包括脑卒中、痴呆症、急慢性脑功能不全及其后遗症。不良反应轻微，极少数患者可出现胃肠不适、头晕、头痛、血压降低等。

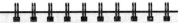

案例 5 分析

　　该患者适合应用洛贝林，促进大脑功能恢复药可选用吡拉西坦。吡拉西坦对大脑皮质有激活、保护、修复脑细胞的作用。能提高记忆力，保护缺氧脑组织。

（高春艳）

第六节　镇痛药

　　镇痛药（analgesics）是一类主要作用于中枢神经系统，在不影响意识和其他感觉（触、视、听觉）的情况下选择性地消除或缓解疼痛的药物。

　　实验证明，在体内存在有"抗痛系统"，它由脑啡肽神经元、脑啡肽及阿片受体共同组成。去极化或刺激脑啡肽神经通路可引起脑啡肽释放，并依赖于钙离子。在正常情况下约有 20%～30% 的阿片受体与脑啡肽结合，起着痛觉的调控作用，维持正常痛阈，发挥生理性止痛功能。镇痛药的作用是激动阿片受体，激活了脑内"抗痛系统"，阻断痛觉传导，产生中枢性镇痛作用。

　　本类药物镇痛作用强大，多用于剧烈疼痛，但反复应用后易成瘾，一旦停药就会表现出戒断症状，故称本类药物为成瘾性镇痛药，属"麻醉药品"管理范畴，应根据国家颁布的《麻醉药品管理条例》，严格控制使用。

　　镇痛药分为三类：①阿片生物碱类镇痛药；②人工合成镇痛药；③其他镇痛药。

一、阿片生物碱类镇痛药

　　阿片（opium）为罂粟科植物罂粟未成熟蒴果浆汁的干燥物。含有 20 余种生物碱。根据化学结构可分为两类：一类是菲类生物碱，如吗啡和可待因，主要具有镇痛、镇咳等作用；另一类是异喹啉类生物碱，如罂粟碱等，具有松弛平滑肌，舒张血管等作用。

案例导入 6

案例： 患者，男，75 岁。夜间突然感到心前区剧烈疼痛伴有胸闷来院就诊，心电图显示为前间壁心肌梗死。给予吗啡 5mg 皮下注射，疼痛没有明显缓解，2 小时后又注射 5mg，患者疼痛好转，呼吸稍减慢。

讨论： 请分析给予患者吗啡的原因是什么？为什么注射吗啡后患者呼吸频率减慢？

吗啡（Morphine）

【**体内过程**】口服可自胃肠道吸收，但生物利用度较低，故多采用注射给药。注射给药吸收较快，迅速分布于全身组织，仅少量可透过血脑屏障，但已足可发挥药理效应。作用持续 4~6 小时，主要在肝脏代谢，代谢产物经肾脏排泄，少量经乳腺排出，还可通过胎盘到达胎儿体内，故临产前和哺乳期妇女禁用。

【**药理作用**】**1. 对中枢神经系统作用**

（1）镇痛镇静作用　吗啡镇痛作用强大，对各种疼痛均有效，对慢性持续性钝痛的效果优于急性间断性锐痛，同时不影响意识和其他感觉。镇痛的同时可产生镇静作用，消除患者因疼痛引起的情绪反应，如焦虑、紧张等，若外界安静，患者易入睡。90%~95% 的患者有欣快感，而欣快感是导致成瘾的基础。

吗啡的镇痛作用是通过激动脑内的阿片受体，抑制 P 物质（substance P，SP，是由 11 个氨基酸组成的神经肽类物质，在中枢作为神经递质，将痛觉冲动传入脑内）释放而产生的，见图 2-3。吗啡作用于不同脑部位的阿片受体，产生的作用不同。吗啡与丘脑内侧、脑室及导水管周围灰质及脊髓胶质区的阿片受体结合，干扰痛觉冲动传入中枢引起镇痛作用；与边缘系统的阿片受体结合，可消除由疼痛伴有的情绪变化；和蓝斑核中的阿片受体结合则与产生欣快感有关。

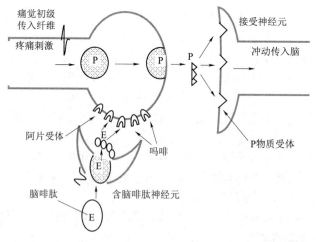

图 2-3　吗啡镇痛作用机制示意图

（2）呼吸抑制作用　吗啡直接抑制呼吸中枢，小于镇痛剂量时就有明显作用，使呼吸频率、潮气量和每分钟呼吸量减少。随着剂量增加，呼吸抑制作用也加强，急性中毒时呼吸极度抑制，呼吸频率可降至每分钟 3~4 次，严重者可引起呼吸衰竭而死亡。

（3）镇咳作用　此作用可能与吗啡作用于延脑孤束核的阿片受体，抑制咳嗽中枢有关。对各种剧烈咳嗽均有良好疗效。但吗啡易成瘾，故不作镇咳药用，只在肺外伤或肺出血等需立即止咳的情况下应用。

（4）其他作用　吗啡可刺激延脑催吐化学感受区而引起恶心、呕吐；兴奋动眼神经缩瞳核引起缩瞳作用，中毒时瞳孔极度缩小呈针尖样，对吗啡中毒具有诊断意义。

2. 对消化道和其他平滑肌的作用　吗啡有止泻作用并可引起便秘。这是由于吗啡能提高胃肠道平滑肌及括约肌的张力，使蠕动减慢；抑制胃液、肠液、胰液及胆汁分泌；括约肌张力增加使食物通过消化道时间延长，水分充分吸收，肠内容物变硬、变干以及本药的中枢抑制作用，使排便反射减弱的缘故。

吗啡可使胆道平滑肌及胆道奥狄（oddi）括约肌痉挛性收缩，致使胆道压力升高，故胆绞痛患者不宜单用吗啡，应与解痉药阿托品合用。

吗啡还可使膀胱括约肌收缩，引起排尿困难；大剂量可收缩支气管平滑肌；可对抗催产素对子宫的兴奋作用，故可延长产程。

3. 对心血管系统的作用　吗啡扩张阻力血管及容量血管，引起体位性低血压。这是由于吗啡促组胺释放及抑制血管运动中枢所致。治疗量吗啡还可扩张脑血管而升高颅内压，这与吗啡抑制呼吸，使 CO_2 在体内大量贮留从而扩张脑血管有关。脑外伤时应当禁用吗啡。

【临床应用】

1. 镇痛　一般用于其他镇痛药无效的急性锐痛，如严重创伤、战伤、烧伤疼痛及晚期癌痛等。心肌梗死引起的疼痛在患者血压正常时亦可用吗啡止痛。吗啡的镇静与扩张血管作用也有利于消除患者的紧张情绪，减轻心脏负担。

药师提示

在缓解胆绞痛、肾绞痛患者的症状时，如果只使用镇痛剂，痉挛不会被解除，梗阻会进一步加重，有加剧病情的危险，所以必须与阿托品合用。

---

2. 心源性哮喘　左心衰竭的患者可突然出现急性肺水肿而引起呼吸急促和窒息，称心源性哮喘。除采取吸氧和静脉注射速效强心苷外，静脉注射吗啡可产生良好效果。主要由于：①吗啡抑制呼吸中枢，降低呼吸中枢对 CO_2 的敏感性，从而减弱反射性的呼吸过度兴奋；②吗啡扩张外周血管，降低心脏前、后负荷，有利于肺水肿的消除；③吗啡有镇静作用，可以消除患者的焦虑和恐惧不安情绪。但对伴有昏迷、休克、痰液过多的严重肺部疾患者禁用。

3. 止泻　可用于急、慢性腹泻以减轻症状。常用阿片酊或复方樟脑酊。若伴有细菌感染，应合用抗生素。

【不良反应及注意事项】

1. 一般反应　治疗量吗啡有头晕、嗜睡、恶心、呕吐、便秘、抑制呼吸及排尿困难等不良反应。

2. 耐受性和成瘾性　连续应用吗啡 1~2 周即可产生耐受性和成瘾性。一旦停药，即产生戒断症状，如烦躁不安、失眠、肌肉震颤、疼痛、呕吐、腹痛、腹泻、流泪、流涕、出汗、打呵欠、散瞳甚至虚脱。成瘾者意志消退、身体消瘦、精神萎靡，还会由于不择手段觅药对社会造成危害。

3. 急性中毒　过量的吗啡可致急性中毒。主要症状是昏迷、呼吸深度抑制、瞳孔极度缩小呈针尖状、发绀及血压下降，呼吸麻痹是致死的主要原因。抢救措施为：口服中毒者可用 1 : 2000 高锰酸钾溶液洗胃，同时立即人工呼吸、给氧，使用中枢兴奋药尼可刹米和阿片受体拮抗药纳络酮。

案例 6 分析

　　心肌梗死引起的疼痛给予吗啡止痛，是因为吗啡有镇静与扩张血管作用，有利于消除患者的紧张情绪，减轻心脏负担。注射吗啡，可直接抑制呼吸中枢，小于镇痛剂量时就有明显作用，使呼吸频率、潮气量和每分钟呼吸量减少。随着剂量增加，呼吸抑制作用也加强，急性中毒时呼吸极度抑制，呼吸频率可降至每分钟 3~4 次，严重者可引起呼吸衰竭而死亡。

可待因（Codeine）

　　可待因又名甲基吗啡。口服易吸收，大部分在肝脏代谢，约 10% 脱甲基转变为吗啡。可待因镇痛作用为吗啡的 1/12，可用于中等疼痛的镇痛。镇咳作用为吗啡的 1/4，是一个典型的中枢性镇咳药，其临床应用和不良反应，见第六章。

二、人工合成镇痛药

　　吗啡镇痛作用虽很强，但其依赖性及呼吸抑制等不良反应较严重，限制了它的广泛应用。目前临床常用的是比吗啡依赖性小的人工合成品，如哌替啶、阿法罗定、芬太尼、美沙酮、喷他佐辛等。

哌替啶（Pethidine，度冷丁）

　　【体内过程】口服易吸收，皮下或肌内注射吸收、起效快，血浆蛋白结合率 64%~82%，血浆 $t_{1/2}$ 约 3 小时，大部分经肝脏代谢，随肾脏排泄。

　　【药理作用】哌替啶能与阿片受体结合，产生与吗啡相似但较弱的药理作用。

　　1. 中枢神经系统　哌替啶镇痛作用较吗啡弱（为吗啡的 1/10），且作用维持时间较吗啡短（2~4 小时）；镇静作用明显；也具有呼吸抑制作用及兴奋延脑催吐化学感受区，引起恶心、呕吐的作用。久用亦可成瘾，但成瘾发生较慢，戒断症状持续时间短。与吗啡不同之处在于哌替啶无明显镇咳作用，也不引起缩瞳。

　　2. 心血管系统　治疗量哌替啶可引起体位性低血压和晕厥，这与其抑制血管运动中枢、释放组胺及直接扩张血管有关。哌替啶也能升高颅内压。

　　3. 平滑肌　哌替啶对胃肠道平滑肌的作用类似吗啡，但较弱，持续时间也较短，无明显止泻和引起便秘作用。能引起胆道括约肌痉挛，提高胆道内压力，但较吗啡弱。治疗量对支气管平滑肌无明显影响，大剂量可引起收缩。无对抗催产素兴奋子宫的作用，故不延缓产程。

　　【临床应用】**1. 镇痛**　哌替啶依赖性比吗啡小且产生较慢，临床上在镇痛方面几乎取代吗啡治疗各种剧烈疼痛，如创伤、烫伤、烧伤、晚期恶性肿瘤引起的疼痛及术后疼痛等。与阿托品合用，可用于内脏绞痛。

　　2. 麻醉前给药及"人工冬眠"　利用本药的镇静作用，术前给药可消除患者的恐惧、紧张情绪，并可减少麻醉药用量。哌替啶常与氯丙嗪、异丙嗪组成冬眠合剂，用于人工冬眠疗法，用于重症感染所致的持续高热不退或伴惊厥者，如中毒型细菌性痢疾、病毒性脑炎、化脓性脑膜炎等。

3. 心源性哮喘 作用原理与吗啡相同，可取代吗啡辅助治疗心源性哮喘。

【不良反应及注意事项】治疗量哌替啶可引起眩晕、口干、恶心、呕吐、出汗、心动过速，有时也可引起体位性低血压。过量中毒可出现昏迷、呼吸深度抑制，还可引起类似阿托品的中毒症状，如瞳孔散大、心跳加速、兴奋、谵妄甚至惊厥。久用可产生耐受性和成瘾性，故应控制使用。禁忌证与吗啡相同。

曲马多（Tramadol）

本药为非吗啡类中枢性强效镇痛药。虽可与吗啡受体结合，但亲和力很弱。作用强度为吗啡的1/3，镇痛强度相当于中到强效阿片类镇痛药，镇咳作用为可待因的1/2。临床广泛用于中度和严重急慢性疼痛及外科手术、手术后止痛，也用于诊断措施或治疗引起的疼痛。

> **药师提示**
>
> 曲马多主要作用于中枢神经系统，用药过量会产生依赖，故慎用于轻度疼痛，不能作为阿片类依赖患者的替代药物。对人体的作用类似吗啡和海洛因，2008年我国将盐酸曲马多作为精神药品进行管制。

阿法罗定（Alphaprodine）

本药特点是作用出现快，持续时间短。镇痛效力不如哌替啶，主要用于短时止痛。不良反应轻微，可出现短暂眩晕、无力、多汗等。本药亦能成瘾，故不宜长期应用。

美沙酮（Methadone）

本药口服吸收好，为强效镇痛药，镇痛效力与吗啡相等或稍强，其镇静、欣快、对胃肠道和胆道平滑肌及缩瞳等作用较吗啡弱。耐受性与成瘾性发生较慢，戒断症状较吗啡轻。适用于创伤或手术后疼痛，癌症剧痛，胆绞痛及其他原因引起的剧痛。口服美沙酮后再注射吗啡不能引起原有的欣快感，也不出现戒断症状，因而也用于阿片、吗啡及海洛因成瘾者的脱毒治疗。因有呼吸抑制作用，对呼吸中枢功能不全者、婴儿和临产妇均禁用。

芬太尼（Fentanyl）

本药为强效镇痛药，等剂量作用强度为吗啡的100倍。作用出现快，维持时间短；呼吸抑制作用较吗啡轻。多用于外科、妇科手术后及术中的镇痛及各种剧痛；与全麻药或局麻药合用，可减少麻醉药用量。

不良反应与哌替啶相似。静注可引起肌强直，可给予纳络酮对抗。注射过快可导致呼吸抑制。成瘾性较小。

喷他佐辛（Pentazocine）

本药口服、注射吸收良好。口服1小时显效，维持4~5小时。肌内注射后15~60分钟血药浓度达峰值。

本药是吗啡受体的部分激动剂，为一强效镇痛药，等剂量镇痛效力为吗啡的1/3，但较哌替啶强，作用可维持3~4天，镇咳作用较吗啡弱，呼吸抑制作用约为吗啡的1/2；可显著延长胃排空时间，但对胆道括约肌作用不明显。与吗啡不同之处是，大剂量可引起血压上升，心率加快，可能是由于镇痛新提高血浆中肾上腺素和去甲肾上腺素的含量所致。由于是吗啡受体的部分激动剂，可减弱吗啡的镇痛作用，并能加速吗啡成瘾者产生戒断症状。

本药成瘾性很小，主要用于各种慢性剧痛。常见不良反应有恶心、出汗、眩晕。剂量大时可致血压上升，心率加快，呼吸抑制等。

二氢埃托啡（Dihydroetorphine）

本药是我国生产的强效镇痛药，其镇痛作用比吗啡强，用药量小（20~40μg/次），镇痛作用短暂（仅 2 小时）。小剂量间断用药不易产生耐受性，大剂量持续用药则易出现耐受性和依赖性。主要用于止痛（如晚期癌症、外伤、术后等各种疼痛），也可用于麻醉前用药、静脉复合麻醉等，还可用于阿片类药物成瘾患者的戒毒。

布桂嗪（Bucinnazine）

布桂嗪镇痛作用约为吗啡的 1/3，一般注射后 10 分钟起效，持续 3~6 小时。本药对皮肤、黏膜及运动器官的疼痛有明显的镇痛作用，适用于偏头痛、神经性疼痛、炎症性疼痛、关节痛、外伤性疼痛、痛经及癌肿疼痛。偶有恶心、头晕、困倦等不良反应，有一定的成瘾性，不可滥用。

【附】吗啡受体拮抗药

纳络酮（Naloxone）

纳络酮的化学结构与吗啡相似，与脑内阿片受体的亲和力比吗啡和脑啡肽均大，可完全阻断吗啡与阿片受体的结合，但无内在活性，因此可竞争性对抗阿片类药物的作用，为阿片受体的拮抗剂。小剂量（0.4~0.8mg）肌内注射或静脉注射均能迅速拮抗吗啡的作用，1~2 分钟后即能使吗啡中毒者呼吸频率增加，血压回升。

主要用于抢救吗啡类镇痛药的急性中毒，解救呼吸抑制及其他中枢抑制症状，可使昏迷状态迅速改善。对吗啡成瘾者可迅速诱发戒断症状，可用于吸毒成瘾者的诊断。

三、其他镇痛药

四氢帕马丁（Tetrahydropalmatine）

四氢帕马丁是由罂粟科植物延胡索中提取的生物碱，为消旋体。其左旋体即为罗通定。药用的罗通定是由防己科植物金不换的根提取得来或人工合成得到的。

四氢帕马丁具有显著的镇痛、镇静和催眠作用。镇痛作用较哌替啶弱，比解热镇痛药强，对慢性持续性钝痛效果较好。其作用机制可能与阻断脑内多巴胺受体以及促进脑啡肽和内啡肽释放有关。无成瘾性，毒性轻微，可部分代替吗啡类药物使用。临床主要用于胃肠及肝胆系统等内科疾病引起的钝痛、头痛、关节痛、月经痛等，也适用于因疼痛不能入睡的失眠患者。

罗通定（Rotundine）

镇痛和催眠作用较四氢帕马丁强。服药后 15 分钟起效，2 小时作用消失。可用于镇痛，对外伤、骨折及术后疼痛有一定止痛作用，但对钝痛效果更好；也可用于失眠，特别是由于疼痛引起的失眠。

不良反应轻微，偶见眩晕、乏力、恶心和锥体外系症状。

四、镇痛药的应用

疼痛是一种因组织损伤或潜在的组织损伤而产生的痛苦感觉，常伴随恐惧、紧张、不安等情绪活动或心血管及呼吸方面的变化，甚至诱发休克而危及生命。因此，临床上适当使用镇痛药缓解剧痛并预防休克是必要的，在治疗疾病和创伤救护中有重要意义。

目前可以镇痛的药物有：①中枢抑制性镇痛药，如吗啡、可待因、哌替啶、美沙酮、芬太尼、丁丙诺啡、布桂嗪、曲马多等，作用于中枢神经系统，有明显的镇痛效果，但此类药物多数反复应用容易产生耐受性和依赖性，属于"麻醉药品"管理范畴，不宜长期使用；②解热镇痛抗炎药，如阿司匹林、吲哚美辛、对乙酰氨基酚、布洛芬、双氯芬酸、萘普生等，通过抑制前列腺素的生成产生镇痛作用，具有中等程度的镇痛作用；③平滑肌解痉药，如阿托品、山莨菪碱、普鲁本辛、颠茄等，可解除平滑肌的痉挛缓解内脏绞痛。在实际应用的过程中，根据疼痛的性质和程度合理选用镇痛药，可单独使用，也可联合应用。

（一）镇痛药的复方制剂

非甾体抗炎药与阿片类药物合用，可产生相加或协同的镇痛作用，制成复方制剂后可使单药剂量减少，达到镇痛作用加强、不良反应减少的目的。常用的制剂如下。

可待因/双氯芬酸钠复方片（复方氯酚待因片）：可待因 15mg，双氯酚酸钠 25mg。

双氢可待因/对乙酰氨基酚复方片（复方双氢可待因片）：双氢可待因 10mg，对乙酰氨基酚 500mg。

右丙氧酚/对乙酰氨基酚复方片（复方右丙氧酚片）：右丙氧酚 50mg，对乙酰氨基酚 500mg。

可待因/对乙酰氨基酚复方片Ⅰ号（氨酚待因Ⅰ号）：可待因 8.4mg，对乙酰氨基酚 300mg。

可待因//对乙酰氨基酚复方片Ⅱ号（氨酚待因Ⅱ号）：可待因 15mg，对乙酰氨基酚 300mg。

对乙酰氨基酚/羟考酮复方片（复方羟考酮片）：对乙酰氨基酚 375mg 或 500mg，羟考酮 5mg。

萘普生/可待因复方片（萘普待因片）：萘普生 150mg，可待因 15mg。

曲马多/对乙酰氨基酚片：曲马多 37.5mg 或 50mg，对乙酰氨基酚 375mg。

（二）癌症患者三级止痛阶梯治疗

癌症疼痛是一个世界性问题，癌症疼痛是癌症患者最常见且难以控制的症状，全世界全天大约有 400 万癌症患者遭受疼痛折磨。"癌症患者三级止痛阶梯治疗"方案是根据癌症患者疼痛的程度、性质和原因，选择适宜的镇痛药，提高患者的生存质量。

第一阶梯药物为解热镇痛药，如阿司匹林、吲哚美辛、对乙酰氨基酚、布洛芬、双氯芬酸、萘普生等。此类药物还可依镇痛需要做第二、三阶梯药物的辅助用药。由于此类药物多有胃肠道不良反应，且剂量增加毒性加重，用一段时间疼痛仍持续存在时应加用或改用第二阶梯药物。

第二阶梯药物为弱阿片类镇痛药，如可待因、布桂嗪、羟考酮、曲马多、右丙氧芬等，主要适用于第一阶梯用药后仍有疼痛的患者，可待因、右丙氧芬与解热镇痛抗炎药组成的复方制剂，如氨芬待因Ⅰ号、氨酚待因Ⅱ号、丙氧胺酚等可单独用于中度疼痛患者的止痛。

第三阶梯用药为强效阿片类镇痛药,如吗啡、氢吗啡酮、羟吗啡酮、左马喃、美沙酮、芬太尼和丁丙诺啡等。这类药物主要适用于重度疼痛和应用第二阶梯药物后疼痛仍持续存在的患者。

三阶梯用药是镇痛药临床应用中应遵循的重要原则,它符合科学的合理用药基本要求。由于强调从非阿片类用起,逐渐升级,不仅增加了用药的选择机会,还能最大限度减少药物依赖的发生。

(邵靖宇)

第七节　解热镇痛抗炎药与抗痛风药

解热镇痛抗炎药亦称非甾体抗炎药(non-steroidal anti-inflammatory drugs, NSAIDs),是一类具有解热、镇痛作用,绝大多数还兼有抗炎和抗风湿作用的药物。

一、概述

前列腺素(PG)是不饱和脂肪酸,广泛存在于人和哺乳动物的各种重要组织和体液中,参与多种体内功能的调节。其作用有:①可提高体温调定点,使体温升高;②具有致痛作用并提高痛觉神经末梢对其他致痛物质的敏感性;③参与炎症反应,使血管扩张,通透性增加,引起局部充血、水肿和疼痛。

解热镇痛抗炎药物的化学结构各异,但作用相似,都可抑制体内前列腺素合成酶(环氧酶,COX),使前列腺素(PG)合成减少,发挥解热作用、镇痛作用、抗炎和抗风湿等作用。

拓展阅读

COX 及其亚型

目前已知,COX 至少有两种亚型——COX-1 和 COX-2。COX-1 表达于血管、胃、肾和血小板等绝大多数组织,负责细胞间信号传递和维持细胞功能的平衡。而 COX-2 主要与炎症反应中炎症介质 PG 的生成有关。解热镇痛抗炎药对 COX-2 的抑制作用为其治疗作用的基础;而对 COX-1 的抑制则是其产生胃肠道等不良反应的原因。药物对两型 COX 的选择性成为对药物评价的重要因素。

1. 解热作用　发热是由于病原体及其毒素或组织损伤、炎症、抗原抗体反应、恶性肿瘤等刺激机体,产生并释放内热原,从而刺激下丘脑体温调节中枢,使该处的 PG 尤其是 PGE_2 合成与释放增多,使下丘脑的温热感受神经元的阈值升高,体温调定点提高,使产热增加,散热减少,体温升高。

解热镇痛药可抑制 PG 合成酶(环氧酶),减少 PG 合成,使异常升高的体温调定点恢复至正常水平,通过增加散热过程产生达到解热作用。本类药物能使发热者的体温降低,而对正常体温几无影响。只是对症治疗,应着重对因治疗。

2. 镇痛作用　解热镇痛药有中等程度的镇痛作用,对慢性钝痛,如牙痛、头痛、神经痛、肌肉痛、关节痛及月经痛等均有较好的镇痛效果，而对创伤性剧痛和内脏平滑肌绞痛无效或效差。长期应用一般不产生耐受性和依赖性。

解热镇痛抗炎药的镇痛作用部位主要在外周。抑制炎症部位 PG 合成，对慢性钝痛有较好的止痛效果。

3. 抗炎和抗风湿作用 绝大多数解热镇痛抗炎药（除苯胺类外）能缓解炎症反应，使炎症的红、肿、热、痛减轻，明显地控制风湿及类风湿的症状。但不能根除病因阻止病程的发展或并发症的出现，仅有对症治疗作用。

二、常用解热镇痛抗炎药

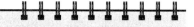

案例导入 7

案例：患有心脏病的李先生两年前看到一篇阿司匹林能治心脏病的报道后，便开始每天服用阿司匹林。近日，李先生突发胃出血，被送到医院救治。

讨论：请分析李先生突发胃出血的原因是什么？采取什么措施可避免此现象的产生？

阿司匹林（Aspirin）

【体内过程】阿司匹林口服后，小部分在胃、大部分在小肠内吸收，1~2 小时血药浓度达峰值。吸收后，很快水解成水杨酸并以盐的形式迅速分布至全身。水杨酸盐与血浆蛋白结合率约 80%~90%。主要经肝脏代谢，代谢物自肾脏排泄，少部分以水杨酸盐形式排出。碱化尿液可减少肾小管的再吸收，加速排泄。

【药理作用及临床应用】1. 解热镇痛 阿司匹林有较强的解热镇痛作用，常用于感冒发热及头痛、牙痛、神经痛、月经痛和术后创口痛等慢性钝痛。

药师提示

发热是机体的一种防御反应，又是诊断疾病的重要依据。一般发热患者可不急于使用解热药。使用时注意不要过量，尤其对婴幼儿、老年和体弱患者，体温骤降及出汗过多有引起虚脱的危险。

2. 抗炎抗风湿 较大剂量（成人每日 3~5g）治疗急性风湿热，疗效迅速而确实；对类风湿性关节炎可使关节炎症消退，疼痛减轻，可作为首选药；也可用于骨性关节炎、强直性脊柱炎、幼年性关节炎等。

3. 抑制血小板聚集 小剂量阿司匹林即可抑制 PG 合成酶，而减少血小板中的血栓素 A_2（TXA_2）的生成，有抗血小板聚集及抗血栓形成的作用。临床常采用小剂量阿司匹林（75~150mg/d）防治冠状动脉血栓形成和脑血栓，治疗缺血性心脏病和心肌梗死，降低其病死率和再梗死率；也可使一过性脑缺血发作患者中风率降低。

4. 其他 阿司匹林可预防老年痴呆病；还可治疗川崎病、放射诱发的腹泻、驱除胆道蛔虫等。

【不良反应及注意事项】本药长期大量用于抗风湿治疗则不良反应较多。

1. 胃肠道反应 口服对胃黏膜有直接刺激作用，引起上腹部不适、恶心、呕吐。较大剂量或长期应用可诱发胃溃疡甚至不易察觉的胃出血，这可能与其抑制胃黏膜 PG 合成有关。溃疡患者应慎用或禁用。

2. 凝血障碍 一般剂量抑制血小板聚集；长期应用还可抑制凝血酶原的形成，从而导致出血时间和凝血时间延长，易引起出血。可用维生素 K 防治。严重肝损害、低凝血酶原血症、维生素 K 缺乏和血友病患者禁用。术前一周也应禁用。

3. 水杨酸反应 剂量过大（5g/天）可出现头痛、眩晕、恶心、呕吐、耳鸣、视力和听力减退，严重者出现高热、精神错乱甚至昏迷、惊厥，总称为水杨酸反应。一旦出现应立即停药，加服或静脉滴注碳酸氢钠，碱化尿液以加速药物排出。

4. 过敏反应 偶见皮疹、荨麻疹、血管神经性水肿和过敏性休克。有些哮喘患者服用阿司匹林或其他解热镇痛类药物后可诱发支气管哮喘，称"阿司匹林哮喘"。故哮喘患者禁用。

5. 瑞氏综合征（Reye's syndrome） 病毒感染伴有发热的儿童和青年，服用阿司匹林后偶致瑞氏综合征，表现为肝损害和脑病，可致死。故水痘或流行性感冒等病毒感染者应慎用。

案例 7 分析

阿司匹林对胃黏膜直接刺激作用，另外可抑制对胃黏膜有保护作用的 PG 生成，所以长期应用可导致胃溃疡、胃穿孔、胃出血。为避免此现象发生，可采取饭后服药，应用肠溶衣片或与抗酸药或胃黏膜保护药合用。

对乙酰氨基酚（Acetaminophen）

对乙酰氨基酚又名扑热息痛。口服易吸收，达峰时间为 0.5~1 小时，主要在肝脏代谢。抑制中枢 PG 合成作用与阿司匹林相似，而抑制外周 PG 合成的作用弱，故解热镇痛作用强，抗炎抗风湿作用很弱。临床用于感冒发热、神经痛、肌肉痛及阿司匹林不能耐受或过敏的患者。

本药在治疗量时不良反应较少，对胃刺激性小，但长期或大剂量应用可致肝、肾损害。肝、肾疾病患者慎用。

药师提示

对乙酰氨基酚类药物几乎无抗炎抗风湿作用！不适用于风湿和类风湿性关节炎、骨关节炎、痛风性关节炎等的治疗。

布洛芬（Ibuprofen）

布洛芬又名异丁苯丙酸。口服吸收快且完全，1~2 小时血药浓度可达峰值，$t_{1/2}$ 约 2 小时，血浆蛋白结合率为 99%。本药可缓慢透过滑膜腔，血浆浓度降低后关节腔内仍保留较高浓度。有较强的抗炎抗风湿和解热镇痛作用，适用于治疗风湿和类风湿性关节炎、骨关节炎、痛风性关节炎等；对轻、中度的疼痛如三叉神经痛、头痛、牙痛、手术后和创伤性疼痛也有较好的疗效；对成人和儿童的发热有解热作用。胃肠道不良反应较阿司匹林轻，患者较易耐受。但长期服用仍应注意胃肠溃疡和出血。

同类药物还有非诺洛芬（Fenoprofen）、芬布芬（Fenbugen）、氟比诺芬（Flurbiprofen）、酮洛芬（Ketoprofen）、洛索洛芬（Loxoprofen）等，作用与临床应用均相似。

萘普生（Naproxen）

萘普生疗效与布洛芬相似，适用于缓解各种轻、中度的疼痛，也适用于治疗风湿和类风湿性关节炎、骨关节炎、痛风性关节炎等疾病。其胃肠道和神经系统的不良反应发生率较阿司匹林低。

甲芬那酸（Mefenamic Acid）、氯芬那酸（Clofenamic Acid）

本类药物属于邻氨苯甲酸衍生物，均可抑制 PG 合成酶，具有解热、镇痛和抗炎抗风湿作用。主要用于风湿性和类风湿性关节炎。但与其他解热镇痛药相比，并无明显优点。不良反应多而严重，主要有头痛、眩晕及嗜睡；恶心、腹泻、并可加剧胃溃疡及出血；可致皮疹和溶血性贫血。用药不可超过 1 周。氯芬那酸不良反应较少，常见头晕、头痛。

吲哚美辛（Indomethacin）

吲哚美辛又名消炎痛，为人工合成的吲哚衍生物，是最强的 PG 合成酶抑制剂之一。有显著的抗炎抗风湿和解热作用，其抗急性风湿性及类风湿性关节炎作用与保泰松相似。由于本药不良反应多，故主要用于不适于应用阿司匹林的强直性关节炎、骨关节炎及风湿性关节炎，对急性痛风性关节炎也有效，还可用于癌性发热及其他不易控制的发热。

本药不良反应较多见，发生率 35%～50%，约 20% 患者因不能耐受而被迫停药。主要有①胃肠道反应：恶心、呕吐、腹痛、腹泻、诱发或加重溃疡，严重者发生出血及穿孔。②中枢神经系统症状：25%～50% 患者可发生头痛、眩晕；偶见精神失常等。③造血系统反应：可引起粒细胞减少、血小板减少、再生障碍性贫血等。④过敏反应：常见皮疹，严重者哮喘。"阿司匹林哮喘"者禁用。

吡罗昔康（Piroxicam）、美洛昔康（Meloxican）

吡罗昔康和美洛昔康均为苯并噻嗪类非甾体抗炎药。吡罗昔康对 PG 合成酶有强大的抑制作用，适用于治疗风湿性及类风湿性关节炎、强直性脊柱炎及急性痛风等。主要特点为用药剂量小、作用持续时间长（$t_{1/2}$ 为 36～45 小时），每日给药 1 次即可。不良反应较少，但每日剂量超过 20mg 时，胃溃疡和出血发生率明显上升；也可见头晕、耳鸣、头痛、皮疹等反应。

美洛昔康对 COX-2 具有一定的选择性作用，因而其抗炎作用强而胃肠道不良反应发生率较低，但剂量过大或长期服用也可致消化道溃疡和出血，应注意。

尼美舒利（Nimesulide）

尼美舒利为高选择性 COX-2 抑制药，具有很强的解热、镇痛和抗炎作用。口服解热作用比对乙酰氨基酚强 200 倍；镇痛作用比阿司匹林强 24 倍。此外，还具有抗过敏作用和抗血小板聚集作用等。临床用于类风湿性关节炎、骨关节炎、术后或创伤后疼痛、上呼吸道感染引起的发热等。不良反应发生率低，但可致肝炎和肝损害，应注意。阿司匹林等其他解热镇痛药过敏者禁用。

塞来昔布（Celecoxib）

本药对 COX-2 选择性高于 COX-1 约 375 倍，治疗剂量下对 COX-1 无明显影响。临床用于急、慢性骨性关节炎和类风湿关节炎。临床使用昔布类药物时，应遵循最小有效量和最短疗程的原则，一般不推荐作为 NSAIDs 的首选药。常见不良反应为上腹疼痛、腹泻与消化不良。本药消化性溃疡发生率显著低于传统的 NSAIDs，也抑制肾脏 PG 合成，可诱发高血压和水肿。

三、解热镇痛抗炎药的应用

应用解热镇痛药属于对症治疗，并不能解除疾病的致病原因，由于用药后改变体温，可掩盖病情，影响疾病的诊断，对此应予以重视。本类药物还具有中等程度的镇痛作用，对慢性钝痛如牙痛、头痛、神经痛、肌肉痛、关节痛及月经痛等有较好的镇痛效果，它只对疼痛的症状有治疗作用，不能解除疼痛的致病原因，也不能防止疾病的发展和预防合并症的发生，故不宜长期服用。

解热镇痛药常与组胺拮抗剂、中枢镇静药、镇咳药、抗病毒药等组成复方制剂，用于感冒的对症治疗。市场上常见的感冒用药的复方制剂，见表2-5。

表2-5　市场上常见的感冒用药的复方制剂

通用名	商品名	规格
阿司匹林咀嚼片	拜阿司匹林咀嚼片	0.5g/片
乙酰水杨酸泡腾片	巴米尔	0.1g/片、0.3g/片、0.5g/片
乙酰水杨酸钙-脲散	素客同、速克痛	600mg/片
对乙酰氨基酚片	泰诺林	100mg/片、30mg/片、500mg/片
对乙酰氨基酚薄膜衣片	必理通、百服宁	160mg/片、500mg/片
布洛芬缓释胶囊	芬必得、缓士芬	300mg/片
复方伪麻黄碱缓释胶囊	新康泰克	每粒含伪麻黄碱90mg，氯苯那敏4mg
酚麻美敏片	泰诺、新帕尔克	每片含对乙酰氨基酚325mg，伪麻黄碱30mg，右美沙芬15mg，马来酸氯苯那敏2mg
美息伪麻片	白加黑（日片）白加黑（夜片）	每片含对乙酰氨基树脂基酚500mg或325mg，伪麻黄碱30mg，右美沙芬15mg，盐酸苯海拉明25mg
双芬伪麻片	日夜百服宁-日用片日夜百服宁-夜用片	成分同美息伪麻片，夜片改用马来酸氯苯那敏2mg
苯酚伪麻片	达诺-日片达诺-夜片	每片含对乙酰氨基酚325mg，伪麻黄碱30mg，右美沙芬30mg，夜片加有苯海拉明10mg
复方氨基树脂酚烷胺胶囊、片剂、颗粒剂	快克、新速效感冒、感康	含对乙酰氨基酚，金刚烷胺，人工牛黄，咖啡因，氯苯那敏
复方氨酚葡锌片	康必得	含对乙酰氨基酚150mg，葡萄糖酸锌35mg，二氧丙嗪0.5mg，板蓝根浸渍膏125g

注：在上述复方制剂中：①解热镇痛药：阿司匹林、对乙酰氨基酚、贝诺酯、萘普生、布洛芬（双氯芬酸、吲哚美辛只供外用）；②止鼻塞流涕药：伪麻黄碱；③抗组胺药：马来酸氯苯那敏、盐酸异丙嗪、苯海拉明；④止咳祛痰药：氢溴酸、右美沙芬、愈创木酚甘油醚、二氧丙嗪；⑤抗病毒药：金刚烷胺；⑥中药：板蓝根、人工牛黄。

四、抗痛风药

痛风是因血尿酸增高及尿酸盐结晶在关节和组织沉积而引起的一组综合征，它包括关节炎、痛风石、泌尿道尿酸性结石及痛风性肾病等。抗痛风药分为控制急性关节炎症状和抗尿酸血症两大类药物。其中控制痛风性关节炎症状的药物有非甾体抗炎药、糖皮质激素和秋水仙碱；抗尿酸血症的药物包括别嘌醇、苯溴马隆和丙磺舒等。

别嘌醇（Allopurinol）

别嘌醇抑制黄嘌呤氧化酶，阻止次黄嘌呤和黄嘌呤代谢为尿酸，从而减少了尿酸的生成。使血和尿中的尿酸含量降低到溶解度以下水平，防止尿酸形成结晶沉积在关节及其他组织内，也有助于痛风患者组织内的尿酸结晶重新溶解。可用于：①原发性和继发性高尿酸血症，尤其是尿酸生成过多而引起的高尿酸血症；②反复发作或慢性痛风者；③痛风石；④尿酸性肾结石和（或）尿酸性肾病；⑤有肾功能不全的高尿酸血症。

本药可产生皮疹、胃肠道反应等不良反应。出现白细胞减少、血小板减少、贫血或骨髓抑制，应考虑停药。

丙磺舒（Probenecid）

丙磺舒又名羧苯磺胺（benemid）。口服吸收完全，血浆蛋白结合率85%~95%；大部分通过肾近曲小管主动分泌而排泄，因脂溶性大，易被再吸收，故排泄较慢。本药竞争性抑制肾小管对有机酸的转运，抑制肾小管对尿酸的再吸收，增加尿酸排泄，可用于治疗慢性痛风。因无镇痛及消炎作用，故不适用于急性痛风。不良反应偶见胃肠道反应、过敏性皮疹，肾功能不全者慎用。

苯溴马隆（Benzbromarone）

苯溴马隆属苯骈呋喃衍生物，为促尿酸排泄药，作用机制主要是通过抑制肾小管对尿酸的重吸收，从而降低血中尿酸浓度。用于原发性高尿酸血症，痛风性关节炎间歇期及痛风结节肿等。适用于肾脏、肝脏疾病或功能不足的患者长期应用。有时会出现胃肠道反应，如恶心、呕吐、胃内饱胀感和腹泻等现象。

秋水仙碱（Colchicine）

秋水仙碱通过：①抑制中性白细胞的趋化、黏附和吞噬作用；②抑制磷脂酶 A_2，减少单核细胞和中性白细胞释放前列腺素和白三烯；③抑制局部细胞产生白介素-6 等，从而达到控制关节局部的疼痛、肿胀及炎症反应。主要用于治疗痛风性关节炎的急性发作，预防复发性痛风性关节炎的急性发作。

药师提示

秋水仙碱不影响尿酸盐的生成、溶解及排泄，因而无降血尿酸作用。

本药不良反应较多，与剂量大小有明显相关性，口服较静脉注射安全性高。常见消化道反应，肌肉、周围神经病变等。中毒时出现水样腹泻及血便、脱水、休克，死亡率高，多见于老年人。对肾及骨髓也有损害作用。

（邵靖宇）

重点小结

镇静催眠药包括苯二氮䓬类、巴比妥类及其他类药物。目前比较常用的是苯二氮䓬类，可产生抗焦虑、镇静催眠、抗癫痫抗惊厥、中枢性肌肉松弛作用，主要用于焦虑症、失眠和破伤风、子痫、小儿高热惊厥以及药物中毒引起惊厥的辅助治疗。巴比妥类主要用于抗惊厥和癫痫大发作、癫痫持续状态。其他药物如扎来普隆、佐匹克隆、吡唑坦等也用于失眠的治疗。

抗癫痫药苯妥英钠对癫痫大发作、单纯部分性发作疗效最佳，对三叉神经痛和心律失常也有效；卡马西平是一种安全、有效的抗癫痫药，对精神运动性发作、三叉神经痛和舌咽神经痛的疗效较好；丙戊酸钠是广谱抗癫痫药，对多种癫痫有对抗作用，用于混合型癫痫及肌阵挛发作的治疗，但可引起肝功能异常；乙琥胺常作为小发作的首选药，对其他类型癫痫无效；地西泮静脉注射是控制癫痫持续状态的首选药。苯巴比妥、扑米酮、氯硝西泮、拉莫三嗪、托吡酯均有抗癫痫作用。硫酸镁的特点是不同给药途径作用性质不同，外用消肿，口服导泻利胆，注射降压、抗惊厥和中枢抑制。

抗帕金森病药包括中枢拟多巴胺类药（左旋多巴、卡比多巴、司来吉兰、恩他卡朋、金刚烷胺、溴隐亭）和中枢抗胆碱药（苯海索、苯扎托品）两类。通过增强中枢多巴胺能神经功能或降低中枢胆碱能神经功能控制或缓解症状。

抗精神失常药氯丙嗪对中枢神经系统产生镇静安定、抗精神病、镇吐、影响体温调节等作用，可用于精神病、呕吐、人工冬眠和低温麻醉等，但对晕动病所致的呕吐无效。主要不良反应为锥体外系反应。抗躁狂症的药主要有碳酸锂。抗抑郁症药有丙米嗪、阿米替林、地昔帕明、马普替林、文拉法辛、氟西汀、帕罗西汀、吗氯贝胺等。

镇痛药包括阿片生物碱类（吗啡）、人工合成镇痛药（哌替啶）和其他镇痛药，可产生镇痛镇静、呼吸抑制、镇咳等作用，其作用强大，可用于各种原因引起的剧烈疼痛。但连续使用可产生耐受性和成瘾性，属"麻醉药品"管理范畴。

解热镇痛抗炎药有解热、镇痛作用，绝大多数还兼有抗炎和抗风湿作用。阿司匹林有解热镇痛、抗炎抗风湿和抗血小板聚集作用，临床用于感冒发热与慢性钝痛、类风湿性关节炎的治疗，也用于防治冠状动脉血栓形成和脑血栓。同类药物还有对乙酰氨基酚、布洛芬、萘普生、甲芬那酸、氯芬那酸、吲哚美辛、吡罗昔康、美洛昔康、尼美舒利等。其中，对乙酰氨基酚抗炎抗风湿作用很弱，目前常与组胺拮抗剂、中枢镇静药、镇咳药、抗病毒药等组成复方制剂，广泛用于感冒的对症治疗。

目标检测

一、选择题

1. 癫痫持续状态可首选（　　）。

    A. 水合氯醛　　　B. 地西泮　　　　C. 苯巴比妥

    D. 异戊巴比妥　　E. 以上均不可

2. 地西泮不用于（　　）。

    A. 高热惊厥　　　B. 麻醉前给药　　　C. 焦虑症

    D. 诱导麻醉　　　E. 失眠

3. 于某，男，36岁，患胆道结石，经保守治疗无效，需手术治疗，为消除患者术前的焦虑紧张症状，减少麻醉药的用量，应选用下列何药（　　）。

    A. 吗啡   B. 曲马朵   C. 布桂嗪

    D. 哌替啶   E. 罗通定

4. 巴比妥类的不良反应包括（　　）。

    A. 后遗效应   B. 耐受性和依赖性 C. 惊厥

    D. 呼吸抑制   E. 过敏反应

5. 属于苯二氮䓬类的药物是（　　）。

    A. 硝西泮   B. 地西泮   C. 阿普唑仑

    D. 水合氯醛   E. 艾司唑仑

二、简答题

1. 简述氯丙嗪的药理作用及主要不良反应与脑内 DA 能神经通路的关系。

2. 简述阿司匹林药理作用与不良反应。

三、综合分析题

1. 医生为某一帕金森病患者开写了下列处方，请问是否合理，为什么？

    处方：

        左旋多巴片　0.25g×50

           用法：1 片/次　4 次/天　口服

        卡比多巴片　25mg×50

           用法：1 片/次，4 次/天

2. 患者，女，49 岁。因发作性意识丧失、抽搐 10 天就诊。初步诊断：癫痫全身强直-阵挛性发作。医生开了如下处方，请问是否合理，为什么？

        苯妥英钠片 0.1g×30

        用法：1 片/次，3 次/天　口服

        卡马西平片 0.1g×30

        用法：1 片/次，3 次/天　口服

第三章

作用于传出神经系统的药物

学习目标

1. **掌握** 阿托品的药理作用、临床应用、不良反应及禁忌证；肾上腺素、多巴胺、去甲肾上腺素、异丙肾上腺素的药理作用、临床应用及不良反应；普萘洛尔的药理作用、临床应用、不良反应及禁忌证。
2. **熟悉** 毛果芸香碱、新斯的明的药理作用和临床应用；传出神经受体的分类、分布及效应；山莨菪碱和东莨菪碱的作用特点，间羟胺、麻黄碱的作用特点；酚妥拉明、酚苄明的临床应用和不良反应。
3. **了解** 传出神经药物的分类及其作用；有机磷酸酯类中毒的机制、临床表现和解救措施；毒扁豆碱、吡斯的明、加兰他敏的作用特点；胆碱脂酶复活药氯磷定和双复磷等的作用特点；阿托品的合成代用品的作用特点；N_1胆碱受体阻滞药和N_2胆碱受体阻滞药的作用特点；其他肾上腺素受体阻断药的作用特点。

第一节　传出神经系统药理概论

传出神经系统药物通过影响传出神经末梢的递质水平或其受体的活性而发挥药理作用。

一、传出神经系统的分类

（一）传出神经按解剖学分类

1. 自主神经　包括交感神经和副交感神经，主要支配心脏、平滑肌和腺体等内脏器官活动。自主神经从中枢发出后，经过神经节更换神经元，然后到达所支配的效应器，故自主神经有节前纤维和节后纤维之分。此外还有肠神经系统，其与中枢神经系统类似，肠神经元的神经纤维可来自于交感或副交感神经末梢，直接分布到平滑肌、腺体或血管。

2. 运动神经　自中枢发出后，中途不更换神经元，直接到达所支配的效应器骨骼肌，支配其运动。

（二）传出神经按释放递质分类

1. 胆碱能神经　兴奋时末梢释放乙酰胆碱（Acetylcholine，ACh）的神经称之为胆碱能神经，包括：①全部交感神经和副交感神经的节前纤维；②副交感神经的节后纤维；③极少数交感神经的节后纤维，如支配汗腺分泌的神经和支配骨骼肌血管扩张的神经；④运动神经。

2. 去甲肾上腺素能神经　兴奋时末梢释放去甲肾上腺素（Noradrenaline，NA）的神经称为去甲肾上腺素能神经。包括绝大部分交感神经节后纤维。

此外，某些效应器官还分布有多巴胺能神经、五羟色胺能神经、嘌呤能神经和肽能神经等，在该器官局部发挥调节作用。

二、传出神经的化学传递

传出神经末梢与次一级神经元或与效应器的连接处称为突触。连接处有宽约 20～40nm 的间隙称为突触间隙。传出神经末梢邻近突触间隙的细胞膜称为突触前膜，次一级神经元或效应器邻近突触间隙的细胞膜称为突触后膜。在传出神经末梢的囊泡内含有高浓度的递质，突触前膜和突触后膜上均存在一些受体。当神经冲动到达神经末梢时，突触前膜释放递质，递质通过突触间隙，作用于突触后膜上相应的受体，产生生理效应，完成神经冲动的传递过程。

拓展阅读

神经冲动的化学传递学说

在 1921 年以前，一般认为神经冲动是由电波直接传导的。但难以解释刺激某神经可增进某一器官的功能但却降低另一器官的功能等现象。使人猜疑是否有不同传递方式。1921 年德国科学家 Loewi 在著名的离体双蛙心灌流实验中发现，当迷走神经兴奋时，可以释放一种物质，这种物质能抑制另一个离体蛙心的收缩。1926 年证明这种抑制性物质就是乙酰胆碱。后来又证实哺乳动物类交感神经及其效应器内存在的拟交感物质即为去甲肾上腺素。至此，传出神经系统的化学传递学说才完善。这一学说已经被形态学、生理学、生物化学和药理学等学科的各种研究所证实。化学传递的物质基础是神经递质，包括生物原胺类（如儿茶酚胺）、氨基酸类（如乙酰胆碱）、多肽类（如内源性阿片肽）、其他类（如一氧化氮）。

三、传出神经系统的递质

（一）乙酰胆碱

乙酰胆碱主要在胆碱能神经末梢合成，少量在胞体内合成。以胆碱和乙酰辅酶 A 为原料，在胆碱乙酰化酶的催化下合成乙酰胆碱。乙酰胆碱形成后通过乙酰胆碱转运体转运进入囊泡，并与 ATP 和囊泡蛋白共同贮存于囊泡中。当神经冲动到达神经末梢时，钙离子进入神经末梢，促进囊泡膜与突触前膜融合并形成裂孔，通过裂孔将囊泡中的乙酰胆碱释放至突触间隙，与突触后膜的乙酰胆碱受体结合产生效应。乙酰胆碱主要被突触间隙中的胆碱酯酶（Acetylcholinesterase，AChE）水解为胆碱和乙酸而消除，其中水解产物胆碱可被摄入神经末梢，重新合成乙酰胆碱。极少量乙酰胆碱被突触前膜再摄取，见图 3-1。

（二）去甲肾上腺素

去甲肾上腺素生物合成的主要部位在神经末梢。酪氨酸从血液循环进入神经元后，经酪氨酸羟化酶催化生成多巴（Dopa），再经多巴脱羧酶的催化生成

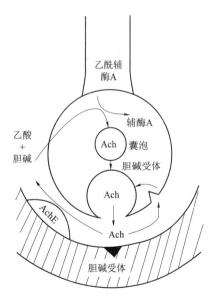

图 3-1　乙酰胆碱的合成、贮存、
释放和灭活示意图

多巴胺（Dopamine，DA），后者转运进入囊泡，经多巴胺 β-羟化酶的催化，生成去甲肾上腺素并与 ATP 及嗜铬颗粒蛋白结合，贮存于囊泡中，以避免被胞浆中的单胺氧化酶（Mono-Amine Oxidase，MAO）所破坏。当神经冲动到达神经末梢时，钙离子进入末梢，促进囊泡膜与突触前膜融合，囊泡内的递质以胞裂外排的方式，释放至突触间隙，与突出后膜的受体结合发生效应。释放的去甲肾上腺素约 75%～95% 迅速被突触前膜重摄取入神经末梢（摄取-1），大部分重新贮存于囊泡中，以供再次释放。部分未进入囊泡的去甲肾上腺素可被胞浆中线粒体膜上的 MAO 所破坏。非神经组织如心肌、平滑肌等也能摄取去甲肾上腺素（摄取-2），被摄入组织的去甲肾上腺素并不储存而很快被细胞内的儿茶酚氧位甲基转移酶（Catechol-O-methyltransferase，COMT）和 MAO 所破坏。此外，尚有小部分去甲肾上腺素从突触间隙扩散到血液中，最后被肝、肾等组织中的 COMT 和 MAO 所破坏，见图 3-2。

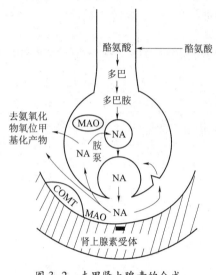

图 3-2 去甲肾上腺素的合成、贮存、释放和灭活示意图

四、传出神经系统的受体及效应

（一）胆碱受体及效应

能选择性与乙酰胆碱结合的受体称为胆碱受体，可分为毒蕈碱型胆碱受体和烟碱型胆碱受体。

1. 毒蕈碱型胆碱受体及效应 能与毒蕈碱（Muscarine）特异性结合的受体称为毒蕈碱型胆碱受体（M 受体），主要位于副交感神经节后纤维所支配的效应器细胞膜上。根据不同组织 M 受体对配体亲和力不同，将 M 受体分为 M_1、M_2、M_3、M_4、M_5 五种亚型。M_1 受体主要分布在中枢神经系统、外周神经元和胃壁细胞等，激动时可引起中枢兴奋、NA 分泌减少、胃酸分泌增加等；M_2 受体主要分布于心脏，激动时可引起心肌收缩力减弱、心率减慢、传导减慢等；M_3 受体主要分布于胃肠壁、膀胱壁、支气管平滑肌、胃肠及膀胱括约肌、瞳孔括约肌、血管内皮和腺体等，激动时可引起胃肠、膀胱、支气管平滑肌收缩，胃肠及膀胱括约肌舒张，瞳孔缩小，血管扩张，腺体分泌增加等。M_4、M_5 主要分布于中枢神经系统，具体作用尚不清楚。M 受体激动所产生的效应称为 M 样作用。

2. 烟碱型胆碱受体及效应 能与烟碱（Nicotine）特异性结合的受体称为烟碱型胆碱受体（N 受体），根据分布部位不同可分为神经肌肉接头 N 受体，即 N_M（Nicotinic muscle）受体，又称 N_2 受体，激动时可引起骨骼肌收缩；神经节 N 受体和中枢 N 受体称为 N_N（Nicotinic nueronal）受体，又称 N_1 受体，激动时可引起神经节兴奋和肾上腺髓质分泌增加。N 受体激动所产生的效应称为 N 样作用。

（二）肾上腺素受体及效应

能选择性与 NA 或肾上腺素（Adrenaline，AD）结合的受体称为肾上腺素受体，可分为 α 肾上腺素受体和 β 肾上腺素受体。

1. α 肾上腺素受体（α 受体）及效应 α 受体主要有 α_1 和 α_2 两种亚型。α_1 受体主要分布于血管平滑肌、瞳孔开大肌、胃肠和膀胱括约肌等，激动时可引起血管收缩、瞳孔扩大、胃肠和膀胱括约肌收缩等；α_2 受体主要分布于去甲肾上腺素能神经末梢突触前膜，激动时可引起 NA 释放减少等。

2. β肾上腺素受体（β受体）及效应　β受体又可分为β$_1$、β$_2$和β$_3$三种亚型。β$_1$受体主要分布于心脏，激动时可引起心肌收缩力增强、心率加快、传导加速等；β$_2$受体主要分布于支气管平滑肌、骨骼肌血管和冠状血管、骨骼肌和肝脏等，激动时可引起支气管平滑肌舒张、骨骼肌血管和冠状血管扩张、糖原分解等；β$_3$受体分布于脂肪组织，激动时可引起脂肪分解。

（三）多巴胺受体及效应

能选择性地与DA结合的受体称为DA受体。DA受体至少存在5种亚型。D$_1$受体主要分布于肾血管、肠系膜血管、冠状血管及脑血管平滑肌等，激动时可引起肾血管、肠系膜血管、冠状血管及脑血管平滑肌舒张；D$_2$受体主要分布于去甲肾上腺素能神经末梢和胃肠平滑肌，激动时可到NA释放减少、胃肠平滑肌舒张。

机体多数组织器官均接受胆碱能神经和去甲肾上腺素能神经的双重支配，在同一器官上，两类神经的作用通常是相互对抗的，见表3-1。如心脏，当胆碱能神经兴奋时，可激动心脏的M$_2$受体，引起心脏抑制；当去甲肾上腺素能神经兴奋时，可激动心脏的β$_1$受体，引起心脏兴奋。但在中枢神经系统的调节下，它们的功能既是对立的，又是统一的。当两类神经同时兴奋时，则占优势的神经效应通常会显现出来。

表 3-1　传出神经系统的受体分布与效应

效应器		胆碱能神经兴奋		去甲肾上腺素能神经兴奋	
		受体	效应	受体	效应
心脏	窦房结	M$_2$	心率减慢	β$_1$	心率加快
	传导系统	M$_2$	传导减慢	β$_1$	传导加快
	心肌	M$_2$	收缩力减弱	β$_1$	收缩力增强
血管平滑肌	皮肤、黏膜			α	收缩
	内脏			α	收缩
	骨骼肌			β$_2$、α	扩张、收缩（弱势效应）
	冠状动脉			β$_2$	扩张
内脏平滑肌	支气管	M$_3$	收缩	β$_2$	舒张
	胃肠壁	M$_3$	收缩	α$_2$、β$_2$	舒张
	膀胱壁	M$_3$	收缩	β$_2$	舒张
	胃肠括约肌	M$_3$	舒张	α$_1$	收缩
	膀胱括约肌	M$_3$	舒张	α$_1$	收缩
	子宫	M$_3$	收缩	β$_2$、α	舒张、收缩
眼内肌	瞳孔开大肌			α$_1$	收缩
	瞳孔括约肌	M$_3$	收缩		
	睫状肌	M$_3$	收缩	β	舒张（弱势效应）
代谢	肝			β$_2$、α	肝糖原分解及异生
	骨骼肌			β$_2$	肌糖原分解
	脂肪			β$_3$	脂肪分解

效应器		胆碱能神经兴奋		去甲肾上腺素能神经兴奋	
		受体	效应	受体	效应
其他	汗腺	M_3	分泌增加	α	分泌增加
	神经节 肾上腺髓质	N_1	神经节兴奋 儿茶酚胺释放		
	骨骼肌	N_2	收缩		

五、传出神经系统药物的基本作用和分类

（一）传出神经系统药物的基本作用

1. 直接作用于受体 某些传出神经系统药物能直接与胆碱受体或肾上腺素受体结合而产生激动或阻断受体的效应。如去甲肾上腺素激动 α、β 受体，产生与 NA 相似的作用；阿托品阻断 M 受体，产生与 Ach 相反的作用。

2. 影响递质 某些药物可影响递质在体内的过程而产生效应。

（1）影响递质生物合成 如密胆碱可抑制乙酰胆碱的生物合成，但目前无临床应用价值，仅作为药理学研究的工具药。

（2）影响递质的生物转化 有些药物如新斯的明，通过抑制胆碱酯酶而减少 ACh 水解，使突触间隙的 ACh 含量增加，激动胆碱受体而发挥拟胆碱作用。

（3）影响递质的贮存、释放 某些药物如麻黄碱和间羟胺可促进 NA 的释放而发挥拟肾上腺素作用；可乐定则通过抑制 NA 释放发挥作用。有些药物可通过影响 NA 的再摄取和贮存而发挥作用，如利血平抑制囊泡对 NA 的再摄取，使囊泡内的 NA 逐渐减少以致耗竭，影响突触的化学传递，发挥抗肾上腺素的作用。

（二）传出神经系统药物的分类

传出神经系统药物可按其作用性质及对受体选择性的不同进行分类，见表3-2。

表 3-2 传出神经系统药物的分类

激动药	阻断药
（一）胆碱受体激动药	（一）胆碱受体阻断药
1. M、N 受体激动药（卡巴胆碱）	1. M 受体阻断药
2. M 受体激动药（毛果芸香碱）	（1）非选择性 M 受体阻断药（阿托品）
	（2）M_1受体阻断药（哌仑西平）
3. N 受体激动药（烟碱）	2. N 受体阻断药
	（1）N_1 受体阻断药（美加明）
	（2）N_2 受体阻断药（筒箭毒碱）
（二）胆碱酯酶抑制药（新斯的明）	（二）胆碱酯酶复活药（氯解磷定）
（三）肾上腺素受体激动药	（三）肾上腺素受体阻断药
1. α、β 受体激动药（肾上腺素）	1. α 受体阻断药

续表

激动药	阻断药
2. α 受体激动药	（1）α₁、α₂ 受体阻断药（酚妥拉明）
（1）α₁、α₂ 受体激动药（去甲肾上腺素）	（2）α₁ 受体阻断药（哌唑嗪）
（2）α₁ 受体激动药（去氧肾上腺素）	（3）α₂ 受体阻断药（育亨宾）
（3）α₂ 受体激动药（可乐定）	2. β 受体阻断药
3. β 受体激动药	（1）β₁、β₂ 受体阻断药（普萘洛尔）
（1）β₁、β₂ 受体激动药（异丙肾上腺素）	（2）β₁ 受体阻断药（阿替洛尔）
（2）β₁ 受体激动药（多巴酚丁胺）	3. α、β 受体阻断药（拉贝洛尔）
（3）β₂ 受体激动药（沙丁胺醇）	

（王　静　秦红兵）

第二节　拟胆碱药

　　拟胆碱药是一类与胆碱能神经递质 ACh 作用相似的药物，按其作用方式的不同，可分为胆碱受体激动药和胆碱酯酶抑制药。胆碱受体激动药通过直接激动 M 受体和 N 受体，产生 M 样作用和 N 样作用；胆碱酯酶抑制药主要通过抑制胆碱酯酶，使乙酰胆碱蓄积而呈现 M 样和 N 样作用。

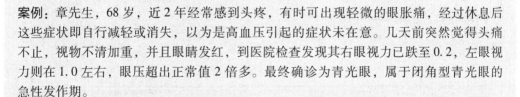

案例导入 1

案例：章先生，68 岁，近 2 年经常感到头疼，有时可出现轻微的眼胀痛，经过休息后这些症状即自行减轻或消失，以为是高血压引起的症状未在意。几天前突然觉得头痛不止，视物不清加重，并且眼睛发红，到医院检查发现其右眼视力已跌至 0.2，左眼视力则在 1.0 左右，眼压超出正常值 2 倍多。最终确诊为青光眼，属于闭角型青光眼的急性发作期。

讨论：请分析章先生可以用什么药物滴眼治疗？如何向患者交代用药注意事项？

一、M 胆碱受体激动药

　　M 胆碱受体激动药是一类能选择性与 M 胆碱受体结合并激动该受体，产生 M 样作用的药物。

毛果芸香碱（Pilocarpine）

　　毛果芸香碱又名匹鲁卡品，是从美洲毛果芸香属植物叶子中提出的生物碱，其水溶液稳定，已能人工合成。

　　【药理作用】毛果芸香碱能直接激动 M 受体，产生 M 样作用，对眼睛和腺体的作用尤为明显。

1. 对眼的作用

（1）缩瞳　毛果芸香碱能直接激动瞳孔括约肌上的 M 受体，使瞳孔括约肌收缩，瞳孔缩小。

（2）降低眼内压　房水由睫状体上皮细胞分泌和虹膜后房血管渗出而产生，经瞳孔流入前房，再由前房角间隙经小梁网流入巩膜静脉窦而进入血循环。房水回流障碍，可引起眼内压升高。毛果芸香碱通过缩瞳作用，使虹膜向中心方向收缩，虹膜根部变薄，前房角间隙扩大，房水易于通过小梁网并经巩膜静脉窦进入血循环，使眼内压降低，见图 3-3。

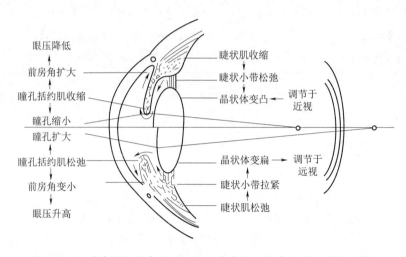

图 3-3　胆碱受体激动药（上）和胆碱受体阻断药（下）对眼的作用

（3）调节痉挛　毛果芸香碱能激动睫状肌上的 M 受体，使睫状肌向瞳孔中心方向收缩，造成睫状小带松弛，晶状体因自身弹性而变凸，屈光度增加，导致视近物清楚，而视远物模糊，这一作用称为调节痉挛。

2. 对腺体的作用　毛果芸香碱能激动腺体 M 受体，使腺体分泌增加，以汗腺和唾液腺分泌增加尤为明显。

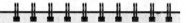

案例 1 分析

选用药物 1%～4% 毛果芸香碱滴眼液。用药注意事项包括滴眼方法和用药次数，如滴眼后压迫内眦部位 2 分钟左右，避免药物流入鼻腔增加吸收而产生不良反应，每日 3～4 次。

【临床应用】**1. 青光眼**　毛果芸香碱对闭角型青光眼疗效较好，用药后由于缩瞳作用，使前房角间隙扩大，有利于房水回流，使眼内压降低，从而缓解或消除青光眼的症状；对开角型青光眼也有一定疗效，可能是由于毛果芸香碱扩张巩膜静脉窦周围的小血管及收缩睫状肌，使小梁网结构发生改变，有利于房水回流，而使眼内压降低。

拓展阅读

青光眼

青光眼是指眼内压间断或持续升高的一种眼病，是导致人类失明的三大致盲眼病之一。青光眼的主要特征是眼内压升高，出现头痛、视力减退等症状，严重时可致失明。青光眼可分为闭角型青光眼和开角型青光眼，前者是由于前房角狭窄，阻碍房水回流而使眼内压升高；后者主要是小梁网及巩膜静脉窦变性或硬化，阻碍房水回流而使眼内压升高。

2. 虹膜睫状体炎　与扩瞳药交替应用，可防止虹膜与晶状体粘连。

3. M胆碱受体阻断药中毒　毛果芸香碱能对抗M受体阻断药阿托品等的中毒症状，采用皮下或肌内注射的方式，每次1~2mg。

【不良反应与注意事项】　吸收过量可出现流涎、多汗、腹痛、腹泻、支气管痉挛等M样症状，严重时可用阿托品对抗。滴眼时应压迫内眦，以防药物经鼻腔吸收中毒。

二、胆碱酯酶抑制药

胆碱酯酶抑制药能与胆碱酯酶结合，使胆碱酯酶失去活性，乙酰胆碱水解减少，导致乙酰胆碱在突触间隙蓄积而激动M受体及N受体，呈现M样及N样作用。胆碱酯酶抑制药可分为易逆性胆碱酯酶抑制药和难逆性胆碱酯酶抑制药。前者如新斯的明、毒扁豆碱等，后者主要为有机磷酸酯类。

案例讨论2

案例：患者，男，21岁。眼睑下垂，斜视和复视，常在下午或傍晚运动后加重，早晨和休息后减轻，呈规律的晨起减轻傍晚加重的波动性变化。经检查被确诊为重症肌无力。

讨论：请分析该患者应选用什么药物治疗？用药过程中应注意哪些问题？

新斯的明（Neostigmine）

新斯的明又名普鲁斯的明，为季铵类化合物，脂溶性低，口服吸收少而不规则，不易透过血脑屏障。

【药理作用与临床应用】　新斯的明主要通过抑制胆碱酯酶，使乙酰胆碱蓄积而呈现M样及N样作用。

1. 兴奋骨骼肌　其机制为：①抑制胆碱酯酶，使ACh浓度升高，兴奋N_2受体，使骨骼肌兴奋；②直接兴奋骨骼肌上的N_2受体及促进运动神经末梢释放乙酰胆碱，故对骨骼肌兴奋作用最强。常用于治疗重症肌无力，轻症者用新斯的明口服，急重症者需注射给药。

2. 兴奋胃肠平滑肌　能间接兴奋胃肠平滑肌和膀胱逼尿肌，增加胃肠和膀胱的蠕动及张力，促进排气、排尿，用于治疗术后的腹气胀和尿潴留。

拓展阅读

重症肌无力

重症肌无力是因神经-肌肉接头传递功能障碍所引起的一种慢性自身免疫性疾病，表现为受累骨骼肌极易疲劳，主要特征是肌肉经过短暂重复的活动后，出现肌无力症状，如眼睑下垂、声音嘶哑、复视、表情淡漠、四肢无力、咀嚼和吞咽困难，严重者可致呼吸困难。此病临床少见，但近年来有上升趋势。病情进展很快，约有40%的患者在数月至两年内转化成全身型肌无力，发展至后期阶段会导致瘫痪、呼吸困难，甚至严重缺氧，危及生命。

3. 减慢心率 由于 ACh 浓度升高，兴奋心脏上的 M 受体，使心率减慢，可用于治疗阵发性室上性心动过速。

4. 其他 可用于抢救非去极化型肌松药筒箭毒碱等过量中毒。

【不良反应及注意事项】 治疗量时不良反应较少，可引起恶心、呕吐、腹痛、上腹部不适等。过量时可引起心动过缓和肌束颤动，甚至出现重症肌无力加重，严重者可引起呼吸肌麻痹。因为 ACh 在运动终板处堆积，产生持久性除极化，使神经肌肉传导阻滞，称为胆碱能危象，应注意鉴别。

机械性肠梗阻、尿路梗阻和支气管哮喘者禁用。

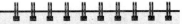

案例 2 分析

可选用新斯的明进行治疗。注意用药剂量和用药后的反应，病情无缓解或加重时能够判断是用药不足还是胆碱能危象引起。

毒扁豆碱（Physostigmine）

毒扁豆碱是从毒扁豆种子中提取出的生物碱，亦可人工合成。其水溶液不稳定，见光变红色失效且刺激性增强，应避光保存。本药脂溶性强，易吸收，也易透过血脑屏障。对中枢作用明显，小剂量兴奋中枢神经系统，大剂量则抑制中枢神经系统。因其选择性差，毒性大，一般不作全身用药。

对眼的作用与毛果芸香碱相似，易透过角膜进入前房，作用强而持久，主要用于治疗青光眼。

滴眼后可致睫状肌收缩而引起调节痉挛，并可出现头痛、眼痛。滴眼时应压迫内眦，避免药物吸收中毒。

吡斯的明（Pyridostigmine）

吡斯的明作用较新斯的明弱而持久，起效慢。临床用于治疗重症肌无力、手术后腹气胀、尿潴留等。很少引起胆碱能危象。

加兰他敏（Galanthamine）

加兰他敏作用较新斯的明弱，用于重症肌无力、脊髓灰质炎后遗症、多发性神经炎、脊神经根炎等。

安贝氯铵（Ambenonium Chloride）

安贝氯铵又名酯抑宁，可口服给药，作用与新斯的明相似，作用强而持久。主要用于重症肌无力的治疗，尤其是不能耐受新斯的明和吡斯的明的重症肌无力患者。不良反应较少。

三、有机磷酸酯类中毒及胆碱酯酶复活药

（一）有机磷酸酯类

有机磷酸酯类简称有机磷，主要包括常用的农业杀虫药对硫磷（1605）、甲拌磷（3911）、内吸磷（1059）、敌敌畏（DDVP）、乐果、敌百虫、马拉硫磷（4049）和被用作战争毒剂的沙林、塔朋、梭曼等。本类药物毒性很大，在生产和使用过程中必须加强管理，避免人畜中毒。

1. 有机磷酸酯类中毒的机制　有机磷酸酯类经皮肤、呼吸道、消化道或黏膜吸收后，在机体内与胆碱酯酶发生共价结合，形成磷酰化胆碱酯酶，抑制了胆碱酯酶的活性，因而使胆碱能神经末梢释放的递质乙酰胆碱不能被水解，造成乙酰胆碱大量堆积，过度激动胆碱受体，引起一系列胆碱能神经功能亢进的中毒症状。因有机磷与胆碱酯酶结合更牢固，若不及时抢救，磷酰化胆碱酯酶则不易解离，胆碱酯酶难以复活，形成所谓"老化"现象。此时即使再用胆碱酯酶复活药，也不能恢复胆碱酯酶的活性，须等待新生的胆碱酯酶生成，方能恢复水解乙酰胆碱的能力。故一旦中毒，应立即抢救并持续进行。

2. 有机磷酸酯类中毒的临床表现　一般轻度中毒以 M 样症状为主，中度中毒同时出现 M 样和 N 样症状，重度中毒时同时出现 M、N 样症状和中枢神经系统症状。

（1）M 样症状　瞳孔缩小、视物模糊、流眼泪、眼痛；流涎、口吐白沫、出汗、呼吸道分泌物增多；支气管痉挛、胸闷、气短、呼吸困难、肺部有湿啰音；恶心、呕吐、腹痛、腹泻、大小便失禁；心率减慢、血压下降等，这些症状对中毒的早期诊断极为重要。

（2）N 样症状　激动 N_2 受体表现为肌肉震颤、抽搐、肌无力甚至麻痹；激动 N_1 受体则表现为心动过速、血压升高等。

（3）中枢症状　脑内乙酰胆碱积聚过多，可表现为先兴奋后抑制，如烦躁不安、谵妄、精神错乱、头痛、昏迷、血压下降、呼吸抑制、循环衰竭等。

3. 急性中毒解救原则

（1）清除毒物　将中毒者迅速带离现场。经皮肤吸收中毒者，应以温水或肥皂水清洁污染的皮肤；经口中毒者，可用清水、2% 碳酸氢钠或 1∶5000 高锰酸钾溶液反复洗胃，再用硫酸钠导泻。但应注意，敌百虫口服中毒者不可用碱性溶液洗胃，因在碱性溶液中敌百虫可转变成敌敌畏而增强毒性。对硫磷中毒时忌用高锰酸钾洗胃，因其可氧化成对氧磷而增强毒性。

（2）特效解毒药物　有机磷农药中毒的特效解毒药物主要有 M 受体阻断药阿托品和胆碱酯酶复活药。阿托品是目前抢救有机磷农药中毒最有效的解毒剂之一，及早、足量、反复使用能改善有机磷农药中毒的 M 样症状。用药后出现"阿托品化"如口干、瞳孔扩大、面部潮红、心率加快、水泡音减少等，提示达到足量，应逐渐减量。若过量出现严重的阿托品中毒症状，如瞻望、躁动或心率加快等应减量或暂停给药，必要时注射毛果芸香碱对抗。合并使用胆碱酯酶复活药，以恢复体内胆碱酯酶的活性。

（3）对症治疗　减轻中毒症状，如吸氧、人工呼吸、补液等。

（二）胆碱酯酶复活药

胆碱酯酶复活药为肟类化合物，是一类能使被有机磷抑制的胆碱酯酶复活的药物，常用药物有氯解磷定和碘解磷定。本类药物进入体内后，与中毒者体内的磷酰化胆碱酯酶结合形成复合物，使胆碱酯酶游离出来，恢复其水解乙酰胆碱的活性；也能直接与体内游离的有机磷酸酯类结合，阻止中毒过程继续发展。

氯解磷定（Pralidoxime Chloride）

氯解磷定又名氯磷定、氯化派姆。其溶解度大，溶液稳定，使用方便，可静脉给药，也可肌内注射。

用于解救各种有机磷急性中毒，能迅速解除 N 样症状，消除肌肉震颤，但对 M 样症状效果差，故应与阿托品合用。氯解磷定应尽早给药，首剂足量，重复应用，疗程延长至各种中毒症状消失，病情稳定 48 小时后停药。

肌内注射时局部有轻微疼痛，静脉注射过快可出现头痛、乏力、眩晕、视力模糊、恶心及心动过速等，用量过大可抑制胆碱酯酶，导致神经-肌肉传导阻滞，甚至导致呼吸抑制。

碘解磷定（Pralidoxime Iodide）

碘解磷定又名派姆。不能肌内注射，只能缓慢静脉给药，注射过快有暂时性抑制呼吸作用。其作用和临床应用与氯解磷解定相似，但作用弱，不良反应多，因含碘对注射部位有刺激性，能引起咽痛和腮腺肿大，现已少用。

（王　静　秦红兵）

第三节　胆碱受体阻断药

胆碱受体阻断药是一类能与胆碱受体结合，阻断乙酰胆碱或胆碱受体激动药与胆碱受体结合，而产生抗胆碱作用的药物。根据其对胆碱受体选择性的不同，可分为 M 胆碱受体阻断药和 N 胆碱受体阻断药。

案例导入 3

案例：李某，男，35 岁。喝酒后突然感到右上腹疼痛，疼痛放射到右肩部，伴有恶心、呕吐。患者疼痛难忍、坐卧不安、捧腹弯腰、面色苍白、大汗淋漓。经检查诊断为胆绞痛。

讨论：该患者应选用什么药物治疗？用药过程中应注意哪些问题？

一、M 胆碱受体阻断药

（一）阿托品类生物碱

本类药物均可从植物中提取，主要有阿托品、山莨菪碱、东莨菪碱等，有些也可人工合成。

阿托品（Atropine）

阿托品是从颠茄、莨菪或曼陀罗等植物中提取的生物碱，现已能人工合成。

【体内过程】口服易吸收，1 小时后血药浓度达峰值，作用持续时间约 3~4 小时，生物利用度约 50%。肌内注射后 15~20 分钟血药浓度达峰值，可广泛分布于全身组织，$t_{1/2}$ 为 2~4 小时，24 小时内约有 85% 药物以原形经肾脏排泄，其余以水解和结合产物经肾脏排泄。局部滴眼作用维持时间长，可持续数天至 2 周，可能是该药从眼结膜吸收较少，通过房水循环排泄缓慢的原因。

【药理作用】阿托品的作用机制是与 ACh 或拟胆碱药竞争 M 受体，拮抗 ACh 或拟胆碱药的 M 样作用。为非选择性 M 受体阻断药，其作用广泛。

1. 抑制腺体分泌　阿托品可阻断 M 受体，抑制腺体分泌。对汗腺和唾液腺作用最强；对呼吸道腺体作用较强；大剂量也能抑制胃液分泌，但对胃酸分泌影响较小。

2. 对眼的作用

（1）扩瞳　阿托品能阻断瞳孔括约肌上 M 受体，松弛瞳孔括约肌，使去甲肾上腺素能神经支配的瞳孔开大肌功能占优势，导致瞳孔扩大。

（2）升高眼内压　由于瞳孔扩大，使虹膜退向四周外缘，致前房角间隙变窄，阻碍房水回流入巩膜静脉窦，导致眼内压升高，故青光眼患者禁用，见图 3-3。

（3）调节麻痹　阿托品能阻断睫状肌 M 受体，使睫状肌松弛，睫状小带拉紧，晶状体变扁平，屈光度降低，导致视远物清楚，而视近物模糊，这一作用称为调节麻痹，见图 3-3。

3. 松弛内脏平滑肌　阿托品通过阻断内脏平滑肌上的 M 受体，松弛多种内脏平滑肌，尤其对处于痉挛状态的平滑肌作用更为明显。其中对胃肠壁平滑肌松弛作用最强，对尿道和膀胱壁平滑肌也有一定的松弛作用，对胆管、输尿管和支气管平滑肌松弛作用较弱，对子宫平滑肌影响很小。

4. 兴奋心脏

（1）加快心率　较大剂量（1~2mg）阿托品能阻断窦房结的 M_2 受体，解除迷走神经对心脏的抑制，使心率加快。其作用程度取决于迷走神经张力，在迷走神经张力高的青壮年，心率加快作用明显，对幼儿及老年人影响较小。

（2）加速房室传导　阿托品能抑制迷走神经，加快房室传导。

5. 扩张血管　治疗量阿托品对血管影响很小，这可能是许多血管缺少胆碱能神经支配所致；大剂量阿托品可扩张血管，解除血管痉挛，尤其以皮肤血管扩张最明显。扩血管作用机制与其阻断 M 受体无关，可能是阿托品导致出汗减少引起体温升高后的代偿性散热反应，也可能是阿托品直接扩张血管的作用。

6. 兴奋中枢　阿托品治疗量（0.5~1mg）对中枢神经系统兴奋作用不明显；较大剂量（1~2mg）能兴奋延髓呼吸中枢；更大剂量（3~5mg）则兴奋大脑皮层，出现烦躁不安、谵妄等；中毒剂量（10mg 以上）可产生幻觉、定向障碍、运动失调和惊厥，严重时由兴奋转为抑制。

【临床应用】**1. 内脏绞痛和遗尿症**　可用于多种内脏绞痛。其中对胃肠道痉挛性绞痛能迅速缓解，对膀胱刺激症状疗效较好，对胆绞痛和肾绞痛单用阿托品疗效较差，常与镇痛药哌替啶合用，以增强疗效。利用阿托品松弛膀胱逼尿肌的作用，可用于遗尿症。

2. 麻醉前给药　利用其抑制腺体分泌作用，可用于麻醉前给药，以减少手术期间呼吸道腺体及唾液腺分泌，防止呼吸道阻塞及吸入性肺炎的发生。也可用于严重盗汗及流涎症。

3. 眼科应用

（1）虹膜睫状体炎 阿托品能松弛瞳孔括约肌和睫状肌，使之活动减少、利于休息，有助于炎症消退；同时还可预防虹膜与晶状体的黏连，常与缩瞳药交替使用。

（2）检查眼底 用阿托品扩瞳后可以观察视网膜血管的变化及其他改变，为疾病诊断和治疗提供依据。

（3）验光配镜 眼内滴入阿托品能使睫状肌松弛，晶状体充分固定，可准确测定晶状体的屈光度。但阿托品作用时间较长，其调节麻痹作用可维持 1~2 周，故现已少用。主要用于儿童验光配镜，因儿童的睫状肌调节功能较强。

4. 治疗缓慢型心律失常 用于迷走神经张力过高引起的窦性心动过缓、房室传导阻滞等缓慢型心律失常。

5. 抗休克 大剂量阿托品能扩张血管，解除小血管痉挛，改善微循环，增加重要器官的血流灌注量。在补足血容量的基础上，用于抢救暴发型流脑、中毒性菌痢、中毒性肺炎等所致的感染中毒性休克。对于休克伴有高热者不宜使用。

6. 解救有机磷酸酯类中毒 阿托品通过阻断 M 受体，使堆积的乙酰胆碱不能作用于 M 受体，以迅速缓解 M 样症状。大剂量可轻度兴奋呼吸中枢和大脑皮层，对抗部分中枢中毒症状，使昏迷患者苏醒。缺点是不能阻断 N_2 受体，不能解除骨骼肌震颤，对中毒晚期的呼吸肌麻痹也无效，也不能使被抑制的胆碱酯酶复活。在中、重度中毒时，需与胆碱酯酶复活药配合应用。

> **药师提示**
>
> 解救有机磷农药中毒使用阿托品时注意早期、联合、反复、足量的原则。

【不良反应及注意事项】阿托品作用广泛，不良反应多。治疗量时，常出现口干、视近物模糊、畏光、心悸、皮肤干燥潮红、排尿困难和体温升高等。过量中毒时，除上述症状加重外，还可出现中枢兴奋症状，表现为烦躁不安、失眠、谵妄，甚至惊厥，重者由兴奋转为抑制，出现昏迷及呼吸麻痹等。中毒的解救主要是对症处理，用镇静药或抗惊厥药对抗其中枢兴奋症状；用胆碱受体激动药毛果芸香碱或毒扁豆碱、新斯的明对抗其外周作用。毒扁豆碱能透过血脑屏障对抗其中枢症状，故效果比新斯的明好。呼吸抑制可同时采用人工呼吸和吸氧。

老年人及心动过速者慎用；青光眼、前列腺肥大者禁用。

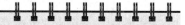

案例 3 分析

肌内注射阿托品和哌替啶，是因为单纯应用阿托品对胆道痉挛效果有限，一般需加用镇痛药增加疗效。应用阿托品后可能出现口干、视物模糊、排尿困难和便秘等表现为药物的不良反应，有青光眼和前列腺肥大者禁用阿托品。

山莨菪碱（Anisodamine）

山莨菪碱是从我国茄科植物唐古特莨菪中提出的生物碱，其人工合成的消旋品称 654-2。作用与阿托品相似，对血管平滑肌和内脏平滑肌的解痉作用选择性较高，但对眼和腺体的作用仅为阿托品的 1/20~1/10，不易透过血脑屏障，中枢兴奋作用弱。临床常用于治疗感染性休克及胃肠绞痛。

不良反应及禁忌证与阿托品相似，但其毒性较低，临床多用。

东莨菪碱（Scopolamine）

东莨菪碱是从洋金花、颠茄或莨菪等植物中提出的生物碱。

作用特点是：①对中枢有抑制作用，表现为小剂量镇静，较大剂量催眠，甚至麻醉，但能兴奋呼吸中枢；②外周作用与阿托品相似，抑制腺体分泌比阿托品强，扩瞳和调节麻痹作用较弱；③兴奋心脏和扩血管作用较弱。

主要用于：①麻醉前给药，因其不但能抑制腺体分泌，而且具有中枢抑制作用及兴奋呼吸中枢作用，故优于阿托品；②治疗震颤麻痹，因其具有中枢性抗胆碱作用，能缓解流涎、震颤和肌强直等症状；③防晕止吐，可能与其抑制前庭神经内耳功能或大脑皮质功能及抑制胃肠蠕动有关，可用于治疗晕动病、妊娠或放射病所致的呕吐。

不良反应及禁忌证与阿托品相似。

（二）阿托品的合成代用品

后马托品（Homatropine）

后马托品为阿托品合成代用品，其扩瞳和调节麻痹作用较阿托品弱，作用持续 1~2 天，视力恢复较阿托品快，适用于眼底检查及验光。因其调节麻痹作用较弱，故儿童验光仍须用阿托品。

托吡卡胺（Tropicamide）

托吡卡胺作用与后马托品相似，但其扩瞳和调节麻痹作用起效快，持续时间更短，临床应用同后马托品。

溴丙胺太林（Propantheline Bromide）

溴丙胺太林为人工合成的季铵类解痉药，口服吸收不完全，食物可妨碍其吸收，故宜在饭前 0.5~1 小时服用。

本药对胃肠道 M 受体选择性强，解除胃肠道平滑肌痉挛作用强而持久，能延缓胃排空，并能抑制胃酸分泌。主要用于胃、十二指肠溃疡和胃肠绞痛。也可用于遗尿症及妊娠呕吐。不良反应与阿托品相似，中毒量可因阻断神经-肌肉接头传递而引起呼吸麻痹。

哌仑西平（Pirenzepine）

哌仑西平能选择性阻断胃壁细胞上的 M_1 受体，抑制胃酸和胃蛋白酶的分泌，常用于治疗消化性溃疡，见第五章。

二、N 胆碱受体阻断药

（一）N_1 胆碱受体阻断药

N_1 受体阻断药又称神经节阻滞药，代表药有美加明（Mecamylamine），因可阻断交感神经节上的 N_1 胆碱受体，使血管扩张，血压下降，曾作为降压药应用，但因不良反应较多，现已不用。

（二）N_2 胆碱受体阻断药

N_2 受体阻断药通过阻断神经-肌肉接头后膜的 N_2 受体，导致骨骼肌松弛，又称骨骼肌松弛药，简称肌松药。主要用于外科麻醉的辅助用药。按其作用机制的不同，可分为除极化型肌松药和非除极化型肌松药两类。

1. 除极化型肌松药　除极化型肌松药能与神经肌肉接头后膜的 N_2 受体结合，与乙酰胆碱相比，其被胆碱酯酶水解速度较慢，故产生与乙酰胆碱相似但较为持久的除极化作用，使神经肌肉接头后膜失去对乙酰胆碱的反应性，从而使骨骼机松弛。本类药物的特点是：①用药后常先出现短暂的肌束颤动，与药物对不同部位的骨骼肌除极化出现的时间先后不同有关；②连续用药可产生快速耐受性；③胆碱酯酶抑制药可增强此类药物的骨骼肌松弛作用，故其中毒时不能用胆碱酯酶抑制药解救；④治疗量无神经节阻滞作用。

琥珀胆碱（Succinylcholine）

琥珀胆碱进入体内后，约98%迅速被假性胆碱酯酶水解为琥珀酰单胆碱，肌肉松弛作用明显减弱，然后进一步水解为琥珀酸和胆碱，肌肉松弛作用消失。

【药理作用】琥珀胆碱的肌肉松弛作用快，静脉注射先出现短暂的肌束颤动，尤以胸腹部肌肉明显。1分钟内即转变为肌肉松弛，约2分钟肌肉松弛作用达高峰，5分钟作用即消失，静脉滴注可延长其作用时间。肌肉松弛的顺序从颈部开始，逐渐波及肩胛、胸腹和四肢。肌肉松弛部位以颈部和四肢最明显，对呼吸肌麻痹作用不明显。

【临床应用】

（1）外科麻醉辅助用药　使肌肉完全松弛，以便在较浅麻醉下获得满意的肌松效果。

（2）器械检查　用于气管内插管、气管镜、食管镜和胃镜等检查。因对咽喉麻痹力强，作用快而短暂，适用于短时操作。

【不良反应与注意事项】

（1）肌肉疼痛　因肌肉松弛前出现短暂的肌束颤动所致，一般3~5天可自愈。

（2）呼吸肌麻痹　常见于剂量过大、静滴过快或遗传性胆碱酯酶活性低下者，应进行人工呼吸，直至自主呼吸完全恢复。用药时应备人工呼吸机及其他抢救器材。

（3）血钾升高　由于肌肉的持续除极化，大量钾离子从细胞内释放出来，使血钾升高。故大面积软组织损伤、大面积烧伤、偏瘫、脑血管意外等血钾升高患者应禁用，以免产生高血钾性心跳骤停。

（4）眼压升高　琥珀胆碱短暂收缩眼外肌，故青光眼、白内障患者禁用。

2. 非除极化型肌松药　非除极化型肌松药又称竞争性肌松药，能与神经肌肉接头后膜的 N_2 受体结合，竞争性阻断乙酰胆碱与 N_2 受体结合，导致神经肌肉接头后膜不能除极化，使骨骼肌松弛。本类药物的特点是：①肌肉松弛前无肌束颤动；②胆碱酯酶抑制药可对抗其肌肉松弛作用，药物过量中毒可用新斯的明解救；③具有一定的神经节阻断作用，可致血压下降。

> ▌**药师提示**
>
> 使用肌松药时注意剂量和密切观察呼吸情况。

筒箭毒碱（D-tubocurarine）

筒箭毒碱是从南美洲生产的植物浸膏箭毒中提取的生物碱。静脉注射3~6分钟起效，是临床应用最早的典型非除极化型肌松药。但因药物来源有限，不良反应较多，现已少用。

泮库溴铵（Pancuronium Bromide）

泮库溴铵为人工合成的长效非除极化型肌松药，其肌肉松弛作用较筒箭毒碱强，静注4~6分钟起效，维持时间2~3小时。治疗量无神经节阻断作用和促进组胺释放作用，但有轻度抗胆碱作用和促进儿茶酚胺释放作用，故可引起心率加快和血压升高。主要用于各种手术维持肌松和气管插管。

同类药物还有维库溴铵（Vecuronium）、阿曲库铵（Atracurium）等，其作用选择性更高，治疗量无明显的迷走神经或神经节阻断作用。维库溴铵和阿曲库铵静脉注射后均2~3分钟显效，作用维持30~40分钟。因阿曲库铵主要被血液中的假性胆碱酯酶水解失活，故肝肾功能不全者可选用本药。

（王　静　秦红兵）

第四节　肾上腺素受体激动药

肾上腺素受体激动药是一类能与肾上腺素受体结合并激动受体，产生肾上腺素样作用的药物，又称拟肾上腺素药。肾上腺素受体激动药化学结构均为胺类，其作用与兴奋交感神经的效应相似，故又称拟交感胺类。肾上腺素受体激动药按其对肾上腺素受体选择性的不同，可分为三类：①α、β受体激动药；②α受体激动药；③β受体激动药。

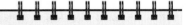

案例导入4

案例：刘先生，56岁，因受凉后出现发热、咳嗽、咳痰，诊断为"社区获得性肺炎"。应用青霉素静脉点滴，用药前皮试阴性，用药约30分钟后出现皮肤瘙痒，未在意，随后出现大汗、面色苍白、喉部堵塞感、胸闷、气急等表现，血压80/50mmHg。诊断为过敏性休克。

讨论：请分析应该首选什么药物进行治疗，为什么？

一、α、β 受体激动药

肾上腺素（Adrenaline，AD）

肾上腺素是肾上腺髓质分泌的主要激素，药用肾上腺素是从家畜肾上腺提取或人工合成。

【体内过程】肾上腺素化学性质不稳定，遇光易失效，在中性尤其是碱性溶液中，易氧化变色而失去活性。口服易被碱性肠液破坏，吸收很少，不能达到有效血药浓度。皮下注射因能收缩血管，吸收缓慢，作用维持1小时左右。肌内注射吸收较快，作用维持约10~30分钟。静脉注射立即起效，但作用仅维持数分钟。肾上腺素在体内迅速被突触前膜再摄取或被COMT和MAO代谢失活，其代谢产物经肾脏排泄。

【药理作用】主要激动α受体和β受体。

1. 兴奋心脏　肾上腺素能激动心脏的β_1受体，使心肌收缩力加强，传导加速，心率加快，心排出量增加；同时能兴奋冠状血管的β_2受体，扩张冠状血管，改善心肌的血液供应。

但肾上腺素能提高心肌代谢，使心肌耗氧量增加，加上心肌兴奋性提高，若剂量过大或给药速度过快，可引起心律失常，甚至心室纤颤。

2. 舒缩血管 肾上腺素对血管的作用取决于各器官血管平滑肌肾上腺素受体分布的类型和密度。皮肤、黏膜、内脏（尤其肾、脾）血管以 α 受体占优势，故收缩反应强烈，但对脑和肺血管收缩作用微弱，有时因血压升高而被动扩张。骨骼肌血管上以 β_2 受体占优势，则呈扩张反应。

3. 影响血压 肾上腺素对血压的影响与其用药剂量有关。①治疗量的肾上腺素激动 β_1 受体，使心脏兴奋，心排出量增加，故收缩压增高；由于激动 β_2 受体，使骨骼肌血管扩张作用抵消或超过了皮肤、黏膜和内脏血管的收缩作用，故舒张压不变或略下降，脉压差增大，有利于组织器官的血液灌注；②较大剂量肾上腺素，除强烈兴奋心脏外，还可使血管平滑肌的 α 受体占优势，皮肤、黏膜、内脏血管的收缩作用超过了骨骼肌血管的扩张作用，故收缩压和舒张压均升高。其升压作用可被 α 受体阻断药翻转；③还作用于肾小球球旁器的 β_1 受体，促使肾素分泌，影响血压。

4. 扩张支气管 肾上腺素能激动支气管平滑肌的 β_2 受体，使支气管平滑肌舒张，并能抑制肥大细胞释放过敏介质如组胺等，还可激动支气管黏膜血管 α 受体，使支气管黏膜血管收缩，毛细血管的通透性降低，有利于消除支气管黏膜水肿。

5. 促进代谢 肾上腺素能提高机体代谢，治疗量时可使耗氧量升高 20% ~ 30%；可加速糖原分解，并降低外周组织对葡萄糖摄取的作用，从而使血糖升高；可激活三酰甘油酶，加速三酰甘油分解，使血液中游离脂肪酸升高。

【临床应用】

1. 心脏骤停 肾上腺素具有强大的强心作用，是心脏骤停复苏的首选药。主要用于抢救溺水、麻醉及手术意外、药物中毒、传染病和心脏传导阻滞等所致的心脏骤停。在进行有效的心肺复苏的同时，可用肾上腺素静脉注射或心室内注射。电击或卤素类全麻药（氟烷、甲氧氟烷等）意外引起心脏骤停时常伴有或诱发心室纤颤，应用本药抢救的同时，必须配合使用除颤器、起搏器及利多卡因等抗心律失常药物。

拓展阅读

心脏骤停

心脏骤停是指各种原因引起的心脏突然停止跳动，有效泵血功能消失，引起全身严重缺氧、缺血。临床表现为扪不到大动脉搏动和心音消失；继之意识丧失，呼吸停止，瞳孔散大，若不及时抢救可引起死亡。若心脏停止搏动超过 5 分钟常可造成大脑严重损伤或死亡，即使复跳也往往会有不同程度的后遗症。因此，心脏骤停是临床上最危重的急症，必须争分夺秒积极抢救。心脏骤停发生后最主要的抢救措施是及时正确地进行心肺脑复苏。

2. 过敏性休克 是抢救过敏性休克的首选药。肾上腺素作用快而强，其通过兴奋心脏、收缩血管、松弛支气管平滑肌、减轻喉头水肿、抑制过敏介质释放等，可迅速缓解过敏性休克所致的循环衰竭和呼吸衰竭。

3. 支气管哮喘 肾上腺素可控制支气管哮喘的急性发作，皮下或肌内注射可于数分钟内奏效，但作用时间短，且不良反应较多，现已少用。

4. 与局麻药配伍 在局麻药中加入少量肾上腺素，可使局部血管收缩，延缓局麻药的吸收，并减少吸收中毒的危险，一般局麻药中肾上腺素浓度为 1：200000。但应注意在肢体末端（如手指、脚趾、阴茎等处）手术时不宜加用肾上腺素，以免末端组织缺血坏死。

5. 局部止血 当鼻黏膜或齿龈出血时将浸有 0.1% 肾上腺素的纱布或棉球填塞出血处，使血管收缩而止血。

案例 4 分析

　　首选肾上腺素。青霉素引起的过敏性休克是由于过敏介质的释放引起的呼吸、循环衰竭，主要表现为血压下降、喉头水肿、呼吸困难等，严重时危及生命。肾上腺素对青霉素过敏性引起的过敏介质释放、呼吸困难和血压下降等均有较好的作用。

【不良反应和注意事项】治疗量可出现心悸、烦躁、失眠、头痛、出汗和血压升高等。剂量过大或静脉注射速度过快时，可使血压骤升，有发生脑出血的危险。也可引起期前收缩、心动过速，甚至心室纤颤，故应严格控制剂量。

老年人慎用。高血压、脑动脉硬化、器质性心脏病、糖尿病及甲状腺功能亢进症患者禁用。

多巴胺（Dopamine，DA）

多巴胺是去甲肾上腺素的前体物质，药用为人工合成品。口服易被胃肠道破坏，故口服无效，常采用静脉滴注给药。在体内迅速被 MAO 和 COMT 代谢灭活，故作用时间短暂。不易透过血脑屏障，故外源性多巴胺几乎无中枢作用。

【药理作用】多巴胺能激动 α 受体、β 受体和 DA 受体。

1. 兴奋心脏 多巴胺能激动心脏 β 受体，也能促进去甲肾上腺素释放，从而使心肌收缩力加强、心排出量增加。一般剂量对心率影响不明显，很少引起心律失常，大剂量可加快心率。

2. 舒缩血管 治疗量多巴胺能激动肾、肠系膜和冠状血管上的 D_1 受体，使肾脏、肠系膜和冠状血管扩张；激动皮肤、黏膜血管的 α 受体，使皮肤、黏膜血管收缩；对 $β_2$ 受体的影响微弱。大剂量时则以 α 受体的兴奋作用占优势，主要表现为血管收缩。

3. 升高血压 治疗量多巴胺能升高收缩压，而舒张压无明显变化，故脉压差加大。这是由于心排出量增加，而肾和肠系膜血管阻力下降，其他血管阻力基本不变，使总外周阻力变化不大的结果。大剂量时，除激动心脏 β 受体外，α 受体的兴奋作用占优势，引起外周血管收缩，外周阻力增加，收缩压和舒张压均升高。

4. 改善肾功能 治疗量多巴胺能激动肾血管 D_1 受体，使肾血管扩张，肾血流量和肾小球滤过率增加。此外，多巴胺还具有排钠利尿作用，可改善肾功能。但大剂量多巴胺可使肾血管收缩，减少肾血流量，应予注意。

【临床应用】**1. 休克** 适用于感染性休克、出血性休克及心源性休克等。对于伴有心肌收缩力减弱及尿量减少而血容量已补足的休克患者疗效较好。

2. 急性肾衰竭 因能改善肾功能，增加尿量，可与利尿药合用治疗急性肾功能衰竭。

【不良反应与注意事项】治疗量时不良反应少，偶见恶心、呕吐。如剂量过大或静脉滴注速度过快可出现心动过速、心律失常和肾功能减退等，一旦发生，应减慢静脉滴注速度或停药。心动过速者禁用。

麻黄碱（Ephedrine）

麻黄碱是从中药麻黄中提取的生物碱，也可人工合成，药用其左旋体或消旋体。口服易吸收，易通过血脑屏障，大部分以原形经肾脏排泄，一次给药作用可维持 3~6 小时。

【药理作用】麻黄碱能激动 α 受体和 β 受体，也能促进去甲肾上腺素能神经末梢释放去甲肾上腺素。与肾上腺素相比，麻黄碱具有下列特点：①性质稳定，口服有效；②对心血管作用弱而持久；③中枢兴奋作用较显著；④易产生快速耐受性。

【临床应用】**1. 支气管哮喘** 扩张支气管作用较肾上腺素弱，起效慢但作用持久。用于预防支气管哮喘发作和轻症的治疗，对于重症急性发作效果较差。

2. 鼻黏膜充血 0.5%~1% 溶液滴鼻可明显缓解鼻黏膜肿胀，消除鼻黏膜充血引起的鼻塞。

3. 防治低血压 因兴奋心脏，可使心肌收缩力加强、心排出量增加、血压升高，作用弱而持久，常用于防治硬膜外麻醉及蛛网膜下隙麻醉引起的低血压。

【不良反应与注意事项】较大剂量可引起兴奋、不安、失眠等，晚间服用宜加用镇静催眠药。本药可从乳汁分泌，故哺乳期妇女不宜应用，禁忌证同肾上腺素。

二、α 受体激动药

（一）α₁、α₂ 受体激动药

去甲肾上腺素（Noradrenaline，NA）

去甲肾上腺素是肾上腺素能神经末梢释放的主要递质，也可由肾上腺髓质分泌。药用为人工合成品，其化学性质不稳定，遇光易失效，应避光保存。在中性尤其在碱性溶液中迅速氧化失效，在酸性溶液中较稳定，忌与碱性药物混合使用。

【体内过程】在肠内易被碱性肠液破坏，故口服无效。皮下或肌内注射时，因血管剧烈收缩，吸收很少，且易发生局部组织坏死，故只能采用静脉滴注给药。主要分布于去甲肾上腺素能神经支配的组织器官及肾上腺髓质中。迅速被去甲肾上腺素能神经末梢再摄取，部分被 COMT 和 MAO 代谢，故作用维持时间短暂。代谢产物经肾脏排泄。

【药理作用】去甲肾上腺素主要激动 α 受体，对 β₁ 受体作用较弱，对 β₂ 受体几乎无作用。

1. 对血管的作用 去甲肾上腺素激动 α₁ 受体，除冠状血管外，全身血管均呈现收缩效应。其中，皮肤、黏膜血管收缩最明显；其次是对肾血管的收缩作用；脑、肝、肠系膜和骨骼肌血管也呈现收缩反应。冠状血管扩张，主要是由于心脏兴奋，心肌的代谢产物（如腺苷）增加所致，同时因血压升高，提高了冠状血管的灌注压力，故冠脉血流量增加。

2. 兴奋心脏 去甲肾上腺素对心脏 β₁ 受体有较弱的激动作用，可使心肌收缩力加强、心率加快、传导加速、心排出量增加。在整体情况下，心率可因为血压升高而反射性减慢。剂量过大也会引起心律失常，但较肾上腺素少见。

3. 升高血压 小剂量滴注时，由于心脏兴奋，心排出量增加，收缩压升高，此时血管收缩作用尚不十分剧烈，故舒张压升高不多而脉压差加大。较大剂量时，因血管强烈收缩使外周阻力明显增高，故收缩压升高的同时舒张压也明显升高，脉压差变小。其升压作用较强，且不被 α 受体阻断药所翻转，因此对 α 受体阻断药引起的低血压可用本药治疗。

【临床应用】

1. 休克 目前去甲肾上腺素在休克治疗中已不占主要地位，仅用于神经源性休克早期、过敏性休克、应用血管扩张药无效的感染性休克及药物中毒（如氯丙嗪、酚妥拉明）引起的低血压等，可用小剂量去甲肾上腺素静脉滴注，使收缩压维持在 90mmHg（12kPa）左右，以保证心、脑等重要器官的血液供应。切忌大剂量或长时间应用，否则，会因血管剧烈收缩而加重微循环障碍。

2. 上消化道出血 去甲肾上腺素 1~3mg 适当稀释后口服，可使食管和胃内血管收缩，产生止血效果。

【不良反应与注意事项】1. 局部组织缺血坏死 静脉滴注时间过长、浓度过高或药液漏出血管，可引起局部组织缺血坏死。如发现药液外漏或注射部位皮肤苍白，应更换注射部位，同时进行热敷，并用普鲁卡因或 α 受体阻断药酚妥拉明作局部浸润注射，以扩张血管，改善局部血液灌注。

2. 急性肾衰竭 静脉滴注时间过长或剂量过大，可使肾血管剧烈收缩，产生少尿、无尿和肾实质缺血性损伤，故用药期间注意监测尿量，至少应保持在每小时 25ml 以上。

高血压、动脉硬化症、器质性心脏病、少尿、无尿及严重微循环障碍患者禁用。

间羟胺（Metaraminol）

间羟胺为人工合成品，化学性质较稳定。可直接激动 α 受体，对 $β_1$ 受体作用较弱；也可被去甲肾上腺素能神经末梢摄取进入囊泡，通过置换作用促使囊泡中的去甲肾上腺素释放，发挥间接作用。本药不易被 MAO 破坏，故作用较持久。短时间内连续应用，可因囊泡内去甲肾上腺素减少，使效应逐渐减弱，产生快速耐受性。

间羟胺与去甲肾上腺素比较，其主要作用特点有：①收缩血管、升高血压作用较弱而持久；②对肾血管的收缩作用也较弱，很少引起急性肾衰竭；③轻度兴奋心脏 $β_1$ 受体，可使休克患者的心排出量增加，但对心率的影响不明显，很少引起心律失常，有时因血压升高反射性地使心率减慢；④化学性质稳定，既可静脉给药，也可肌内注射。

间羟胺常作为去甲肾上腺素的代用品，主要用于各种休克早期或其他低血压状态。

（二） $α_1$ 受体激动药

去氧肾上腺素（Phenylephrine）

去氧肾上腺素为人工合成品。作用与去甲肾上腺素相似而较弱。可收缩血管升高血压，反射性地使心率减慢，但减少肾血流作用比去甲肾上腺素更为明显，故少用于休克。作用维持时间较久，既可静脉滴注，也可肌内注射。可用于防治脊椎麻醉或全身麻醉时的低血压。本药尚能激动瞳孔开大肌 $α_1$ 受体，使瞳孔扩大。与阿托品比较，一般不引起眼内压升高和调节麻痹。主要在检查眼底时，作为快速短效的扩瞳药使用。

（三） $α_2$ 受体激动药

可乐定（Clonidine）

可乐定主要用于高血压的治疗，见第四章。

三、β 受体激动药

（一）$β_1$、$β_2$ 受体激动药

异丙肾上腺素（Isoprenaline）

异丙肾上腺素为人工合成品。口服无效，气雾吸入吸收较快；舌下给药因能扩张局部

血管，少量可经舌下静脉丛迅速吸收。吸收后主要在肝脏及其他组织中被 COMT 所代谢，少量被 MAO 代谢，作用维持时间较肾上腺素略长。

【药理作用】异丙肾上腺素主要激动 β 受体，对 $β_1$ 受体和 $β_2$ 受体选择性差，对 α 受体几乎无作用。

1. 兴奋心脏　能激动心脏 $β_1$ 受体，表现为正性肌力和正性频率作用，缩短收缩期和舒张期。与肾上腺素比较，异丙肾上腺素加快心率、加速传导的作用较强，心肌耗氧量明显增加，对窦房结有显著兴奋作用，也能引起心律失常，但较少产生心室纤颤。

2. 扩张血管　能激动血管 $β_2$ 受体，产生血管扩张作用。对骨骼肌血管扩张作用较明显，对肾血管和肠系膜血管扩张作用较弱，对冠状血管也有扩张作用。

3. 影响血压　能兴奋心脏和扩张外周血管，使收缩压升高而舒张压略下降，脉压差增大。

4. 扩张支气管　能激动支气管平滑肌 $β_2$ 受体，使支气管平滑肌舒张，其作用比肾上腺素略强，也具有抑制组胺等过敏介质释放的作用。但对支气管黏膜血管无收缩作用，故消除黏膜水肿的作用不如肾上腺素。久用可产生耐受性。

5. 其他　激动 β 受体，增加脂肪和糖原分解，增加组织的耗氧量。与肾上腺素比较，其升高血中游离脂肪酸作用相似，而升高血糖作用较弱。不易透过血脑屏障，故中枢兴奋作用不明显。

【临床应用】

1. 支气管哮喘　舌下含化或雾化吸入，用于控制支气管哮喘急性发作，疗效快而强。

2. 房室传导阻滞　舌下含化或静脉滴注，用于治疗 Ⅰ、Ⅱ度房室传导阻滞。

3. 心脏骤停　适用于心室自身节律缓慢、高度房室传导阻滞或窦房结功能衰竭等所致的心脏骤停。因异丙肾上腺素可引起舒张压下降，降低冠状动脉灌注压，可与去甲肾上腺素或间羟胺合用，作心室内注射。

4. 休克　在补足血容量的基础上，可用于治疗心排出量较低、中心静脉压高的感染性休克。

【不良反应与注意事项】常见心悸、头晕、皮肤潮红等反应。在支气管哮喘患者已明显缺氧时，剂量过大易引起心律失常，甚至产生心室纤颤而猝死，注意控制剂量。心绞痛、心肌梗死、冠心病、心肌炎和甲状腺功能亢进等患者禁用。

（二）$β_1$ 受体激动药

多巴酚丁胺（Dobutamine）

多巴酚丁胺为人工合成品，其化学结构和体内过程与多巴胺相似，口服无效，仅供静脉给药。多巴酚丁胺能选择性激动 $β_1$ 受体，与异丙肾上腺素比较，本药的正性肌力作用比正性频率作用显著，可以增加心排出量，对心率影响不明显。主要用于心肌梗死并发心功能不全的治疗。连续应用可产生快速耐受性。

常见不良反应有血压升高、心悸、头痛、气短等。偶致室性心律失常。梗阻型肥厚性心肌病、心房纤颤者禁用。

（三）$β_2$ 受体激动药

本类药物包括沙丁胺醇（Salbutamol）、克仑特罗（Clenbuterol）等。能选择性激动 $β_2$ 受体，舒张支气管平滑肌，主要用于支气管哮喘的治疗，见第六章。

（王　静　秦红兵）

第五节　肾上腺素受体阻断药

肾上腺素受体阻断药是一类能与肾上腺素受体结合，本身不能激动或较弱激动肾上腺素受体，却能阻断去甲肾上腺素能神经递质或肾上腺素受体激动药与肾上腺素受体结合，从而产生抗肾上腺素作用的药物。按其对受体的选择性不同可分为三类：①α 受体阻断药；②β 受体阻断药；③α、β 受体阻断药。

案例导入 5

案例：杨先生，46 岁，平时身体健康，近一个月无明显诱因出现头晕不适、乏力，还伴有心悸表现，因工作繁忙未及时到医院就诊。今晨起突觉头晕和心悸加重，伴有头痛、恶心，无呕吐来院就诊，体检结果：Bp165/100mmHg，R105 次/分钟。排除其他疾病后最终确诊为 2 级高血压病，窦性心动过速。

讨论：请分析可以推荐什么药物进行治疗，用药过程中注意哪些问题？

一、α 受体阻断药

α 受体阻断药能选择性地与 α 受体结合，阻断去甲肾上腺素能神经递质及肾上腺素受体激动药与 α 受体结合，从而产生抗肾上腺素作用。α 受体阻断药选择性地阻断与血管收缩有关的 α 受体，但不影响与血管舒张有关的 $β_2$ 受体，肾上腺素激动 α 受体的血管收缩作用被取消，而激动 $β_2$ 受体舒张血管作用得以充分显现，将肾上腺素的升压作用翻转为降压作用，称为"肾上腺素升压作用的翻转"。

根据这类药物对 $α_1$、$α_2$ 受体选择性的不同，可将其分为三类：①非选择性 α 受体阻断药（$α_1$、$α_2$ 受体阻断药）；②选择性 $α_1$ 受体阻断药；③选择性 $α_2$ 受体阻断药。

（一）$α_1$、$α_2$ 受体阻断药

酚妥拉明（Phentolamine）

酚妥拉明又名苄胺唑啉、立其丁。为短效类 α 受体阻断药。本药生物利用度低，口服作用仅为注射给药的 20%。口服后 30 分钟血药浓度达峰值，作用维持约 3~6 小时，肌内注射作用维持 30~45 分钟。大多以无活性的代谢产物经肾脏排泄。

【药理作用】酚妥拉明能竞争性地阻断 α 受体，对 $α_1$、$α_2$ 受体具有相似的亲和力，可阻断肾上腺素的 α 型作用。

1. 扩张血管　静脉注射酚妥拉明可使血管扩张，血压下降，肺动脉压和外周血管阻力降低。其作用机制主要是阻断血管平滑肌 $α_1$ 受体以及对血管的直接扩张作用。

2. 兴奋心脏　可使心肌收缩力加强、心率加快、心排出量增加，这种兴奋作用部分由于血管扩张，血压下降，反射性地兴奋交感神经引起；部分是因阻断去甲肾上腺素能神经末梢突触前膜 $α_2$ 受体，从而促进去甲肾上腺素释放，激动心脏 $β_1$ 受体的结果。

3. 其他　有拟胆碱作用和组胺样作用，使胃肠平滑肌兴奋、胃酸分泌增加、皮肤潮红等。

【临床应用】**1. 外周血管痉挛性疾病**　利用其扩张血管作用，用于肢端动脉痉挛性疾

病如雷诺综合征、血栓闭塞性脉管炎等。

2. 防治局部组织缺血坏死 当静脉滴注去甲肾上腺素发生药液外漏，可用本药做局部浸润注射，以拮抗去甲肾上腺素的血管收缩作用。

3. 嗜铬细胞瘤诊治 本药可使嗜铬细胞瘤所致的高血压在短时间内明显下降，用于嗜铬细胞瘤的诊断，还用于嗜铬细胞瘤骤发高血压危象以及手术前的准备。

4. 休克 用于抗休克，能使心排出量增加，血管扩张，外周阻力降低，从而改善休克状态时的内脏血液灌注，解除微循环障碍；并能降低肺循环阻力，防止肺水肿的发生。主要用于感染性休克、心源性休克和神经源性休克。

5. 难治性充血性心力衰竭 心力衰竭时，因心排出量不足，交感神经张力增加，外周阻力增高，肺充血和肺动脉压力升高，易产生肺水肿。应用酚妥拉明可扩张血管，降低外周阻力，使心脏后负荷明显降低，左室舒张末期压与肺动脉压下降，心排出量增加以减轻心力衰竭症状。

【不良反应与注意事项】 常见低血压、腹痛、腹泻、呕吐，也可诱发溃疡病。静脉给药有时可引起心率加快、心律失常和心绞痛，须缓慢注射或滴注。冠心病、胃炎、消化性溃疡等患者慎用。

妥拉唑啉（Tolazoline）

妥拉唑啉对 α 受体阻断作用与酚妥拉明相似，但作用较弱，而组胺样作用和拟胆碱作用较强。口服和注射均易吸收，大部分以原形经尿排泄。主要用于血管痉挛性疾病的治疗，局部浸润注射用于去甲肾上腺素静脉滴注时药液外漏。不良反应与酚妥拉明相似，但发生率较高。

酚苄明（Phenoxybenzamine）

酚苄明又名苯苄胺，为长效类 α 受体阻断药。因刺激性大，不作肌内注射和皮下注射，主要采用口服和静脉给药。起效较慢，作用强大而持久，一次给药作用可持续 3~4 天。

酚苄明能阻断血管平滑肌的 α 受体，扩张血管，降低外周阻力，改善微循环。可用于治疗外周血管痉挛性疾病、休克和嗜铬细胞瘤的治疗，还可用于良性前列腺增生，改善排尿困难的症状。常见不良反应有直立性低血压、心动过速、心律失常、鼻塞、口干、恶心、呕吐、嗜睡、疲乏等。

（二）α_1 受体阻断药

哌唑嗪（Prazosin）

哌唑嗪能选择性地阻断 α_1 受体，对 α_2 受体作用弱，故不影响去甲肾上腺素的释放，加快心率的不良反应较轻。主要用于治疗高血压。

同类药物还有特拉唑嗪和布那唑嗪等。

二、β 受体阻断药

β 受体阻断药可选择性地与 β 受体结合，阻断去甲肾上腺素能神经递质及肾上腺素受体激动药与 β 受体结合，从而产生抗肾上腺素作用。根据这类药物对 β_1、β_2 受体选择性的不同，可将其分为非选择性 β 受体阻断药（β_1、β_2 受体阻断药）和选择性 β_1 受体阻断药。常用 β 受体阻断药药理学特性，见表 3-3。

表 3-3 β 受体阻断药分类及药理学特性

药物名称	内在拟交感活性	膜稳定作用	口服生物利用度（%）	血浆半衰期（h）	首关消除（%）	主要消除器官
β₁、β₂受体阻断药						
普萘洛尔（Propranolol）	–	++	30	3~5	60~70	肝
噻吗洛尔（Timolol）	–	–	75	3~5	25~30	肝
吲哚洛尔（Pindolol）	++	±	90	3~4	10~13	肝、肾
β₁受体阻断药						
美托洛尔（Metoprolol）	–	±	40	3~4	50~60	肝
阿替洛尔（Atenolol）	–	–	50	5~8	0~10	肾
醋丁洛尔（Acebutolol）	+	+	40	3~4	20~30	肝
α、β受体阻断药						
拉贝洛尔*（Labetalol）	±	±	20~40	4~6	60	肝

*拉贝洛尔同时阻断 α 和 β 受体，对 β 受体阻断作用强。

【药理作用】

1. 阻断 β 受体作用

（1）对心血管系统的影响　阻断心脏 β₁ 受体，使心率减慢，心房和房室结的传导减慢，心肌收缩力减弱，心排出量减少，心肌耗氧量下降，血压降低。由于非选择性 β 受体阻断药如普萘洛尔对血管 β₂ 受体也有阻断作用，加上心脏功能受到抑制，反射地兴奋交感神经引起血管收缩和外周阻力增加，可使肝、肾和骨骼肌等血流量减少，冠状血管血流量也可降低。

（2）收缩支气管平滑肌　阻断支气管平滑肌 β₂ 受体，使支气管平滑肌收缩而增加呼吸道阻力，可诱发或加重哮喘。

（3）影响代谢　可抑制交感神经兴奋所引起的脂肪、糖原分解。普萘洛尔并不影响正常人的血糖水平，也不影响胰岛素的降血糖作用，但能延缓胰岛素给药后血糖水平的恢复。β 受体阻断药能掩盖低血糖时交感神经兴奋的症状，使低血糖不易被及时察觉。

（4）抑制肾素释放　通过阻断肾小球旁器细胞 β₁ 受体而抑制肾素的释放，这可能是其降压作用原因之一，以普萘洛尔的作用最强。

2. 内在拟交感活性　有些 β 受体阻断药（吲哚洛尔）与 β 受体结合后除能阻断受体外，尚对 β 受体具有较弱的激动作用，称为内在拟交感活性。由于这种作用较弱，一般被其 β 受体阻断作用所掩盖。内在拟交感活性较强的药物在临床应用时，其抑制心肌收缩力、减慢心率和收缩支气管作用较弱。

3. **膜稳定作用** 有些β受体阻断药具有局部麻醉作用和奎尼丁样作用,这两种作用都是由于其降低细胞膜对离子的通透性所致,故称为膜稳定作用。这一作用在常用量时与其治疗作用的关系不大。

4. **其他** 普萘洛尔有抗血小板聚集作用;噻吗洛尔有降低眼内压作用,这可能与其阻断血管平滑肌β₂受体,使眼后房血管收缩,减少房水的形成有关。

【临床应用】 1. **心律失常** 对多种原因引起的快速型心律失常均有效,对于交感神经兴奋性过高、甲状腺功能亢进等引起的窦性心动过速疗效较好,也可用于运动或情绪激动所引发的室性心律失常。

2. **心绞痛和心肌梗死** 对心绞痛有良好的疗效。长期应用可降低心肌梗死复发率和猝死率。

3. **高血压** 为治疗高血压的常用药物,能使高血压患者的血压下降,并伴有心率减慢。

4. **充血性心力衰竭** 本类药物可使心率减慢,心肌耗氧量减少,还可阻断肾小球旁器细胞β₁受体,抑制肾素-血管紧张素-醛固酮系统,减轻心脏的前、后负荷,从而改善症状。

5. **甲状腺功能亢进症** 可降低基础代谢率,减慢心率,控制激动不安等症状,主要用于甲状腺功能亢进症的辅助治疗,对甲状腺危象可迅速控制症状。

6. **其他** 本类药还可用于:①嗜铬细胞瘤和肥厚性心肌病;②普萘洛尔适用于偏头痛、肌震颤、肝硬化所致的上消化道出血等;③噻吗洛尔常局部应用治疗青光眼。

案例5分析

应用普萘洛尔等β受体阻断药,因为该患者同时存在高血压和窦性心动过速,β受体阻断药不仅能有效降压还能降低心率,缓解心悸表现。用药时注意个体差异,用药初期服用小剂量并逐渐加量,停药时应逐渐减量,哮喘患者禁用该类药物。

【不良反应及注意事项】 1. **一般不良反应** 有恶心、呕吐、轻度腹泻等消化道症状。偶见过敏反应如皮疹、血小板减少等。

2. **心脏抑制** 因对心脏β₁受体的阻断作用,可引起心脏抑制,特别是窦性心动过缓、房室传导阻滞、心功能不全等患者对药物的敏感性增高,尤易发生,甚至引起严重心功能不全、肺水肿、房室传导完全阻滞或心脏骤停等。

3. **诱发或加重支气管哮喘** 阻断支气管平滑肌β₂受体,使支气管平滑肌收缩,呼吸道阻力增加。

4. **外周血管收缩和痉挛** 阻断血管平滑肌的β₂受体,可使外周血管收缩和痉挛,导致四肢发冷、皮肤苍白或发绀,出现雷诺症状或间歇性跛行,甚至引起脚趾溃疡和坏死。

5. **反跳现象** 长期应用β受体阻断药突然停药,可使原有疾病症状加重,与β受体向上调节有关。因此,长期用药者不宜突然停药,须逐渐减量直至停药,避免反跳现象的发生。

严重心功能不全、窦性心动过缓、重度房室传导阻滞和支气管哮喘等禁用。心肌梗死、肝功能不全者应慎用。

初次使用β受体阻断药时应该从小剂量开始,停药时需逐渐减量。

（一）β₁、β₂受体阻断药

普萘洛尔（Propranolol）

普萘洛尔为临床常用的 β 受体阻断药。本药具有较强的 β 受体阻断作用，对 β₁ 受体和 β₂ 受体的选择性低，无内在拟交感活性。可使心肌收缩力减弱、心率减慢、传导减慢和心排出量降低，冠脉血流量下降，心肌耗氧量减少。常用于治疗高血压、心绞痛、心律失常、甲状腺功能亢进症等。

吲哚洛尔（Pindolol）

吲哚洛尔作用与普萘洛尔相似，其作用强度为普萘洛尔的 6~15 倍，而且具有较强的内在拟交感活性，主要表现在激动 β₂ 受体方面。激动血管平滑肌的 β₂ 受体所致的扩张血管作用有助于高血压的治疗。

噻吗洛尔（Timolol）

噻吗洛尔是已知作用最强的 β 受体阻断药，无内在拟交感活性和膜稳定作用。本药能阻断血管平滑肌 β₂ 受体，减少房水的形成，降低眼内压，常用其滴眼剂治疗青光眼。噻吗洛尔的疗效与毛果芸香碱相近或较优，且无缩瞳和调节痉挛等不良反应。

（二）β₁受体阻断药

阿替洛尔（Atenolol）、美托洛尔（Metoprolol）

阿替洛尔和美托洛尔对 β₁ 受体有选择性阻断作用，无内在拟交感活性，临床主要用于高血压的治疗。对 β₂ 受体作用较弱，故增加呼吸道阻力作用较轻，但支气管哮喘者仍需慎用。

三、α、β 受体阻断药

本类药物对 α 受体和 β 受体的阻断作用选择性低，但对 β 受体的阻断作用强于对 α 受体的阻断作用。代表药物为拉贝洛尔。

拉贝洛尔（Labetalol）

拉贝洛尔口服吸收率个体差异大，部分被首关消除，生物利用度为 20%~40%。$t_{1/2}$ 为 4~6 小时，血浆蛋白结合率为 50%，约有 99% 的药物在肝脏迅速代谢，只有少量经肾脏排泄。

【药理作用及临床应用】拉贝洛尔能同时阻断 α 受体和 β 受体，其中阻断 β₁ 和 β₂ 受体的作用强度相似，对 α₁ 受体的阻断作用较弱，对 α₂ 受体无作用。静脉注射或静脉滴注主要用于中、重度高血压和心绞痛的治疗，也可用于高血压危象的治疗。

【不良反应与注意事项】可引起眩晕、乏力、上腹不适等，大剂量可引起直立性低血压。支气管哮喘及心功能不全者禁用。本药对小儿、孕妇及脑出血患者禁止静脉注射。

（王　静　秦红兵）

重点小结

传出神经按递质分类包括胆碱能神经和去甲肾上腺素能神经。胆碱能受体分为 M 受体和 N 受体，M 受体主要分布在腺体、内脏平滑肌、瞳孔括约肌上，N 受体主要分布于骨骼肌。去甲肾上腺素受体分为 α 受体和 β 受体，α 受体主要分布于皮肤、黏膜血管平滑肌，兴奋时引起血管收缩。β 受体主要分布于心脏（$β_1$受体）和支气管平滑肌（$β_2$受体）等，兴奋时引起心脏兴奋，支气管平滑肌舒张等。

M 受体激动药毛果芸香碱通过缩小瞳孔、降低眼压发挥治疗青光眼的作用。可逆性胆碱酯酶抑制药新斯的明对骨骼肌作用最显著，用于重症肌无力、术后腹气胀和尿潴留、阵发性室上性心动过速和解救筒箭毒碱中毒等。M 受体阻断药阿托品的药理作用包括抑制腺体分泌、解除内脏平滑肌痉挛、对眼的作用、扩张血管、抑制心脏等，临床用于麻醉前给药、缓解内脏绞痛、眼科应用、感染性休克、窦性心动过缓和解救有机磷中毒等，阿托品禁用于青光眼和前列腺肥大。

α、β 受体激动药肾上腺素是治疗心脏骤停和过敏性休克的首选。去甲肾上腺素是 α 受体激动药，不良反应为局部组织坏死和急性肾功能衰竭。β 受体激动药异丙肾上腺素主要用于支气管哮喘、房室传导阻滞、心脏骤停等。α 受体阻断药酚妥拉明主要用于血管痉挛性疾病、去甲肾上腺素引起的局部坏死、诊治嗜铬细胞瘤等。β 受体阻断药如普萘洛尔、美托洛尔等临床应用广泛，可用于治疗高血压、心律失常、冠心病及甲状腺功能亢进等，心动过缓、房室传导阻滞、支气管哮喘者禁用。

目标检测

一、选择题

1. 突触间隙的 ACh 消除的主要方式是（   ）。
   A. 被 MAO 灭活
   B. 被 COMT 灭活
   C. 被 AChE 灭活
   D. 被磷酸二酯酶
   E. 被神经末梢再摄取

2. 下列哪一受体兴奋可引起支气管平滑肌松弛（   ）。
   A. M 受体
   B. $α_1$受体
   C. $α_2$受体
   D. $β_1$受体
   E. $β_2$受体

3. 毛果芸香碱滴眼可引起（   ）。
   A. 缩瞳、升高眼内压、调节痉挛
   B. 缩瞳、降低眼内压、调节麻痹
   C. 扩瞳、降低眼内压、调节麻痹
   D. 扩瞳、升高眼内压、调节痉挛
   E. 缩瞳、降低眼内压、调节痉挛

4. 有关新斯的明的叙述，错误的是（   ）。
   A. 对骨骼肌的兴奋作用最强
   B. 为难逆性胆碱酯酶抑制药
   C. 可用于术后腹气胀和尿潴留
   D. 不易透过角膜，对眼的作用很弱
   E. 禁用于支气管哮喘患者

5. 有关阿托品不良反应的叙述，错误的是（   ）。
   A. 口干乏力
   B. 排尿困难
   C. 心率加快
   D. 瞳孔扩大
   E. 视远物模糊

6. 阿托品用于麻醉前给药的依据是（   ）。
   A. 抑制腺体分泌
   B. 缓解胃肠痉挛

    C. 加快心率   D. 扩张血管

    E. 瞳孔扩大

7. 抢救过敏性休克的首选药是 （　　）。

    A. 肾上腺素   B. 去甲肾上腺素   C. 异丙肾上腺素

    D. 多巴胺   E. 多巴酚丁胺

8. 扩张肾及肠系膜血管最强的肾上腺素受体激动药是 （　　）。

    A. 间羟胺   B. 多巴胺   C. 去甲肾上腺素

    D. 肾上腺素   E. 麻黄碱

9. 防治硬膜外和蛛网膜下隙麻醉引起的低血压宜选用 （　　）。

    A. 肾上腺素   B. 去甲肾上腺素   C. 异丙肾上腺素

    D. 多巴胺   E. 麻黄碱

10. 可诱发或加重支气管哮喘的药物是 （　　）。

    A. 酚妥拉明   B. 妥拉唑啉   C. 酚苄明

    D. 普萘洛尔   E. 哌唑嗪

11. 吴某，男，29 岁，因呼吸困难入院，经检查，被诊断为重症肌无力，应选用下列何药治疗 （　　）。

    A. 乙酰胆碱   B. 安贝氯铵   C. 毛果芸香碱

    D. 新斯的明   E. 毒扁豆碱

12. 周某，女，29 岁，因有机磷农药中毒，出现流涎、恶心、呕吐、视物模糊和肌肉颤动等。应选用下列何药治疗 （　　）。

    A. 阿托品   B. 解磷定   C. 安定

    D. 阿托品+解磷定   E. 肾上腺素

二、简答题

1. 简述阿托品的药理作用及临床应用。

2. 过敏性休克首选药物是什么，为什么？

三、处方分析

一位患者因淋雨受凉，引起腹痛去医院就诊。经医生检查，诊断为急性腹痛。医生给其开了下列处方，请问是否合理，为什么？

    Rp：

    654-2 片   5mg×6

    用法：5mg   3 次/天   口服

第四章

作用于心血管系统的药物

学习目标

1. **掌握** 利尿药氢氯噻嗪、钙通道阻滞药硝苯地平、血管紧张素转化酶抑制药卡托普利、血管紧张素 Ⅱ 受体阻断药氯沙坦、β 受体阻断药普萘洛尔等的作用、临床应用、主要不良反应及防治；硝酸酯类、β 受体阻断药、钙通道阻滞药的作用、临床应用、不良反应和注意事项；他汀类药物的药理作用、临床应用、不良反应及防治。

2. **熟悉** 奎尼丁、利多卡因、苯妥英钠、β 受体阻断药、维拉帕米、胺碘酮的作用、应用和不良反应；α₁受体阻断药哌唑嗪，α、β 受体阻断药美托洛尔，中枢性降压药可乐定，血管扩张药肼屈嗪和硝普钠的作用特点及抗高血压药的合理应用；强心苷类药的分类、药理作用、临床应用和不良反应及防治；高脂血症的分类、贝特类、胆汁酸结合树脂、胆汁酸吸收抑制剂的药理作用、临床应用、不良反应及防治。

3. **了解** 普鲁卡因胺、美西律、普罗帕酮的作用特点及快速型心律失常的药物选择；肾素抑制药、去甲肾上腺素能神经末梢阻滞药利舍平、神经节阻断药等作用特点；非苷类正性肌力药药理作用特点、临床应用和不良反应；多烯脂肪酸和抗氧化剂的药理特点和临床应用。

第一节 抗心律失常药

　　心律失常（arrhythmic）是指心动频率和节律的异常。可分为快速型与缓慢型两大类，前者包括房性期前收缩（早搏）、房性心动过速、心房纤颤、心房扑动、阵发性室上性心动过速、室性期前收缩（早搏）、室性心动过速及心室颤动等；后者包括窦性心动过缓、传导阻滞等。心律失常时，常伴有心脏泵血功能障碍，影响全身器官的血液循环，某些心律失常，如心室颤动，可危及生命。心律失常的治疗方式包括药物治疗和非药物治疗（起搏器、电复律、导管消融和外科手术等）两类。药物治疗上，缓慢型心律失常可用阿托品或拟肾上腺素类药物。有关药物在作用于传出神经系统药物已述，本节介绍快速型心律失常的治疗药物。

案例导入 1

案例： 于先生，男，36 岁，平素体健，是单位的足球队队员。近一段时间因忙于单位的项目，加班较多。有天下午自感心悸、胸闷，以为是工作劳累所致，没太在意，晚 9 点便早早上床休息，今晨约 7 点，其妻子叫他起床上班时，发现于先生已气绝身亡。

讨论： 什么是猝死？心律失常与猝死有何关系？

一、抗心律失常药的作用及分类

（一）心肌电生理

1. 心肌电生理特征　心肌为可兴奋组织，不同的心肌细胞动作电位特征不完全相同，见图4-1。按照心肌细胞动作电位特征，可分为快反应细胞和慢反应细胞。快反应细胞包括心房肌细胞、心室肌细胞和浦肯野纤维等，其静息膜电位（resting potential，RP）大，为$-80 \sim -95$mV，动作电位分为5时相：0相去极化由Na^+快速内流引起，上升速率快（$1 \sim 2$ms），兴奋传导速度快；1相至3相为复极过程，从0相开始到3相复极完毕的这段时间，就是整个动作电位时程（action potential duration，APD）；4相为静息期，一般仅有离子交换，无电位变化。慢反应细胞包括窦房结细胞、房室结细胞等，其静息膜电位小，为$-40 \sim -70$mV。0相为慢Ca^{2+}内流，上升速率缓慢，传导速度慢。4相不稳定呈自发去极化（Ca^{2+}内流引起）。

2. 静息膜电位对心肌细胞自律性、兴奋性、传导性的影响　静息膜电位水平可影响细胞膜离子通道的功能状态，如快反应细胞，当静息膜电位水平绝对值高于80mV时，所有Na^+通道都处于可开放状态，接受阈刺激即可产生动作电位；而当静息膜电位复极至$-60 \sim -80$mV之间时，能够开放的Na^+通道较少，给予一个阈刺激，不产生动作电位；给予一个阈上刺激，则产生新的动作电位，但动作电位幅度减小，心肌细胞兴奋性、传导性下降，故这段时期也叫相对不应期（relative refractory period）。而从0期开始到膜电位复极到-60mV这一段时期，任何刺激均不能使细胞产生新的动作电位，这一时期也称有效不应期（effective refractive period，ERP），延长ERP是抗心律失常药的重要机制之一。

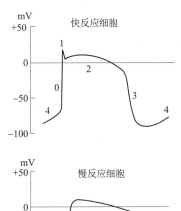

图4-1　心肌细胞动作电位模式图

（二）心律失常的发生机制

1. 自律性增高　心肌自律细胞4相自动除极加快、最大舒张电位负值减小、阈电位负值增大（下降），都会使自律细胞自律性增高；非自律细胞，如心室肌，在缺血缺氧状况下会出现异常自律性，这种异常冲动向周围扩布，就会发生心律失常。

2. 后除极（after depolarization）　后除极是指在一个动作电位后产生的提前除极化。其频率较快，振幅较小，呈振荡性波动，膜电位不稳定，容易引起异常冲动发放，产生触发活动。后除极包括早后除极和迟后除极。前者发生在完全复极之前的2或3相中，主要由于Ca^{2+}内流增多所引起；后者发生在完全复极之后的4相中，是细胞内Ca^{2+}过多（钙超载），诱发短暂Na^+内流所致。

3. 折返（Reentry）　是指一次冲动下传后，经环形通路折回，再次兴奋原通路上的心肌细胞的现象，见图4-2。折返是引发快速型心律失常的重要机制。折返的发生必须具备以下条件：心肌组织在解剖上存在环形传导通路；在环形通路的某一点上形成单向传导阻滞，使该方向的传导中止，但在另一个方向上，冲动仍能继续传导；回路传导的时间足够长，逆行的冲动不会进入单向阻滞区的不应期；邻近心肌组织有效不应期长短不一。

（三）抗心律失常药的分类及作用机制

抗心律失常药主要通过降低心肌自律性、消除折返和减少后除极来实现。根据其对心

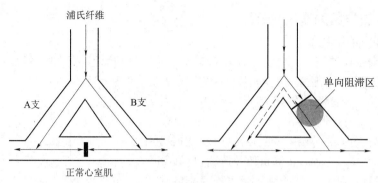

图 4-2 折返形成机制示意图

肌电生理和作用特点的影响，可将抗心律失常药分为四类，见表4-1。

表 4-1 抗心律失常药分类及作用机制

分类		常用药物	主要作用部位	作用机制
I 类 钠通道 阻滞药	I A 类	奎尼丁 普鲁卡因胺	心房肌、浦肯野纤维、心室肌	阻滞心肌细胞膜快 Na^+ 通道，抑制 4 相 Na^+ 内流，降低自律性，不同程度减慢 0 相除极速度，减慢传导速度。部分药物尚能抑制膜对 K^+、Ca^{2+} 的通透性，有膜稳定作用
	I B 类	利多卡因 苯妥英钠	浦肯野纤维、心室肌	
	I C 类	普罗帕酮	心房肌、浦肯野纤维	
II 类 β 受体阻断药		普萘洛尔	窦房结、房室结	拮抗儿茶酚类对心脏的作用，降低窦房结、房室结和传导组织的自律性，减慢传导，延长动作电位时程和有效不应期
III 类 延长动作电位时程药		胺碘酮	心房肌、浦肯野纤维、心室肌	阻滞 K^+ 通道，延迟复极，延长动作电位时程和有效不应期
IV 类 钙通道阻滞药		维拉帕米	窦房结、房室结	阻滞心肌慢钙通道，抑制 Ca^{2+} 内流，减慢房室结传导速度，消除房室结区的折返激动

案例1分析

（1）猝死是指急性症状出现一小时内，最长不超过 6 小时者，发生以意识丧失为特征、由心脏或其他原因导致的自然死亡，死亡的时间与形式都在意料之外。由先兆症状看，该患者最可能死于心脏源性猝死。

（2）有数据显示90%的心脏源性猝死因心律失常所致，其中80%由快速性心律失常如室性心动过速、心室颤动引起。10%由缓慢性心律失常引起。

二、常用抗心律失常药

（一）Ⅰ类——钠通道阻滞药

1. ⅠA类

奎尼丁（Quinidine）

奎尼丁为茜草科植物金鸡纳树树皮中分离出的生物碱，为抗疟药奎宁的右旋体。

【体内过程】口服吸收良好，1~2小时血药达峰浓度。生物利用度为70%~80%。血浆蛋白结合率约80%，药物在组织中浓度可达血药浓度的10~20倍，心肌中浓度更高。主要在肝脏代谢成羟化物，羟化代谢产物仍有一定活性。20%以原形经肾脏排泄。

【药理作用】（1）钠通道阻滞作用 是奎尼丁的基本作用。浓度较高时能阻滞钾通道、钙通道。通过阻滞Na^+通道，降低心房肌、心室肌、浦肯野纤维的自律性，减慢其传导；通过阻滞K^+、Ca^{2+}通道，延长动作电位时程和有效不应期，消除折返。

（2）抗胆碱作用 竞争性阻断M胆碱受体，产生一定的M受体阻断效应。

（3）α受体阻断作用 通过阻断血管平滑肌细胞上的α受体，使外周血管扩张，血压下降。

【临床应用】奎尼丁为广谱抗心律失常药，适用于心房颤动、心房扑动、室上性心动过速、室性心动过速、室上性期前收缩、室性期前收缩的预防与治疗。心房颤动、心房扑动目前虽多用电转复律法，但奎尼丁仍有应用价值。

【不良反应及注意事项】奎尼丁安全范围小，毒副作用大，约1/3的患者会发生不同类型的不良反应。

（1）胃肠道反应 常见于用药初期，主要表现为口干、恶心、呕吐、食欲下降、便秘等。

（2）心血管反应 有致心律失常作用，产生心动过缓、传导阻滞，严重者可出现心跳停搏，导致奎尼丁昏厥或猝死；也可发生室性早搏、室性心动过速及室颤；另奎尼丁抑制心肌收缩、扩张血管可引发低血压，在静脉给药或伴有心功能不全时更易发生。故严重心肌损害、心功能不全、重度房室传导阻滞、高血钾、强心苷中毒者禁用。

（3）金鸡纳反应（cinchonism） 久用可产生眩晕、恶心、呕吐、耳鸣、听力减退、视物模糊、神志不清、精神失常等。一般与血浆奎尼丁浓度升高有关。

（4）变态反应 主要表现为各种皮疹，偶见血小板减少症、粒细胞缺乏。对本药过敏者禁用。

普鲁卡因胺（Procainamide）

【体内过程】口服吸收良好，1小时左右血药达峰浓度，肌内注射0.5~1小时血药达峰浓度。生物利用度为80%。血浆蛋白结合率约80%，$t_{1/2}$ 2~3小时。约25%经肝脏代谢成N-乙酰普鲁卡因胺，仍具有抗心律失常活性。乙酰化速度受遗传因素影响，乙酰化快者血中乙酰化代谢物可较原形药的浓度高2~3倍；乙酰化速度慢者，血药浓度高，半衰期长，可引起狼疮综合征（约40%）。

【药理作用与临床应用】普鲁卡因胺对心脏作用与奎尼丁相似但较弱，但无明显的抗胆碱和α受体阻断作用。主要用于室性心律失常，如室性期前收缩、室性心动过速等，对室上性心动过速也有效，但对心房颤动、心房扑动疗效差。

【不良反应及注意事项】口服常见胃肠道反应，静脉注射可致低血压，大剂量抑制心脏，也可引起室性心动过速、心室颤动等。过敏反应也较常见，主要表现为皮疹、药热或粒细胞缺乏。长期应用可出现狼疮综合征，停药后症状可缓解或消失。

2. I B 类

利多卡因（Lidocaine）

利多卡于 1963 年开始用于治疗心律失常，为目前室性心律失常的最有价值的一线药物之一。

【体内过程】本药口服首关消除明显，生物利用度低，故不宜口服给药，常静脉滴注给药。血浆蛋白结合率约 70%，体内分布广。本药几乎全部在肝内代谢，约 10% 以原形经肾排出，$t_{1/2}$ 约 2 小时。

【药理作用】（1）降低自律性　选择性作用于浦肯野纤维，减少 4 相 Na^+ 内流和促进 K^+ 外流，降低舒张期自动去极斜度，降低浦肯野纤维自律性；同时可提高心室肌阈电位水平，提高致颤阈。

（2）缩短动作电位时程，相对延长有效不应期　通过阻滞 2 相小量 Na^+ 内流，缩短心室肌浦肯野纤维动作电位时程和有效不应期，但缩短动作电位时程更显著，故相对延长有效不应期，有利于消除折返。

（3）改变病变区传导　治疗量对正常心肌传导速度无影响。对缺血心肌，通过减少 0 相 Na^+ 内流，减慢传导，变单向为双向阻滞，取消折返。

【临床应用】本药对心房作用弱，主要用于室性心律失常的治疗，如急性心肌梗死、心脏手术等引起的室性期前收缩、室性心动过速、心室颤动等。

【不良反应及注意事项】主要为中枢神经系统不良反应，如嗜睡、眩晕、恶心、呕吐、运动失调、意识障碍等。剂量过大可引起心率减慢、房室传导阻滞和低血压。故 II 度房室传导阻滞、III 度房室传导阻滞的患者禁用。心功能不全、肝功能不全者长期用药可致蓄积。

美西律（Mexiletine）

美西律又名慢心律，化学结构与利多卡因相似，药理作用与临床应用也与利多卡因相似。其特点是可口服，生物利用度高（80%~90%），作用维持时间长（约 8 小时）。主要用于室性心律失常，对急性心肌梗死和强心苷中毒引起的室性心律失常效果较好，对利多卡因治疗无效者仍然有效。

用药早期的不良反应主要表现为胃肠道反应，如食欲减退、恶心、呕吐等。长期用药后可见眩晕、震颤、共济失调等。

苯妥英钠（Phenytoin Sodium）

苯妥英钠药理作用与利多卡因相似，通过促进 4 相 K^+ 外流，增大最大舒张电位，降低浦肯野纤维自律性；缩短房室结、浦肯野纤维的动作电位时程，相对延长有效不应期。适用于室性心律失常，特别是强心苷引起的室性心律失常。

3. I C 类

普罗帕酮（Propafenone）

【体内过程】口服后吸收良好，2~3 小时后达到血浆峰浓度，首过效应明显，生物利用度约为 24%；血浆蛋白结合率>90% 以上，有效血浓度个体差异明显；大部分经肝脏代谢，主要的代谢产物 5-羟普罗帕酮具有与原型药物相当的抗心律失常活性；约 1% 原型药物经肾排出。

【药理作用】（1）对心肌电生理的影响　明显阻滞钠通道，降低浦肯野纤维和心肌细胞动作电位 0 相最大上升速率，使传导减慢；延长动作电位时程和有效不应期，延长或阻断旁路前向和逆向传导；提高心肌兴奋阈，降低自律性。

（2）其他　较弱的 β 受体阻断作用、钙通道阻滞作用和局麻作用。

【临床应用】主要用于室上性、室性期前收缩和心动过速的治疗。

【不良反应及注意事项】主要不良反应为口干、舌唇麻木、眩晕、胃肠功能紊乱、低血压、房室传导阻滞等。窦房结功能紊乱、严重房室传导阻滞、心源性休克者禁用。肝肾功能不全、低血压者慎用。

（二）Ⅱ类——β受体阻断药

用于心律失常治疗的 β 受体阻断药主要有普萘洛尔、美托洛尔、阿替洛尔、艾司洛尔等。其抗心律失常作用如下。

（1）β 受体阻断作用　本类药可拮抗儿茶酚引起的窦房结 4 相除极速度加快，降低自律性。

（2）膜稳定作用　本类药中部分药物（如普萘洛尔）在较高浓度时，可阻滞 0 相 Na^+ 内流，减慢房室结和浦肯野纤维传导速度，并延长其有效不应期。

临床主要用于治疗室上性心律失常，如窦性心动过速、心房颤动、心房扑动、阵发性室上性心动过速等，尤其是对儿茶酚过多引起的心动过速疗效更佳。

（三）Ⅲ类——延长动作电位时程药

胺碘酮（Amiodarone）

【体内过程】口服吸收迟缓。生物利用度约为 50%。主要分布于脂肪组织及含脂肪丰富的器官，血浆蛋白结合率超过 95%。主要经肝脏代谢，经胆汁排泄，$t_{1/2}$ 为 14~28 天。本药一般需连续服药 1 周左右才起效，3 周左右作用达高峰。停药后作用仍可维持 1 个月左右。静脉注射 10 分钟左右起效，维持 1~2 小时。

【药理作用】胺碘酮对心肌细胞膜多种离子通道有抑制作用，降低窦房结、浦肯野纤维的自律性和传导性；明显延长房室结、心房肌、心室肌的动作电位时程和有效不应期，消除折返；此外还有较弱的 α、β 受体阻断作用。

【临床应用】本药为广谱抗心律失常药，对心房扑动、心房颤动、室上性心动过速和室性心动过速均有较好疗效。

【不良反应及注意事项】常见心血管反应，如窦性心动过缓、房室传导阻滞及 Q-T 间期延长，有房室传导阻滞及 Q-T 间期延长者禁用本药。其他如神经系统反应、过敏反应、肝损害等。

本药含碘，长期应用可影响甲状腺功能还会引起角膜褐色微粒沉着。角膜褐色微粒沉着不影响视力，停药后微粒可逐渐消失。

（四）Ⅳ类——钙通道阻滞药

维拉帕米（Verapamil）

【体内过程】口服吸收快而完全，2~3 小时血药浓度达峰值，由于首过效应，生物利用度低，约 10%~30%。血浆蛋白结合率为 90%。主要在肝脏代谢，肾脏排泄。代谢产物中去甲维拉帕米仍有活性，口服 1~2 小时起效，3~4 小时达最大作用，$t_{1/2}$ 为 3~7 小时，持续约 6 小时。

【药理作用】维拉帕米对激活态和失活态的 L-型钙通道均有一定的抑制作用，产生以下药理效应。

（1）降低窦房结和房室结自律性，降低缺血时心房肌、心室肌和浦肯野纤维的异常自律性。

（2）减慢房室结传导速度。

（3）延长窦房结、房室结有效不应期，终止折返。

【临床应用】对室上性和房室折返引起的心律失常效果好，对急性心肌梗死、强心苷中毒引起的室性期前收缩有效，是室上性心动过速的首选药。

【不良反应及注意事项】不良反应较轻，常见胃肠道反应、头痛、瘙痒等。静注会引起短暂降压效应，速度过快引起窦性心动过缓、房室传导阻滞、心衰等。病窦综合征、Ⅱ度房室传导阻滞、Ⅲ度房室传导阻滞、心功能不全患者禁用。老年、肾功能不全患者慎用。不宜与β受体阻断药合用。

三、快速型心律失常的药物选择

抗快速型心律失常药种类繁多，其选用应考虑多种因素，如心律失常的类型、心功能状态、药物的特点及不良反应等。常见快速型心律失常可遵照以下方案选择药物。

1. 窦性心动过速 控制过快心率首选β受体阻断药，次选钙拮抗药维拉帕米。

2. 房性期前收缩 一般无需治疗。必要时可选择β受体阻断药、维拉帕米或奎尼丁。

3. 心房颤动、心房扑动 心室率正常或稍快者无需治疗。心室率快者首选强心苷。

4. 阵发性室上性心动过速 可先刺激迷走神经。无效者首选维拉帕米，次选β受体阻断药。

5. 室性期前收缩 首选利多卡因、美西律、苯妥英钠，次选普鲁卡因胺等。强心苷中毒首选苯妥英钠。

6. 阵发性室性心动过速 首选利多卡因，次选普鲁卡因胺、胺碘酮。

7. 心室颤动或心室颤动复律后维持 利多卡因、普鲁卡因胺等。

（黄 瀚）

第二节 抗高血压药

在未使用降压药物的情况下，收缩压≥140mmHg和（或）舒张压≥90mmHg即为高血压。绝大部分高血压病因不明，称为原发性高血压或高血压病；约10%的高血压继发于某些疾病，称为继发性高血压，如嗜铬细胞瘤、肾动脉狭窄等。血压水平与心血管病发病和死亡风险之间存在密切关系，有效控制血压，能减少心、脑、肾等脏器并发症的发生，改善生活质量，降低死亡率，延长寿命。能够降低动脉血压用于高血压治疗的药物称为抗高血压药，又称为降压药。

拓展阅读

高血压发病的主要危险因素

高血压发病的主要危险因素有：高钠、低钾膳食，钠盐摄入量与血压水平和高血压患病率呈正相关，而钾盐摄入量与血压水平呈负相关；超重和肥胖，身体脂肪含量与血压水平呈正相关；年龄，平均血压随着年龄增长而增高；过量饮酒、吸烟；长期精神过度紧张；高血压家族史、缺乏体力活动等。

一、抗高血压药的分类

抗高血压药种类繁多，见表4-2。目前，临床把利尿药、钙通道阻滞药、血管紧张素转化酶抑制药、血管紧张素Ⅱ受体阻断药和β受体阻断药作为常用抗高血压药物，即一线降压药物，其疗效确切，不良反应较轻，不易耐受。其他的药物作为二线用药，用于治疗较重及特殊型的高血压。另外一些药物如神经节阻断药、去甲肾上腺素能神经末梢阻滞药现已基本不在临床使用。

表4-2 抗高血压药的分类

类 别	代表药
一、利尿药	
1. 噻嗪类等利尿药	氢氯噻嗪、氯噻酮、吲哒帕胺
2. 袢利尿药	呋塞米、布美他尼
3. 保钾利尿药	螺内酯、氨苯蝶啶
二、钙通道阻滞药	硝苯地平、尼群地平、氨氯地平
三、肾素-血管紧张素系统抑制药	
1. 血管紧张素转化酶抑制药	卡托普利、依那普利、雷米普利
2. 血管紧张素Ⅱ受体阻断药	氯沙坦、缬沙坦、替米沙坦
3. 肾素抑制药	阿利克仑
四、交感神经抑制药	
1. 肾上腺素受体阻断药	
（1）α₁受体阻断药	哌唑嗪、特拉唑嗪、多沙唑嗪
（2）β受体阻断药	普萘洛尔、美托洛尔、阿替洛尔
（3）α、β受体阻断药	拉贝洛尔、卡维地洛
2. 中枢性降压药	可乐定、甲基多巴、莫索尼定
3. 神经节阻断药	樟磺咪芬、美加明
4. 去甲肾上腺素能神经末梢阻滞药	利舍平、胍乙啶
五、血管扩张药	
（1）直接扩张血管药物	肼屈嗪、硝普钠
（2）钾通道开放药	二氮嗪、吡那地尔、米诺地尔
（3）其他	酮色林、波生坦、西氯他宁、乌拉地尔

案例导入 2

案例：李女士，女，48岁，一年前在药店测量血压时发现血压升高，平时自觉无身体不适，觉得自己身体很健康，便没有在意。近一个月来，间断出现头痛、头晕、情绪激动，劳累后更明显，休息后减轻，去医院检查后发现血压为152/96mmHg。医生诊断为高血压病，1级。

讨论：高血压有哪些危害？李女士是否需要药物治疗？

二、常用抗高血压药

（一）利尿药

利尿药根据其效能分为高、中、低效三类，降压常用的是中效能噻嗪类利尿药，代表药物为氢氯噻嗪。利尿药作为降血压的基础药物，不仅单用能降低血压，还能消除水钠潴留，增强其他药物的降压作用。利尿作用强的利尿药，其降压作用不一定更强，如呋塞米降压作用不如氢氯噻嗪，虽然其排钠利尿作用显著，但同时会明显激活肾素-血管紧张素系统，长期降压作用不明显。

氢氯噻嗪（Hydrochlorothiazide）

【药理作用】氢氯噻嗪降压作用缓慢、温和、持久，无明显耐受。初期通过利尿排钠而导致血容量及心排出量减少，使血压下降；长期用药，因细胞内少钠，使 Na^+-Ca^{2+} 交换减少，血管扩张而降压。可单独用于轻度高血压，常与其他降压药合用于中、重度高血压。主要不良反应是造成电解质紊乱，如低血钾，故应补充钾盐。

药师提示

氢氯噻嗪长期小剂量（12.5mg/d）使用可降低心脑血管并发症的发生率和死亡率。大剂量使用可增高血浆肾素活性，其作用不一定增强，反而会增加不良反应。

【临床应用】可单用于轻度高血压，或与其他降压药联合应用治疗各类高血压。通常使用小剂量（6.25~12.5mg/d），尽量不用大剂量，以免出现严重不良反应，效果不理想时可合用其他降压药。限制氯化钠的摄入可以增强其作用。

【不良反应及注意事项】长期使用可导致低血钾、低血钠、低血镁、高血糖、高血脂、高尿酸血症等，应定期检查血电解质、血糖、血脂、尿酸。高血糖、高血脂和痛风患者不宜使用。

吲达帕胺（Indapamide）

具有利尿和钙拮抗双重作用，为长效、强效降压药。其降压效果好、不良反应少、对血糖和血脂无明显影响。用于轻、中度高血压，伴有水肿、高脂血症者更为适宜。长期应用可导致低血钾，严重肝、肾功能不全者慎用。

呋塞米（Furosemide）

呋塞米属高效能利尿药，其降压作用不比噻嗪类强，且强烈利尿作用使不良反应增加，临床主要用于高血压危象，静脉给药发挥快速降压效应，或用于具有氮质血症的肾功能不全高血压患者。

螺内酯（Spironolactone）、氨苯蝶啶（Triamterene）

螺内酯和氨苯蝶啶为低效能保钾利尿药，可用于醛固酮增加引起的高血压，也常与排钾利尿药合用，减少低钾血症的发生。服用钾盐或肾功能不全者禁用。

（二）钙通道阻滞药

钙通道阻滞药（calcium channel blocker，CCB）又称为钙拮抗药，通过选择性阻断细胞膜钙离子通道，抑制细胞外钙离子内流，降低细胞内钙离子浓度而松弛血管平滑肌，使血压下降。根据化学结构分为二氢吡啶类和非二氢吡啶类。二氢吡啶类药物对血管平滑肌选择性强，有硝苯地平（Nifedipine）、尼群地平（Nitrendipine）、氨氯地平（Amlodipine）、尼莫地平（Nimodipine）等，可用于高血压及脑血管病的治疗；非二氢吡啶类如维拉帕米（Verapamil）、地尔硫䓬（Diltiazem）等对血管和心脏都有作用，主要用于治疗心绞痛和心律失常的治疗。

硝苯地平 （Nifedipine）

【体内过程】 口服易吸收，口服 10 分钟起效，1~2 小时达最大效应，生物利用度约 65%，作用维持 6~7 小时。缓释片达峰时间持续 2.5~5 小时，作用维持 12 小时；控释片血药浓度保持平稳，作用维持 24 小时以上。主要由肝脏代谢，代谢产物及少量原形药物经肾脏排泄。

【药理作用】 降压作用快而强，对正常血压无明显影响。降压时不引起水钠潴留，不减少心、脑、肾等重要器官的血液供应，对血糖、血脂无不良影响。长期使用可逆转心肌肥厚、改善血管重构，降低脑卒中的风险。可引起反射性心率加快、心输出量增加、血浆肾素水平升高等不良反应，合用 β 受体阻断药可抵消此反应而增强降压效果。

【临床应用】 临床用于治疗各型高血压，可单用或与其他药物联用。尤其适用于低肾素型高血压，亦适用于伴有心绞痛、肾脏疾病、糖尿病、哮喘、高脂血症及恶性高血压患者。由于其作用时间短，易出现血压波动，目前多用缓释或控释片剂。

【不良反应及注意事项】 常见不良反应有心率加快、脸部潮红、头晕、头痛、踝部水肿，一过性低血压等。严重主动脉狭窄、低血压、肝肾功能不全者禁用。哺乳妇女应停药或停止哺乳。长期给药不宜骤停，以防出现反跳现象。

氨氯地平 （Amlodipine）

本药为长效钙通道阻滞药，口服吸收缓慢，$t_{1/2}$ 约 30 小时。作用与硝苯地平相似，但血管选择作用更强，对心脏无明显影响。起效慢，作用持久，一日口服 1 次即可，不升高交感神经活性。用于治疗高血压及心绞痛。不良反应发生率较低，严重主动脉狭窄、低血压、肝肾功能不全者禁用。

（三）血管紧张素转化酶抑制药

肾素-血管紧张素-醛固酮系统（renin-angiotensin-aldosterone system，RAAS）是血压的重要体液调节系统，在高血压的发病机制中具有重要意义。血管紧张素原在肾素的作用下水解成血管紧张素 I （Ang I），Ang I 在血管紧张素 I 转化酶（ACE）作用下转化为血管紧张素 II （Ang II），Ang II 作用于相应的血管紧张素受体（AT₁）而产生效应，引起血管收缩、醛固酮分泌，从而使血压升高；Ang II 还引起心血管重构，参与慢性心功能不全、高血压等疾病的病理生理过程，加速病情发展。ACE 还可降解组织内缓激肽，缓激肽具有扩张血管，促进前列腺素生成的作用。RAAS 及其药物作用部位，见图 4-3。

血管紧张素转化酶抑制药（angiotensin converting enzyme inhibitors，ACEI）能抑制 ACE 的活性，减少 Ang II 生成及醛固酮分泌，抑制缓激肽的降解，扩张血管，降低血压。

卡托普利 （Captopril）

【体内过程】 口服吸收快，用药后 15~30 分钟起效，1~1.5 小时达高峰，作用维持 6~8 小时，生物利用度 75%。食物可影响本药吸收，宜餐前 1 小时服用。部分在肝脏代谢，代谢产物及药物原形主要由肾脏排泄。

【药理作用】 具有轻至中等强度的降压作用。其降压作用特点：①作用迅速，降压谱广，长期使用能逆转心室与血管重构；②可改善心功能及肾血流量，不导致水钠潴留；③可增强胰岛素敏感性，不引起电解质紊乱和脂质代谢改变；④不加快心率，不引起直立位低血压。

【临床应用】 适用于各型高血压。单独使用约 60%~70% 的患者可将血压维持在理想水

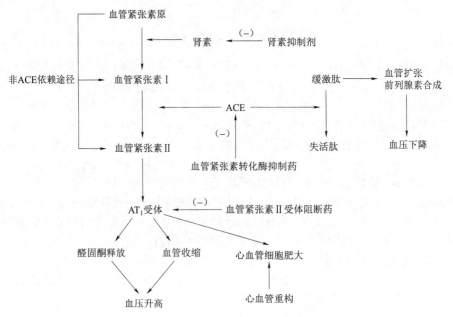

图 4-3　肾素-血管紧张素-醛固酮系统及药物作用示意图

平，加用利尿药则可达 95%。尤其适用于高肾素型高血压，以及伴有糖尿病、左室肥厚、心力衰竭、急性心肌梗死后的高血压患者。与利尿药及 β 受体阻断药合用对重型或顽固性高血压疗效较好。

【不良反应及注意事项】

1. 刺激性干咳　最常见，发生率约 5%~20%，可能与缓激肽聚集有关。常在开始用药几周内出现，一般停药后 4 天内消失。症状较轻者可坚持服药，不能耐受者可改用血管紧张素 II 受体阻断药。

2. 皮疹　常发生于治疗 4 周内，呈斑丘疹或荨麻疹，可伴有瘙痒和发热。减量、停药或给抗组胺药后消失。

3. 低血压　多出现于开始剂量过大时，宜从小剂量开始使用。

4. 其他　有血管神经性水肿、高血钾、味觉迟钝、蛋白尿、中性粒细胞减少等。

肾功能不全时宜适当延长给药间隔，并定期检查血常规和尿常规；补钾或合用保钾利尿药时应监测血钾浓度；妊娠期妇女、双侧肾动脉狭窄者禁用。

依那普利（Enalapril）

口服吸收较好，不受食物影响，降压机制与卡托普利相似。对 ACE 的抑制作用比卡托普利强 10 倍，降压作用强而持久，为长效 ACEI，一次用药降压作用可维持 24 小时，可每日给药 1 次。不良反应较少。

其他 ACEI 类药物如贝那普利（Benazepril）、雷米普利（Ramipril）、培哚普利（Perindopril）、赖诺普利（Lisinopril）、西拉普利（Cilazapril）、福辛普利（Fosinopril）等，均属于长效 ACEI，每日只需口服 1 次，具有高效低毒的特点。

（四）血管紧张素 II 受体阻断药

血管紧张素 II 受体阻断药（angiotesin II receptor blockers，ARB）可以选择性阻断 AT₁ 受体而拮抗 Ang II 的心血管效应，并能逆转肥大的心肌细胞。与 ACEI 相比，ARB 选择性高，对 Ang Ⅱ 效应拮抗更完全，而没有 ACEI 的咳嗽、血管神经性水肿等不良反应。

氯沙坦（Losartan）

【体内过程】口服吸收好，生物利用度约33%。可在肝脏内转化为活性更强的产物，降压作用可持续 24 小时，小部分以原形从肾脏排泄。

【药理作用】氯沙坦及其代谢产物选择性阻断 AT_1 受体，抑制 AT_1 受体介导的血管收缩、水钠潴留、心血管细胞增生而发挥降低血压、阻止和逆转心室和血管重构作用。其降压作用强而持久。

【临床应用】可用于各种类型的高血压，用药后 3~6 天可达到最大效果，单独使用 3~6 周若效果不理想，可加用利尿药。尤其适用于伴左心室肥厚、心力衰竭、心房颤动、糖尿病肾病、冠心病、代谢综合征、微量白蛋白尿或蛋白尿患者，以及不能耐受 ACEI 的患者。

【不良反应及注意事项】不良反应较 ACEI 少，可引起低血压、肾功能障碍、高血钾等，偶见胃肠道反应、头痛、头昏。肝功能不全者宜减量，妊娠期、哺乳期、高血钾、肾动脉狭窄者禁用。

其他 AT_1 受体阻断药还有缬沙坦（Valsartan）、厄贝沙坦（Irbesartan）、替米沙坦（Telmisartan）、坎地沙坦（Candesartan）和奥美沙坦（Olmesartan）等。作用和应用类似于氯沙坦。

（五）β 受体阻断药

普萘洛尔（Propranolol）

【体内过程】口服吸收完全，首关消除明显，生物利用度约25%，且个体差异大。主要在肝脏代谢，代谢产物由肾脏排泄，$t_{1/2}$ 约 4 小时，但降压作用持续时间较长，一日只需用药 1~2 次亦能有效控制血压。

【药理作用】为非选择性 β 受体阻断药，降压作用温和、缓慢、持久。通常口服 1~2 周后才起效，但不引起体位性低血压和水钠潴留，长期应用不易产生耐受性。其主要降压机制有：①阻断心肌 β_1 受体，抑制心肌收缩力和减慢心率，减少心输出量；②阻断球旁细胞 β_1 受体，降低血浆肾素活性，随后降低 Ang Ⅱ 水平；③阻断中枢 β 受体，降低外周交感张力；④阻断交感神经末梢突触前膜 β_2 受体，抑制其正反馈作用，减少去甲肾上腺素释放；⑤增加前列环素合成。

【临床应用】用于各型高血压，可作为首选药单独用于轻度高血压病，也可与其他抗高血压药合用于中、重度高血压。对高心排出量及高肾素型高血压疗效较好，尤其适用于合并心绞痛、心动过速或脑血管疾病的患者。

与利尿药合用可拮抗后者升高肾素活性作用；与钙通道阻滞药、扩血管药合用可拮抗这些药物引起的心率加快作用。

【不良反应及注意事项】可引起乏力、嗜睡、胃肠道反应、低血压、心动过缓等，长期用药可使血糖下降、血脂升高。

其用量个体差异大，宜从小剂量开始，逐渐增量。用药期间注意监测心率、血压、心电图等。长期用药不能突然停药或漏服，以免出现反跳现象，必须逐渐减量停药。Ⅱ度房室传导阻滞、Ⅲ度房室传导阻滞、严重心功能不全、心动过缓、哮喘患者禁用，慢性阻塞型肺病、周围血管病或糖耐量异常者及运动员慎用。

阿替洛尔（Atenolol）、美托洛尔（Metoprolol）

对心脏 β_1 受体有较高选择性，对外周血管和支气管平滑肌 β_2 受体作用小。口服用于治疗各种程度高血压，降压作用维持时间比普萘洛尔长，每天用药 1 次。但较大剂量时对支气管平滑肌 β_2 受体也有作用，故支气管哮喘患者慎用。

拉贝洛尔（Labetalol）

为 α、β 受体阻断药。对 β 受体作用比对 α 受体的作用强。用于轻度至重度高血压和心绞痛，静脉滴注可用于高血压危象。

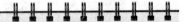

案例2分析

高血压早期常无症状或症状不明显，容易被患者忽视，持续的血压升高会造成心、脑、肾全身血管损害，严重时发生脑卒中、心肌梗死、心力衰竭、肾功能衰竭等危及生命的临床并发症，一旦发生后果严重，非死即残。李女生应立即进行治疗，除坚持健康的生活方式，如低钠高钾饮食、控制体重、戒烟限酒、适度运动、心理平衡外，还要长期服用降压药物，可以从利尿药、CCB、ACEI、ARB、β 受体阻断药等一线降压药中选取一种药物，尽量选用长效制剂，从小剂量开始服用，注意监测血压，控制血压在 140/90mmHg 以下，必要时适度增加剂量、更换药物或联合用药。

（六）其他抗高血压药

1. α_1 受体阻断药

哌唑嗪（Prazosin）

【药理作用】具有中等偏强的降压作用，通过选择性阻断血管平滑肌 α_1 受体，扩张小动脉以及小静脉，降低外周阻力，减少回心血量，从而产生降压作用。降压时不引起反射性心率加快，长期使用不增加肾素分泌，且对心输出量、肾血流量和肾小球滤过率无明显影响。长期使用对血脂代谢有良好的作用。还能松弛尿道平滑肌，改善排尿困难。

【临床应用】用于轻、中、重度高血压病及肾性高血压，尤其适用于伴肾功能不全、高脂血症、良性前列腺增生的高血压患者。对重度高血压患者，常与利尿药、β 受体阻断药合用。

【不良反应及注意事项】"首关现象"为本药主要不良反应，表现为首次用药后 30～90分钟出现严重的直立性低血压、晕厥、心悸等。首剂减半或睡前服用可避免其发生，用药数次后可消失。单独长期使用易导致水钠潴留而降低疗效，故较少单独使用。

特拉唑嗪（Terazosin）、多沙唑嗪（Doxazosin）亦为选择性 α_1 受体阻断药，作用和应用同哌唑嗪，但半衰期长，每日给药 1 次即可。

2. 中枢性降压药
包括可乐定（Clonidine）、甲基多巴（Methyldopa）、莫索尼定（Moxonidine）、利美尼定（Rilmenidine）等，通过激动脑干抑制性神经元 α_2 受体和 I_1-咪唑啉受体，降低外周交感神经张力，使血管扩张，血压下降。

可乐定（Clonidine）

【药理作用及临床应用】具有中等偏强的降压作用。机制为兴奋延髓孤束核次一级神经元突触后膜上 α_2 受体和嘴端腹外侧核区 I_1-咪唑啉受体，抑制交感中枢的传出冲动，使外周交感张力下降，扩张血管而产生降压作用。同时还具有镇静、镇痛及抑制胃肠蠕动和分泌的作用。

本药用于一线降压药不能控制的中、重度高血压，与利尿药有协同作用。尤其适用于伴消化性溃疡的高血压患者。也可用于预防偏头痛和阿片类镇痛药的脱瘾治疗。25% 滴眼液用于开角型青光眼的治疗。

【不良反应及注意事项】常见不良反应有口干、乏力、便秘、嗜睡，以及抑郁、眩晕、心动过缓、低血压、食欲下降、阳痿等。久用可致水钠潴留，常与利尿药合用。长期使用后突然停药可产生反跳现象。

用药期间注意监测血压和心率。精神处于抑制状态者、高空作业者和机动车驾驶员不宜使用。

甲基多巴（Methyldopa）

口服后 4~6 小时后出现降压作用，可维持 24 小时。甲基多巴进入中枢后代谢为 α-甲基去甲肾上腺素，激活中枢 α_2 受体，使中枢抑制性神经元兴奋，从而抑制血管运动中枢，使外周交感神经功能下降而降低动脉血压。长期使用可逆转左心室心肌肥厚。有研究显示孕妇服药后对胎儿没有明显有害的影响，可适用于妊娠高血压。因不降低肾小球滤过率，特别适用于肾功能不良的高血压患者。可出现嗜睡、头疼、乏力、口干、下肢浮肿等不良反应，活动性肝脏疾病禁用。

莫索尼定（Moxonidine）

为第二代中枢降压药，选择性激动 I_1-咪唑啉受体，对 α_2 受体作用弱。降压作用比可乐定略弱，适用于轻、中度高血压的治疗，长期使用能逆转左室心肌肥厚。不良反应也少，不减慢心率，无明显中枢镇静作用，也无直立位低血压和停药反跳现象。

3. 神经节阻断药　包括樟磺咪芬（Trimethaphan）和美加明（Mecamylamine）等，本类药物通过阻断神经节的 N_1 受体引起动静脉扩张，降压作用显著、迅速。但同时抑制副交感神经，且降压过强过快易致直立性低血压，不良反应较多，所以目前仅用于其他药物无效的重度高血压或高血压危象。

4. 去甲肾上腺素能神经末梢阻滞药　包括利舍平（Reserpine）、胍乙啶（Guanethidine）、倍他尼定（Betanidine）等，本类药物主要通过抑制儿茶酚胺类递质的储存及释放而产生降压作用。因要等待去甲肾上腺素能神经末梢递质耗竭后方显降压效应，故降压作用起效缓慢。利舍平使交感神经末梢内囊泡内的去甲肾上腺素释放增加，又阻止其再入囊泡，使去甲肾上腺素逐渐减少或耗竭，冲动传导受阻而产生轻度降压作用，作用缓慢而持久。因不良反应较多，常与其他药物组成复方制剂，治疗轻、中度高血压。胍乙啶等主要影响递质的释放，仅用于其他抗高血压药不能控制的重度高血压。

5. 血管扩张药

肼屈嗪（Hydralazine）

肼屈嗪直接松弛小动脉血管平滑肌，降压作用较快，对静脉无明显扩张作用，可增加肾血流量，不引起直立性低血压，但引起反射性心率加快，长期使用可致肾素分泌增加，导致水钠潴留，可合用 β 受体阻断药来消除。

本药降压作用较强，适用于中、重度高血压，常与其他降压药合用。

不良反应有头痛、心悸、恶心等，长期大量应用可引起类风湿性关节炎和红斑狼疮综合征。冠心病、脑动脉硬化、心动过速、心功能不全者慎用。

硝普钠（Sodium Nitroprusside）

口服不吸收，静脉滴入 1~2 分钟起效，停药后作用只维持不到 5 分钟。本药在血管平滑肌代谢释放 NO，产生迅速而强大的扩血管作用，对小动脉、小静脉均有扩张作用。具有强效、速效、短效的特点，降压时不减少冠脉和肾血流量。用于高血压危象、高血压脑病，也可用于麻醉时控制性降压和难治性心功能不全。

本药因过度降压，可出现恶心、出汗、不安、头痛、心悸等不良反应，长期使用引起血浆氰化物蓄积而中毒，可用硫代硫酸钠防治。肝肾功能不全、甲状腺功能减退、严重贫血患者及孕妇禁用。

药师提示

硝普钠化学性质不稳定，应避光贮存与使用，配制时间超过 4 小时的溶液不宜使用。

米诺地尔（Minoxidil）

本药为钾通道开放药，降压作用强而持久，一次用药降压时间可维持 24 小时。临床主要用于顽固性高血压、肾性高血压。

本药降压时可反射性兴奋交感神经，使心率加快，肾素活性升高，水钠潴留。很少单独使用，与利尿药或 β 受体阻断药合用可抵消其水钠潴留、心率加快的作用。

6. 肾素抑制剂

阿利克仑（Aliskiren）

肾素为 RAAS 系统的起始步骤，可通过直接抑制其活性而阻断 RAAS 系统的病理作用。本药直接抑制肾素活性，降低血管紧张素 I 和 II 水平，从而降低血压，为口服长效的新一代降压药物。可单独使用，或者联合其他降压药物使用。耐受性较好，可出现腹泻、头痛、鼻咽炎、头晕、乏力、背痛和咳嗽等不良反应。重度肾功能不全、肾病综合征、肾血管性高血压、肾动脉狭窄、高钾血症患者慎用，18 岁以下患者不宜使用。

三、抗高血压药的合理使用

（一）高血压治疗的降压目标

所有高血压患者的降压目标值为 140/90mmHg 以下；老年（65 岁以上）高血压患者的血压降至 150/90mmHg 以下，如果能耐受，可进一步降至 140/90mmHg 以下；中青年、糖尿病或慢性肾脏病患者的血压目标可降低至 130/85mmHg 以下；若合并糖尿病或心、脑、肾等脏器损害时，应尽量将血压降至 130/85mmHg 以下。

药师提示

理想抗高血压药标准：①降压效果好；②能防止或逆转靶器官损害，有心血管保护作用；③长效制剂，24 小时平稳降压，避免血压波动，且一日给药一次，服用方便；④耐受性好，安全性高，副作用小，对血脂、血糖、尿酸等代谢无不良影响，能改善胰岛素的抵抗，不引起低血钾；⑤价格合理。

（二）抗高血压药应用的基本原则

1. 小剂量开始　绝大多数患者需要长期甚至终生服用降压药。初始治疗采用较小的有效剂量以获得疗效而使不良反应最小，可根据治疗效果逐渐增加剂量或联合用药。对 2 级及以上的高血压患者，起始可以用常规剂量，达到血压目标水平后尽可能用相对小而有效的维持量以减少不良反应。

2. 尽量用长效药　血压波动可导致器官损伤，为了有效地防止心、脑、肾等靶器官损害，尽可能使用一天给药 1 次而药效能持续 24 小时的长效药物。若使用中效或短效药，每天须用药 2~3 次，易发生漏服或错服导致血压波动较大，心血管病风险增加。

3. 联合用药　只有 30% ~40% 的高血压患者服用一种降压药就能降压达标，约有 70% 的病人需联合用药。常用 2 种或多种不同作用机制的降压药联合降压，使降压效果增大而不增加不良反应。目前常用的一线抗高血压药物中，一般来说任何两类间的联用都是可行的。优先推荐 6 种联合用药方案：①二氢吡啶类钙通道阻滞药（CCB）和 ACEI；②二氢吡啶类 CCB 和血管紧张素 II 受体阻断药（ARB）；③ACEI 和小剂量噻嗪类利尿药；④ARB 和小剂量噻嗪类利尿药；⑤二氢吡啶类 CCB 和小剂量噻嗪类利尿药；⑥二氢吡啶类 CCB 和小剂量 β 受体阻断药。在二联基础上加另一种降压药物便构成三联合方案，常用的有二氢吡啶类 CCB+ACEI（或 ARB）+噻嗪类利尿药。一般不主张 ACEI 与 ARB 联合使用治疗普通高血压。

4. 个体化治疗　不同患者的年龄、高血压危险程度、对药物敏感性、并发症等情况都有所不同，应根据患者的具体情况量身定制适宜的降压方案。高血压伴合并症时可选用的药物，见表 4-3。

表 4-3　高血压伴合并症时药物选用

合并症	可选用	不宜选用
慢性心力衰竭	ACEI、ARB、β 受体阻断药、利尿药、肼屈嗪	CCB、利血平、α 受体阻断药
心绞痛	β 受体阻断药、CCB、ACEI、ARB	肼屈嗪
心动过速	β 受体阻断药、可乐定、利血平	肼屈嗪、CCB
肾功能不全	可乐定、ACEI、ARB、CCB、α 受体阻断药	米诺地尔、利尿药
消化性溃疡	可乐定、CCB、ACEI、ARB	利血平
糖尿病	ACEI、ARB、可乐定、α 受体阻断药、CCB	β 受体阻断药、利尿药
支气管哮喘	CCB、利尿药、ACEI、ARB	β 受体阻断药
痛风	可乐定、α 受体阻断药、CCB、ACEI、ARB	利尿药、β 受体阻断药
高血脂	α 受体阻断药、可乐定、ACEI、ARB	利尿药、β 受体阻断药
精神抑郁	α 受体阻断药、肼屈嗪、ACEI、ARB	利血平、甲基多巴
高血压脑病及危象	硝普钠、拉贝洛尔、二氮嗪、呋塞米	

（尹龙武）

第三节 抗慢性心功能不全药

慢性心功能不全（cardiac insufficiency）是由多种原因引起的心脏的泵血功能低下，以致在静息或一般体力活动状态下，心脏不能泵出足够的血液来满足全身组织细胞代谢需要的病理过程。抗慢性心功能不全药的治疗目标主要是：缓解症状，防止或逆转心肌肥厚，延长寿命，降低病死率和提高生活质量。

一、慢性心功能不全概述

临床上根据慢性心功能不全发病的急缓分为急性、慢性两型。慢性心功能不全常伴有明显的静脉瘀血，故又称充血性心力衰竭（congestive heart failure，CHF），主要表现出体循环或（和）肺循环瘀血症状。

（一）心功能分级

心功能根据患者自觉的活动能力可分以下四级。

Ⅰ级：患有心脏病，但活动量不受限制，平时一般活动不引起疲乏、心悸、呼吸困难或心绞痛。

Ⅱ级：体力活动受到轻度的限制，休息时无自觉症状，但一般体力活动下可出现疲乏、心悸、呼吸困难或心绞痛。

Ⅲ级：体力活动明显受限，小于平时一般活动即引起上述的症状。

Ⅳ级：不能从事任何体力活动。休息状态下出现心衰的症状，体力活动后加重。

（二）慢性心功能不全病因

1. 心肌受损 如心肌炎、心肌病、心肌缺血、冠心病等可致心肌收缩减弱。

2. 心肌负荷过重

（1）容量负荷（前负荷，舒张期负荷）过重。如主动脉关闭不全、二尖瓣关闭不全、肺动脉瓣关闭不全、三尖瓣关闭不全等，导致心室在收缩期不能将血液充分泵出，容量负荷增大。

（2）压力负荷（后负荷、收缩期负荷）过重。如高血压、主动脉狭窄、肺动脉狭窄、肺动脉高压等，导致心室在收缩期所要克服的泵血阻力增加。

3. 心室充盈受限 心脏收缩时将心内血液泵出去，在舒张期有足量的血液充盈心室，但由于机械性原因，如心包填塞、缩窄性心包炎、二尖瓣狭窄、三尖瓣狭窄等，使心室收缩时不能泵出足够的血液，导致心室充盈受阻。

4. 心脏电激动形成及传导障碍

（1）心动过缓，泵血一次时间过长。

（2）心动过速，舒张期缩短，心室不能充分充盈。

（三）治疗慢性心功能不全的药物分类

根据药物的作用及作用机制，治疗慢性心功能不全的药物可分为以下三类。

1. 增强心肌收缩功能药

（1）强心苷类药，如地高辛等。

（2）非苷类正性肌力药，包括儿茶酚胺类如多巴酚丁胺；磷酸二酯酶抑制药如氨力农、米力农等两类。

2. 降低心脏负荷药

（1）利尿药，如氢氯噻嗪、呋塞米等。

（2）血管紧张素转换酶抑制剂，如依那普利等。

（3）血管紧张素受体阻断药，如氯沙坦、厄贝沙坦等。

（4）α受体阻断药，如酚妥拉明等。

（5）钙通道阻滞药，如氨氯地平等。

（6）其他扩血管药，如硝普钠、硝酸酯类等。

（7）β受体阻断药，如卡维地洛、拉贝洛尔等。

由于降低心脏负荷药已在降压药一节中叙述，本节主要介绍增强心肌收缩功能药。

案例导入 3

案例：患者王某，男，68 岁。患有慢性心衰，长期服用地高辛片。近日出现恶心、呕吐、厌食等症状，由家人送至医院。经检测血药浓度为 3.10ng/ml。患者自述每日服用半片地高辛，因近期自感药效不佳，自行将药量增加至每日 1 片。诊断为：地高辛中毒。

医生采纳药师建议，首先令患者停用地高辛，监测地高辛血药浓度，并根据血药浓度逐渐将地高辛剂量调回每日半片。7 天后，患者症状消失，血药浓度为 0.92ng/ml，出院。

讨论：患者出现上述状况的原因是什么？服用地高辛时应注意哪些问题？

二、常用抗慢性心功能不全药

（一）强心苷类

强心苷（Cardiac glycosides）是一类选择性作用于心脏，具有增强心肌收缩力作用的苷类药物。常用药有地高辛（Digoxin）、洋地黄毒苷（Digitoxin）、毛花苷丙（lantoside C）、毒毛花苷 K（Strophanthin K），临床上主要用于治疗心功能不全和某些心律失常。

【体内过程】洋地黄毒苷脂溶性高，口服吸收好；地高辛次之，但口服生物利用度个体差异大，约 50%～90%；毛花苷丙、毒毛花苷 K 脂溶性低，口服吸收不良，需注射给药。强心苷吸收入血液后，与血浆蛋白有一定程度的结合，其中洋地黄毒苷血浆蛋白结合率最高，约 97%。洋地黄毒苷主要经肝脏代谢转化，经肾脏排泄；地高辛代谢转化较少，主要被氢化成二氢地高辛后再被水解成不同产物；毛花苷丙在体内部分地脱去葡萄糖和乙酸而转化为地高辛；毒毛花苷 K 代谢最少，几乎全以原形经肾脏排泄。常用强心苷药代动力学参数，见表 4-4。

表 4-4 常用强心苷药代动力学参数

分类	药物	口服吸收率（%）	起效时间（min）	达峰时间（h）	血浆蛋白结合率（%）	肝肠循环率（%）	半衰期（h）	作用维持时间（d）
长效	洋地黄毒苷	90～100	>120	6～12	90～97	25	140	≥14
中效	地高辛	50～90	60～120	2～5	25	5	40	6

续表

分类	药物	口服吸收率（%）	起效时间（min）	达峰时间（h）	血浆蛋白结合率（%）	肝肠循环率（%）	半衰期（h）	作用维持时间（d）
短效	毛花苷丙	40~60	10~30，iv	1~2	-	-	18	3~6
	毒毛花苷K	不良	5~10，iv	0.5~2	-	-	21	1

【药理作用】 **1. 对心脏的作用**

（1）加强心肌收缩力（正性肌力作用）：强心苷对心脏具有高度选择性，能显著加强衰竭心脏的收缩力，增加每搏心输出量。同时，心肌缩短速率提高，使心动周期收缩期缩短，舒张期相对延长，有利于静脉回流，进一步增加每搏输出量，从而消除心衰症状。

强心苷的正性肌力作用的机制主要是通过抑制心肌细胞膜上的 Na^+-K^+-ATP 酶活性，使心肌兴奋时内流的 Na^+ 不能充分泵出，细胞内 Na^+ 浓度升高，通过细胞膜上 Na^+-Ca^+ 交换系统，使细胞内 Ca^+ 浓度升高，心肌收缩加强。

（2）减慢心率（负性频率作用）：治疗量的强心苷对正常心率影响少，但对心功能不全或心房颤动、心房扑动等引起的快速心率有显著减慢的作用。心功能不全时，由于心输出量下降，反射性引起交感神经活性增强，心率加快。应用强心苷后，心输出量增加，反射性兴奋迷走神经，降低交感神经张力，从而减慢心率。心率减慢可延长舒张期，使衰竭心脏得到充分休息和增加冠状动脉供血。

（3）对心肌电生理特征的影响。

自律性：治疗量的强心苷对窦房结及心房传导组织的自律性几无直接作用，主要通过加强迷走神经活性，使自律性降低；中毒剂量时，可直接抑制浦肯野纤维细胞膜 Na^+-K^+-ATP 酶，使细胞内失 K^+，自律性增高，易致室性早搏等心律失常。

传导性：治疗剂量时，增强迷走神经的作用，Ca^{2+} 内流增加，房室结除极减慢，房室传导速度减慢，此作用可被阿托品阻滞；中毒剂量时，由于抑制 Na^+-K^+-ATP 酶，使心肌细胞内失 K^+，最大舒张电位减小，而减慢房室传导，此作用不被阿托品阻滞。

2. 利尿作用 强心苷对心功能不良患者有明显利尿作用。主要是心输出量增加，提高了肾血流量和肾小球滤过率。此外，强心苷可直接抑制肾小管上皮细胞膜上的 Na^+-K^+-ATP 酶，抑制肾小管上皮细胞对 Na^+ 的再吸收，促进钠和水的排泄，发挥利尿作用。

3. 对神经系统的作用 治疗量无明显作用。中毒剂量的强心苷可兴奋延髓催吐化学感受中枢，引起恶心、呕吐。还可兴奋大脑皮质，引起精神失常或谵妄。

4. 对血管的作用 强心苷能直接收缩血管平滑肌，使外周阻力上升。

【临床应用】 **1. 慢性心功能不全** 对多种原因引起的慢性心功能不全都有效，但在疗效上有差异。

（1）对心瓣膜病、先天性心脏病、高血压性心脏病、冠状动脉粥样硬化性心脏病等引起的慢性心功能不全疗效好，尤其是伴有房颤、心动过速者。

（2）对继发于贫血、甲亢、维生素 B_1 缺乏引起的慢性心功能不全，由于心肌的能量代谢已有障碍，疗效较差。

（3）对于肺源性心脏病、严重心肌损伤、活动性心肌炎引起的慢性心功能不全疗效差，且易发生中毒。

（4）对机械性阻塞如缩窄性心包炎、重度二尖瓣狭窄等引起的心功能不全，疗效很差或无效。原因在于心功能不全使心室舒张受到限制，心收缩力虽可增加，但心排出量仍少，应进行手术治疗。

对急性心力衰竭的患者，宜选择作用迅速的毒毛花苷 K 或毛花苷 C 静脉注射，待病情稳定后改用口服地高辛维持。

2. 某些心律失常

（1）心房纤颤　心房纤颤是指心房各部位发生紊乱而细弱的纤维性颤动，每分钟 400~600 次。强心苷是治疗心房纤颤的首选药，其机制为抑制房室传导，使较多冲动不能穿过房室结下达心室而隐匿在房室结中。用药目的不在于停止或取消心房纤颤，而在于减慢房室传导，保护心室免受来自心房的过多冲动的影响，减慢心室频率，增加心输出量，改善循环。

（2）心房扑动　心房扑动是指快速而规则的心房异位节律，每分钟 250~300 次，易传入心室，心室率加快而难以控制。强心苷能不均一地缩短心房有不应期，引起折返冲动，使心房扑动转为颤动，强心苷在心房纤颤时更易减慢心室率。

（3）阵发性室上性心动过速　强心苷反射兴奋迷走神经，降低心房兴奋性而终止阵发性室上性心动过速。

【不良反应及注意事项】 强心苷的安全范围小，治疗量接近中毒量60%，个体生物利用度和敏感性差异大，低血钾、高血钙、低血镁、心肌缺血缺氧、酸中毒、联合用药等都可影响强心苷的作用，诱发和加重强心苷中毒。为了保证安全用药，宜作血药浓度监测，当地高辛>3ng/ml，洋地黄毒苷>45ng/ml，即可确认为中毒。

拓展阅读

强心苷的给药方法

强心苷临床给药主要采取以下两种方法。

1. 每日维持量疗法　对病情不急者，每日给予一定剂量，经 4~5 个 $t_{1/2}$ 可在血中达到稳定浓度而发挥作用，这是目前广泛使用的方法。如地高辛 $t_{1/2}$ 为 36 小时，逐日给 0.25~0.375mg，经 6~7 天即可发挥作用。

2. 全效量法　是强心苷经典的给药方法。即首先在短期内给予足量即全量，以达"洋地黄化"，然后逐日给予维持量来弥补每日消除量。如地高辛首次口服 0.25~0.5mg，随后每 6~8 小时给 0.25mg，至总量达 1.25~1.5mg。

---

1. 常见的毒性反应

（1）胃肠道反应　较为常见，如厌食、恶心、呕吐、腹泻。但强心苷用量不足，心衰未被控制时因胃肠道静脉瘀血也可出现这类反应，应予鉴别。

（2）中枢神经系统反应　主要表现为眩晕、头痛、疲倦、失眠等症状和黄视或绿视及视觉模糊等视觉障碍，视觉障碍常常是强心苷中毒的先兆，可作为停药的指征。

（3）心脏毒性　强心苷可引发心律失常，是最为严重的不良反应。最多见的是室性早搏，约占心脏反应的1/3，其他如二联律、三联律、室性心动过速等；再次是可引起不同程度的房室传导阻滞，严重者可出现房室分离；还可降低窦房结自律性而发生窦性心动过缓，但窦性停搏少见，如心率低于 60 次/分，应作为停药的指征之一。

案例 3 分析

地高辛为洋地黄类强心药物，治疗窗窄，易中毒。本例患者长期服用地高辛，因不了解用药风险而没用经过医生同意，自行调整服药剂量。

在用药中应对患者进行严密观察，监测血药浓度，及时调整用药剂量。还应注意地高辛与其他药物的相互作用，如钙剂、儿茶酚胺类药物、排钾利尿药、氨茶碱等。不可随意自行调整地高辛的剂量，同时不可随意换用其他厂家的药品。在用药期间出现任何不适，应及时就医。

2. 毒性反应防治

（1）预防　首先应当明确中毒症状和停药指征。如出现频发性室性早搏、二联律、三联律、窦性心动过缓（心率低于 60 次/分）、视觉异常等，都应及时停药；再次是及时纠正诱发强心苷中毒的因素，如低血钾、高血钙、低血镁、心肌缺血、酸血症、缺氧等。

（2）中毒解救　心动过缓及 Ⅱ 度房室传导阻滞、Ⅲ 度房室传导阻滞，不宜补钾，宜用阿托品解救；快速性心律失常者，可用钾盐作静脉注射，轻者口服。因 K^+ 可与强心苷竞争心肌细胞膜的 Na^+-K^+-ATP 酶，减少强心苷与酶的结合，从而减轻或阻止毒性反应的发生与发展。

严重者宜使用苯妥英钠，因苯妥英钠不仅有抗心律失常作用，还能与强心苷竞争 Na^+-K^+-ATP 酶，恢复 Na^+-K^+-ATP 酶的活性。

对危及生命的极严重中毒可用地高辛抗体 Fab 片段作静脉注射，地高辛抗体 Fab 片段对强心苷有高度选择性和强大亲和力，能使强心苷从与 Na^+-K^+-ATP 酶的结合状态下解离出来。

▌药师提示

强心苷与两性霉素 B、皮质激素或排钾利尿等同用时，可引起低血钾，易致强心苷中毒；与制酸药、吸附剂如白陶土、考来烯胺等同用时，可抑制地高辛、洋地黄毒苷的吸收而致作用减弱；与拟肾上腺素药、钙盐注射剂等合用，因其增强心肌对强心苷的敏感性，易致强心苷中毒；与奎尼丁同用，可使地高辛、洋地黄毒苷血药浓度提高约一倍，两药合用时应酌减用量 1/2~1/3；与维拉帕米、地尔硫草等合用，由于降低肾及全身对强心苷的清除率而提高其血药浓度，可引起严重心动过缓。

（二）非强心苷类正性肌力药

1. 磷酸二酯酶抑制药（phosphodiesteras inhibitor，PDEI）

氨力农（Amrinone）、米力农（Milrinone）

氨力农、米力农为双吡啶类衍生物，是一种新型的非苷、非儿茶酚胺类强心药，通过抑制细胞磷酸二酯酶Ⅲ活性，提高心肌、血管平滑肌细胞内 cAMP 的含量，发挥正性肌力作用和血管扩张作用。能提高心肌收缩力，增加心排血量，降低心脏前、后负荷，降低心室充盈压，改善心室功能，从而缓解心功能不全症状。

本类药主要用于治疗严重心功能不全，或对强心苷、利尿剂不敏感的心功能不全。

氨力农的不良反应较严重，常见恶心、呕吐，心律失常发生率也较高，另可引起血小板减少和肝损害。米力农为氨力农替代品，抑酶作用强约 20 倍，不良反应发生率较低。

2. 儿茶酚胺类

多巴酚丁胺（Dobutamine）

多巴酚丁胺对心肌细胞 β₁ 受体选择性高，能明显增强心肌收缩性，增强衰竭心脏的心脏指数，增加心输出量。

主要用于对强心苷反应不佳的严重左心功能不全和心肌梗死后心功能不全。血压明显下降者不宜使用。

（黄　瀚）

第四节　抗心绞痛药

心绞痛是由于冠状动脉供血不足引起的心肌急性、暂时性的缺血缺氧综合征。其主要临床表现为胸骨后或左心前区的阵发性绞痛或闷痛，常放射至左上肢、颈部或下颌部。最常见的病因是冠状动脉粥样硬化性心脏病。

依据心绞痛的发病情况，临床上将心绞痛分为三种类型：①劳累性心绞痛，是由劳累、运动或其他心肌需氧量增加所诱发的心绞痛，经休息或含服硝酸甘油可缓解。包括：初发型劳累性心绞痛、稳定型劳累性心绞痛和恶化型劳累性心绞痛；②自发性心绞痛，疼痛持续时间一般较长，程度较重，且不易为硝酸甘油缓解，常在安静状态或睡眠休息时发生。包括：卧位型心绞痛、变异型心绞痛、中间综合征和梗死后心绞痛；③混合性心绞痛，劳累性和自发性心绞痛同时并存。既可在心肌耗氧量增加时发生，也可在心肌耗氧量无明显增加时发生，与冠脉血流贮备量减少有关。

临床上根据心绞痛的发作特点及机制，又将心绞痛分为稳定型心绞痛、不稳定型心绞痛和变异型心绞痛。稳定型心绞痛即指稳定型劳累性心绞痛；不稳定型心绞痛是除稳定型心绞痛以外的心绞痛，是稳定型心绞痛和心肌梗死之间的中间状态；变异型心绞痛是由于冠状动脉痉挛，导致冠状动脉血流量减少，心肌供血绝对不足所引起的。

心绞痛的主要病理生理基础是动脉粥样硬化致心肌供氧量减少，伴有或不伴有心肌耗氧量增加，导致心肌氧的供需失衡，心肌缺血缺氧引起乳酸、丙酮酸、组织胺等代谢产物聚集于心肌组织，刺激心肌自主神经传入纤维末梢而诱发心绞痛。心肌耗氧量主要由心室壁张力、心率、心肌收缩力决定，并与这些因素成正比；心脏的供氧主要取决于冠状动脉血流量，影响冠脉血流量的因素有冠脉灌注压、灌注阻力、侧支循环及灌注时间等。因此，降低心肌耗氧量、增加心肌供氧量，恢复心肌氧供需平衡即可缓解心绞痛。

抗心绞痛常用药物有硝酸酯类、β 受体阻断药和钙通道阻滞药。这些药物只能缓解症状，不能从根本上改变冠状动脉硬化所致心血管的病理变化。

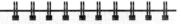

案例导入 4

案例：患者田某，男，75 岁，主因"间断心前区疼痛 5 年，加重伴胸闷 2 天"入院，外院冠脉 CT 示左前降支中段重度狭窄。既往长期吸烟史、青光眼（闭角型）病史，未规律治疗。初步诊断：①冠心病不稳定性心绞痛，心功能Ⅱ级；②青光眼。处方为：阿司匹林 100mg，1 次/天；瑞舒伐他汀 10mg，1 次/天；单硝酸异山梨酯片 20mg，2 次/天。

讨论：该治疗方案是否合理？处理措施有哪些？

一、硝酸酯类

本类药物有硝酸甘油（Nitroglycerin）、硝酸异山梨酯（Isosorbide Dinitrate）、单硝酸异山梨酯（Isosorbide Mononitrate）等。硝酸甘油起效快，疗效确切，使用方便，是缓解心绞痛最常用的药物。

硝酸甘油（Nitroglycerin）

【体内过程】口服生物利用度仅为 8%，不宜口服给药；舌下含服可避开首关消除，1~2 分钟起效，3~10 分钟作用达高峰，作用持续 10~30 分钟；主要在肝脏代谢，肾脏排泄。本药脂溶性高，容易通过皮肤黏膜吸收，经皮给药 30~60 分钟起效，持续时间较长，主要用于预防心绞痛。

【药理作用】硝酸甘油通过在血管平滑肌细胞内释放出血管活性物质一氧化氮（NO），松弛血管平滑肌，扩张血管，产生以下效应。

1. 扩张血管，降低心肌耗氧量 较小剂量硝酸甘油即可扩张静脉血管，减少回心血量，减轻心脏前负荷，使心脏容积缩小，心室壁张力下降，从而降低心肌耗氧量；较大剂量可扩张外周动脉血管，减轻心脏后负荷，左室内压减小，心室壁张力下降，从而降低心肌耗氧量。此为抗心绞痛的主要原因。

2. 扩张冠脉，增加缺血区血流量 心绞痛发作时，缺血区的阻力血管因缺血缺氧及酸性代谢产物堆积呈扩张状态，硝酸甘油选择性扩张较大的心外膜血管、冠脉输送血管及侧支血管，而对非缺血区的阻力血管扩张作用较弱。非缺血区血流阻力大于缺血区，迫使血液从非缺血区流向缺血区，从而增加缺血区的血流量。

3. 增加心内膜供血供氧 心外膜冠脉垂直贯穿心室壁分布于心内膜，心绞痛发作时，室内压和室壁张力升高，心内膜受压，缺血最严重。硝酸甘油扩张静脉血管，减少回心血量，心室容积减小，心室舒张末期压力降低；扩张动脉血管，降低心室壁张力，从而增加了心外膜向心内膜的有效灌注压，从而增加心内膜缺血区的血流量，增加了心肌供氧。

【临床应用】**1. 心绞痛** 可用于缓解各种类型心绞痛急性发作和预防心绞痛发生。舌下含服、气雾吸入可迅速控制心绞痛症状，皮肤贴片等长效制剂可持续释放硝酸甘油，维持有效血药浓度，明显延长抗心绞痛的作用时间，用于预防心绞痛发生。

2. 急性心肌梗死 静脉给药，通过扩张血管，减轻心脏前、后负荷，降低心肌耗氧量，增加缺血区的血流量，同时抑制血小板聚集和黏附，防止血栓形成，缩小心肌梗死面积。但要检测心率、血压，以免血压过度降低导致冠脉灌注压过低，加重心肌缺血。

3. 心力衰竭 扩张外周静脉血管和动脉血管，减轻心脏前、后负荷，可辅助治疗急、慢性心功能不全。

> **药师提示**
>
> 硝酸甘油含服 1 片无效时，应隔 5 分钟再服 1 次，含服 3 片疼痛仍未缓解，应考虑发生心肌梗死或其他病症的可能，应立即就医。硝酸甘油应存放在棕色玻璃瓶或金属容器内，避免潮热、光照而失效。注意检查药物的有效期。备用硝酸甘油，每六个月更换一次，当含服无烧灼感时，药物已经失效，要进行更换。

【不良反应及注意事项】**1. 扩血管反应** 面颊部血管扩张引起皮肤潮红；颅内血管扩张引起搏动性头痛或颅内压升高，活动性颅内出血、颅脑外伤者禁用；眼内血管扩张可升高眼内压，青光眼患者禁用。严重者出现体位性低血压或晕厥，应取坐位或半卧位含服，不宜站立服药。

2. 诱发心绞痛 大剂量使用时血压下降幅度过大可反射性兴奋交感神经，心脏兴奋，导致心肌耗氧量增加，加重心绞痛，可用 β 受体阻断药纠正。

3. 高铁血红蛋白血症 长期大剂量使用可引起高铁血红蛋白血症，出现呕吐、口唇和指甲发绀、呼吸困难、意识丧失等，可注射亚甲蓝治疗。

4. 耐受性 连续服用长效制剂数天或连续静脉滴注数小时可产生耐受性，疗效减弱或消失，采用减少用药次数、小剂量以及间歇给药方法可预防耐受性的产生。

案例 4 分析

硝酸酯类药物能够有效扩张冠状动脉，在改善心肌缺血的同时，也可扩张视网膜血管，使房水生成增多，增加眼内压；同时，眼内血管扩张也容易导致狭窄的前房角关闭，因此，闭角型青光眼禁用。

建议：停用硝酸酯类药物，改用钙离子通道阻滞药硝苯地平缓释片；若必须使用时，剂量不宜过大，且用药时间不宜过长，需密切观察有无青光眼加重的表现。若上述处理措施无效，建议动脉搭桥手术。

硝酸异山梨酯（Isosorbide Dinitrate）

硝酸异山梨酯作用与硝酸甘油相似而较弱，但持续时间较长，属长效硝酸酯类。舌下含服 2~5 分钟显效，用于心绞痛的急性发作。口服后 30 分钟显效，作用时间持续 3~5 小时，用于预防心绞痛发作。硝酸异山梨酯缓释片作用持续 20 小时，主要用于预防心绞痛发作。其个体差异大，剂量大时容易发生头痛、低血压等不良反应。

单硝酸异山梨酯（Isosorbide Mononitrate）

单硝酸异山梨酯是硝酸异山梨酯的活性代谢产物，作用与硝酸异山梨酯相似，口服吸收迅速，生物利用度近 100%，作用持续近 8 小时。主要用于冠心病的长期治疗、预防心绞痛发作及心肌梗死后的治疗。

拓展阅读

诺贝尔与硝酸甘油

1847 年苏布雷罗发明了硝酸甘油，但硝酸甘油很容易发生爆炸，人们把硝酸甘油视为禁区。阿尔弗雷德·伯纳德·诺贝尔却看到了商机，把硝酸甘油做成了可控的炸药，使他成了"欧洲最富有的人"。后来有炸药厂工人在家猝死，原来这些工人患有冠心病，但平时在工厂吸入了硝酸甘油尘粒而未发病，反而在家里休息时，没能及时吸入而致死。这一惊人的发现使硝酸甘油从兵工厂走进了制药厂。1893 年诺贝尔患心绞痛，医生建议他服用硝酸甘油，诺贝尔始终没有听从，于 1896 年因心脏病发逝世。1895 年他立下遗嘱建立诺贝尔基金。1998 年诺贝尔医学奖授予了佛契哥特、伊格纳罗及穆拉德三位医学家，因为他们发现了硝酸甘油在体内产生 NO 而治疗心绞痛的原理。

二、β 受体阻断药

β 受体阻断药通过阻断 β 受体，降低心肌耗氧量、改善缺血区心肌供血和心肌代谢，使患者心绞痛发作次数减少，运动耐量增加，是一线防治心绞痛的药物，常用的有普萘洛尔、美托洛尔、阿替洛尔等。

普萘洛尔（Propranolol）

【药理作用】**1. 降低心肌耗氧量** 阻断心脏 β_1 受体，使心率减慢，心肌收缩力减弱，心肌耗氧量减少。抑制心肌收缩力可能增加心室容积、心脏射血时间延长，导致心肌耗氧增加，但其总效应仍是心肌耗氧量降低。

2. 改善缺血区心肌供血供氧 阻断冠状动脉 β_2 受体，使非缺血区冠脉阻力增高，促使血液流向缺血区。阻断 β_1 受体使心率减慢，心室舒张期相对延长，冠脉灌注时间延长，有利于血液从心外膜流向易缺血的心内膜。此外，普萘洛尔通过促进氧合血红蛋白的解离可增加心脏的供氧。

3. 改善心肌代谢 阻断 β 受体抑制脂肪分解酶活性，降低心肌游离脂肪酸含量，减少脂肪酸氧化代谢对氧的消耗量；同时减少缺血区心肌对葡萄糖的摄取和利用，改进糖代谢，减少心肌耗氧量；减轻心肌因缺血所致的 K^+ 外流，有利于保护缺血区心肌细胞。

【临床应用】可用于稳定型心绞痛和不稳定型心绞痛，尤其是对硝酸酯类不敏感或疗效较差的稳定型心绞痛，对伴有高血压及窦性心动过速的患者尤为适宜，可减少心绞痛发作的次数，提高运动耐量。连续用药无耐受现象，用于预防心绞痛发作。用于心肌梗死可缩小心肌梗死范围，降低心肌梗死的死亡率。但不宜应用于冠状动脉痉挛诱发的变异型心绞痛，尤其是非选择性的 β 受体阻断药，因为 β_2 受体被阻断后，使 α 受体作用占优势，可出现冠脉痉挛，从而加重心肌缺血症状。

β 受体阻断药与硝酸酯类合用，可产生协同作用。其机制在于：①β 受体阻断药能对抗硝酸酯类引起的反射性心率加快和心肌收缩力增强；②硝酸酯类可纠正 β 受体阻断药所致的心室容积增大和冠脉血管收缩。两者合用取长补短，可增强效果，减少用药量，减少不良反应。但要注意合用时应从小剂量开始逐渐增加剂量，以防血压过低导致冠脉血管灌注压降低，不利于缓解心绞痛；宜选用作用时间相近的药物，常用普萘洛尔和硝酸异山梨酯。

【注意事项】普萘洛尔个体差异大，一般宜从小量开始，一次 10mg，一日 3 次，每隔数日增加 10~20mg，用量可达一日 100~200mg。

三、钙通道阻滞药

常用的有硝苯地平（Nifedipine）、维拉帕米（Verapamil）、地尔硫䓬（Diltiazem）等。

【药理作用】**1. 降低心肌耗氧量** 钙通道阻滞药抑制心肌收缩力，减慢心率；扩张外周血管，降低外周阻力，减轻心脏负荷，从而降低心肌耗氧量。

2. 增加缺血区血流量 扩张冠脉，对处于痉挛状态的血管有明显解痉作用，增加冠脉和侧支循环血流量，增加缺血区心肌的血流量。

3. 保护缺血心肌细胞 钙通道阻滞药抑制细胞外 Ca^{2+} 内流，减轻心肌缺血时由于 Ca^{2+} 超负荷导致的细胞损伤，保护缺血的心肌细胞。

4. 抑制血小板聚集 降低血小板内 Ca^{2+} 浓度，可抑制血小板黏附和聚集。

【临床应用】钙通道阻滞药是治疗心绞痛的常用药物，对各型心绞痛均有效，可单用，也可与以上两类药物联用。钙通道阻滞药有强大的扩张冠状动脉作用，对变异型心绞痛或以冠状动脉痉挛为主的心绞痛，是首选药物。

（尹龙武）

第五节 调血脂药

调血脂药（lipidemicmodulating drugs）是指能调节与动脉粥样硬化相关的异常血脂水平，防治动脉粥样硬化的药物。

血脂是血浆或血清中所含脂类的总称，包括胆固醇（cholesterol，Ch）、甘油三酯（triglyceride，三酰甘油，TG）、类脂（磷脂、糖脂、类固醇等）。Ch 又可分为胆固醇酯（cholesterol ester，CE）和游离胆固醇（free cholesterol，FC），两者合称总胆固醇（total cholesterol，TC）。目前认为，高血脂与动脉粥样硬化密切相关。

血脂不溶于水，须与载脂蛋白（apolipoprotein，apo）结合成脂蛋白（lipoprotein，LP）才能进行转运和代谢，apo 主要有 A、B、C、D、E 五类。不同的脂蛋白转运脂质成分和含量有差别，依据 LP 密度和其他特征，LP 可分为乳糜微粒（chylomicrons，CM）、极低密度脂蛋白（very low density lipoprotein，VLDL）、低密度脂蛋白（low density lipoprotein，LDL）及高密度脂蛋白（high density lipoprotein，高密度脂蛋白结合胆固醇，HDL）。各种脂蛋白在血浆中保持动态平衡，如某些血脂或脂蛋白浓度超过参考范围，则称为高脂血症。一般将高脂蛋白血症分为六型，各型脂质变化，见表 4-5。

表 4-5　高脂蛋白血症的分型

类型	脂蛋白变化	血脂变化	
		TC	TG
Ⅰ	CM↑	+	+++
Ⅱa	LDL↑	++	
Ⅱb	VLDL↑，LDL↑	++	++
Ⅲ	IDL↑	++	++
Ⅳ	VLDL↑	+	++
Ⅴ	CM↑，VLDL↑	+	+++

案例导入 5

案例：男性患者，47 岁。在单位组织常规体检时发现血脂异常，结果如下：TC：7.13mmol/L；LDL-C：4.56mmol/L；HDL-C：1.21mmol/L；TG：2.15mmol/L。血糖、心、肝、肾功能正常。

讨论：该患者血脂有哪些异常？如果需要药物治疗，请根据所学知识推荐相应药物。

一、他汀类

他汀类药物是羟甲基戊二酰辅酶 A（HMG-CoA）还原酶抑制剂，阻滞内源性胆固醇的合成，是疗效确切的降血总胆固醇和低密度脂蛋白的药物。目前国内投入临床的主要药物有辛伐他汀（Simvastatin）、洛伐他汀（Lovastatin）、氟伐他汀（Fluvastatin）、匹伐他汀（Pitavastatin）、普伐他汀（Pravastatin）、瑞舒伐他汀（Rosuvastatin）、阿托伐他汀（Atorvastatin）等。

【药理作用】

1. 调血脂作用 他汀类药物或其代谢产物的化学结构与 HMG-CoA 相似，竞争性抑制 HMG-CoA 还原酶活性，使甲羟戊酸形成障碍，阻碍肝脏内源性胆固醇的合成。Ch 合成受阻，浓度降低，反馈性增加肝细胞膜上低密度脂蛋白（LDL）受体的合成，使血浆中大量的 LDL 被肝摄取并代谢，降低血浆 LDL-C（低密度脂蛋白结合胆固醇）水平。该药大剂量也能轻度降低血浆甘油三酯（TG）水平，轻度增加 HDL-C 的水平。

2. 非调血脂作用 他汀类除调血脂作用外，尚有以下抗动脉粥样硬化作用：①改善血管内皮功能；②抗炎作用；③抑制平滑肌细胞增殖；④稳定粥样硬化斑块；⑤抗血小板聚集。

【临床应用】 主要用于杂合子家族性和非家族性 II a、II b 和 III 型高脂蛋白血症，也可用于 2 型糖尿病和肾病综合征引起的高脂血症。病情严重者可联合胆汁酸结合树脂。

【不良反应及用药注意事项】他汀类药物不良反应少而轻，主要如下。

1. 胃肠道反应 表现为恶心、腹痛、便秘、胃肠胀气等，多为暂时性，无需停药。

2. 肝毒性 肝脏损害主要表现为转氨酶包括丙氨酸氨基转氨酶（ALT）和天门冬氨酸氨基转氨酶（AST）升高。故此，用药期间应定期检查肝功能，孕妇及有活动性肝病者禁用。

3. 横纹肌溶解症 多表现为肌痛，无症状性血清 CK 值升高等，洛伐他汀、辛伐他汀或阿托伐他汀发生率较高。在联合应用其他降血脂药如烟酸、吉非贝齐时更易发生。

4. 其他 如周围神经炎等。

二、胆汁酸结合树脂

胆汁酸结合树脂是一类碱性阴离子结合树脂。常用药物有考来烯胺（Cholestyramine）、考来替泊（Colestipol）等。

【药理作用】 本类药物口服不吸收，在肠道与胆汁酸结合后随粪便排出，由于抑制了胆汁酸的肝肠循环，可使胆汁酸排出量比正常高 3~4 倍。用药后 1 周内 LDL-C 水平开始下降，2 周内达最大效应，可使血浆总胆固醇水平下降 20% 以上，LDL-C 水平下降约 25%，对 VLDL、TG 影响少。

【临床应用】 主要治疗 II a 型高脂蛋白血症，与他汀类药物合用，作用显著增强；对伴有 TG 增高的 II b、III 型高脂蛋白血症者，可与贝特类药物联合应用。

【不良反应及注意事项】本类药因有特殊臭味和一定的刺激性，少数患者可出现胃肠道反应如恶心、腹胀、消化不良、便秘等。因为抑制脂溶性维生素的吸收，大剂量可致脂肪痢，用药期间应注意适当补充维生素 A、D、K 及钙盐。

三、胆固醇吸收抑制剂

依折麦布（Ezetimibe）

依折麦布作用于小肠绒毛刷状缘，抑制食物中胆固醇在肠道吸收，降低血 TC、LDL-C 水平。

本药主要作为他汀类药物反应不足时的补充应用。不良反应少而轻，常见有头痛、腹痛、腹泻等。

四、贝特类

本类药为苯氧芳酸衍生物，常用药有非诺贝特（fenofibrate）、苯扎贝特（bezafibrate）、吉非贝齐（gemfibrozil）、环丙贝特（ciprofibrate）等。

【药理作用】

1. 调血脂作用 贝特类主要通过：①增高脂蛋白脂酶和肝酯酶活性，促进极低密度脂蛋白的分解代谢，使血三酰甘油水平降低；②使极低密度脂蛋白的分泌减少。近年研究表明，本类药物能激活过氧化物酶增殖激活受体-α（PPAR-α），增加 LPL、A-Ⅰ等基因的表达。使低密度脂蛋白中小而密的部分减少，大而疏的部分相对增多；抑制极低密度脂蛋白的生成，并使三酰甘油分解增多。还使载脂蛋白 A-Ⅰ、A-Ⅱ生成增加，从而增加高密度脂蛋白。本类药明显降低血浆 TG、VLDL，中度降低 TC 和 LDL-C，升高 HDL-C。

2. 非调血脂作用 本药还有抗凝血、抗血小板、抗炎、调节血管内皮功能、降低胰岛素抵抗等作用。

【临床应用】 主要用于Ⅱb、Ⅲ、Ⅳ、Ⅴ型高脂血症，对Ⅲ型疗效更好，另用于 2 型糖尿病高脂血症的治疗。

【不良反应】

1. 胃肠道反应 最常见，表现为腹部不适、腹泻、便秘等症状，但患者一般能耐受。

2. 横纹肌溶解症 不常见，但很严重，可引发肌蛋白尿和急性肾功能衰竭。与他汀类药联合应用，可能增加此不良反应的发生。

五、烟酸类

烟酸类药物主要有烟酸（Nicotinic acid）、阿昔莫司（Acipimox）等。

【药理作用】 烟酸为水溶性 B 族维生素，阿昔莫司化学结构类似烟酸。本类药能抑制脂肪分解，阻止游离脂肪酸形成，使肠道吸收游离脂肪酸减少，肝合成 TG 的原料不足，从而减少 VLDL 的合成与释放，进而降低 LDL。同时 HDL 分解减少，血 HDL 水平提高。

【临床应用】 本药为广谱调血脂药，对Ⅱ、Ⅲ、Ⅳ、Ⅴ型高脂血症均有效，对Ⅱb、Ⅳ型高脂血症效果最好。与他汀类、贝特类或胆汁酸结合树脂合用有协同作用。

【不良反应与注意事项】 常见的不良反应为皮肤潮红、血压下降、皮疹、瘙痒、消化道不适等。长期应用可诱发溃疡病和导致高尿酸血症，阿司匹林可减轻烟酸的皮肤反应、避免高尿酸血症。本类药与降压药合用时，要注意调节降压药的剂量。

案例 5 分析

该患者 TC、LDL-C 超过参考值范围，HDL-C、TG 在参考值范围内。依据 2007 年原卫生部心血管病防治中心发布《中国成人血脂异常防治指南》，该患者需要使用药物治疗。药物推荐可选择他汀类、胆汁酸结合树脂、胆固醇吸收抑制剂。

六、其他调血脂药

（一）抗氧化剂

普罗布考（probucol，丙丁酚）

【药理作用及临床应用】 抑制脂蛋白的氧化修饰，阻止氧化型低密度脂蛋白（OX-

LDL）形成及其引起的一系列病理过程；抑制 HMG-CoA 还原酶活性，降低血浆 TC 和 LDL-C 水平；阻止动脉粥样硬化发展和促进消退，缩小或消除黄色瘤。

主要用于Ⅱ型特别是Ⅱa型高脂蛋白血症的治疗，也可用于肾病综合征、2 型糖尿病引起的高脂血症。

【不良反应】不良反应少而轻，主要为胃肠道反应，如恶心、腹胀、腹痛、腹泻等，偶有嗜酸性粒细胞增多、肝功能异常、血小板减少、高血糖、高尿酸等。

（二）多烯脂肪酸类

多烯脂肪酸类又称多不饱和脂肪酸，根据不饱和脂肪链双键开始出现的位置，可将其分为 n-3 和 n-6 两大类，前者主要有二十碳五烯酸（EPA）、二十二碳六烯酸（DHA），存在于海藻、海鱼脂肪中；后者主要有亚油酸和 γ-亚麻酸，存在于玉米油、葵花籽油、亚麻油等植物油中。甘油、胆固醇与多烯脂肪酸成酯，易于转运和代谢，从而降低血 TG、TC 水平。另多烯脂肪酸尚有抗血小板、改善血管内皮功能、抗炎等作用。

主要用于高 TG 的高脂血症。一般无明显不良反应。

（黄　瀚）

📊 重点小结

抗心律失常药包括钠通道阻滞药（Ⅰ类）、β 受体阻断药（Ⅱ类）、延长动作电位时程药（Ⅲ类）、钙通道阻滞药（Ⅳ类）四大类型，通过降低自律性、减慢传导、延长动作电位时程和有效不应期、消除折返等机制发挥抗快速心律失常作用。临床上应依据心律失常的种类、心功能状态等因素选择抗心律失常药。

降压药有一线和二线之分，一线抗高血压药包括利尿药、钙通道阻滞药、血管紧张素Ⅱ受体阻断药、血管紧张素转化酶抑制药和 β 受体阻断药五类。降压治疗应遵循个体化原则，宜从小剂量开始，优先选择长效药或长效制剂，注意平稳降压，尽可能保护心、脑、肾等靶器官。

抗慢性心功能不全药包括正性肌力药和降低心脏负荷药。其中强心苷为目前最常用抗慢性心功能不全药，通过拮抗心肌细胞膜上 Na^+-K^+-ATP 酶的活性，发挥正性肌力作用、负性频率等作用。强心苷安全范围窄，应用时易致毒性反应。

常用抗心绞痛药物有硝酸酯类、β 受体阻断药和钙通道阻滞药。它们主要通过增加供氧、减少耗氧，恢复心肌氧供需平衡等机制发挥抗心绞痛作用。硝酸甘油适合急救（除外变异型心绞痛），β 受体阻断药、钙通道阻滞药适合预防给药。

调血脂药包括主要降总胆固醇（TC）和主要降三酰甘油（TG）两大类，主要降 TC 的他汀类为目前最常用的调血脂药，通过抑制内源性胆固醇合成的关键酶 HMG-CoA 还原酶的活性，降低血 TC 和 LDL-C 的水平，肝损害和横纹肌溶解症是其主要不良反应。

目标检测

一、选择题

1. 窦性心动过速首选（　　）。

    A. 奎尼丁   B. 利多卡因   C. 普罗帕酮

    D. 普萘洛尔   E. 胺碘酮

2. 强心苷中毒引起的室性心动过速首选（   ）。

    A. 奎尼丁   B. 利多卡因   C. 苯妥英钠

    D. 普萘洛尔   E. 胺碘酮

3. 缬沙坦抗高血压的作用机制是（   ）。

    A. 减少血管紧张素 II 生成   B. 抑制缓激肽降解

    C. 阻断血管紧张素 II 受体   D. 阻断 β 受体

    E. 抑制血管紧张素 I 的生成

4. 易引起顽固性干咳的抗高血压药是（   ）。

    A. 普萘洛尔   B. 卡托普利   C. 氯沙坦

    D. 氨氯地平   E. 米诺地尔

5. 停用强心苷的指征是（   ）。

    A. 食欲不振   B. 用药 1 天后心衰症状缓解不明显

    C. 尿量增多   D. 心房颤动不能转复为窦性心律

    E. 出现视觉障碍

6. 硝酸甘油抗心绞痛的机制主要是（   ）。

    A. 选择性扩张冠脉，增加心肌供血   B. 阻断 β 受体，降低心肌耗氧量

    C. 减慢心率，降低心肌耗氧量   D. 抑制心肌收缩力，降低心肌耗氧量

    E. 扩张动脉和静脉，降低耗氧量；扩张冠状动脉和侧支血管，改善局部缺血

7. 普萘洛尔与硝酸甘油合用的优点不包括（   ）。

    A. 普萘洛尔可取消硝酸甘油引起的反射性心率加快

    B. 协同降低心肌耗氧量

    C. 侧支血流量增加

    D. 心内外膜血流比例降低

    E. 硝酸甘油可缩小普萘洛尔所扩大的心室容积

8. II a 型高脂血症最适宜选择（   ）。

    A. 阿托伐他汀   B. 考来烯胺   C. 依折麦布

    D. 非洛贝特   E. 多烯脂肪酸

二、简答题

1. 一线降压药有哪些？各举一个代表药物。

2. 强心苷主要不良反应有哪些？

3. 为什么 β 受体阻断药禁用于变异型心绞痛？而钙通道阻滞药适用于变异型心绞痛？

第五章

作用于消化系统的药物

第一节 抗消化性溃疡药

消化性溃疡包括胃溃疡和十二指肠溃疡，是消化系统常见的慢性疾病，发病率约为 10%。临床症状表现为反复发作的上腹疼痛、反酸、嗳气、恶心、呕吐等。消化性溃疡的发病机制尚未完全阐明，目前认为溃疡病的发生主要是由于胃黏膜的防御因子（黏液、HCO_3^-、前列腺素等）和攻击因子（胃酸、胃蛋白酶、幽门螺杆菌等）之间平衡失调的结果。

拓展阅读

胃溃疡与十二指肠溃疡的区别

1. 季节性 胃溃疡无季节性发病倾向，而十二指肠溃疡有季节性发病倾向，好发于秋末冬初。

2. 疼痛部位 胃溃疡疼痛多位于剑突下正中或偏左，而十二指肠溃疡的疼痛多位于上腹正中或略偏右。

3. 疼痛规律 胃溃疡疼痛多于餐后半小时至 2 小时出现，持续 1~2 小时，在下次进餐前疼痛已消失，即所谓"餐后痛"。而十二指肠溃疡疼痛多于餐后 3~4 小时出现，持续至下次进餐，进食后疼痛可减轻或缓解，故叫"空腹痛"，有的也可在夜间出现疼痛，又叫"夜间痛"。

抗消化性溃疡药物是一类能减轻溃疡病症状、促进溃疡愈合、防止和减少溃疡病复发或并发症的药物。主要是通过抑制攻击因子或（和）增强防御因子而发挥作用。目前常用

的药物有抗酸药、胃酸分泌抑制药、胃黏膜保护药、抗幽门螺杆菌药等。

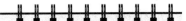

案例导入 1

案例： 患者，女，41 岁，因腹痛 2 周，偶尔有反酸、嗳气、食欲不振入院。诊断为：十二指肠溃疡。医生开了如下处方：

　　　法莫替丁片　　　20mg×14 片
　　　用法：20mg　　2 次/天　　口服
　　　硫糖铝片　　0.5g×56 片
　　　用法：1g　　4 次/天　　口服

讨论： 该处方是否合理？十二指肠溃疡的治疗原则是什么？

一、抗酸药

　　抗酸药又称胃酸中和药，是一类弱碱性化合物。口服后能中和过多的胃酸，降低胃内酸度和胃蛋白酶活性，解除胃酸对胃黏膜及溃疡面的侵蚀和刺激，从而缓解疼痛，促进溃疡愈合。同时，因胃内酸度降低，还可促进血小板聚集而加速凝血，有利于止血和预防再出血。此外，有的抗酸药在中和胃酸的同时，可形成胶状物，覆盖于溃疡面上，起保护和收敛作用。常用抗酸药及其作用特点，见表 5-1。

表 5-1　常用抗酸药作用比较

作用特点	碳酸氢钠 Sodium Bicarbonate	氢氧化铝 Aluminum Hydroxide	三硅酸镁 Magnesium Trisilicate	氧化镁 Magnesium Oxide	碳酸钙 Calcium Carbonate
抗酸强度	强	中	弱	强	强
显效时间	快	慢	慢	慢	较快
维持时间	短	较长	较长	较长	较长
保护溃疡面	无	有	有	无	无
收敛作用	无	有	无	无	无
碱血症	有	无	无	无	无
产生 CO_2	有	无	无	无	有
排便影响	无	便秘	轻泻	轻泻	便秘

　　单用抗酸药的作用较弱，为了增强抗酸作用，减少不良反应，临床现多用复方制剂，如复方氢氧化铝（胃舒平）片，是由氢氧化铝、三硅酸镁、颠茄流浸膏三种成分组成，兼有抗酸、保护溃疡面、解痉止痛作用，且使不良反应减轻。

药师提示

　　一般情况下，抗酸药的液态和胶态制剂比片剂好，使用片剂时应嚼碎服用。最好在饭后 1.5 小时和睡前服用。因抗酸药作用时间短，必要时可增加服药频度。

二、胃酸分泌抑制药

胃酸是由胃壁细胞分泌的。在胃壁细胞上存在的组胺 H_2 受体、M_1 胆碱受体和胃泌素（G，促胃液素）受体，与胃酸的分泌有关。当这些受体激动时，通过一系列的生化过程，最终激活 H^+-K^+-ATP 酶（又称质子泵或 H^+ 泵），使胃壁细胞分泌 H^+，再由 H^+ 泵泵入胃腔内而形成胃酸，同时进行 H^+-K^+ 交换，将胃内的 K^+ 转入胃壁细胞，见图 5-1。因此，当 H_2、M_1 和 G 受体被阻断及质子泵被抑制时均可抑制胃酸分泌，促进溃疡愈合。

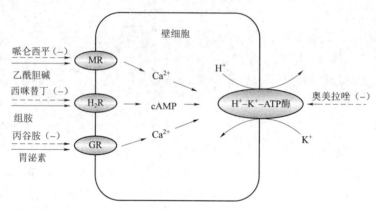

图 5-1 胃的分泌功能及药物作用部位

（一）H_2 受体阻断药

本类药物有西咪替丁（Cimetidine）、雷尼替丁（Ranitidine）、法莫替丁（Famotidine）、尼扎替丁（Nizatidine）、罗沙替丁（Roxatidine）等，见表 5-2，是治疗消化性溃疡的重要药物。

表 5-2 常用 H_2 受体阻断药

药物	生物利用度（%）	半衰期（h）	有效血药浓度维持时间（h）	相对抑酸强度	抑制肝药酶
西咪替丁	60~70	2	4	1	+
雷尼替丁	50~60	2~3	8~12	5	±
法莫替丁	43	2.5~4	12	40	-
尼扎替丁	90	2	8	5	-
罗沙替丁	85	4	8~12	6	-

【体内过程】H_2 受体阻断药大多口服吸收良好，1~3 小时血药浓度达高峰，$t_{1/2}$ 为 2~4 小时。大部分药物以原形经肾脏排泄。肾功能不全者应适当降低剂量，肝功能不全者雷尼替丁的 $t_{1/2}$ 明显延长。

【药理作用与临床应用】H_2 受体阻断药对胃壁细胞上的 H_2 受体有高度选择性，通过竞争性拮抗 H_2 受体，显著抑制组胺引起的胃酸分泌。不仅抑制基础胃酸分泌，也显著地抑制促胃泌素、胆碱受体激动药及迷走神经兴奋等引起的胃酸分泌，可减轻消化性溃疡患者的疼痛，促进溃疡愈合。

本类药主要用于胃和十二指肠溃疡，能迅速改善症状，加速溃疡的愈合。疗程一般为 4~8 周。停药后易复发，显效后给予维持量可减少复发。此外，还可用于卓-艾综合征

（Zollinger-Ellison syndrome）、反流性食管炎、应激性溃疡等引起的胃酸分泌增多。

【不良反应及注意事项】 偶致便秘、腹泻、腹胀、皮疹、头痛、头晕等症状。西咪替丁不良反应较多，长期大量应用可引起内分泌紊乱，男性可致阳痿、乳房发育等，女性可致溢乳。肾功能不良的老年人可出现精神错乱、幻觉等中枢症状。西咪替丁是肝药酶抑制剂，可抑制肝药酶，减弱华法林、苯妥英钠、茶碱、苯巴比妥、地西泮、普萘洛尔的代谢，合用时应适当调整剂量。小儿和肝、肾功能不全者慎用西咪替丁和雷尼替丁，孕妇忌用。

（二）质子泵抑制药

质子泵抑制药是通过抑制胃壁细胞 H^+-K^+-ATP 酶，抑制 H^+-K^+ 交换，从而降低胃内酸度。本类药物抑制胃酸形成的最后环节，所以抑酸作用强。

奥美拉唑（Omeprazole）

奥美拉唑是第一代质子泵抑制剂。

【体内过程】 本药口服后迅速吸收，1~3 小时血药浓度达高峰。食物可延缓其吸收。生物利用度与剂量和胃内 pH 有关，重复给药生物利用度可达 60%~70%。血浆蛋白结合率为 95%。主要在肝脏代谢，大部分代谢产物经肾脏排泄。

【药理作用】 奥美拉唑为脂溶性质子泵抑制剂，呈弱碱性。口服后，可浓集于胃壁细胞分泌小管周围，转变为有活性的次磺酰胺衍生物，与质子泵共价键结合，不可逆的抑制其活性，使胃酸分泌减少。对基础胃酸分泌和由组胺、胃泌素、食物等刺激引起的胃酸分泌均有强大的抑制作用。本药还能增加胃黏膜血流量，同时具有抑制胃蛋白酶分泌和抗幽门螺杆菌作用。

【临床应用】 主要用于胃、十二指肠溃疡的治疗，连用 4 周，溃疡愈合率可达 90%。与 H_2 受体阻断药相比，本药疗效显著、治愈率高、复发率低，当 H_2 受体阻断药无效时，应用本药仍可取得较好效果。也可用于治疗反流性食管炎、卓-艾综合征等。

【不良反应及注意事项】 不良反应主要有口干、恶心、腹胀、腹泻等胃肠道反应及头痛、头昏、嗜睡等神经系统症状。偶有皮疹、外周神经炎、男性乳房发育等。长期应用，可持续抑制胃酸分泌，使胃内亚硝基化合物增多及细菌过度滋长，故临床用药不得超过 8 周。本药对肝药酶有抑制作用，使代谢减慢，可延长地西泮、苯妥英钠、双香豆素、华法林等药物的半衰期。

临床常用的同类药物还有兰索拉唑（Lansoprazole）、泮托拉唑（Pantoprazole）、雷贝拉唑（Rabeprazole）等。

（三）M_1 受体阻断药

哌仑西平（Pirenzepine）

哌仑西平可选择性阻断胃壁细胞上的 M_1 受体，抑制胃液分泌，使胃酸、胃蛋白酶的分泌减少，保护胃黏膜并促进溃疡愈合。临床主要用于治疗胃及十二指肠溃疡，其疗效与西咪替丁相当，联合应用可产生协同作用。不良反应轻，但剂量过大也会产生 M 样作用，现已很少单独应用。

同类药物还有作用较强的替仑西平（Telenzepine）和生物利用度较高的唑仑西平（Zolenzepine）等。

（四）胃泌素受体阻断药

丙谷胺（Proglumide）

丙谷胺的化学结构与胃泌素相似，可竞争性阻断胃泌素受体，抑制胃酸和胃蛋白酶的分泌；同时还能增强胃黏膜的屏障功能，对胃黏膜具有保护和促进愈合作用。临床适用于治疗消化性溃疡，其疗效与西咪替丁相似；也可用于慢性胃炎、应激性溃疡等。偶见口干、失眠、腹胀、食欲减退等不良反应。

三、胃黏膜保护药

胃黏膜保护药主要通过促进胃黏液和碳酸氢盐（HCO_3^-）分泌，促进胃黏膜细胞前列腺素的合成，增加胃黏膜血流量，从而发挥保护胃黏膜，促进组织修复和溃疡愈合的作用。有的药物还兼有一定的抗幽门螺杆菌和抗酸作用。常用药物有前列腺素及其衍生物、硫糖铝和胶体铋剂等。

米索前列醇（Misoprostol）

米索前列醇为前列腺素 E_1 的衍生物，口服吸收良好。本药能抑制基础胃酸和胃泌素、组胺、食物等引起的胃酸分泌；能增加胃黏液和 HCO_3^- 分泌，增加黏膜血流量，增强黏膜的屏障保护作用；能防御阿司匹林等前列腺素合成酶抑制药对胃黏膜的损伤，促进溃疡愈合。

主要用于胃十二指肠溃疡，应激性溃疡的治疗；预防非甾体抗炎药引起的溃疡及急性胃炎引起的消化道出血。不良反应为腹泻、头痛、眩晕、子宫收缩等，孕妇禁用。

恩前列醇（Enprostil）

本药与米索前列醇相比，作用强，维持时间长，一次用药抑制胃酸分泌作用持续 12 小时。临床应用及不良反应同米索前列醇。

硫糖铝（Sucralfate）

本药在胃酸作用下聚合成不溶性胶冻，黏附在黏膜及溃疡表面，形成保护膜，抵御胃酸和消化酶的侵蚀，减轻黏膜损伤；能吸附胃蛋白酶，抑制其活性；促进胃黏液和 HCO_3^- 分泌，增强对溃疡黏膜保护作用；还有增强表皮生长因子的作用，从而促进溃疡愈合。临床主要用于胃和十二指肠溃疡，并对溃疡复发有较好疗效。还可用于预防上消化道出血、反流性食管炎等。本药在酸性条件下才有效，故不宜与抗酸药、胃酸分泌抑制药合用。不良反应较轻，常见便秘、口干；偶有恶心、胃部不适、腹泻、皮疹等。

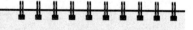

案例 1 分析

此处方不合理。黏膜保护药硫糖铝，需在胃酸作用下聚合成不溶性胶冻，黏附在黏膜及溃疡表面，形成保护膜，抵御胃酸和消化酶的侵蚀，减轻黏膜损伤。而法莫替丁为抑酸药，可使胃内 pH 升高而削弱硫糖铝的胃黏膜保护作用。

枸橼酸铋钾（Bismuth Potassium Citrate）

本药在胃液酸性条件下，形成氧化铋胶体，覆盖在溃疡表面，形成保护膜，隔绝胃酸、胃蛋白酶、食物等对溃疡面的刺激和腐蚀；也能与胃蛋白酶结合而抑制其活性；还能促进前列腺素、黏液、HCO_3^-释放，改善胃黏膜血流及抗幽门螺杆菌。

主要用于胃、十二指肠溃疡，与抗菌药合用可提高幽门螺杆菌的根除率，降低复发率。服药期间舌、粪可被染黑，偶见恶心、皮疹，轻微头痛。牛奶及抗酸药可影响其作用，不宜同服。肾功能不全者及孕妇禁用，以免引起血铋过高。

> **药师提示**
>
> 治疗胃溃疡的药物种类较多，大部分是口服用药，然而服药时间对药物的疗效有显著影响。如硫糖铝需饭前服用；鼠李铋镁片（又名乐得胃片，为抗酸药及胃黏膜保护药）需饭后服用；枸橼酸铋钾除白天服用外，晚上睡前还需加服一次。患者应当遵照医嘱或药品说明书上对用药时间的要求服用，使药物发挥最佳疗效。

四、抗幽门螺杆菌药

幽门螺杆菌（Hp）为革兰阴性杆菌，存在于胃上皮表面和腺体内的黏液层，可分泌酶和毒素，破坏胃黏膜。幽门螺杆菌感染已被公认是消化性溃疡和慢性胃炎发病的主要原因之一。根治此菌感染可明显提高溃疡愈合率，减少复发率。治疗药物主要有甲硝唑、阿莫西林、克拉霉素、呋喃唑酮等。单一用药疗效差，临床多采用联合用药，以提高幽门螺杆菌的根除率，降低溃疡复发率。

目前推荐的有效方案主要有以质子泵抑制药为基础的联合方案和以铋剂为基础的联合方案。如：兰索拉唑（或奥美拉唑）+阿莫西林+克拉霉素；铋剂+阿莫西林+甲硝唑。

拓展阅读

口服重组幽门螺杆菌疫苗

科技部2009年4月24日宣布，我国率先在世界上研制成功"口服重组幽门螺杆菌疫苗"。该疫苗已经获原国家食品药品监督管理局（SFDA）批准颁发的国家一类新药证书，将在有效预防和控制 Hp 感染所致的相关疾病方面产生积极作用，这也标志着中国在预防幽门螺杆菌感染及相关胃病研究领域跃居世界先进水平。

（黄庄霖）

第二节 助消化药

助消化药多为消化液中成分或是促进消化液分泌的药物，能增强消化功能，增进食欲，主要用于消化道分泌功能减弱或消化不良等。

稀盐酸（Dilue Hydrochloric Acid）

本药为10%的盐酸溶液，口服后使胃内酸度增加，胃蛋白酶活性增强。适用于慢性胃炎、胃癌、发酵性消化不良等，可消除胃部不适、腹胀、嗳气等症状。

胃蛋白酶（Pepsin）

本药从动物胃黏膜提取，为蛋白水解酶。用于胃蛋白酶缺乏症及消化功能减退。遇碱易破坏失效，常与稀盐酸合用。

胰酶（Pancreatin）

本药为混合成分，含胰蛋白酶、胰脂肪酶及胰淀粉酶。能消化蛋白质、脂肪及淀粉。用于消化不良、食欲不振及胰液分泌不足等引起的消化障碍。易被胃酸破坏，多制成肠溶片，口服时不宜嚼碎，以免被胃酸破坏或药物残留口腔引起溃疡。

乳酶生（Biofermin）

本药为干燥活乳酸杆菌制剂。能分解糖类产生乳酸，抑制肠内腐败菌的繁殖，减少发酵和产气。用于消化不良、腹胀气及消化不良性腹泻。不宜与抗菌药、吸附剂及碱性药物合用。

干酵母（Dried Yeast）

本药为啤酒酵母菌的干燥菌体。内含维生素 B_1、维生素 B_2、烟酸和烟酰胺，此外尚含有少量维生素 B_6、维生素 B_{12}、叶酸、肌醇等。适用于营养不良、消化不良、食欲不振及 B 族维生素缺乏症（如脚气病）、多发性神经炎、糙皮病等的防治。服用过量可导致腹泻。

（黄庄霖）

第三节　止吐药及胃肠动力药

呕吐是一个复杂的反射过程，主要由前庭器官、胃、十二指肠等内脏及延髓化学催吐感受区（CTZ）等传入神经冲动作用于延髓呕吐中枢而引起。诱发呕吐的因素很多，常见的有胃肠疾病、晕动病、内耳眩晕症、恶性肿瘤化疗及放疗等。已知 CTZ 含有丰富的 D_2、H_1、M_1 和 $5-HT_3$ 受体，止吐药可通过阻断上述不同受体而缓解或防止呕吐的发生。

胃肠推进性蠕动受神经及体液因素调节，其中 Ach、DA、5-HT 等神经递质起重要作用。拮抗 D_2 或 $5-HT_3$ 受体、激动 $5-HT_4$ 受体均可促进 Ach 释放，激动肠道 M 受体，引起胃肠运动加强。能增强胃肠推进性蠕动，协调胃肠运动的药物称为胃肠动力药。

案例导入 2

案例：患者，男，34 岁。因发作性上腹痛 2 个月就诊。胃镜显示胃溃疡。初步诊断：胃溃疡。医生给予西咪替丁 0.2g，3 次/天，口服；甲氧氯普胺 10mg，3 次/天，口服，进行治疗。

讨论：该处方是否合理？说明原因或处置办法。

一、止吐药

甲氧氯普胺（Metoclopramide）

本药能阻断 CTZ 的 D_2 受体，产生强大的中枢性止吐作用；对胃肠道 DA 受体也有阻断作用，使幽门舒张，食物通过胃和十二指肠的时间缩短，加速胃正向排空和加速肠内容物从十二指肠向回肠部推进，发挥促进胃肠蠕动作用。临床常用于肿瘤放疗及化疗、急性颅脑损伤等引起的呕吐；也用于胃肠功能失调所致的消化不良、嗳气、呕吐。对前庭功能紊乱所致的呕吐无效。不良反应有困倦、头晕、腹泻，长期或大剂量应用可致锥体外系反应、直立性低血压等。易透过血脑屏障和胎盘屏障，孕妇慎用。

昂丹司琼（Ondansetron）

本药能选择性阻断中枢及迷走神经传入纤维中的 $5-HT_3$ 受体，产生强大止吐作用。主要用于恶性肿瘤化疗、放疗引起的恶心、呕吐。但对晕动病及去水吗啡引起的呕吐无效。不良反应较轻，可有头痛、疲倦、便秘、腹泻。哺乳期妇女禁用。

同类药物还有托烷司琼（Tropisetron）、格拉司琼（Granisetron）、雷莫司琼（Ramosetron）、阿扎司琼（Azasetron）等。

二、胃肠动力药

多潘立酮（Domperidonef）

为 D_2 受体阻断药，能阻断胃肠壁的 DA 受体，增强食管下部括约肌张力，防止食物反流；增强胃肠协调性运动，加速胃排空，抑制恶心、呕吐。用于胃排空延缓、反流性胃炎、慢性胃炎、反流性食管炎等引起的消化不良；也用于药物、放疗等多种原因引起的恶心、呕吐。因不易通过血脑屏障，故无锥体外系反应及嗜睡等中枢神经系统不良反应。偶有轻度腹痛、腹泻、头痛等。

拓展阅读

多潘立酮（吗丁啉）在国外屡遭警告

2004 年，FDA 发布警告称，一切含多潘立酮成分的药品均为非法药品，同时拒绝相应的成品药和原料药进入美国。FDA 认为，多潘立酮的严重不良反应包括心律失常、心脏骤停、猝死。吗丁啉于 1985 年在加拿大上市，但 2002 年被停止使用。2007 年，加拿大卫生部发布了 9 例与多潘立酮相关的心律失常报告，包括心律不齐、房颤、室性心动过速、心动过缓、心悸、QT 间期延长和扭转型室性心动过速等。2014 年 4 月，欧洲药品管理局（EMA）发布报告，认为多潘立酮与严重心脏疾病风险相关，建议在整个欧盟范围内限制其适应证，仅用于缓解恶心和呕吐症状，不再用于治疗其他适应证如胀气或烧心，并建议在成人和体重超过 35kg 的青少年中将剂量减小至 10mg，每日最多 3 次，使用不应超过 1 周。

莫沙必利（Mosapride）、西沙必利（Cisapride）

选择性兴奋胃肠道胆碱能中间神经元及肌间神经丛的 $5-HT_4$ 受体，促进乙酰胆碱的释放，从而增强胃肠道平滑肌运动，改善功能性消化不良病人的胃肠道症状，不影响胃酸的分泌。主要用于功能性消化不良；也可用于胃食管反流性疾病、糖尿病性胃轻瘫及部分胃切除患者的胃功能障碍。由于其与大脑突触膜上的多巴胺 D_2、$5-HT_1$、$5-HT_2$受体无亲和力，因而无锥体外系的不良反应。

同类药物还有伊托必利（Itopride）、伦扎必利（Renzapride）、替加色罗（Tegaserod）等。

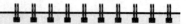

案例 2 分析

甲氧氯普胺促进胃肠蠕动，从而减少西咪替丁的吸收。两药同时应用，甲氧氯普胺可使西咪替丁的口服生物利用度降低 25%。其他胃肠促动药（多潘力酮、西沙必利等）均可与西咪替丁发生类似相互作用。两药不宜合用，可单用西咪替丁。如必须合用，服药时间应至少间隔 1 小时，或西咪替丁的剂量增加 1/4。

（黄庄霖）

第四节　泻药和止泻药

便秘是临床常见的复杂症状，发病率高、病因复杂，严重时会影响生活质量。腹泻也是一种常见症状，病因不同，临床表现各异，严重可导致机体水、电解质紊乱。因此，便秘和腹泻的病因治疗和对症治疗都很重要。

一、泻药

泻药是一类能刺激肠蠕动或增加肠内水分，软化粪便，或润滑肠道而使排便通畅的药物，临床主要用于治疗功能性便秘。本类药物按照作用机制可分为容积性泻药、接触性泻药和润滑性泻药。

（一）容积性泻药

硫酸镁（Magnesium Sulfate）和硫酸钠（Sodium Sulfate）

口服不吸收，在肠腔内形成高渗而减少水分吸收，使肠内容积增大，刺激肠壁，导致肠道蠕动加快，引起导泻。镁盐还能引起十二指肠分泌缩胆囊素，进一步刺激肠液分泌和肠道蠕动。一般空腹应用，并大量饮水，1~3 小时即发生导泻作用，排出液体性粪便。因导泻作用强烈，临床主要用于外科手术前或结肠镜检前排空肠内容物，排除肠内毒物及辅助排出肠内寄生虫。此外，口服高浓度的硫酸镁或用导管将其直接导入十二指肠，可刺激肠黏膜，反射性引起胆总管括约肌松弛，胆囊收缩，产生利胆作用。可用于阻塞性黄疸、慢性胆囊炎。由于硫酸镁、硫酸钠导泻作用剧烈，可反射性引起盆腔充血和脱水，故月经期、妊娠期及年老体弱者禁用。对中枢抑制药中毒者，因 Mg^{2+} 可少量吸收而加重中枢抑制，应改用硫酸钠。

临床应用的容积性泻药还有乳果糖（Lactulose）、山梨醇（Sorbitol）、甘露醇（Mannitol）等。

（二）接触性泻药

接触性泻药又称为刺激性泻药。通过刺激肠道，加速肠蠕动；也能使肠黏膜的通透性发生改变，使电解质和水分向肠腔扩散，使肠腔水分增加，引起导泻作用。

酚酞（Phenolphthalein）

口服后在肠道与碱性肠液形成可溶性钠盐，能促进结肠蠕动。服药后6~8小时排出软便，作用温和，适用于慢性便秘。偶有过敏反应如皮炎、肠炎及出血倾向等。

吡沙可啶（Bisacodyl）

本药与酚酞属同类药物。口服后在肠道被细菌的酶迅速转化为活性代谢物，刺激结肠，加速肠蠕动。一般口服6小时后，直肠给药15~60分钟后排出软便。适用于习惯性便秘或术前需排空肠内容物患者。不良反应小，反复应用可能有腹痛。

蒽醌类（Anthraquinonse）

大黄、番泻叶和芦荟等植物中含有蒽醌苷类物质，后者在肠内被细菌分解为蒽醌，能增加结肠推进性蠕动，用药后6~8小时排便。常用于急、慢性便秘。

（三）润滑性泻药

通过润滑肠壁、软化粪便而发挥导泻作用。

液状石蜡（Liquid Paraffin）

本药为矿物油，肠道不吸收，产生润滑肠壁和软化粪便的作用，使粪便易于排出。适用于老人和儿童便秘。久用可妨碍钙、磷吸收。

甘油（Glycerin）

以50%浓度的甘油灌肠给药，由于高渗透压刺激肠壁引起排便反应，并有局部润滑作用，数分钟内引起排便。其作用快而温和，主要用于轻度便秘，适用于儿童及老人。常用含50%甘油的开塞露。

二、止泻药

腹泻是多种疾病的一种临床症状，剧烈而持久的腹泻，可引起脱水和电解质紊乱，因此，在对因治疗的同时，可适当给予止泻药。

（一）降低胃肠蠕动类

复方樟脑酊（Tincture camphor compound）

本药为含阿片的止泻药，能增强肠道平滑肌张力，减慢胃肠推进性蠕动，使水分吸收，粪便干燥而止泻。多用于较严重的非细菌感染性腹泻。有成瘾性，应控制使用。

地芬诺酯（Diphenoxylate）

本药为人工合成的哌替啶衍生物，作用于阿片受体，但无镇痛作用，中枢作用弱。能提高肠张力，减少肠蠕动。用于急、慢性功能性腹泻。不良反应少，偶见口干、腹部不适、恶心、呕吐、烦躁等；长期大剂量服用可产生成瘾性；过量可导致呼吸抑制。肝病患者慎用或禁用。

洛哌丁胺（Loperamide）

本药的化学结构、药理作用、临床应用均与地芬诺酯相似，除直接抑制肠蠕动外，还可减少肠壁神经末稍释放乙酰胆碱，作用快而强。用于急、慢性腹泻。不良反应轻微，主要有皮疹、瘙痒及恶心、呕吐等。

（二）收敛吸附剂类

药用炭（Medicinal Charcoal）

药用炭又名活性炭、白陶土。能吸附肠内细菌及气体，防止毒物吸收，减轻肠内容物对肠壁的刺激，使蠕动减少，从而止泻。用于腹泻、胃肠胀气及食物中毒等。

药师提示

吸附性止泻药除了对消化道内的细菌、病毒及其产生的毒素、气体具有极强的吸附作用，也会对同时服用的抗生素等药物有吸附作用，使药效降低。因此，在服药时，止泻药应尽量与抗生素类药物分开服用，如需同时服用，应至少间隔 1 小时以上。

蒙脱石（Montmorillonite）

本药具有层纹状结构及非均匀性电荷分布，对消化道内的病毒、细菌及其产生的毒素有固定、抑制作用；对消化道黏膜有覆盖能力，并通过与黏液糖蛋白相互作用结合，从质和量两方面修复、提高黏膜屏障对攻击因子的防御功能；具有平衡正常菌群和局部止痛作用。本药不进入血液循环，连同所固定的攻击因子随消化道自身蠕动排出体外。用于成人及儿童急、慢性腹泻；还用于食管、胃、十二指肠疾病引起的相关疼痛症状的辅助治疗。

拓展阅读

微生态制剂

微生态制剂是利用正常微生物或促进微生物生长的物质制成的活微生物制剂。有效成分是活菌、死菌及代谢产物，它们都能不同程度地起到调节肠道消化、吸收和运动的作用，从而达到治疗消化不良和急慢性腹泻，并有一定抗炎的作用。药物有地衣芽孢杆菌制剂、双歧杆菌三联活菌制剂、乳酸菌素、嗜酸性乳杆菌制剂等。

目前微生态制剂已被应用于饲料、农业、医药保健和食品等各领域。

（黄庄霖）

第五节　肝胆疾病用药

肝胆疾病用药主要包括保肝药和治疗胆结石慢性胆囊炎的药物。

一、保肝药

肝病是常见病，病因复杂，需要综合治疗。目前，对肝病有效的药物还较少，只能用一些药物缓解症状，而不能根治。

联苯双酯（Bifendate）

联苯双酯对血清丙氨酸氨基转移酶（ALT）活性有可逆性抑制作用，但停药后又迅速上升；本药还有减轻脂质过氧化、保护肝细胞膜、减轻损害、增强微粒体细胞色素 P450 活性的作用。本药的治疗作用发生较慢，故必须长期（半年至数年）应用，疗效才逐渐显现。不良反应轻微。

马洛替酯（Malotilate）

马洛替酯可增强肝细胞摄取非酯化氨基酸、核苷酸，促进肝细胞内核糖核酸的合成，提高核糖体活性，从而改善蛋白质代谢，恢复肝脏功能，抑制纤维化发展；还可增加肝血流量及胆汁分泌。口服后吸收迅速完全，在体内代谢快，无蓄积作用。适用于代偿性肝硬化功能的改善。用药后偶有瘙痒和药疹发生，少数患者可有食欲不振、恶心、呕吐、胃部不适、腹胀、稀便、头痛、嗜睡、红细胞及白细胞减少、嗜酸粒细胞增加。个别病例有血清 ALT 活性和胆红素升高。

葡醛内酯（Glucurolactone）

本药进入机体后可与含有羟基或羧基的毒物结合，形成低毒或无毒结合物由尿排出，有保护肝脏及解毒作用。另外，葡萄糖醛酸可使肝糖原含量增加，脂肪储量减少。用于急、慢性肝炎的辅助治疗。偶有面红、轻度胃肠不适，减量或停药后即消失。

甘草酸二铵（Diammonium Glycyrrhizinate）

本药是中药甘草有效成分的第三代提取物，具有一定的抗炎、保护肝细胞膜及改善肝功能的作用。药理实验证明，小鼠口服能减轻因四氯化碳、硫代乙酰胺和 D-氨基半乳酸引起的血清丙氨酸氨基转移酶（ALT）及天门冬氨酸氨基转移酶（AST）升高；还能明显减轻 D-氨基半乳酸对肝脏的损伤和改善免疫因子对肝脏的慢性损伤。适用于伴有丙氨酸氨基转移酶（ALT）升高的急、慢性病毒性肝炎。

齐墩果酸（Oleanolic Acid）

齐墩果酸对四氯化碳引起的大鼠急慢性肝损伤有明显保护作用；能降低血清丙氨酸氨基转移酶活性，抑制肝纤维增生；还可促进肝细胞的再生等作用。临床用于治疗传染性急性黄疸型肝炎，具有明显的降低丙氨酸氨基转移酶及退黄效果；改善病毒性和慢性迁延性肝炎患者的症状、体征和肝功能。

二、利胆药

胆石症是我国的一种常见病，老年发病率较高。胆结石分为以胆固醇为主和以胆色素为主两大类型。胆固醇在胆汁中保持相对高的浓度而又呈溶解状态，胆汁酸减少或胆固醇增加，都会导致胆固醇过饱和而沉淀析出结晶，形成胆固醇结石。正常胆汁中的葡萄糖醛酸胆红素，是可溶性的结合型胆红素，当胆道系统发生感染时，大肠埃希菌产生的 β-葡萄糖醛酸酶可水解可溶性的结合型胆红素，成为非结合性胆红素，非结合性胆红素与钙结合形成胆红素钙，形成胆色素结石。正常的胆囊收缩可产生 $30cmH_2O$ 的内压，促使胆汁排出至十二指肠；但当炎症或胆道口括约肌功能失调时，胆汁排出障碍，胆汁内固体成分沉淀，成为结石形成的因素。

（一）胆汁分泌促进药

胆汁分泌促进药能直接作用于肝细胞而促进胆汁分泌，增加胆汁排出量，有机械冲洗胆道的作用，有助于胆道系统泥沙样结石或手术后少量残留结石排出。

苯丙醇（Phenylpropanol）

本药能促进胆汁分泌，促进消化，排出结石，降低胆固醇等，可减轻腹胀、腹痛、恶心、厌油等症状。用于胆囊炎、胆道感染、胆石症、胆道手术后综合征及高胆固醇血症等。偶有胃部不适，减量或停药后即消失。胆道完全阻塞者禁用。

熊去氧胆酸（Ursodeoxycholic Acid）

熊去氧胆酸可增加胆汁酸分泌，并使胆汁成分改变，降低胆汁中胆固醇及胆固醇酯的克分子数和胆固醇饱和指数，有利于胆结石中的胆固醇逐渐溶解。口服后主要由回肠迅速吸收，在肝脏与甘氨酸或牛磺酸结合，从胆汁排入小肠，形成肝肠循环。血中浓度很低，但其疗效主要依据在胆汁中的浓度。用于不宜手术治疗的胆固醇结石，但不能溶解胆色素结石、混合结石及不透 X 线的结石。对胆囊炎、胆道炎及胆汁性消化不良亦有一定疗效。常见不良反应有腹泻，偶见便秘、变态反应、瘙痒、头痛、头晕等。胆道完全性阻塞者禁用。

（二）胆汁排出促进药

胆汁排出促进药能引起胆囊收缩或使胆道口括约肌松弛，从而促进胆汁排出。

硫酸镁（Magnesium Sulfate）

口服高浓度硫酸镁或用十二指肠导管直接注入十二指肠，可刺激十二指肠黏膜，反射性引起胆囊排空而有利胆作用，可用于阻塞性黄疸、慢性胆囊炎或十二指肠引流。

曲匹布通（Trepibutone）

曲匹布通为非胆碱能作用的胆道扩张药，能选择性收缩胆道平滑肌，并抑制胆道口括约肌收缩，促进胆汁排泄；还有胆道解痉止痛作用；此外，可促进胰液分泌，有利于改善食欲和消除腹胀。主要用于胆石症、胆囊炎、胆道运动障碍、胆囊手术后综合征及慢性胰腺炎。不良反应轻微；孕妇禁用，胆道完全性梗阻及急性胰腺炎慎用。

（黄庄霖）

重点小结

抗消化性溃疡药分四类，抗酸药通过中和过多胃酸来缓解疼痛和促进溃疡愈合；胃酸分泌抑制药通过抑制 H_2 受体、M_1 受体、胃泌素受体、H^+-K^+-ATP 酶而达到抑制胃酸分泌作用；胃黏膜保护药通过促进胃黏液分泌和增加胃黏膜血流量而促进组织修复和溃疡愈合；抗幽门螺杆菌药是通过根除幽门螺杆菌来提高溃疡愈合。四类药物通常联合应用，以提高治疗消化性溃疡的效果，降低复发率。

助消化药稀盐酸、胃蛋白酶、胰酶、乳酶生等，多为消化液中成分，可抑制肠内腐败菌的繁殖，增强消化功能，主要用于各种原因引起的消化道分泌功能减弱或消化不良。

止吐药甲氧氯普胺、昂丹司琼等，通过拮抗 D_2 或 5-HT_3 受体产生止吐作用，临床用于多种原因引起的呕吐，但对前庭功能紊乱所致的呕吐无效。胃肠动力药多潘立酮阻断胃肠壁的 DA 受体，莫沙必利等选择性兴奋 5-HT_4 受体，从而增强胃肠道平滑肌运动。用于胃排空延缓等引起的消化不良和恶心、呕吐的治疗。

泻药包括容积性泻药、接触性泻药和润滑性泻药。容积性泻药硫酸镁等可使肠内容积增大，肠道蠕动加快，引起导泻作用，其作用剧烈；接触性泻药酚酞、吡沙可啶等通过刺激肠道，加速肠蠕动；润滑性泻药液状石蜡、甘油通过润滑肠壁、软化粪便而发挥导泻作用。止泻药地芬诺酯、洛哌丁胺等通过降低胃肠蠕动，产生止泻作用；药用炭、蒙脱石等有收敛吸附作用，使蠕动减少达到止泻目的。

护肝药联苯双酯、马洛替酯等对肝脏有一定的保护作用，用于缓解肝脏疾病的症状。利胆药苯丙醇、熊去氧胆酸等可促进胆汁分泌，硫酸镁、曲匹布通促进胆汁排出，用于胆囊炎、胆石症等的治疗。

目标检测

一、选择题

1. 奥美拉唑是一种（　　　）。
   A. H_1 受体阻断剂　　　　　　　　　　B. H_2 受体阻断药
   C. M_1 受体阻断药　　　　　　　　　　D. D_2 受体阻断药
   E. 胃壁细胞 H^+ 泵抑制药

2. 溃疡病应用某些抗菌药的目的是（　　　）。
   A. 消除肠道寄生菌　　　　　　　　　　B. 抗幽门螺杆菌
   C. 抑制胃酸分泌　　　　　　　　　　　D. 收敛止血
   E. 保护胃黏膜

3. 口服易吸收可引起碱血症的抗酸药物有（　　　）。
   A. 氢氧化铝　　　　　B. 碳酸氢钠　　　　　C. 三硅酸镁
   D. 碳酸钙　　　　　　E. 氧化镁

4. 竞争性阻断 H_2 受体使胃酸分泌减少的药物是（　　　）。
   A. 雷尼替丁　　　　　B. 氢氧化铝　　　　　C. 哌仑西平
   D. 丙胺太林　　　　　E. 奥美拉唑

5. 排除肠内毒物宜选用（　　　）。
   A. 酚酞　　　　　　　B. 大黄　　　　　　　C. 开塞露
   D. 硫酸镁　　　　　　E. 液状石蜡

6. 多潘立酮促胃动力作用的机制是（　　　）。
   A. 激动中枢多巴胺受体　　　　　　　　B. 激动外周多巴胺受体
   C. 阻断中枢多巴胺受体　　　　　　　　D. 阻断外周多巴胺受体
   E. 阻断外周 M 受体

7. 为提高胃蛋白酶的疗效，宜合用（　　　）。
   A. 维生素 B_6　　　　B. 稀盐酸　　　　　　C. 碳酸氢钠
   D. 氢氧化铝　　　　　E. 丙胺太林

8. 氯苯哌酰胺（易蒙停）止泻的作用机制是（　　）。

  A. 抑制肠道平滑肌收缩，减少肠蠕动

  B. 吸附肠道内有害物质

  C. 增强黏液屏障，保护肠细胞免受损害

  D. 刺激肠道内正常产生酸菌丛生长

  E. 凝固蛋白

二、处方分析题

患者，男，45 岁。因发作性上腹痛 3 周就诊。胃镜示十二指肠溃疡。初步诊断：十二指肠溃疡。医生开了如下处方，分析该处方是否合理。

  西咪替丁片　　0.2g×20

    用法：0.2g　2 次/天　口服

  硫糖铝片　　0.25g×80

    用法：0.25g　4 片/次　4 次/天　餐前 1 小时及睡前嚼碎后服用

第六章

作用于呼吸系统的药物

学习目标

1. **掌握** 平喘药 β₂肾上腺素受体激动药、茶碱类药、糖皮质激素类药物的药理作用、临床应用及不良反应；镇咳药喷托维林、右美沙芬、苯丙哌林的药理作用及临床应用。
2. **熟悉** 平喘药的分类及 M 胆碱受体阻断药、过敏介质阻释药的药理作用、临床应用及不良反应；祛痰药的药理作用、临床应用及不良反应。
3. **了解** 镇咳药、祛痰药的分类；可待因、苯佐那酯的药理作用及临床应用。

呼吸系统常见疾病有急慢性支气管炎、支气管哮喘、肺炎、肺脓肿、肺结核、慢性阻塞性肺疾病等，咳嗽、咳痰和喘息是呼吸系统疾病最为常见的三大症状，镇咳药、祛痰药和平喘药是呼吸系统疾病的对症治疗药物。由于咳、痰、喘三者在呼吸系统疾病发病中常常同时存在、互相关联并互为因果，因此，单一应用镇咳药、祛痰药或平喘药难以控制症状，临床多采用复方制剂或配伍用药以减轻症状，控制并发症的发生。

第一节 平喘药

支气管哮喘（简称哮喘）是一种呼吸道慢性炎症性疾病，多见于支气管哮喘和喘息性支气管炎。呼吸道慢性炎症引起呼吸道高反应性，出现呼吸道阻塞，并引起反复发作性的喘息、气急、胸闷或咳嗽等症状，常常在夜间或清晨发作、加剧。其基本病理表现为炎性细胞浸润、腺体分泌增加、毛细血管通透性增加、黏膜水肿等。抗炎和扩张支气管是哮喘治疗的根本。

案例导入 1

案例：患者，李某，14 岁。某日以喘息、气促、胸闷加重 1 周入院。1 年前，患者无明显诱因出现喘息、气促、胸闷，呈阵发性发作，进行性加重，伴咳嗽、咳痰、心悸、呼吸困难等，经解除支气管平滑肌痉挛等治疗后症状改善。后病情反复发作，频率增加，程度加重。查体：双肺呼吸音粗，未闻及干湿啰音。经检查排除过敏性疾病。诊断：支气管哮喘、肺结核及慢性阻塞性肺疾病。予以雾化吸入沙美特罗替卡松粉吸入剂治疗，症状缓解。

讨论：请根据此患者情况，说明用沙美特罗替卡松雾化吸入的目的。

平喘药是指能作用于哮喘发作的不同环节，以缓解或预防哮喘发作的药物。作用机制见图 6-1。常用的平喘药分为以下三类：①支气管扩张药；②抗炎平喘药；③抗过敏平喘药。

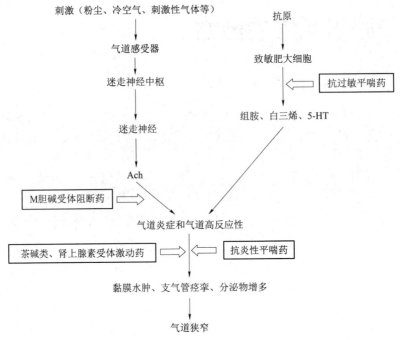

图 6-1 哮喘的发生过程及平喘药的作用环节

一、支气管扩张药

支气管扩张药包括：β_2肾上腺素受体激动药、M胆碱受体阻断药、磷酸二酯酶抑制剂。

（一）β_2肾上腺素受体激动药

β_2肾上腺素受体激动剂可分为短效和长效两类。短效类包括沙丁胺醇、特布他林等，通常在数分钟内起效，是缓解轻、中度急性哮喘症状的首选药。长效类包括班布特罗、沙美特罗等，用于需要长期用药的患者，一般不单独使用，须与吸入性糖皮质激素联合应用。

【药理作用】本类药物通过选择性激动呼吸道平滑肌和肥大细胞等细胞膜表面的 β_2受体，激活腺苷酸环化酶，使细胞内的环磷腺苷（cAMP）含量增加，游离钙离子减少，从而使支气管平滑肌松弛；减少肥大细胞和嗜碱性细胞脱颗粒以及引起的过敏介质的释放，降低毛细血管通透性；增加呼吸道上皮纤毛运动等，缓解哮喘症状。

【不良反应与注意事项】不良反应有震颤、神经紧张、头痛、肌肉痉挛和心悸；偶见心律失常、外周血管扩张、睡眠及行为紊乱、支气管异常痉挛、荨麻疹、血管神经性水肿。大剂量使用本类药物可引起严重的低钾血症。长期应用 β 受体激动药可使 β 受体下调。妊娠期妇女禁用。

沙丁胺醇（Salbutamol）

气雾吸入或粉雾吸入给药，可迅速缓解支气管哮喘或喘息型支气管炎伴有支气管痉挛，5~15 分钟开始起效，持续 3~6 小时；口服给药 30 分钟开始起效，持续 6 小时，用于频发性或慢性哮喘的症状控制和预防发作；注射给药易引起心悸，多用于其他药无效的严重哮喘。用药后哮喘症状不缓解者，应及时就医，不得随意增加剂量和给药次数，久用易产生耐受性。

哺乳期妇女、高血压、冠状动脉供血不足、糖尿病、心律失常、惊厥、甲状腺功能亢进者慎用。

特布他林（Terbutaline）

本药起效慢，药效持续时间短，故其应用率近期相对下降。吸入给药，5~30 分钟开始起效，持续 3~6 小时；口服给药 60~120 分钟开始起效，持续 4~8 小时，临床主要应用于支气管哮喘、慢性支气管炎、肺气肿及其他肺部疾病所致的支气管痉挛等症。推荐短期、间断吸入使用，重症需静脉给药。本药过量可出现癫痫、咽痛、高血压或低血压、心悸、心动过速、心律不齐、低血钾等，长期应用有耐受性。有癫痫病史者，大剂量应用可发生酮症酸中毒。妊娠期妇女慎用。

班布特罗（Bambuterol）

本药为特布他林的前体药物。与肺组织有很高的亲和力，选择性强，作用持续时间较长，口服一次剂量有效作用至少持续 24 小时。可有效地预防支气管哮喘的发作，特别是夜间哮喘的发作，目前在临床上应用广泛。用于支气管哮喘、慢性喘息型支气管炎、慢性阻塞性肺病和其他伴有支气管痉挛的肺部疾病。

妊娠期、哺乳期妇女应慎用；有严重肾功能不全者应适当减少起始剂量。

沙美特罗（Salmeterol）

吸入给药，10~20 分钟起效，持续 12 小时。用于防治支气管哮喘，包括夜间哮喘和运动引起的支气管痉挛。与支气管扩张剂和吸入性糖皮质激素合用，用于支气管哮喘、慢性阻塞性肺病等。不适用于缓解哮喘急性发作、重度及危重哮喘。

本药有增加哮喘患者死亡风险，故仅在明确需要时与其他平喘药合用。本药不宜与三环类抗抑郁药合用，可增加心血管兴奋性，停用 2 周后方可使用本药。

拓展阅读

瘦肉精

"瘦肉精"是一类药物的统称。在我国主要指的是盐酸克仑特罗，简称克仑特罗，又名克喘素、氨哮素、氨必妥、氨双氯喘通，是肾上腺素 β 受体激动剂，用于治疗支气管哮喘、慢性支气管炎和肺气肿等疾病。大剂量用在饲料中可以促进猪的增长，减少脂肪含量，提高瘦肉率，但食用含有瘦肉精的猪肉对人体有害。瘦肉精中毒事件已发生多起，如广东曾经出现过批量中毒事件，上海曾经引发了几百人的群体中毒事件等。中国农业部 1997 年发文禁止瘦肉精在饲料和畜牧生产中使用。

（二）M 胆碱受体阻断药

阿托品、东莨菪碱等 M 胆碱受体阻断药虽然有平喘作用，但对 M 受体无选择性，对支气管作用弱，且全身不良反应多，故临床已不再使用。目前临床应用的为阿托品衍生物，如异丙托溴胺。

异丙托溴铵（Ipratropium Bromide）

【体内过程】本药是阿托品的衍生物，口服难吸收，常吸入给药。5~10分钟起效，作用持续3~6小时。可在呼吸道内保持较高浓度，产生局部作用。

【药理作用】本药通过选择性阻断支气管平滑肌上的M胆碱受体而发挥平喘作用。各种刺激引起内源性乙酰胆碱释放，通过激动M受体使支气管平滑肌收缩，呼吸道腺体分泌增加，黏膜血管扩张、渗出增多、黏膜水肿，导致呼吸道广泛狭窄诱发哮喘。故阻断M胆碱受体，可控制支气管哮喘的发作。

吸入极低剂量，对呼吸道即有局部作用，特异性很高，因黏膜对其吸收量很低，全身性不良反应小，可用于心血管疾病患者。本药舒张支气管平滑肌的作用比β受体激动剂弱，起效慢，但是，长期应用不易产生耐受性，对老年患者的疗效较好，适宜有吸烟史的老年哮喘患者。

【临床应用】本药用于防治支气管哮喘、慢性支气管炎和慢性阻塞性肺病，尤其适用于因用β受体激动剂产生肌肉震颤、心动过速而不能耐受的患者。与β受体激动剂、磷酸二酯酶抑制剂及吸入性糖皮质激素合用可增强支气管扩张作用，并延长作用时间，尤其适合夜间哮喘及多痰患者。

> **药师提示**
>
> 某些哮喘患儿应用β受体激动剂不良反应明显时，可换用M胆碱受体阻断药异丙托溴铵等，尤其适合夜间哮喘及痰多的患儿。

【不良反应及注意事项】本药不良反应少，可有皮疹、荨麻疹和血管性水肿等；少数患者有口腔干燥、苦味，气管痒感；吸入刺激也可导致支气管痉挛。如使用不当，使气雾进入眼内会有眼睛疼痛或不适、轻度可逆性调节障碍、视物模糊、结膜充血和角膜水肿或有闭角型青光眼征象，应首先使用缩瞳药并立即就医。本药能增加尿道梗阻患者尿潴留的危险。对阿托品及其衍生物或本药成分过敏者禁用。

（三）磷酸二酯酶抑制剂

磷酸二酯酶抑制剂（PDEs）可抑制磷酸二酯酶，减少环磷腺苷（cAMP）降解，提高支气管平滑肌细胞内cAMP的浓度，从而使支气管平滑肌松弛，用于哮喘的治疗。

氨茶碱（Aminophylline）

是茶碱和乙二胺的复合物，乙二胺可增加茶碱的水溶性、生物利用度和作用强度。

【药理作用及临床应用】**1. 平喘作用** 其强度约为异丙肾上腺素的1/3。平喘作用机制：①抑制磷酸二酯酶，减少cAMP的降解，增加细胞内cAMP的水平，使支气管平滑肌舒张；②阻断腺苷受体，拮抗腺苷诱发的支气管平滑肌痉挛；③促进内源性肾上腺素及去甲肾上腺素的释放，激动β受体，使支气管平滑肌舒张；④降低细胞内Ca^{2+}浓度，使支气管平滑肌舒张；⑤抗炎及免疫调节作用。用于支气管哮喘、喘息型支气管炎及慢性阻塞性肺病。对重症哮喘或哮喘持续状态可缓慢静脉给药。

2. 强心利尿作用 增强心肌收缩力，增加心输出量；增加肾血流量，提高肾小球滤过率，并抑制肾小管对Na^+、Cl^-的重吸收，增加尿量。静脉注射作为心源性哮喘、心性水肿和肾性水肿的辅助治疗。

3. 松弛胆道平滑肌 解除胆管痉挛，用于缓解胆绞痛。

【不良反应与注意事项】本药安全范围小，选择性低，被列为需要做血药浓度监测药物。

1. 局部刺激 口服可引起恶心、呕吐等，需饭后服用。

2. 心脏毒性 静脉注射过快会出现心悸、心律失常、血压骤降、兴奋不安、惊厥，甚至猝死，故须稀释后缓慢静脉注射，并严格掌握用药剂量，有条件的应进行血药浓度监测，及时调整剂量。心肌梗死、低血压者禁用。

3. 中枢兴奋 可致烦躁不安、失眠等。必要时用镇静催眠药纠正。儿童对本药敏感性高，易致抽搐，需慎用。

本药遇酸性药物可产生沉淀，不宜与哌替啶、洛贝林、维生素 C 等酸性药物配伍。

同类药物还有茶碱（Theophylline）、多索茶碱（Doxofylline）、二羟丙茶碱（Diprophylline）等。

二、抗炎平喘药

（一）白三烯受体阻断剂

白三烯受体阻断剂通过拮抗半胱氨酸白三烯或多肽白三烯靶组织上的受体，缓解支气管的应激性和慢性炎症病变，用于轻度、持续哮喘的治疗和预防。代表药有孟鲁司特（Montelukast）和扎鲁司特（Zafirlukast）。

本类药适用于成人哮喘的预防和长期治疗，包括预防白天和夜间的哮喘症状；治疗对阿司匹林敏感的哮喘患者以及预防运动诱发的支气管收缩；也可用来减轻季节性过敏性鼻炎的症状。与吸入性糖皮质激素合用，可提高疗效，并可减少吸入性糖皮质激素用量。因治疗急性哮喘疗效尚未确定，故急性哮喘不宜使用。

不良反应有嗜酸性粒细胞增多、血管炎性皮疹、心肺系统异常和末梢神经异常。用药期间可出现腹痛、头痛、过敏反应、转氨酶升高等，一般较轻微，无需停药。不宜单独使用，12 岁以下儿童、妊娠及哺乳期妇女宜慎用。

（二）吸入性糖皮质激素

糖皮质激素类药物具有强大的抗炎、抗免疫作用，平喘效果好，是预防哮喘的基本药物，也是抢救重症哮喘或哮喘持续状态的重要药物。尤其是吸入性糖皮质激素具有用量小、局部作用强、全身不良反应少的特点，已成为哮喘长期综合治疗的主要药物。吸入性糖皮质激素的代表药物有丙酸倍氯米松、丙酸氟替卡松和布地奈德等。

【药理作用】（1）抑制参与炎症反应的免疫细胞如 T 淋巴细胞或 B 淋巴细胞、巨噬细胞、嗜酸性粒细胞的活性和数量。

（2）干扰花生四烯酸代谢，减少白三烯和前列腺素的合成。

（3）抑制炎性细胞因子如白细胞介素、肿瘤坏死因子及干扰素的生成。

（4）稳定溶酶体膜，减少细胞黏附分子、趋化因子等炎性介质的合成与释放。

（5）增强机体对儿茶酚胺的反应性，降低血管通透性，减少血管渗出。

【不良反应及注意事项】与口服剂型相比，吸入制剂全身不良反应较少。可引起口腔和咽喉部白色念珠菌感染、声音嘶哑、咽喉部不适等。长期大剂量吸入可出现皮肤瘀斑、骨密度降低、肾上腺皮质功能抑制、青光眼和白内障的风险增加。对儿童可影响生长发育与性格。

与长效 β_2 受体激动药、茶碱缓释或控释制剂、白三烯受体阻断剂合用，可减少吸入性糖皮质激素的剂量，并减轻糖皮质激素不良反应；与排钾利尿药合用（氢氯噻嗪、呋塞米等），可出现低血钾；与非甾体抗炎药合用，增加消化道出血和溃疡发生率。

药师提示

使用气雾剂的正确过程和方法是：摇匀——打开盖子——深呼气——嘴唇包严喷嘴——深吸气同时喷药——憋气十秒钟。哮喘患者应正确掌握气雾剂的使用方法，坚持治疗，才会取得较好的疗效。

倍氯米松（Beclomethasone）

本药为局部应用的强效糖皮质激素，气雾吸入平喘效果好，其局部抗炎、抗过敏作用强，无全身不良反应，长期应用也不抑制肾上腺皮质功能。但起效慢，需提前用药，故不适用于哮喘急性发作；此外，对于哮喘持续状态的患者，因不能吸入足够的药物，疗效不佳。临床用于需长期全身应用糖皮质激素或非激素类药物治疗无效的慢性支气管哮喘患者；也可用于常年性、季节性、过敏性鼻炎和血管收缩性鼻炎。对伴有皮肤细菌、病毒感染的湿疹、疱疹、水痘、皮肤结核、化脓性感染和皮炎者原则上不得使用。儿童、妊娠期妇女、活动性肺结核患者慎用。

药师提示

气雾剂应注意防止受热和撞击。用药后应漱口，长期连续吸入可出现口咽部白色念珠菌感染，可局部给予抗真菌药治疗。长期吸入较大剂量易导致骨质疏松，应注意加服钙剂和维生素 D。

布地奈德（Budesonide）

本药为局部应用的不含卤素的糖皮质激素类药物，起效较快，局部抗炎作用强。临床用于轻、中度哮喘急性发作的治疗；支气管哮喘的症状和体征的长期控制，用药后肺功能明显改善，并降低急性发作率；也用来预防鼻息肉切除术后鼻息肉的再生。本药 2 岁以下儿童应避免使用。活动性肺结核患者慎用。

氟替卡松（Fluticasone）

本药为局部应用的强效糖皮质激素药物，其脂溶性是目前已知吸入型糖皮质激素中最高的。易于穿透细胞膜，在细胞内与糖皮质激素受体结合，与受体亲和力高。吸入给药，一般 4~7 天显效。在呼吸道内浓度高，停留时间长，局部抗炎作用强。用于持续性哮喘的长期治疗，即使在无症状的情况下，其吸入气雾剂也应定期使用；也用于季节性和常年性过敏性鼻炎的预防和治疗。为防止吸入后出现咳嗽，可通过预先应用 β_2 受体激动药缓解。儿童和哺乳期妇女慎用。其余注意事项同倍氯米松。

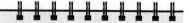

案例 1 分析

该患者为支气管哮喘。将 β_2 肾上腺素受体激动剂沙美特罗与替卡松雾化吸入合用的目的是舒张支气管平滑肌，并通过替卡松在呼吸道浓度高来发挥强效抗炎作用，两药合用平喘作用增强。

三、抗过敏平喘药

本类药物主要抑制变态反应时炎症介质的释放，并抑制异性刺激引起的支气管痉挛，有的药物还拮抗组胺受体，临床用于预防或治疗哮喘。

色甘酸钠（Sodium Cromoglicate）

色甘酸钠主要作用是稳定肺组织肥大细胞膜，阻止肥大细胞脱颗粒，减少过敏介质的释放。对多种炎性细胞如巨噬细胞、嗜酸性粒细胞及单核细胞活性亦有抑制作用。此外，尚可阻断引起支气管痉挛的神经反射，降低哮喘患者的呼吸道高反应性。

本药既无松弛支气管平滑肌作用，也不能直接拮抗组胺或白三烯等过敏介质，亦无抗炎作用，主要用于支气管哮喘的预防。

酮替芬（Ketotifen）

本药为强效抗组胺和过敏介质阻释药。适用于各种类型的哮喘，对外源性哮喘疗效尤为显著，对儿童哮喘的疗效优于成人。

（张　何）

第二节　镇咳药

咳嗽（Cough）是由各种原因引起的一种临床症状，是呼吸道受刺激时产生的一种保护性反射活动，其反射弧包括：感受器、传入神经、咳嗽中枢、传出神经和效应器。咳嗽能排出呼吸道内积痰和异物，保持呼吸道的清洁和通畅。但剧烈频繁的咳嗽不仅影响患者休息，消耗体力，增加患者痛苦，而且可加重病情或引起并发症。因此，在对因治疗的同时，应及时给予镇咳药。

镇咳药是一类能作用于咳嗽反射弧的不同环节，缓解或消除咳嗽的药物。根据作用部位不同可分为中枢性镇咳药和外周性镇咳药两类。有些药物兼有中枢和外周双重镇咳作用。

一、中枢性镇咳药

中枢性镇咳药是一类能选择性抑制延脑咳嗽中枢的药物，镇咳作用强大。目前临床应用的有成瘾性镇咳药和非成瘾性镇咳药两大类，前者主要是阿片类生物碱及其衍生物，如可待因（Codeine）；后者主要有喷托维林（Pentoxyverine）和右美沙芬（Dextromethorphan）。

可待因（Codeine）

可待因属阿片生物碱类。

口服易吸收。能选择性抑制延髓咳嗽中枢，产生强大而迅速镇咳作用；尚有中枢性镇痛作用。由于本药可抑制支气管腺体的分泌，使痰液黏稠不易咳出，故对于痰多、痰液黏稠的患者不宜使用。

临床主要用于各种原因引起的剧烈干咳和刺激性咳嗽，尤其适用胸膜炎伴有胸痛的患者；还可用于中度程度的疼痛患者。

不良反应较吗啡轻，常见恶心、呕吐、便秘等不良反应；长期应用可引起耐受性和依赖性，按麻醉药品的管理要求严格控制使用。过量可引起兴奋、烦躁不安、呼吸抑制、昏睡、瞳孔缩小等中毒症状。小儿过量可致惊厥。痰多者禁用。

右美沙芬（Dextromethorphan）

本药为人工合成的吗啡衍生物。属于非成瘾性中枢性镇咳药，通过抑制延髓咳嗽中枢而发挥中枢性镇咳作用，其镇咳强度与可待因相等或略强，但无镇痛作用，长期应用未见耐受性和成瘾性，治疗剂量不引起呼吸抑制。适用于上呼吸道感染、急性或慢性支气管炎、支气管哮喘、支气管扩张症、肺炎、肺结核等引起的干咳，也可用于胸膜腔穿刺术、支气管造影术以及支气管镜检查时引起的咳嗽。

本药是目前临床应用最广的镇咳药，除单独应用外，常用于多种复方制剂治疗感冒咳嗽。

不良反应常见幻想，偶有眩晕、轻度嗜睡、恶心、腹胀、便秘等症状，过量可引起中枢抑制。2岁以下儿童不宜使用；过敏体质者、肝肾功能不全者、哮喘患者、痰多者慎用；用药期间不宜饮酒。

胺碘酮可提高本药血药浓度；氟西汀、帕罗西汀可加重本药不良反应；与单胺氧化酶抑制剂合用，可出现痉挛、反射亢进、异常发热、昏睡等症状。

喷托维林（Pentoxyverine）

本药为人工合成的非成瘾性中枢性镇咳药，能选择性抑制咳嗽中枢，并有微弱的阿托品样作用和局麻样作用，其镇咳作用强度为可待因的1/3。适用于上呼吸道感染引起的无痰干咳。偶有恶心、呕吐、便秘等。痰多、青光眼、心力衰竭、呼吸功能不全者禁用。与奋乃静、丁螺环酮、水合氯醛、丁苯诺啡、溴苯那敏、阿托斯汀、阿吡坦等药合用，可增强中枢神经系统和呼吸系统抑制作用。

药师提示

很多镇咳药中含有可待因成分，对过敏者、多痰者、婴幼儿、新生儿禁用。禁止将抗感冒与镇咳用的非处方药用于2岁婴幼儿，对3岁以下的幼儿尽量不用。对支气管哮喘时的咳嗽不宜单纯使用镇咳药，适当使用平喘药有助缓解支气管痉挛，并辅助止咳和祛痰。

二、外周性镇咳药

外周性镇咳药又称末梢镇咳药，通过抑制咳嗽反射弧中的感受器和传入神经纤维的末梢，发挥镇咳作用，临床上应用较多的有苯佐那酯（Benzonatate）；而有些药物如苯丙哌林（Benproperine），则兼具中枢性及外周性镇咳作用。

苯佐那酯（Benzonatate）

本药为局麻药丁卡因的衍生物。化学结构与丁卡因类似，故有较强的局部麻醉作用。吸收后分布于呼吸道，通过抑制肺牵张感受器及感觉神经末梢，减少咳嗽冲动的传导而镇咳。镇咳作用略低于可待因，但不引起呼吸抑制。主要用于各种刺激性干咳、阵咳和支气管镜等检查前预防咳嗽。

不良反应有嗜睡、眩晕、口干、胸闷、鼻塞等。由于有麻醉作用，服用时切勿嚼碎，以免引起口腔麻木；多痰患者禁用。

苯丙哌林（Benproperine）

本药属非成瘾性镇咳药，兼有中枢和外周双重镇咳作用，除能抑制咳嗽中枢，还可抑制肺-胸膜的牵张感受器并有松弛支气管平滑肌的作用。镇咳作用强大，比可待因强 2~4 倍，但不抑制呼吸，无成瘾性和耐受性，可用于各种原因（如感染、吸烟、刺激物、过敏）引起的刺激性干咳。

本药服用后可出现一过性口干、咽部发麻，偶有头晕、嗜睡、食欲缺乏、胃部烧灼感和皮疹等。

（张　何）

第三节　祛痰药

痰是呼吸道炎症的产物，可刺激呼吸道黏膜引起咳嗽，并可加重感染。能使痰液变稀易于咳出的药物称祛痰药，还可间接起到镇咳、平喘作用。按其作用方式可将祛痰药分为四类。

1. 多糖纤维素溶解剂　本类药物可分解痰液中的黏性成分黏多糖和黏蛋白，使痰液黏滞度降低易于咳出，常用的有溴己新（Bromhexine）、乙酰半胱氨酸（Acetylcysteine）、氨溴索（Ambroxol）等。

2. 黏痰溶解剂　本类药物口服后可刺激胃黏膜，引起轻微的恶心，反射性促进呼吸道腺体分泌增加，使痰液稀释，易于咳出，常用的如氯化铵（Ammonium Chloride）、愈创木酚甘油醚（Guaifenesin）等。

3. 含有分解脱氧核糖核酸（DNA）的酶类　糜蛋白酶（Alpha-chymotrypsin from bovine pancreas）、脱氧核糖核酸酶（Deoxyribonuclease），这类酶类能降低痰液黏度，使痰易于咳出。

4. 黏液调节剂　本类药物可使黏液中黏蛋白的双硫链断裂，从而使痰液黏滞度降低，有利于痰液排出，常用的有羧甲司坦（Carbocisteine）、厄多司坦（Erdosteine）。

案例导入 2

案例：患者，男，51 岁。因咳嗽、咳痰 1 周就诊。初步诊断：急性支气管炎。医生开了如下处方：

乙酰半胱氨酸片 0.2g×30
　　用法：0.2g　3 次/天　口服
头孢氨苄胶囊　0.5g×30
　　用法：0.5g　3 次/天　口服

讨论：分析该处方中各药的作用。应用时注意事项有哪些？

氯化铵（Ammonium Chloride）

本药口服后可刺激胃黏膜，引起轻微的恶心，反射性促进呼吸道腺体分泌增加，使痰液稀释，易于咳出。主要用于干咳以及痰液黏稠不易咳出者，常与其他镇咳祛痰药合用或组成复方制剂应用。

本药为强酸弱碱盐，可使体液和尿液呈酸性，可用于酸化尿液及治疗某些碱血症。

不良反应常见的有恶心、呕吐，肝肾功能不良及溃疡病患者慎用。

愈创木酚甘油醚（Guaifenesin）

本药口服后可刺激胃黏膜，引起轻微的恶心，反射性促进呼吸道腺体分泌增加，使痰液稀释，易于咳出。本药还兼有轻度镇咳和消毒防腐作用，可减轻痰液的恶臭味。主要用于多种原因（如慢性气管炎）引起的多痰咳嗽，多与其他镇咳平喘药合用或配成复方制剂使用。

不良反应可见头晕、嗜睡、恶心、胃肠不适和过敏等。

乙酰半胱氨酸（Acetylcysteine）

具有较强的黏痰溶解作用，可使黏痰中的二硫键断裂从而降低痰的黏滞度，使痰易于咳出。用于手术后、急性和慢性支气管炎、支气管扩张、肺结核、肺炎、肺气肿等引起的黏稠分泌物过多所致的咳痰困难。本药雾化吸入和气管注入给药，用于黏痰阻塞的非急救情况；气管滴入用于黏痰阻塞的急救情况。

不良反应有异味，可刺激呼吸道引起恶心、呕吐、呛咳甚至支气管痉挛，合并异丙肾上腺素可提高疗效、减少不良反应的发生。支气管哮喘者禁用。

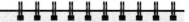

案例 2 分析

乙酰半胱氨酸具有较强的黏痰溶解作用，头孢氨苄为抗菌药物。但是，乙酰半胱氨酸可减弱头孢氨苄的抗菌活性。其他口服头孢菌素（头孢羟氨苄等）与乙酰半胱氨酸可发生类似相互作用。两药应间隔 2~3 小时服用。

溴己新（Bromhexine）

本药具有较强的黏痰溶解作用，通过减少和断裂痰液中黏多糖纤维作用，使痰液黏滞度降低，痰液变稀，易与咳出。临床用于慢性支气管炎、哮喘、支气管扩张、矽肺等有白色黏痰不易咳出的患者。脓性痰患者需要加用抗生素控制感染。

本药可发生较轻的头痛、头晕、恶心、呕吐、胃部不适、腹痛、腹泻等反应，严重的不良反应有皮疹和遗尿。

氨溴索（Ambroxol）

本药为溴己新在体内的活性代谢产物，具有稀释黏痰和促进纤毛运动作用，祛痰作用强于溴己新。口服吸收迅速，临床用于急、慢性支气管炎及支气管哮喘、支气管扩张、肺气肿、肺结核、肺尘埃沉着病以及手术后的咳痰困难等。不良反应较少，偶见恶心、呕吐、食欲缺乏、消化不良、腹痛、腹泻、便秘、胃部不适、胃痛等，极少发生过敏反应。

羧甲司坦（Carbocisteine）

本药主要通过影响支气管腺体分泌使痰液的黏滞度降低，使痰易于排出。本药起效快，用于呼吸道炎症痰液黏稠不易咳出者，也可用于防治手术后咳痰困难和肺炎合并症。偶有轻度头痛、头晕，偶见上腹部隐痛、腹泻、胃肠道出血和皮疹等不良反应。有消化性溃疡史的患者慎用。

脱氧核糖核酸酶（Deoxyribonuclease）

脱氧核糖核酸酶是从哺乳动物胰腺或溶血性链球菌培养液中分离提取的酶制品。直接作用于脓性痰，分解脱氧核糖核酸，迅速降低痰的黏度；另外在脓痰中脱氧核糖核酸与蛋白结合，脱氧核糖核酸酶通过使痰中蛋白失去保护作用，易被白细胞中的蛋白溶解酶分解，产生继发的蛋白溶解作用。脱氧核糖核酸酶与抗生素合用，可使抗生素易于到达感染病灶，充分发挥其抗菌作用。用于呼吸系统感染有大量脓痰的患者。急性化脓性蜂窝织炎及有支气管胸膜瘘管的活动性结核患者禁用。本药在室温或过度稀释可迅速灭活，溶液须新鲜配制。用药后发生咽部疼痛应立即漱口。禁与肝素、枸橼酸盐等配伍。

（张　何）

重点小结

镇咳药、祛痰药及平喘药是呼吸系统疾病对症治疗药。

平喘药是指能作用于哮喘发作的不同环节，以缓解或预防哮喘发作的药物。平喘药分为支气管扩张药、抗炎平喘药和抗过敏平喘药三类。支气管扩张药包括 β_2 肾上腺素受体激动药、M胆碱受体阻断药及磷酸二酯酶抑制剂。抗炎平喘药包括白三烯受体阻断剂和吸入性糖皮质激素。抗过敏平喘药以色甘酸钠为代表。

镇咳药根据作用部位不同可分为中枢性镇咳药和外周性镇咳药两类。中枢性镇咳药包括成瘾性（如可待因）和非成瘾性镇咳药（如喷托维林和右美沙芬两大类）；外周性镇咳药临床上应用较多的有苯佐那酯。

祛痰药包括多糖纤维素溶解剂如溴己新、黏痰溶解剂如氯化铵、含有分解DNA的酶类如糜蛋白酶、黏液调节剂如羧甲司坦等，能降低痰液黏度，使痰液稀释，易于咳出。

目标检测

一、选择题

1. 沙丁胺醇治疗哮喘的作用机制是（　　）。
   A. 激动 β_1 受体　　　　B. 激动 β_2 受体　　　　C. 阻断 β_1 受体
   D. 阻断 β_2 受体　　　　E. 阻断 M 受体
2. 氨茶碱的平喘机制是（　　）。
   A. 抑制磷酸二酯酶及促进肾上腺素释放
   B. 激活磷酸二酯酶
   C. 激活鸟苷酸环化酶
   D. 抑制鸟苷酸环化酶
   E. 激活腺苷环化酶
3. 吸入性糖皮质激素平喘机制是（　　）。
   A. 松弛支气管平滑肌　　　　　　　　　　B. 抑制磷酸二酯酶

C. 抗炎　　　　　　　　　　　D. 阻断 M 受体

E. 激动 β₂受体

4. 哮喘急性发作宜选用（　　）。

A. 色甘酸钠　　　　B. 异丙托溴铵　　　　C. 麻黄碱

D. 沙丁胺醇　　　　E. 静注氨茶碱

二、简答题

1. 平喘药分为哪几类？各举一个代表药并简述其平喘机制。

2. 镇咳药分类及其代表药是什么？

3. 祛痰药的分类及其代表药是什么？

第七章

作用于泌尿生殖系统的药物

学习目标

1. **掌握** 呋塞米、氢氯噻嗪、螺内酯的药理作用、作用机制、临床应用、不良反应及防治。
2. **熟悉** 甘露醇的作用及应用；氨苯蝶啶、阿米洛利、吲达帕胺的作用特点及应用；α受体阻断药特拉唑嗪和坦洛新、抗雄激素药非那雄胺的作用特点及应用。
3. **了解** 利尿药作用的生理学基础；布美他尼、依他尼酸、氯噻酮、乙酰唑胺的作用特点；山梨醇、高渗葡萄糖的作用特点；其他抗良性前列腺增生药的作用特点；缩宫素、麦角生物碱、前列腺素、利托君的作用、应用及不良反应；垂体后叶素、米非司酮的作用特点。

第一节 利尿药和脱水药

利尿药 (diuretics) 是一类作用于肾脏，促进电解质和水的排出，使尿量增加的药物。临床上主要用于治疗各种原因引起的水肿，也可用于高血压、心功能不全等疾病的治疗及加速药物、毒物的排泄。脱水药又称渗透性利尿药 (osmotic diuretics)，是指能使组织脱水的药物。此类药物多在体内不被代谢，经肾小球滤过后不被肾小管重吸收的小分子化合物。主要用于脑水肿及防治肾功能衰竭。

一、利尿药

（一）利尿药作用的生理学基础

尿液的生成包括肾小球滤过、肾小管和集合管的重吸收与分泌。利尿药主要通过影响肾小管和集合管的重吸收与分泌功能而发挥利尿作用，见图7-1。

1. 肾小球滤过 血液流进肾小球，除蛋白质和血细胞外，其他成分均可滤过形成原尿。正常成人24小时经肾小球滤过产生的原尿约为180L，但排出的终尿只有1~2L，这表明99%以上的滤液被肾小管和集合管重吸收，仅有滤过量的1%成为终尿排出体外。因此，仅增加肾小球滤过的药物，其利尿作用不十分明显。

2. 肾小管和集合管的重吸收与分泌 原尿经过近曲小管、髓袢、远曲小管和集合管后，99%的钠和水被重吸收。如果肾小管和集合管的上皮细胞对钠和水重吸收的功能受到抑制，排出的钠和水则会明显增加。利尿药作用的强弱与其作用部位密切相关。

（1）近曲小管 肾小球滤过到肾小管液中的 Na^+ 有60%~65%在近曲小管起始段被重吸收。Na^+ 的重吸收有两种方式：①Na^+ 通过上皮细胞 Na^+-K^+-ATP酶（钠泵）主动重吸收，随着管腔内 Na^+ 的主动重吸收，Cl^- 通过静电吸引由管腔液进入细胞内，同时也促进了水的被动重吸收；②通过 H^+-Na^+ 交换重吸收。H^+ 来自于上皮细胞内 CO_2 和 H_2O 在碳酸酐酶（CA）催化下所生成的 H_2CO_3，然后 H_2CO_3 解离为 H^+ 和 HCO_3^-，H^+ 则由肾小管上皮细胞分

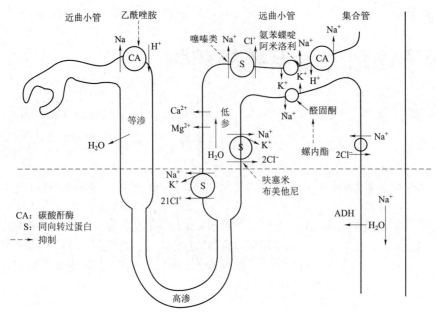

图 7-1　肾小管各段功能及利尿药作用部位示意图

泌到小管液，同时将小管液中的 Na^+ 交换进入细胞内，完成 H^+-Na^+ 交换。

碳酸酐酶抑制剂能使 H^+ 生成减少，H^+-Na^+ 交换减少，Na^+ 排除增加产生利尿作用。但近曲小管对 Na^+ 的主动重吸收被抑制后所导致的管腔内 Na^+ 和 Cl^- 的增加，可引起远曲小管对 Na^+ 和 Cl^- 重吸收代偿性增加，所产生的利尿作用不明显，故该类药利尿作用较弱，加之易致代谢性酸中毒，现已少用。

（2）髓袢升支粗段　髓袢升支粗段的功能与利尿药作用关系密切，也是高效利尿药的主要作用部位。原尿中大约 30% ~ 35% 的 Na^+ 在此部位被重吸收，但此段不伴有水的重吸收。髓袢升支粗段 NaCl 的重吸收受腔膜侧 Na^+-K^+-$2Cl^-$ 共同转运系统所控，见图 7-2。该转运系统可将 2 个 Cl^-，1 个 Na^+ 和 K^+ 同向转运到细胞内，Na^+ 再经钠泵及 Na^+-Cl^- 同向转运

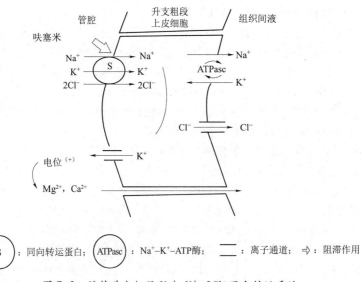

图 7-2　髓袢升支粗段 Na^+-K^+-$2Cl^-$ 同向转运系统

系统伴随 Cl^- 转入细胞间液，进入胞内的 Cl^- 通过间液侧离开细胞，K^+ 则沿着腔膜侧的钾通道分泌进入小管腔内，形成 K^+ 的再循环。

当尿液从肾乳头流向肾皮质时，管腔内液渗透压逐渐由高渗变为低渗，直至形成无溶质的净水（free water），即为肾脏的稀释功能。同时由于 NaCl 重吸收至髓质组织间液，在尿素的共同作用下，形成肾髓质间质高渗区。低渗尿经过高渗髓质中的集合管时，在抗利尿激素（ADH）的作用下，水被重吸收，使尿液浓缩，此为肾脏的浓缩功能。

呋塞米等药物抑制髓袢升支粗段 $Na^+-K^+-2Cl^-$ 同向转运系统，降低尿液的稀释和浓缩功能，产生强大的利尿作用。

（3）远曲小管和集合管　约有 5%～10% 的 Na^+ 在此段被重吸收。远曲小管可根据其功能分为始段和末段两部分。在始段，Na^+ 的重吸收是通过 Na^+-Cl^- 同向转运系统实现的。此外，远曲小管和集合管还存在着 Na^+-H^+ 交换及在醛固酮调节下的 Na^+-K^+ 交换。

噻嗪类等利尿药可抑制远曲小管始端 Na^+-Cl^- 同向转运系统产生中等强度利尿作用。螺内酯等通过抑制醛固酮调节功能，产生留 K^+ 利尿作用。

拓展阅读

抗利尿激素（ADH）

ADH（又称加压素）是由下丘脑的视上核和室旁核的神经细胞分泌的 9 肽激素，经下丘脑-垂体束到达神经垂体后释放入血。ADH 与远曲小管和集合管上皮细胞管周膜上的 V2 受体结合后，激活膜内的腺苷酸环化酶，使上皮细胞中 cAMP 生成增加，激活上皮细胞中的蛋白激酶，使位于管腔膜附近的含有水通道的小泡镶嵌在管腔膜上，增加管腔膜上的水通道，从而增加水的通透性。ADH 可提高远曲小管和集合管对水的通透性，促进水的重吸收，是尿液浓缩的关键性调节激素。此外，ADH 还能增强内髓部集合管对尿素的通透性。

（二）常用利尿药的分类

1. 高效能利尿药　主要作用于髓袢升支粗段，又称袢利尿药，通过抑制 $Na^+-K^+-2Cl^-$ 同向转运系统，产生强大的利尿作用，包括呋塞米、布美他尼、依他尼酸等。

2. 中效能利尿药　主要作用于髓袢升支粗段皮质部和远曲小管近段，通过抑制 Na^+-Cl^- 同向转运系统，产生中等强度的利尿作用，包括噻嗪类、氯胺酮、吲达帕胺等。

3. 低效能利尿药　包括作用于近曲小管的碳酸酐酶抑制剂乙酰唑胺及作用于近曲小管和集合管的留钾利尿药螺内酯、氨苯蝶啶、阿米洛利等，利尿作用较弱。

（三）常用利尿药

案例导入 1

案例：患者，男性，46 岁。5 年来，劳累后心悸、气短、纳差、水肿，3 周来上述症状加重。检查：血压 130/70mmHg，心大，心尖区闻及舒张期雷鸣样杂音，心率 120 次/分钟，心律不齐，心音强弱不等，颈静脉怒张，双肺底闻及湿性啰音，肝肋下 4cm，压痛（+），脾未触及，下肢水肿（+）。诊断为：①风湿性心脏病，二尖瓣狭窄；②全心功能不全。根据目前患者的病情，应行强心和利尿治疗。

讨论：可选用哪些利尿药？说明理由。能否选用甘露醇利尿？为什么？

1. 高效能利尿药 常用药物有呋塞米（Furosemide）、布美他尼（Bumetanide）、依他尼酸（Etacrynic Acid）。它们的药理作用相似。

呋塞米（Furosemide）

【体内过程】口服易吸收，用药后 30 分钟起效，1~2 小时达高峰，维持 4~6 小时。静注后 5~10 分钟显效，30 分钟达高峰，维持 2~3 小时。与血浆蛋白结合率为 95%~99%。药物通过肾小球滤过及近曲小管有机酸分泌机制分泌后以原形随尿排出。

【药理作用】（1）利尿作用 抑制髓袢升支粗段 $Na^+-K^+-2Cl^-$ 同向转运系统，妨碍 NaCl 的重吸收，降低肾脏的浓缩与稀释功能，产生迅速强大的利尿作用。同时，也可抑制 Ca^{2+}、Mg^{2+}、K^+ 的重吸收，使得尿中 Na^+、Cl^-、Ca^{2+}、Mg^{2+}、K^+ 的排出增多，HCO_3^- 排出也增多。

（2）扩血管作用 可扩张肾血管，增加肾血流量，肾功能衰竭时尤为明显。扩张血管的机制可能与增加前列腺素合成和抑制前列腺素分解有关。

【临床应用】（1）严重水肿 因利尿作用强大，易引起水和电解质的紊乱，对一般水肿不宜常规使用，主要用于其他利尿药无效的心、肝、肾性严重水肿。

（2）急性肺水肿和脑水肿 对于急性肺水肿，通过其强效利尿和扩张血管作用，减少回心血量，降低左心负荷，从而缓解左心衰竭引起的急性肺水肿。因其利尿作用，可使血液浓缩，血浆渗透压升高，脑组织脱水，从而降低颅内压，迅速减轻脑水肿。

（3）急、慢性肾功能衰竭 对于少尿期患者，静注大量呋塞米，能降低肾血管阻力，增加肾血流量，改善肾脏缺血。强大的利尿作用，可使尿量增加，冲刷肾小管，从而防止肾小管的萎缩和坏死，起到保护肾脏的作用。可用于急性肾衰早期的防治，也可用于甘露醇无效的少尿患者，但无尿的肾衰患者禁用。

（4）加速毒物排出 配合输液，可促进毒物从尿中排出。主要用于巴比妥类、水杨酸类、氟化物、碘化物等经由肾脏排泄的药物及毒物中毒的解救。

（5）高血钙症 可通过抑制 Ca^{2+} 的重吸收，降低血钙。本药与静脉输注大量生理盐水的联合应用，达到 Ca^{2+} 大量排除的效果，对迅速控制高血钙症具有一定的临床意义。

【不良反应及注意事项】（1）水和电解质紊乱 用药过量或连续应用时，因过度利尿而引起低血容量、低血钾、低血钠及低血氯性碱中毒，长期应用还可导致低血镁。其中以低钾血症最为常见，应注意补充钾盐，加服留钾利尿药可避免或减轻低钾血症的发生。

（2）听力损害 可引起眩晕、耳鸣、听力减退或暂时性耳聋，呈剂量依赖性。肾功能减退者或与其他听力损伤药同时使用时尤易发生。

（3）高尿酸血症 这与利尿后血容量降低、细胞外液容积减少、使尿酸经近曲小管的重吸收增加有关；同时，呋塞米与尿酸竞争有机酸分泌途径，使尿酸排除减少，导致高尿酸血症。痛风患者慎用。

（4）其他 可引起胃肠道反应，如恶心、呕吐、上腹部不适等症状，重者可引起胃肠出血。少数患者可发生白细胞、血小板减少。亦可发生过敏反应，表现为皮疹、嗜酸性粒细胞增多，偶有间质性肾炎，停药后可恢复。

本药如与氨基糖苷类药物合用可诱发和加重耳毒性；与强心苷类药物使用，可增强其毒性；与糖皮质激素类药物或两性霉素 B 合用，可增加低钾血症的发生概率。

布美他尼（Bumetanide）

布美他尼是目前作用最强的利尿药。口服易吸收，用药后 0.5~1 小时起效，维持 4~6 小时。利尿作用机制与呋塞米相似，作用强度是呋塞米的 20~60 倍，排钾作用相对较弱，耳毒性发生率较低。临床主要作为呋塞米的代用品，用于各类严重水肿和急性肺水肿。

依他尼酸（Etacrynic Acid）

依他尼酸的作用机制、临床应用、不良反应均与呋塞米相似。

2. 中效能利尿药　噻嗪类（thiazide diuretics）包括氢氯噻嗪（Hydrochlorothiazide）、苄氟噻嗪（Bendroflu-methiazide）、环戊噻嗪（Cyclopenthiazide）、氯噻嗪（Chlorothiazide）等，它们作用相似，仅是作用强度和维持时间的不同，临床以氢氯噻嗪最为常用。其他类似的药物有氯噻酮（Chlortalidone）、吲达帕胺（Indapamide）等。

【体内过程】多数药物脂溶性较高，口服吸收迅速而完全，用药后 1~2 小时起效，4~6 小时血药浓度达高峰。所有噻嗪类药物均以有机酸的形式从肾小管分泌，少量经胆汁分泌。

氯噻嗪脂溶性相对小，因此常采用相对的大剂量。吲达帕胺主要通过胆汁分泌。

【药理作用】（1）利尿作用　利尿作用温和持久。主要作用部位在远曲小管始段，抑制 Na^+-Cl^- 同向转运系统，减少 Na^+、Cl^- 重吸收，增加尿量。此外，也可轻度抑制碳酸酐酶，使 H^+ 分泌减少，H^+-Na^+ 交换减少，K^+-Na^+ 交换增加，K^+ 排出增多。同时尿中 Mg^{2+}、HCO_3^- 排出也增多。

（2）降压作用　早期应用，通过利尿，减少患者血容量而降压，长期用药则通过外周血管扩张产生降压作用。

（3）抗利尿作用　噻嗪类利尿药能明显减少尿崩症患者的尿量。作用机制尚未完全阐明，可能与其促进 Na^+ 排泄，降低血浆渗透压，改善烦渴，减少饮水量有关。

【临床应用】（1）水肿　可用于各种原因引起的水肿，是轻、中度心性水肿的首选药；对肾性水肿的疗效与肾功能损伤程度有关，对轻度肾性水肿效果较好，严重肾功能不全者疗效较差；肝性水肿在应用时应注意防止低血钾诱发肝昏迷。

（2）高血压　见第四章。

（3）尿崩症　可用于肾性尿崩症及用加压素无效的中枢性尿崩症。

【不良反应及注意事项】（1）电解质紊乱　可引起低血钾、低血钠、低血镁、低氯性碱血症等，其中以低钾血症最为常见，表现为恶心、呕吐、腹胀和肌无力等，用药时应注意补钾或与留钾利尿药合用。

（2）高尿酸血症　使尿酸排出减少而引起高尿酸血症，痛风患者慎用。

（3）高血糖症　可抑制胰岛素释放和葡萄糖的利用而使血糖升高，糖尿病患者慎用。

（4）脂肪代谢紊乱　可升高血清胆固醇和低密度脂蛋白。

此外，偶见过敏反应、胃肠道反应、粒细胞减少、血小板减少等。

本药可升高血糖，与降血糖药合用时应注意调整降糖药物的用药剂量；与强心苷合用时应注意补钾；与糖皮质激素类药物、两性霉素 B 合用，注意防止低钾血症的发生。无尿及磺胺药过敏者禁用。

氯噻酮（Chlortalidone）、吲达帕胺（Indapamide）等药属非噻嗪类药物，但利尿作用与噻嗪类相似。氯噻酮作用持续时间较噻嗪类长，可导致畸胎或死胎故孕妇禁用。吲达帕胺利尿作用较氢氯噻嗪强，排钾作用弱，不影响糖耐量和血脂，是相对安全的中效利尿药。

3. 低效能利尿药 低效能利尿药按作用方式不同分为留钾利尿药和碳酸酐酶抑制药。前者有螺内酯、氨苯蝶啶、阿米洛利等，后者为乙酰唑胺、双氯非那胺等。

螺内酯（Spironolactone）

【体内过程】口服吸收迅速，但起效较慢，维持时间较长。用药后 1 天起效，2~3 天达高峰，维持 5~6 天。

【药理作用及临床应用】本药化学结构与醛固酮相似，可与醛固酮竞争远曲小管和集合管细胞内的醛固酮受体，产生留钾排钠的利尿作用。由于本药仅作用于远曲小管和集合管，对肾小管其他各段无作用，故利尿作用较弱。利尿作用与体内醛固酮水平有关。主要用于与醛固酮升高有关的顽固性水肿，如充血性心力衰竭、肝硬化腹水及肾病综合征等。常与排钾利尿药合用，可增强利尿效果并预防排钾利尿药引起的低钾血症。

【不良反应及注意事项】

（1）电解质紊乱 高钾血症最为常见，以心律失常为首发表现。用药期间必须密切注意血钾和心电图的变化。严重肾功能不全者禁用。

（2）性激素样作用 女性可致面部多毛、月经紊乱、乳房触痛、性功能下降等，男性可致乳房女性化、阳痿等，停药后可消失。

氨苯蝶啶（Triamterene）和阿米洛利（Amiloride）

【药理作用与临床应用】两药虽结构不同，作用却相似。主要作用于远曲小管和集合管，阻碍钠通道，减少 Na^+ 的重吸收，抑制 Na^+-K^+ 交换，产生留钾排钠的利尿作用。单用疗效较差，常与排钾利尿药合用治疗顽固性水肿。

【不良反应及注意事项】长期服用易致高钾血症，肾功能不全者慎用，高血钾患者禁用。此外，可导致叶酸缺乏，尤其是肝硬化患者服用易致巨幼红细胞性贫血。

乙酰唑胺（Acetazoamide）和双氯非那胺（Diclofenamide）

两药主要通过抑制肾小管上皮细胞内的碳酸酐酶，使 H_2CO_3 生成减少，然后 H_2CO_3 解离为 H^+ 和 HCO_3^- 量减少，使 H^+ 分泌减少，H^+-Na^+ 交换受阻而产生较弱的利尿作用，现已不作利尿药使用。因其可抑制眼中碳酸酐酶，使 HCO_3^- 生成减少，房水生成减少降低眼压，临床上主要用于治疗青光眼。乙酰唑胺还可减少脑脊液的生成和降低脑脊液及脑组织的 pH 值，提前 24 小时使用可用于预防急性高山病。

常见不良反应有嗜睡，面部和四肢麻木感。长期应用可发生低钾血症、代谢性酸中毒等。肝、肾功能不全的患者慎用。

二、脱水药

脱水药又称渗透性利尿药，应具备如下特点：①静脉给药后应迅速提高血浆渗透压；②在体内不易被代谢；③易经肾小球滤过，但不易被肾小管重吸收；④不易从血管腔渗透到组织液中。主要药物有甘露醇、山梨醇、高渗葡萄糖等。

甘露醇（Mannitol）

甘露醇是一种己六醇，临床常用其 20% 的高渗液。

【药理作用】**1. 脱水作用** 甘露醇口服后基本不吸收，只产生泻下作用。静脉给药后能迅速升高血浆渗透压，使组织间水分向血浆转移，引起组织脱水，注射 100g 甘露醇可使 2000ml 细胞内水转移至细胞外。用药后 30 分钟生效，2~3 小时达高峰，维持 6 小时左右。

2. 利尿作用 甘露醇通过渗透性脱水增加血容量，提高肾小球滤过率，药物从肾小球滤过后，不被肾小管重吸收，在肾小管腔内形成高渗，减少 Na^+ 和 H_2O 的重吸收，K^+ 排出也增加，从而产生渗透性利尿作用。

【临床应用】1. 脑水肿及青光眼 静脉给药后通过其脱水作用可降低颅内压，是各种原因引起的脑水肿（脑瘤、颅脑外伤、缺氧等）的首选药。也可降低眼内压，用于青光眼手术前降眼压。

2. 预防急性肾功衰 急性肾衰早期及时应用甘露醇通过其脱水、利尿及增加肾血流量作用，可迅速消除水肿和加速有毒物质排出，从而防止肾小管萎缩、坏死及改善肾缺血等。

【不良反应及注意事项】轻微。注射过快可引起一过性头痛、头晕和视力模糊等。慢性心功能不全、活动性颅内出血者禁用。

山梨醇（Sorbitol）

本药水溶性较大，可制成 25% 的高渗溶液使用。山梨醇为甘露醇的同分异构体，临床应用、不良反应与甘露醇相似。但在体内有一部分转化为果糖而失去高渗作用，故作用弱于甘露醇。心功能不全患者慎用。

葡萄糖（Glucose）

临床用其 50% 的高渗溶液。静注时，可产生脱水和渗透性利尿作用。因部分葡萄糖可从血管扩散到组织中，且易被代谢利用，故作用较弱，持续时间较短。单独用于脑水肿时可有"反跳"现象，常与甘露醇交替使用，以巩固疗效。

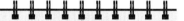

案例 1 分析

水肿常见于心、肝、肺、肾性疾病，其病因及病理变化虽不相同，但基本表现均是细胞间液增加，Na^+ 潴留是细胞间液增加的主要因素，利尿药通过排 Na^+、排 H_2O 而治疗水肿。利尿药能减少或消除水肿而降低心负荷，改善心功能。对中度水肿可用氢氯噻嗪加留钾利尿药；对一般利尿药无效的严重水肿，可合用高效利尿药和留钾利尿药。使用排钾利尿药要定期检查血 K^+ 含量，必要时可加用钾盐。此外，利尿药的用量不宜过大，否则尿液排泄速度超过水肿液进入血浆的速度，会引起继发性醛固酮增多而降低利尿作用。

本案例不可选用甘露醇进行治疗，因为甘露醇可增加血容量，加重心脏负担，对心衰患者不利。

（曹建民）

第二节　治疗良性前列腺增生药

良性前列腺增生也称前列腺肥大，是指增生的前列腺腺体压迫尿道或导致膀胱尿道口梗阻，引起尿频、尿急、排尿困难，甚至无法排尿。目前认为良性前列腺增生的发生与雄激素密切相关，此外，还与遗传、吸烟、饮酒、高血压等有关。男性在三十五岁以后前列腺可有不同程度的增生，五十岁以后多出现临床症状。

临床常用的药物有三类：α 受体阻断药、抗雄激素药和其他抗良性前列腺增生药。

一、α 受体阻断药

前列腺基质、前列腺囊和膀胱颈内含有大量的 α_1 受体，良性前列腺增生患者不仅前列腺间质增加，前列腺内 α_1 受体密度也增加。交感神经兴奋通过 α_1 受体介导引起前列腺平滑肌收缩，压迫尿道，引起排尿困难。α_1 受体阻断药通过解除交感神经兴奋引起的平滑肌收缩，缓解前列腺增生压迫尿道的排尿困难症状。

目前临床常用的 α_1 受体阻断药有特拉唑嗪（Terazosin）、阿夫唑嗪（Alfuzosin）、坦洛新（Tamsulosin）等。

特拉唑嗪（Terazosin）

【体内过程】口服吸收好，用药后 1 小时血浆浓度达峰值，半衰期为 12 小时，与血浆蛋白结合率为 90% ~ 94%。约 40% 自尿中排出，约 60% 从粪便中排出。

【药理作用】可选择地阻断膀胱颈、前列腺腺体内以及被膜上的 α_1 受体，从而降低平滑肌张力，减少下尿路阻力，缓解因前列腺增生所致的尿频、尿急、排尿困难等症状。也可舒张外周血管，使血压下降。

【临床应用】用于改善良性前列腺增生症患者的排尿症状，如尿频、排尿困难、夜尿增多等。也可治疗慢性、非细菌性前列腺炎和前列腺痛等。可单独使用或与其他抗高血压药合用治疗高血压。

【不良反应及注意事项】可见头晕、乏力、心悸、鼻塞、鼻炎、恶心、水肿、视物模糊等。首次应用能引起明显的直立性低血压，故治疗应从小剂量开始（1mg/次），并在睡前服用，之后逐渐增加剂量。

阿夫唑嗪（Alfuzosin）

【药理作用】本药通过阻断存在于前列腺、前列腺包膜、近端尿道和膀胱底部平滑肌的 α_1 受体，降低生殖泌尿道的张力，改善良性前列腺增生的症状。对血压的影响较小。

【临床应用】用于改善良性前列腺增生引发的尿频、排尿困难、夜尿增多等症状，特别适用于梗阻症状明显的患者。也可治疗高血压。

【不良反应及注意事项】常见不良反应有恶心、胃痛、腹泻、晕厥、头痛等。偶见口干、心动过速、胸痛、乏力、嗜睡、皮疹、瘙痒、潮红等。可发生直立性低血压。

坦洛新（Tamsulosin）

【药理作用】坦洛新为肾上腺素 α 受体亚型 α_{1A} 的特异性阻断剂。由于尿道、膀胱颈部及前列腺存在的受体主要为 α_{1A} 受体，故本药对尿道、膀胱颈及前列腺平滑肌具有高选择性阻断作用，从而改善排尿障碍。对心血管的影响较小。

【临床应用】用于治疗良性前列腺增生所致的异常排尿症状，如尿频、尿急、夜尿增多、排尿困难等，适用于轻、中度患者及未导致严重排尿障碍者，如已发生严重尿潴留时不宜单独服用本药。

【不良反应及注意事项】可见恶心、呕吐、头晕、直立性低血压、心动过速等。偶见皮疹，需停药。对本药过敏、肾功能不全者禁用。

二、5α-还原酶抑制药

本类药物通过抑制前列腺中的5α-还原酶，阻断睾酮转化为二氢睾酮，阻断前列腺继续增生。长期应用可使前列腺体积缩小，改善排尿困难。常用药物有非那雄胺（Finasteride）等。

非那雄胺（Finasteride）

【药理作用】二氢睾酮在前列腺中有强大的雄激素作用，正常情况下促进前列腺的发育，病理情况下可使前列腺增生。非那雄胺是5α-还原酶竞争性抑制剂，可有效减少血液和前列腺内二氢睾酮含量，从而抑制前列腺增生，改善良性前列腺增生的临床症状。

【临床应用】用于治疗良性前列腺增生，使增大的前列腺腺体缩小，可改善排尿症状，其逆转过程需要3个月以上；还可降低发生急性尿潴留的危险性。

【不良反应及注意事项】可致乳房增大和压痛。偶见性功能障碍、过敏反应等。

三、其他抗良性前列腺增生药

多为天然植物或花粉提取物，作用机制尚未完全阐明。

舍尼通（Cernilton）

本药主要成分有：水溶性花粉提取物P5，脂溶性花粉提取物EA10。主要用于良性前列腺增生，慢性、非细菌性前列腺炎。

非洲臀果木提取物

本药可抑制成纤维细胞的增生，因而抑制前列腺中纤维组织的增生，同时能抑制膀胱壁纤维化，改善膀胱壁弹性，对膀胱功能具有保护作用，还具有抗水肿作用。推荐用于治疗由前列腺增生（前列腺体积增大）引起的排尿障碍。

（曹建民）

第三节 子宫平滑肌兴奋药与抑制药

子宫平滑肌兴奋药是一类可引起子宫节律性或强直性收缩，分别用于催生、引产、产后止血或产后子宫复原的药物。子宫平滑肌抑制药是能够抑制子宫平滑肌收缩，防治早产和痛经的药物。

一、子宫平滑肌兴奋药

案例分析2

案例：患者，女性，26岁，于某日下午14时剖宫术产1男婴，术中经过顺利。术后查体子宫恢复良好，血压、脉搏正常，返回病房。16时左右突然阴道出血量多，超过经量，伴有大血块。查体：患者一般状态良好，神志清晰，无贫血貌。腹部切口辅料无渗出，宫底脐上一指，轮廓清晰。T：37℃，P：72 次/分钟，BP：110/70mmHg。诊断为：产后出血。

讨论：针对此患者临床治疗原则是什么？应该选用什么药物治疗？

（一）垂体后叶素类

缩宫素（Oxytocin）

缩宫素是一种 9 肽化合物，来源于猪或牛的垂体后叶，也可人工合成。我国药典规定其效价以单位（U）计算，1U 相当于 2μg 纯缩宫素。

【体内过程】本药口服无效；可经口腔及鼻黏膜吸收，但吸收不完全，作用较弱；肌内注射吸收良好，3~5 分钟内起效，持续 20~30 分钟。静脉注射起效更快，但药效维持时间短，故需要静脉滴注维持药效。大部分经肝代谢，少部分以原形经肾脏排泄。

【药理作用】缩宫素选择性激动子宫平滑肌和乳腺的缩宫素受体，增加胞浆中 Ca^{2+} 浓度，引起生理或药理效应。

1. 兴奋子宫平滑肌　直接兴奋子宫平滑肌，使子宫平滑肌收缩幅度加强、频率加快。对子宫的影响有以下三个主要特点：①与用药剂量密切相关，小剂量使子宫产生节律性收缩，利于胎儿娩出，大剂量加强子宫平滑肌收缩，甚至出现强直性收缩；②与子宫部位有关，小剂量缩宫素引起子宫体和子宫底节律性收缩，却使子宫颈松弛，以促胎儿顺利娩出；③与雌激素及孕激素水平紧密相关，雌激素可提高子宫平滑肌对缩宫素的敏感性，孕激素却相反。妊娠早期，体内雌激素水平低，孕激素水平高，敏感性低，利于胎儿在子宫内正常发育；妊娠后期，体内雌激素水平升高，孕激素水平下降，敏感性增高，至临产时雌激素水平达高峰，此时的子宫对缩宫素敏感性最高。

2. 促进排乳　使乳腺腺泡周围的肌上皮细胞收缩，可促进排乳，但不增加泌乳总量。

3. 其他作用　大剂量缩宫素短暂松弛血管平滑肌，引起短时血压降低，并有轻度抗利尿作用。

【临床应用】**1. 催生、引产**　小剂量缩宫素（一般 2~5U）加强子宫节律性收缩，用于胎位正常、产道无障碍而宫缩无力的难产患者。也用于因为死胎、过期妊娠或妊娠合并肺结核、心脏病等严重疾病需要提前终止妊娠患者的引产。

2. 产后止血　产后出血时应迅速皮下或肌内注射较大剂量缩宫素（5~10U），利用其能使子宫产生强直性收缩的作用，压迫子宫肌层内血管而止血。但缩宫素作用时间短，临床上产后出血多被作用快而持久的麦角新碱替代。

3. 催乳　在哺乳前 2~3 分钟，枸橼酸缩宫素经鼻腔喷雾吸入或应用滴鼻剂滴鼻给药（3 滴/次），经咽部黏膜吸收后，也可用 2~5U 缩宫素肌内注射给药，有促进乳汁排出的作用。

【不良反应及注意事项】偶见恶心、呕吐和心律失常、过敏反应、血压下降等。过量可引起子宫高频率甚至持续性强直收缩，可导致胎儿宫内窒息或子宫破裂，应严格掌握剂量。

缩宫素与麦角新碱有协同作用，二者合用使子宫肌张力过高而发生破裂的危险；钙通道阻滞药可降低缩宫素的疗效，应避免合用。

垂体后叶素（Pituitrin）

本品是从猪或牛的脑垂体后叶中提取的粗制剂，内含等量的缩宫素和加压素（vasopressin，抗利尿激素）。

【药理作用与临床应用】 本药所含缩宫素有催生、引产及产后止血作用，因垂体后叶素对子宫平滑肌的选择性不高，不良反应较多，故作为子宫兴奋药已被缩宫素所取代。其所含加压素具有以下作用及用途：①抗利尿作用，与肾脏远曲小管和集合管上的加压素受体结合，加强集合管对水分的重吸收作用，使尿量明显减少，可用于治疗尿崩症；②收缩血管，对内脏小动脉和毛细血管收缩作用明显，用于治疗肺咯血和上消化道出血。

【不良反应及注意事项】 主要有恶心、呕吐、出汗、心悸、胸闷、面色苍白、腹痛及过敏等反应等，出现这些不良反应时应立即停药。高血压、冠心病、肺心病、心功能不全、妊娠高血压综合征等患者禁用。

（二）麦角生物碱

麦角中含有多种生物碱，包括麦角新碱（Ergometrine）、麦角毒（Ergotoxine）和麦角胺（Ergotamine）。

【药理作用】1. 兴奋子宫平滑肌 麦角碱类均能选择性兴奋子宫平滑肌，其中麦角新碱作用最快最强。其特点为：①作用强于缩宫素且时间持久，剂量稍大即可引起子宫强直性收缩；②作用强度取决于子宫的功能状态，对妊娠子宫比未孕子宫作用强，对临产时和新产后的子宫最强；③对子宫体和子宫颈的兴奋作用无明显差异，故不能用于催生和引产。

2. 收缩血管 麦角胺能直接作用于血管，无论对动脉还是静脉均有收缩作用，也能收缩脑血管，可降低脑动脉搏动幅度。

3. 阻断 α 受体 麦角毒的氢化物二氢麦角碱（Hydergine，海得琴）能阻断 α 受体，具有肾上腺素升压的翻转作用。

【临床应用】1. 子宫出血 用于产后、刮宫术后、月经过多等引起的子宫出血。常肌内注射麦角新碱，必要时 30 分钟后重复给药一次。

2. 产后子宫复原 若复原缓慢易发生子宫出血或感染。利用麦角新碱兴奋子宫的作用，尤其是对新产后子宫敏感的特点，加速子宫收缩和复原。常应用麦角流浸膏。

3. 偏头痛 主要应用麦角胺，与咖啡因合用可产生协同作用，咖啡因也具有收缩脑血管的作用，并能促进麦角胺的吸收。治疗偏头痛不可大剂量久用，否则损伤血管内皮细胞，引起肢端坏死，服用 2~4 天为限。

4. 人工冬眠 二氢麦角碱对中枢神经系统具有抑制作用，可与哌替啶、异丙嗪配制成冬眠合剂，用于人工冬眠。

【不良反应及注意事项】 麦角新碱注射给药可引起恶心、呕吐、头晕、血压升高。麦角胺和麦角毒应用过久或剂量过大均可损害血管内皮细胞。二氢麦角碱可引起体位性低血压，注射后宜卧床 2 小时以上，低血压患者禁用。引产及胎儿或胎盘娩出前均禁用麦角生物碱，防止子宫强直性收缩，引起子宫破裂、胎儿宫内窒息或胎盘滞留宫内。用药过程中偶有过敏反应，严重者可出现呼吸困难和血压下降。

（三）前列腺素类

前列腺素（prostaglandin，PG）

前列腺素是一类广泛存在于人体体液和多种组织的不饱和脂肪酸，对心血管、呼吸、消化和生殖等系统具有广泛的生理和药理作用。目前产科常用的药物有：地诺前列酮

（Dinoprostone，PGE_2，前列腺素 E_2）、地诺前列素（Dinoprost，PCF_{2a}，前列腺素 F_{2a}）。

【药理作用与临床应用】 前列腺素兴奋子宫的特点是：①对人体妊娠各期的子宫均有明显的兴奋作用，对临产前的子宫最为敏感，在妊娠初期及妊娠中期用药，效果都较缩宫素强；②兴奋子宫作用类似于正常分娩时的节律，在增强子宫平滑肌节律性收缩的同时，还能使子宫颈松弛。临床用于催生、引产、药物流产及抗早孕。

【不良反应及注意事项】 本药可兴奋胃肠平滑肌，应用大剂量引产时尤为明显，引起剧烈的恶心、呕吐、腹痛、腹泻等胃肠道反应。静滴过量可引起子宫强直性收缩。还可引起头晕、头痛、胸闷、体温升高、心率加速、血压下降等症状，一般停药后即消失。支气管哮喘、青光眼、肝肾功能严重不全者禁用。

米非司酮（Mifepristone）

米非司酮具有较强的抗孕酮作用。能兴奋子宫、软化宫颈、诱导月经和抗着床，与前列腺素合用可提高疗效。临床主要用于抗早孕、死胎引产。

不良反应有恶心、呕吐、腹痛腹泻等，用后可引起子宫大出血，有出血史者慎用。

案例 2 分析

产后出血的处理原则为针对病因，迅速止血，补充血容量、纠正休克及防治感染。

子宫收缩乏力性出血，加强宫缩是最迅速有效的止血方法。可选用大剂量缩宫素（5~10U）肌内注射。马来酸麦角新碱片剂，口服，每次 0.2~0.4mg，2~4 次/天。

二、子宫平滑肌抑制药

子宫平滑肌抑制药又称抗分娩药或抗早产药，是一类能松弛子宫平滑肌，减弱子宫收缩力，减慢收缩节律，用于预防早产、流产和痛经的药物。常用药物有 β_2 受体激动药、硫酸镁、钙通道阻滞药、环氧酶抑制药等。

（一）β_2 受体激动药

子宫平滑肌细胞膜上分布有 β_2 受体，当其激动时，子宫平滑肌松弛，抑制子宫收缩。

利托君（Ritodrine）

利托君化学结构与异丙肾上腺素相似，用后激动子宫平滑肌 β_2 受体，增加细胞内的 cAMP 水平，继而降低细胞内钙水平，引起子宫平滑肌松弛，减少子宫活动而延长妊娠期，有利于胎儿在子宫内发育至足月。临床主要用于痛经和防治妊娠 20~37 周内的早产。

因能兴奋 β_1 受体，可引起胎儿心率加快及孕妇血压升高、心悸、胸闷、心律失常和高血糖等。糖尿病患者慎用。严重心血管疾病、重症高血压、支气管哮喘、肺动脉高压、未经控制的糖尿病患者、妊娠小于 20 周的孕妇禁用。

同类药物还有特布他林（Terbutaline）、沙丁胺醇（Salbutamol）、海索那林（Hexoprenaline）等，可松弛子宫平滑肌，抑制子宫收缩，临床用于预防早产。本类药物禁忌证较多，使用时应严格掌握适应证，在具有抢救条件的医院并在医生的密切观察下使用。

（二）硫酸镁

硫酸镁（Magnesium Sulfate）分子中的 Mg^{2+} 通过拮抗 Ca^{2+} 作用，抑制运动神经-肌肉接头乙酰胆碱的释放，使子宫平滑肌松弛，降低子宫对缩宫素的敏感性，从而抑制子宫的兴奋收缩。主要用于防治早产、妊娠高血压综合征、先兆子痫和子痫。

（三）其他

近年来发现钙通道阻滞药（如硝苯地平）可以松弛子宫平滑肌，拮抗催产素引起的子宫兴奋，可用于预防早产。

前列腺素合成酶（环氧酶）抑制药（如吲哚美辛）可抑制子宫平滑肌，用于早产。但可引起胎儿动脉导管提前关闭，导致肺动脉高压继而损害肾脏、羊水减少等，故本药仅在其他药物使用无效或使用受限时谨慎使用。

（曹建民）

📊 重点小结

利尿药包括：①高效能利尿药呋塞米等，通过抑制髓袢升支粗段髓质部和皮质部对氯化钠的重吸收，产生强大的利尿作用，临床主要用于严重水肿，急、慢性肾功衰的防治及某些毒物中毒的排泄。长期大剂量应用可导致水、电解质紊乱及耳毒性。②中效能利尿药氢氯噻嗪等，通过抑制远曲小管近端对氯化钠的重吸收，产生利尿作用。临床用于轻、中度水肿，高血压及尿崩症的治疗。长期用可导致水、电解质紊乱，以低血钾最为常见。③低效能利尿药螺内酯、氨苯蝶啶、阿米洛利等，通过抑制 Na^+-K^+ 交换，达到留钾排钠的利尿效果，多与高效或中效利尿药合用，防止低钾血症，长期使用可导致血钾升高。脱水药甘露醇等，是一类静脉给药后能迅速提高血浆渗透压，使组织脱水的药物，主要用于治疗脑水肿及防治肾功衰。

治疗良性前列腺增生的主要药物有选择性 α_1 受体阻断药、抗雄激素药。α_1 受体阻断药可以降低膀胱出口部位的平滑肌张力，解除前列腺增生时出现的排尿困难；非那雄胺通过特异性抑制前列腺中的 5α-还原酶，使前列腺腺体缩小。主要用于良性前列腺增生的治疗。

子宫平滑肌兴奋药主要有缩宫素、麦角新碱、前列腺素等，他们对子宫平滑肌作用各有特点。缩宫素小剂量用于催生、引产，大剂量用于产后止血；麦角新碱易引起子宫强直性收缩且对子宫体和子宫颈作用无区别，常用于产后子宫复原或子宫出血；前列腺素类药对妊娠各期的子宫均有收缩作用，主要用于引产、抗早孕等。子宫平滑肌抑制药有 β_2 受体激动药、硫酸镁、钙通道抑制药、环氧酶抑制药等，它们主要用于防止早产，故这类药又称抗早产药。

目标检测

一、选择题

1. 关于呋塞米不良反应的叙述，错误的是（　　）。

　　A. 高尿酸血症　　　　　B. 低血钾　　　　　　C. 高血压

　　D. 耳毒性　　　　　　　E. 恶心、呕吐

2. 伴有糖尿病的水肿患者，不宜选用哪种利尿药（　　）。

　　A. 呋塞米　　　　　　　B. 氢氯噻嗪　　　　　C. 氨苯蝶啶

    D. 螺内酯　　　　　　　E. 吲达帕胺

3. 呋塞米利尿的机制是（　　　）。

    A. 抑制远曲小管和集合管对 Na^+ 的重吸收

    B. 抑制远曲小管近端对 Na^+ 和 Cl^- 的重吸收

    C. 竞争性对抗醛固酮的作用

    D. 抑制髓袢升支粗段对 Na^+ 和 Cl^- 的重吸收

    E. 增加肾小球滤过

4. 具有保钾利尿作用的药物是（　　　）。

    A. 呋塞米　　　　　　B. 氢氯噻嗪　　　　　　C. 氨苯蝶啶

    D. 乙酰唑胺　　　　　E. 吲达帕胺

5. 脱水药消除组织水肿的给药途径（　　　）。

    A. 口服　　　　　　　B. 静脉注射　　　　　　C. 肌内注射

    D. 皮下注射　　　　　E. 直肠给药

6. 治疗脑水肿的首选药物是（　　　）。

    A. 呋塞米　　　　　　B. 氨苯蝶啶　　　　　　C. 甘露醇

    D. 高渗葡萄糖　　　　E. 氢氯噻嗪

7. 治疗急性肺水肿的首选药物是（　　　）。

    A. 呋塞米　　　　　　B. 氢氯噻嗪　　　　　　C. 氨苯蝶啶

    D. 螺内酯　　　　　　E. 吲达帕胺

8. 小剂量缩宫素可用于（　　　）。

    A. 催生　　　　　　　B. 高血压　　　　　　　C. 子宫复原

    D. 水肿　　　　　　　E. 分娩止痛

9. 麦角新碱主要用于（　　　）。

    A. 引产　　　　　　　B. 高血压　　　　　　　C. 偏头痛

    D. 产后疼痛　　　　　E. 产后止血

10. 通过抑制前列腺双氢酮生成而用于良性前列腺增生症治疗的是（　　　）。

    A. 保前列　　　　　　B. 特拉唑嗪　　　　　　C. 前列康

    D. 坦洛新　　　　　　E. 非那雄胺

二、处方分析

1. 医生给某充血性心力衰竭患者开具了下列药物，请分析处方是否合理，为什么？

    Rp：

        地高辛片　0.25mg×12

           Sig：　0.25mg　3 次/天　口服

        氢氯噻嗪片　25mg×12

           Sig：　25mg　3 次/天　口服

        氯化钾片　0.5g×24

           Sig：　1g　2 次/天　饭后服

第八章

作用于血液及造血系统的药物

血液凝固是多种凝血因子参与的一系列蛋白水解活化过程。它可通过内源性途径或外源性途径启动，进而引起一系列凝血因子依次激活，最终生成凝血酶进入共同途径，使可溶性的纤维蛋白原变成稳定、难溶的纤维蛋白，网罗血细胞而成血凝块，见图 8-1。

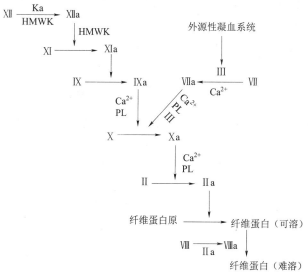

图 8-1　凝血机制示意图

HMWK 高分子激肽原；Ka 激肽释放酶；PL 血小板磷脂

在生理状态下，人体血液中存在着凝血与抗凝血、纤溶与抗纤溶两个对立统一的调节系统，共同维持血液的流动性，一旦平衡失调，可导致血管内凝血或出血，形成血栓栓塞性疾病或出血性疾病。

案例导入 1

案例： 患者李某，男，65 岁。有高血压病史 10 余年，2 年前出现剧烈活动后心前区剧痛，含化硝酸甘油后迅速缓解。3 小时前患者又出现剧烈疼痛，先后服用硝酸甘油 5 片后无效而入院。检查结果：ECG 显示 ST 段抬高，弓背向上，T 波倒置。诊断：冠心病，急性心肌梗死（急性期）。治疗措施：尿激酶 150 万 U，静脉点滴；依诺肝素钠 4000U，皮下注射。

讨论： 请分析使用尿激酶的依据是什么？与肝素相比，依诺肝素钠有哪些优点？

第一节 止血药

止血药是指能加速血液凝固或降低毛细血管通透性，使出血停止的药物。包括促凝血药、抗纤维蛋白溶解药及凝血因子抑制剂。

一、促凝血药

维生素 K（Vitamin K）

维生素 K 的基本结构为甲萘醌，主要有脂溶性的 K_1、K_2 和水溶性的 K_3、K_4。K_1 存在于绿色植物中，K_2 由肠道细菌产生，K_3、K_4 由人工合成。

【药理作用】维生素 K 作为羧化酶的辅酶参与凝血因子 Ⅱ、Ⅶ、Ⅸ、Ⅹ 的生物合成，使这些凝血因子氨基末端谷氨酸羧酸化，促进凝血。当维生素 K 缺乏时，上述凝血因子只能形成前体物质，无抗凝活性，易发生出血。

【临床应用】

1. 维生素 K 缺乏引起的出血 如胆汁分泌不足、长期应用广谱抗生素以及早产儿、新生儿出血，也可用于其他原因引起的凝血酶原过低。

2. 抗凝药过量引起的出血 治疗香豆素类、水杨酸类等过量引起的出血。

【不良反应及注意事项】该类药物毒性较低。维生素 K_1 不良反应最少，维生素 K_3、维生素 K_4 常致胃肠道反应，引起恶心、呕吐等。较大剂量维生素 K_3 可致新生儿、早产儿产生溶血性贫血、高胆红素血症及黄疸。对红细胞缺乏葡萄糖-6-磷酸脱氢酶（G-6-PD）的患者也可诱发急性溶血性贫血。

二、抗纤维蛋白溶解药

氨甲苯酸（Aminomethylbenzoic Acid）

氨甲苯酸又称对羧基苄胺，能竞争性抑制纤溶酶原激活因子，使纤溶酶原不能激活为纤溶酶，从而抑制纤维蛋白的溶解，产生止血效果。临床主要用于治疗各种纤维蛋白溶解亢进所致的出血，如肺、肝、胰、前列腺、甲状腺、肾上腺等手术所致的出血，也可用于链激酶过量所引起的出血，但对癌症出血、创伤出血及非纤维蛋白溶解引起的出血无效。不良反应较少，但应用过量可致血栓，并可能诱发心肌梗死。

三、凝血酶及凝血因子抑制剂

凝血酶（Thrombin）

凝血酶能直接作用于血液中的纤维蛋白原，促使转变为纤维蛋白，加速血液的凝固而止血。药用制剂是从猪、牛血中提取，临床用于外伤、手术、口腔、耳鼻咽喉、泌尿、妇产科及消化道的出血。

鱼精蛋白（Protamine）

鱼精蛋白是一种强碱，在体内能与强酸性肝素形成稳定的复合物而使肝素失去抗凝作用。临床用于治疗因注射肝素过量引起的出血。

酚磺乙胺（Etamsylate）

酚磺乙胺能促使血小板增生，增强血小板聚集性和黏附性，促进血小板释放凝血活性物质，缩短凝血时间，达到止血效果。临床适用于防治手术前后出血过多、各种内脏出血和皮肤出血。不良反应较少，静脉注射偶见过敏反应。

> **药师提示**
>
> 对于有血栓倾向的患者，如静脉血栓、脑血栓、暂时性脑缺血等，在外伤及术后，应慎用止血类药物，避免诱发血栓。

（王福刚）

第二节　抗凝血药

抗凝血药（anticoagulants）是一类通过干扰机体凝血过程而阻止血液凝固的药物，临床主要用于防治血栓栓塞性疾病。

一、维生素 K 拮抗剂

香豆素类（Coumarin）

本类药物有华法林（Warfarin）、双香豆素（Dicoumarol）、醋硝香豆素（Acenocoumarol）等。它们均具有 4-羟基香豆素的基本结构，口服有效，故又称口服抗凝血药。

【体内过程】华法林和醋硝香豆素吸收快而安全，双香豆素的吸收因受食物的影响慢而不规则；这 3 种药物的血浆蛋白结合率较高，双香豆素几乎全部与血浆蛋白结合，$t_{1/2}$ 为 10~60 小时，能通过胎盘屏障，双香豆素和醋硝香豆素也可见于母乳中；主要在肝脏代谢，经肾脏排泄，醋硝香豆素大部分以原形经肾脏排泄。

【药理作用】本类药物的结构与维生素 K 相似，为其竞争性拮抗药，可抑制肝脏的维生素 K 环氧还原酶，阻止氧醌型还原为氢醌型维生素 K，妨碍维生素 K 的循环再利用，从而使含有谷氨酸残基的凝血因子 Ⅱ、Ⅶ、Ⅸ、Ⅹ 的 γ-羧化作用发生障碍，影响其活性，产生抗凝作用。本类药物只能阻止凝血因子前体的生成过程，对已活化的凝血因子无作用，需待血液循环中的凝血因子耗竭后才能出现疗效，因此显效慢。口服后至少需经 12~24 小时才出现作用，1~3 天达高峰，维持 3~4 天，体外无抗凝作用。

【临床应用】主要用于防治血栓栓塞性疾病，如心房纤颤、心脏瓣膜病所致血栓栓塞，也可用于人工瓣膜置换术、髋关节固定术后防止静脉血栓发生。优点是口服有效，作用时间较长；缺点是显效慢，作用过于持久，不易控制。对于需要快速抗凝者则应先用肝素发挥治疗作用后，再用香豆素类药物维持疗效。该类药与抗血小板药合用，可减少外科大手术、风湿性心脏病、人工瓣膜置换术的静脉血栓发生率。

【不良反应及注意事项】过量易致自发性出血，常见鼻出血、牙龈出血、皮肤黏膜瘀斑及内脏出血，最严重者为颅内出血。因此用药期间必须监测凝血酶原时间，应控制在 25~30 秒，并据此调整剂量。用量过大引起严重出血，应立刻停药并静脉注射维生素 K，同时输注新鲜血液可以迅速恢复凝血因子的功能。

本类药物禁用于有出血倾向、血友病、血小板功能不全和血小板减少症、紫癜、严重高血压、肝肾功能不全、溃疡病、颅内出血、孕妇、先兆流产及产后、外伤及术后等患者。

保泰松、甲苯磺丁脲、奎尼丁等血浆蛋白结合率高，与香豆素类药物合用使血浆中游离香豆素类药物浓度升高，抗凝作用增强；广谱抗生素抑制肠道能产生维生素 K 的菌群，从而减少维生素 K 的形成，增强其抗凝作用；与阿司匹林等血小板抑制剂合用发生协同作用可增强其抗凝的作用；与丙咪嗪、甲硝唑、西咪替丁等肝药酶抑制剂合用使本类药物作用增强。另一些药物可减弱这类药物的抗凝作用，肝药酶诱导剂如苯巴比妥、苯妥英钠、利福平等能加速本类药物的代谢，使其抗凝作用降低。

二、肝素与低分子肝素

肝素（Heparin）

肝素因首先从肝脏内发现而命名，现主要从牛肺或猪小肠黏膜内提取。化学结构为 D-葡糖胺、L-艾杜糖醛酸及 D-葡糖醛酸交替组成的黏多糖硫酸酯，分子量为 5~30kD，平均分子量约 12kD，带有的大量负电荷，呈强酸性。

【体内过程】肝素是带大量负电荷的大分子物质，不易通过生物膜，故口服和直肠给药均无效，皮下注射血浆浓度低，肌内注射可发生局部血肿，临床多采用静脉给药的方式。静脉注射后，80% 与血浆蛋白结合，主要分布于血浆。在肝脏经肝药酶代谢为低抗凝活性的尿肝素，部分肝素经肾脏排泄，其余部分经网状内皮系统等清除。$t_{1/2}$ 为 1~2 小时，肺栓塞及肝肾功能障碍者 $t_{1/2}$ 则明显延长。

【药理作用】1. 抗凝血作用　肝素在体内、体外均有迅速而强大的抗凝作用。静脉注射后 10 分钟内血液凝固时间、凝血酶时间及凝血酶原时间均明显延长，作用维持 3~4 小时。

肝素的抗凝活性主要取决于抗凝血酶Ⅲ（AT-Ⅲ）。AT-Ⅲ是一种生理性抗凝物质，能与血浆凝血酶及凝血因子Ⅱ、Ⅸa、Ⅹa、Ⅺa、Ⅻa 等含丝氨酸残基的蛋白酶发生缓慢结合，形成稳定的复合物，从而使上述凝血因子失活，发挥抗凝血作用。肝素与 AT-Ⅲ结合后，使 AT-Ⅲ构象发生改变，可使 AT-Ⅲ的反应加速 1000 倍以上。

2. 调血脂作用　肝素能够促进血管内皮细胞释放蛋白酯酶，水解乳糜微粒和低密度蛋白，增加高密度脂蛋白的含量，但停药后会引起"反跳"。

3. 其他　肝素还有抑制血小板聚集、降低血液黏度和抗炎等作用。

【临床应用】1. 血栓栓塞性疾病　主要用于防治血栓的形成与扩大，如深静脉血栓、肺栓塞、脑梗死及急性心肌梗死等，尤其适用于急性动静脉血栓的形成。

2. 弥散性血管内凝血（DIC）　DIC 早期以凝血为主，静脉注射肝素可防止因纤维蛋白和凝血因子的消耗引起继发性出血,应早期应用。

3. 体外抗凝 用于输血、心血管手术、血液透析、心导管检查等的抗凝。

【不良反应及注意事项】

1. 自发性出血 出血是肝素最常见的不良反应,发生率为 5%～10%,表现为各种黏膜出血、关节腔积血和伤口出血等。因此,应严格控制剂量及严密监测患者的凝血时间。一旦发生出血,应立刻停药,轻者可自行恢复,如出血严重,可缓慢静脉注射特效解毒剂硫酸鱼精蛋白。急救注射 1mg 的鱼精蛋白可使 100U 的肝素失活,但每次剂量不可超过 50mg。

2. 血小板减少症 发生率 5%～6%,多发生于用药后 1～4 天,一般程度较轻,不需停药即可恢复。重者发生在用药后 7～10 天,与免疫反应有关。在应用牛肺制品时发生率较高,故应在使用此类制剂期间注意监测血小板计数。

3. 其他 偶有过敏反应,如哮喘、荨麻疹、结膜炎和发热等。长期应用肝素可引起脱发、骨质疏松和骨折等,孕妇应用可导致早产及死胎。禁忌证同香豆素类药物。

低分子量肝素（Low Molecular Weight Heparins）

低分子量肝素分子量比肝素小,平均为 3.5～7kD。与肝素比较,其生物利用度高,$t_{1/2}$ 较长。可选择性拮抗凝血因子 X 的活性,对其他凝血因子影响较小,引起出血的危险性小。还可促进组织型纤溶酶原激活物的释放,加强组织型纤溶酶原激活剂等的纤溶作用。临床用于预防手术后血栓栓塞、深静脉血栓形成、肺栓塞,还可作为血液透析时体外循环的抗凝剂等。目前临床常用的制剂有:依诺肝素（Enoxaparin）,替地肝素（Tedelparin）,弗希肝素（Fraxiparin）,洛吉肝素（Logiparin）,洛莫肝素（Lomoparin）等。

拓展阅读

血栓栓塞性疾病

血栓栓塞性疾病包括动脉粥样硬化血栓性疾病和静脉血栓栓塞性疾病。动脉粥样硬化血栓性疾病涉及冠状动脉、脑动脉和外周动脉;静脉血栓栓塞性疾病包括深静脉血栓形成和肺栓塞。血栓栓塞性疾病是各种内在和外在因素导致动、静脉血管内血栓形成和栓塞,并导致组织和器官功能受损的病理过程,治疗的关键是抗血小板和抗凝血。传统的抗凝药物主要是肝素,随着低分子肝素的应用使得抗凝治疗更加简便,并已经在动脉和静脉血栓性疾病的预防和治疗中逐渐取代肝素。

三、枸橼酸钠

枸橼酸钠（Sodium citrate）为体外抗凝药,体内无抗凝作用。枸橼酸根与 Ca^{2+} 可形成难解离的可溶性络合物,导致血中 Ca^{2+} 浓度降低,使血液不易凝固。仅适用于体外抗凝血,如体外血液保存、输血、血液化验等。

（王福刚）

第三节 纤维蛋白溶解药

纤维蛋白溶解药（fibrinolytics）是一类可使纤维蛋白溶解酶原（纤溶酶原）转变为纤

维蛋白溶解酶（纤溶酶），后者迅速水解纤维蛋白和纤维蛋白原，导致血栓溶解的药物，故又称溶栓药（thrombolytics）。

链激酶（Streptokinase）

链激酶是由 C 组 β-溶血性链球菌培养液中提取得到的一种蛋白质。近年来可用基因重组技术制备，称为重组链激酶（Recombinant Streptokinase，r-SK）。

【药理作用】链激酶与内源性纤溶酶原结合成复合物，促使纤溶酶原转为纤溶酶，纤溶酶迅速水解血栓中纤维蛋白，导致血栓溶解。纤溶酶原除降解纤维蛋白凝块外，也降解纤维蛋白原和其他血浆蛋白，因此，本药的溶栓作用无选择性。

▋药师提示

治疗心肌梗死时，链激酶与肝素联用，可能轻度降低再梗死的发生率，但也增加出血的发生率，所以链激酶不应与抗凝血药合用。

【临床应用】链激酶主要用于治疗血栓栓塞性疾病。静脉注射治疗动、静脉内新鲜血栓形成和栓塞，如急性肺栓塞和深部静脉血栓等。现试用于心肌梗死早期治疗，可缩小梗死面积，使病变血管重建血流。需早期用药，以血栓形成不超过 6 小时疗效最佳，对形成时间较久的血栓难以发挥作用。

【不良反应及注意事项】链激酶的主要不良反应是易引起出血，多为皮肤及黏膜出血，一般不需治疗，如严重出血可注射氨甲苯酸对抗，更严重者可补充全血。此外，链激酶具有抗原性，能引起过敏反应，出现寒战、发热、头痛等症状。出血性疾病、新创伤、伤口愈合中、消化道溃疡、严重高血压者禁用。

尿激酶（Urokinase）

尿激酶是从人尿中分离得来的一种糖蛋白，也可由基因重组技术制备，分子量约为53kD。尿激酶可直接激活纤溶酶原使之转变为纤溶酶，发挥溶解血栓作用，还能抑制血小板聚集。适应证、不良反应及禁忌证同链激酶。尿激酶没有抗原性，不引起链激酶样的过敏反应，主要用于对链激酶过敏的患者。

组织型纤溶酶原激活剂（Tissuse-type Plasminogen Activator，t-PA）

组织型纤溶酶原激活剂于 1984 年用 DNA 重组技术合成获得成功，其溶栓机制是激活内源性纤溶酶原使之转变为纤溶酶，从而溶解血栓。组织型纤溶酶原激活剂的溶栓作用较强，对血栓具有选择性，较少产生应用链激酶时常见的出血并发症，且对人无抗原性。现已试用于治疗肺栓塞和急性心肌梗死。

同类药物还有阿尼普酶（Anistreplase）、瑞替普酶（Reteplase）等。

案例分析 1

该患者的发病是由于长期高血压引起的冠心病，某些诱因致使冠状动脉形成血栓，突然阻塞冠状动脉管腔，导致心肌缺血坏死，且发病时间在 3 小时前。尿激酶可直接激活纤溶酶原使之转变为纤溶酶，发挥溶解血栓作用，还能抑制血小板聚集。该药对新形成的血栓起效快、效果好，对形成时间较久的血栓难以发挥作用。

低分子量肝素优点有：①低分子量肝素分子量比肝素小，平均为 3.5~7kD，其生物利用度高，$t_{1/2}$ 较长，一天使用一次即可，使用方便；②可选择性拮抗凝血因子 X 的活性，而对其他凝血因子和血小板功能影响较小，引起出血的危险性小；③抗血栓作用较强，能促进内源性纤溶酶原激活剂的释放，增强其纤溶作用。

（王福刚）

第四节 抗血小板药

抗血小板药（platelet inhibitors）是一类能抑制血小板黏附、聚集以及释放等功能，防止血栓的形成，用于防治心脏或脑缺血性疾病、外周血栓栓塞性疾病的药物。

阿司匹林（Aspirin）

阿司匹林为解热镇痛药，小剂量阿司匹林（75~150mg/天）可抑制血小板中的前列腺素合成酶，使 TXA_2 合成减少，抑制血小板的聚集，防止血栓形成。临床上可用于慢性稳定性心绞痛、心肌梗死、急性脑卒中等疾病的预防和治疗。

利多格雷（Ridogrel）

利多格雷是强大的 TXA_2 合成酶抑制剂和中度的 TXA_2 受体阻断剂。临床用于血栓栓塞性疾病的治疗，尤其对新形成的血栓疗效比水蛭素及阿司匹林更为有效。本药不良反应一般较轻，如轻度胃肠道反应，易耐受。

双嘧达莫（Dipyridamole）

双嘧达莫在体内外均有抗血栓作用。本药能通过多种机制抑制血小板的聚集和黏附：①抑制磷酸二酯酶活性，使 cAMP 降解减少，cAMP 含量增加从而抑制血小板聚集；②增强 PGI_2 活性，抑制血小板聚集；③激活腺苷酸环化酶活性，使血小板内 cAMP 增多，还可抑制腺苷的再摄取，从而增加腺苷的含量；④轻度抑制血小板的环氧酶，使 TXA_2 合成减少。

本药单独应用作用较弱，一般与口服抗凝药合用，治疗血栓栓塞性疾病。与华法林合用于修复心脏瓣膜时抑制血栓形成；与阿司匹林合用，可延长血栓栓塞性疾病的血小板生存时间，增强阿司匹林的抗血小板聚集作用。不良反应有腹部不适、恶心、呕吐等胃肠道反应及头痛、眩晕等。

依前列醇（Epoprostenol）

依前列醇为人工合成的 PGI_2 制剂，可激活血小板腺苷酸环化酶活性，使血小板内 cAMP 增多，并抑制多种诱导剂诱导的血小板聚集与释放，具有较强的抗血小板聚集和松弛血管平滑肌的作用。临床可用于体外循环、血栓性血小板减少性紫癜及微血栓形成导致的出血倾向。

噻氯匹定（Ticlopidine）

噻氯匹定是血小板活化、黏附和 α-颗粒分泌共同的抑制剂。二磷酸腺苷（ADP）是天然的血小板激活剂，当血管内皮损伤时，局部 ADP 酶活性减弱，造成 ADP 在损伤的局部浓度过高，血小板被激活。噻氯匹定能特异性地阻碍 ADP 介导的血小板活化，抑制 ADP 诱导的 α-颗粒分泌（α-颗粒含有黏联蛋白、纤维蛋白原、有丝分裂因子等物质），还有抑制 ADP 诱导的血小板膜 GP Ⅱb/Ⅲa 受体复合物与纤维蛋白原结合位点的暴露的作用，产生抗血小板聚集和黏附作用。

临床主要用于防治动脉血栓栓塞性疾病（如脑中风、心肌梗死及外周动脉血栓性疾病）的复发等，特别适用于不宜应用阿司匹林治疗的患者。此外，还可改善血管闭塞性脉管炎、闭塞性动脉硬化患者的临床症状，对糖尿病的微血管病变也有一定的防治作用。常见不良反应为恶心、腹泻、嗜中性粒细胞减少等，还可见皮疹、皮肤瘀点和瘀斑等。

水蛭素（Hirudin）

水蛭素为多肽类化合物，是迄今为止最强的凝血酶特异性抑制药。水蛭素与凝血酶结合后，使凝血酶的蛋白水解功能受到抑制，从而抑制纤维蛋白的凝集，也抑制凝血酶引起的血小板聚集和分泌，使纤维蛋白和交联蛋白形成的血小板聚集物易于溶解，最终达到抗凝的目的。主要用于治疗 DIC、心脑血管疾病如急性冠状动脉综合征、血液透析等。主要不良反应是出血和血压降低。

阿昔单抗（Abciximab）

阿昔单抗是血小板膜糖蛋白 Ⅱb/Ⅲa 受体阻断药。血小板膜糖蛋白 Ⅱb/Ⅲa 受体是引起血小板聚集的黏附蛋白的特异性识别、结合位点，阻断 GP Ⅱb/Ⅲa 受体即可有效抑制各种诱导剂激发的血小板聚集。本药是比较有效的抗血小板药物，其特异性优于阿司匹林。临床用于不稳定性心绞痛、心肌梗死及冠状动脉形成术后急性缺血性并发症的预防。主要不良反应是出血。

（王福刚）

第五节 抗贫血药

贫血是指循环血液中红细胞数量或血红蛋白量低于正常。根据病因和发病机制的不同，分为缺铁性贫血、巨幼红细胞性贫血、溶血性贫血、再生障碍性贫血等。本章重点介绍缺铁性贫血、巨幼红细胞性贫血的治疗药物。对贫血的治疗采取对因治疗和补充疗法，缺铁性贫血可补充铁剂；巨幼红细胞性贫血补充叶酸和维生素 B_{12}。

案例导入 2

案例：患儿，男，13 个月。足月顺产，出生体重 3.0kg，母乳喂养，已添加少量稀粥和奶粉。近 2 个月面色逐渐苍白，食欲减退，不爱活动，有时萎靡不振。体检发现：T37.1℃，P102 次/分，R21 次/分，体重 8.2kg。面色、睑结膜、口唇、甲床均苍白，两肺听诊无异常，心音有力、律齐。腹平软，肝右肋下 2.5cm，脾左肋下刚扪及，质软。

血常规：RBC $3×10^{12}$/L，Hb 80g/L，WBC $10.5×10^9$/L，中性粒细胞 42%，淋巴细胞 57%。外周血涂片示红细胞大小不等，以小细胞为主，中央淡染区扩大。诊断为缺铁性贫血。

讨论：该患者可选用什么药物治疗？使用时注意事项有哪些？

一、铁剂

常用的口服铁剂有硫酸亚铁（Ferrous Sulfate）、枸橼酸铁铵（Ferric Ammonium Citrate）、富马酸亚铁（Ferrous Fumarate）。注射铁剂有右旋糖酐铁（Iron Dextran）和山梨醇铁（Iron Sorbitex）。

【体内过程】铁剂的吸收率与体内储存铁有关，正常为10%，当发生缺铁性贫血时可提高至30%。食物中的铁和口服铁剂都以 Fe^{2+} 在十二指肠和空肠上段吸收。胃酸、食物中果糖、半胱氨酸和维生素C等可将 Fe^{3+} 还原为 Fe^{2+} 而促进吸收。胃酸缺乏、服用抗酸药、高钙和高磷酸盐食品及四环素类药物等均可妨碍铁的吸收。食物肉类中的血红素铁吸收最佳，蔬菜中的铁吸收较差。

【药理作用】在正常情况下，由于机体很少排泄或丧失铁，而代谢后释放出来的铁仍可被利用，故正常成年男子和绝经后的妇女，每日从食物中只需补偿每天所丧失铁（约1mg）即可，但对生长发育期的婴儿、儿童、青少年和孕妇，铁的需要量将相对或绝对地增加。

铁为机体必需的微量元素，是构成血红蛋白、肌红蛋白、细胞染色质及组织酶的主要成分，各种原因造成机体铁缺乏时均可影响血红蛋白的合成而导致贫血。进入血浆的 Fe^{2+} 经氧化成 Fe^{3+}，以转铁蛋白为载体，转运至骨髓和红细胞膜上，与转铁蛋白受体结合后经胞膜内陷作用进入细胞，用于合成血红蛋白。

【临床应用】铁制剂常用于治疗缺铁性贫血，疗效极佳。尤其对慢性失血（如月经过多、子宫肌瘤、痔疮出血等）、营养不良、儿童生长发育、妊娠等所引起的贫血疗效较好，用药后一般症状迅速改善，网织红细胞数于治疗后10~15日达高峰，2~4周血红蛋白明显升高，约4~8周接近正常。但体内贮存铁量要恢复正常，需要时间较长，故重度贫血患者最好连用2~3月。

【不良反应及注意事项】口服铁剂可刺激胃肠道引起恶心、呕吐、上腹部不适、腹泻等，Fe^{3+} 较 Fe^{2+} 多见，宜餐后服用。此外，也可引起便秘，这可能是因 Fe^{2+} 与肠蠕动生理刺激物硫化氢结合后，减弱了肠蠕动所致。注射用铁剂可引起局部刺激及皮肤潮红、发热、荨麻疹等过敏反应，严重者可发生心悸、血压下降等。

小儿误服铁剂1g以上可发生急性中毒，表现为急性循环衰竭、休克、胃黏膜凝固性坏死，急救措施以磷酸盐溶液或碳酸盐溶液洗胃，并用特殊解毒剂去铁胺（Deferoxamine）灌胃以结合残存的铁进行急救。

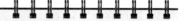

案例分析2

该患者可选用铁剂治疗。服用铁剂应注意以下问题：以口服为主，选用易吸收的二价铁，如硫酸亚铁；为减轻胃肠道反应，应从小剂量开始，在两餐之间服用；同时服用含维生素C的果汁，或胃蛋白酶合剂、稀盐酸，以促进铁的吸收；避免和牛奶、浓茶、钙剂、咖啡等同服，以免影响铁剂的吸收；服药期间可使大便黑染，停药后可恢复正常；合理安排休息与活动，按时添加含铁丰富的食物，如动物内脏、蛋黄等。

二、叶酸和维生素 B_{12}

叶酸（Folic Acid）

叶酸由蝶啶、对氨苯甲酸及谷氨酸三部分组成，广泛存在于动、植物中，尤以酵母、肝及绿叶蔬菜中含量较多，人体必须从食物中获得叶酸。叶酸不耐热，食物烹调后可损失

50% 以上。成人每日摄入 200μg、妊娠及哺乳妇女每日摄入 300~400μg 叶酸，即可满足生理需要。

【药理作用】叶酸为机体细胞生长和分裂所必须的物质，缺乏时易导致巨幼红细胞性贫血。引起叶酸缺乏的主要原因是：①需要量增加，如妊娠、婴儿期及溶血性贫血；②营养不良、偏食、饮酒；③应用叶酸拮抗药，如甲氨蝶呤、甲氧苄氨嘧啶等；④吸收不良、胃和小肠切除、胃肠功能紊乱等。

叶酸吸收后，在体内被还原为四氢叶酸，四氢叶酸类辅酶是通过传递一碳单位参与体内嘌呤、嘧啶等核苷酸的合成。当叶酸缺乏时，其介导的一碳单位代谢障碍，影响了核苷酸的合成，导致细胞核中的 DNA 合成减少，细胞的分裂与增殖减少，血细胞发育停滞，造成巨幼细胞性贫血。

【临床应用】叶酸可用于各种原因所致的巨幼红细胞性贫血。尤其对营养不良或婴儿期、妊娠期巨幼红细胞性贫血疗效较好。治疗时，以叶酸为主，辅以维生素 B_{12}。对叶酸对抗剂甲氨蝶呤、乙氨嘧啶等引起的巨幼红细胞性贫血，因二氢叶酸还原酶被抑制，叶酸在体内不能转变为四氢叶酸，故需用甲酰四氢叶酸钙（Calcium Leucovorin）治疗。此外，对维生素 B_{12} 缺乏导致的"恶性贫血"，叶酸仅能纠正异常血象，而不能改善神经损害症状，故治疗时应以维生素 B_{12} 为主，叶酸为辅。孕期补充叶酸可预防神经管缺陷。

维生素 B_{12} (Vitamin B_{12})

维生素 B_{12} 是一类含钴的水溶性 B 族维生素，广泛存在于动物性食品，如肝、肾、心脏及乳、蛋类食品中。

【体内过程】食物中的维生素 B_{12} 必须与胃黏膜壁细胞分泌的"内因子"结合形成复合物，才能使其免受胃液的破坏，然后进入回肠吸收。口服后 8~12 小时血药浓度达高峰；肌内注射 40 分钟时，约 50% 吸收入血液。主要经肾脏排泄。

【药理作用及临床应用】维生素 B_{12} 参与体内核酸、胆碱、蛋氨酸的合成以及脂肪、糖的代谢，为细胞发育成熟和维持神经组织髓鞘的完整所必须的物质。当维生素 B_{12} 缺乏时，会影响正常神经髓鞘磷脂的合成，出现神经症状。

维生素 B_{12} 主要用于恶性贫血和其他巨幼红细胞性贫血，也可作为神经系统疾病（如神经炎、神经萎缩等）、肝脏疾病和神经损伤等辅助治疗药物。胃黏膜萎缩会导致"内因子"缺乏，引起肠道吸收维生素 B_{12} 障碍，导致"恶性贫血"，必须用维生素 B_{12} 注射治疗。

【不良反应】维生素 B_{12} 本身无毒，但少数患者可致过敏反应，甚至过敏性休克，故不应滥用。

三、重组人红细胞生成素

促红细胞生成素（Erythropoietin，EPO）

促红细胞生成素是人体中肾脏和肝脏分泌的一种激素样物质，是促进红细胞生成的体液性因子。药用品是基因技术生产的重组人促红细胞生成素。EPO 可与红系干细胞表面上的 EPO 受体结合，刺激红系干细胞生成，促进红细胞成熟，使网织红细胞从骨髓中释放出来以及提高红细胞抗氧化功能，从而增加红细胞数量并提高血红蛋白含量。EPO 对多种贫血有效，特别是造血功能低下者疗效更佳。

临床主要用于肾功能衰竭需进行血液透析的患者，也可用于慢性肾病引起的贫血、肿瘤化疗和艾滋病药物治疗所致的贫血等。不良反应主要有血压升高，故高血压患者不宜应用。注射部位及血液透析后易致血栓形成，偶可诱发脑血管意外或癫痫发作。

本药增加运动员的训练耐力和训练负荷，属于国际奥委会规定的赛事禁用药物。

（王福刚）

第六节　促白细胞生成药

许多疾病、药物，特别是肿瘤患者的放疗、化疗均可引起患者白细胞下降，产生白细胞减少症。治疗时，对于造血功能低下者，一般采用兴奋骨髓造血功能、促进白细胞增殖的药物；对于抗体形成而破坏中性粒细胞者，采用糖皮质激素类药物抑制抗体生成，减少白细胞破坏。

粒细胞集落刺激因子（Granulocyte Colony Stimulating Factor）

粒细胞集落刺激因子（G-CSF）是重组人 G-CSF，又称非格司亭（Filgrastim），是由 175 个氨基酸组成的糖蛋白。其主要作用是增加中性粒细胞的生成，也能增强中性粒细胞的趋化及吞噬等功能。非格司亭可使某些骨髓发育不良和骨髓损伤患者中性粒细胞数目增加，对骨髓移植和高剂量化疗后的严重中性粒细胞减少有效。临床用于各种原因引起的白细胞或粒细胞减少症，如肿瘤放疗、化疗引起的骨髓抑制，再生障碍性贫血及自体骨髓移植等。不良反应有胃肠道反应、肝功能损害和骨痛等。肝、肾、心功能严重障碍及有药物过敏史者慎用。

粒细胞-巨噬细胞集落刺激因子
（Granulocyte-macrophage Colony Stimulating Factor）

粒细胞-巨噬细胞集落刺激因子（GM-CSF）又称沙格司亭（Sargramostin）。重组人 GM-CSF 是由 127 个氨基酸组成的糖蛋白，具有广泛的活性。其主要作用是刺激粒细胞、单核细胞、巨噬细胞和巨核细胞等多种细胞的集落形成和增生，对成熟中性粒细胞可增强其吞噬功能和细胞毒作用。临床主要用于预防恶性肿瘤放疗、化疗引起的白细胞减少以及并发感染等。不良反应较少，有发热、皮疹、呼吸困难、骨及肌肉痛等，一般停药后消失。首次静脉滴注时可出现潮红、低血压、呕吐等症状，应给予吸氧及输液处理。

（王福刚）

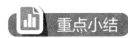 重点小结

抗凝血药主要有肝素、香豆素类。肝素通过增强抗凝血酶Ⅲ产生抗凝血作用，体内外均有效，临床主要用于防治血栓栓塞性疾病、DIC 早期、体外抗凝等；香豆素类是维生素 K 拮抗剂，阻断维生素 K 的循环再利用，发挥体内抗凝作用，临床主要用于防治血栓栓塞性疾病。溶栓药有链激酶、尿激酶等，主要用于治疗血栓栓塞性疾病。抗血小板药有阿司匹林、双嘧达莫等，主要用于防治血栓。

促凝血药有维生素 K、氨甲苯酸、凝血酶等，主要用于各种原因所引起的出血。

抗贫血药有铁剂、叶酸、维生素 B$_{12}$，主要用于各种原因引起的贫血。

促白细胞生成药有非格司亭、沙格司亭等，主要用于各种原因引起的白细胞或粒细胞减少症。

目标检测

一、选择题

1. 治疗肝素过量引起的出血应选用（ ）。
   A. 维生素 K   B. 鱼精蛋白   C. 去甲肾上腺素
   D. 氨甲苯酸   E. 噻氯匹定

2. 关于肝素叙述下列不正确的是（ ）。
   A. 体内、外都有抗凝作用   B. 口服可以吸收
   C. 出血特效对抗药是鱼精蛋白   D. 抗凝活性半衰期与剂量有关
   E. 抗凝活性强

3. 华法林下列叙述不正确的是（ ）。
   A. 口服有效   B. 体内、外都有抗凝作用
   C. 抗凝作用起效慢   D. 抗凝作用维持时间长
   E. 与血浆蛋白结合率高

4. 对于胃黏膜萎缩致"内因子"缺乏导致"恶性贫血"的治疗应选用（ ）。
   A. 叶酸   B. 维生素 B_{12}
   C. 铁剂   D. 甲酰四氢叶酸钙
   E. 维生素 K

二、简答题

试述肝素与华法林的异同点。

三、案例分析题

患者，男，35 岁，腹痛 1 个月，因近 3 日排黑便就诊。实验室检查示，血红蛋白 97g/L，胃镜检查示，十二指肠溃疡。用下列药物治疗：奥美拉唑，20mg，2 次/天，口服；琥珀酸亚铁，0.2g，3 次/天，口服。分析该用药方案是否合理？

第九章

抗过敏药物

组胺（histamine）即 β-咪唑乙胺，是一种广泛存在于人体各组织的自体活性物质，其中以肺脏、皮肤黏膜、胃肠黏膜含量较高。组胺由组胺酸脱羧产生，通常情况下，组胺与肝素、蛋白质结合，以无活性的复合物形式储存于肥大细胞和嗜碱性粒细胞的颗粒中。在许多理化因素（炎症、组织损伤、神经刺激、使用某些药物或发生变态反应等）的刺激下，组胺以游离型的活性形式释放出来，与靶细胞膜表面相应的受体结合，产生效应。

1. 心血管 组胺对人体心血管系统最突出的作用是扩张小血管。组胺 H₁ 和 H₂ 受体均参与介导了小动脉和小静脉的扩张，使外周阻力降低，血压下降，并伴有潮红、头痛等症状。组胺可增加毛细血管的通透性，使渗出增加，引起水肿，严重时可导致循环血量减少，引起休克；血压下降可反射性引起心率加快。

2. 平滑肌 兴奋 H₁ 受体，引起平滑肌收缩，但各种平滑肌的敏感性不同。①健康人支气管平滑肌对组胺不敏感，但哮喘和其他有肺部疾病患者对组胺的敏感性可增强 100~1000 倍，引起支气管收缩甚至痉挛，小剂量即可引起呼吸困难；②胃肠平滑肌收缩，大剂量可引起腹泻；③子宫平滑肌对组胺不敏感，但孕妇发生过敏反应时，可引起流产或早产。

3. 腺体 组胺可通过兴奋胃壁细胞上的 H₂ 受体，使胃酸分泌增加；作用于胃壁主细胞使胃蛋白酶分泌增加。

4. 神经末梢 组胺对感觉神经末梢有强烈的刺激作用，可激动 H₁ 受体，引起瘙痒和疼痛，这是荨麻疹和昆虫叮咬反应的主要原因。

5. 中枢 激动中枢组胺受体，引起中枢兴奋。

案例讨论

案例：小明，男性，12 岁，由于近日天气变化无常，加上淋了雨，出现打喷嚏、流鼻涕、咳嗽等症状。早晨父母让其服用"泰诺"感冒药后去上学，小明在课堂上出现了精神不集中，打瞌睡现象。

讨论：请分析为何出现此现象？患者在选择感冒药时应注意哪些问题？

一、H₁ 受体阻断药

H₁ 受体阻断药多属乙基胺类，乙基胺与组胺侧链相似，与组胺共同竞争 H₁ 受体而拮抗组胺的作用。常用 H_1 受体阻断药作用比较，见表9-1。

表 9-1 常用 H_1 受体阻断药作用比较

药物	H_1受体阻断	镇静催眠	抗晕止吐	抗胆碱	维持时间（h）
第一代					
苯海拉明（苯那君） Diphenhydramine	++	+++	++	+++	4~6
异丙嗪（非那根） Promethazine	+++	+++	++	+++	4~6
氯苯那敏（扑尔敏） Chlorpheniramin	+++	+	+	++	4~6
赛庚啶 Cyproheptadine	+++	++	+	++	8
第二代					
阿司咪唑（息斯敏） Astemizole	+++	−	−	−	>24
特非那定（敏迪） Terfenadine	+++	−	−	−	12~24
氯雷他定（开瑞坦） Loratadine	+++	−	−	−	24
第三代					
西替利嗪（仙特明） Cetirizine	+++	−	−	−	12~24

注：+++强；++中；+弱；−无

【体内过程】多数第一代 H_1 受体阻断药口服吸收完全，15~30分钟生效，2~3小时达高峰，维持4~6小时，在体内分布广泛，能透过血脑屏障，主要在肝脏代谢灭活，肾脏排泄。

与第一代 H_1 受体阻断药相比，第二代 H_1 受体阻断药具有起效快、维持时间长、药物脂溶性小、不易透过血脑屏障等特点，阿司咪唑、特非那定和氯雷他定等在体内的代谢产物仍具活性，作用时间延长。本类药物具有肝药酶诱导作用，可加速自身代谢。

第三代抗组胺药西替利嗪、地氯雷他定等，与第二代抗组胺药相比，具有使用剂量小、起效快、不良反应少等特点，特别对心脏无毒性，是一类更安全的新型抗组胺药。

【药理作用】**1. H_1 受体阻断作用**　H_1 受体阻断药对组胺引起的胃肠道、支气管和子宫平滑肌的痉挛性收缩均有拮抗作用。对组胺引起的血管扩张、血压下降、毛细血管通透性增加、局部水肿有部分对抗作用，对 H_2 受体兴奋所致的胃酸分泌无拮抗作用。

2. 中枢抑制作用　多数第一代 H_1 受体阻断药易通过血脑屏障，阻断中枢的 H_1 受体，拮抗组胺引起的觉醒反应，产生镇静催眠作用，其作用强度随个体敏感性和药物品种而异，以异丙嗪、苯海拉明作用最强。第二代 H_1 受体阻断药因不易透过血脑屏障，故几乎无中枢镇静作用。

3. 抗胆碱作用　中枢抗胆碱作用可产生抗晕和止吐效应，这主要与药物抑制延髓催吐化学感受区以及减少前庭兴奋和抑制迷路冲动有关。外周抗胆碱作用可产生阿托品样副作用，引起口干、便秘、呼吸道腺体分泌减少等症状。

4. 其他 本类药物尚有微弱的 α 受体阻断作用和局麻作用。

【临床应用】1. 变态反应性疾病（过敏性疾病） 对以组胺释放为主所致的皮肤、黏膜变态反应性疾病的疗效较好，如荨麻疹、过敏性鼻炎、血管神经性水肿等；对昆虫咬伤、药疹、接触性皮炎及其他疾病所致的瘙痒也有较强的止痒作用；对支气管哮喘、喉头水肿和过敏性休克疗效差，甚至无效，须用肾上腺素治疗。

2. 晕动病和呕吐 用于晕动病、放射病、妊娠及药物所致的恶心、呕吐，其中以苯海拉明、异丙嗪、美克洛嗪作用较强。预防晕动病须在乘坐前 30 分钟服用。

3. 镇静催眠 中枢抑制作用较强的苯海拉明、异丙嗪可用于治疗失眠症，尤其是因变态反应性疾病所致的失眠，如对伴有严重瘙痒的皮肤过敏者效果较好。

4. 人工冬眠 异丙嗪常作为冬眠合剂的组分应用。

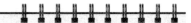

案例分析

患者服用的"泰诺"，属于复方感冒药。其成分中含有 H_1 受体拮抗剂氯苯那敏的成分，易通过血-脑屏障，产生镇静催眠作用，患者服药后不宜进行某些行为活动，如驾车、开船和从事高空、高速作业等，以防发生意外。抗感冒药多数为复方制剂，多含有 H_1 受体阻断药，在选药时应认真阅读药品说明书，了解抗感冒药的成分，针对患者症状和个人的工作情况选择药物，避免引起的不良反应。

【不良反应及注意事项】 常见中枢抑制现象，表现为嗜睡、头晕、乏力和反应迟钝等，尤以苯海拉明、异丙嗪较多见；其次是胃肠道反应，可引起恶心、呕吐、腹泻等，饭后服用可减轻；还可引起视物模糊、便秘、尿潴留等；局部外敷可致接触性皮炎。偶见兴奋失眠、烦躁不安。特非那定和阿司咪唑过量可引起心律失常。

二、白三烯受体拮抗药

除组胺外，近年来的研究表明白三烯在过敏反应的发生中也起着非常重要的作用。两种介质的不同之处在于：组胺是预先合成并贮存于肥大细胞的颗粒中，白三烯则是在肥大细胞激活后新合成。过敏反应发生时，肥大细胞膜上的磷脂在磷脂酶的作用下降解为花生四烯酸，后者在 5-脂氧合酶的作用下形成白三烯，其中以 LTC_4、LTD_4、LTE_4 最为重要。现已证明，许多过敏反应的症状与白三烯有关，如过敏性鼻炎，特别是其鼻塞症状主要由白三烯引起，另外非甾体类抗炎药诱发的阿司匹林哮喘、过敏性哮喘及运动性哮喘中的支气管痉挛也主要由白三烯所致。有两种途径可拮抗白三烯的作用，其一为抑制 5-脂氧合酶，其二为拮抗半胱氨酰白三烯受体。

孟鲁司特（Montelukast）

本药是一种选择性白三烯受体拮抗药，能特异性拮抗半胱氨酰白三烯受体，有效抑制 LTC4、LTD4 与呼吸道中的半胱氨酰白三烯（Cys-LT1）受体结合，从而改善呼吸道炎症，有效控制哮喘症状。临床上主要用于成人和儿童慢性哮喘的预防和长期治疗；阿司匹林哮喘及过敏性哮喘的预防与维持治疗；过敏性鼻炎特别是鼻塞严重者的治疗。

扎鲁司特（Zafirlukast）

扎鲁司特能特异性拮抗引起呼吸道超敏反应的白三烯受体，有效地预防白三烯多肽所致的血管通透性增加而引起的呼吸道水肿，同时抑制白三烯多肽产生的呼吸道嗜酸细胞的浸润，减少气管收缩和炎症，减轻哮喘症状。临床上主要用于成人及12岁以上儿童支气管哮喘的长期治疗与预防。最常见不良反应有轻微头痛、胃肠道反应、咽炎，少见皮疹和氨基转移酶增高。对本药过敏者、12岁以下儿童禁用。

三、肥大细胞膜稳定剂

肥大细胞脱颗粒是过敏反应的最重要环节。肥大细胞膜稳定剂在抗原抗体的反应中，可稳定肥大细胞膜，抑制肥大细胞裂解、脱粒，阻止过敏介质释放，预防哮喘的发作。

色甘酸钠（Sodium Cromoglicate）

色甘酸钠是第一个肥大细胞膜稳定剂。其可阻滞钙离子内流，还可以通过抑制肥大细胞内的磷酸二酯酶，使cAMP浓度下降，进一步减少钙离子内流，从而达到稳定肥大细胞膜的作用。临床上主要用于预防支气管哮喘和过敏性鼻炎。本药起效缓慢，一般给药数天后才显效，应在发作前2~3周用药。本药不良反应较少，偶有排尿困难，吸入可致刺激性咳嗽。

酮替芬（Ketotifen）

本药为肥大细胞膜稳定剂，作用与色甘酸钠相似。本药的特点为兼有拮抗 H_1 受体及拮抗5-羟色胺和白三烯的作用，效果优于色甘酸钠。临床用于预防各型支气管哮喘发作，也可用于过敏性鼻炎、荨麻疹及其他过敏性皮肤病的治疗。主要不良反应为镇静、嗜睡、头晕、口干等。

四、其他抗过敏药

（一）钙剂

钙剂能增加毛细血管的致密度，降低通透性，从而减少渗出，减轻或缓解过敏症状。常用于治疗荨麻疹、湿疹、接触性皮炎、血清病、血管神经性水肿等过敏性疾病的辅助治疗。

主要药物有葡萄糖酸钙（Calcium Gluconate）、乳酸钙（Calcium Lactate）、氯化钙（Calcium Chloride）等，通常采用静脉注射，奏效迅速。钙剂注射时有热感，宜缓慢推注，注射过快或剂量过大时，可引起心律紊乱，严重的可致心室纤颤或心脏停搏。

（二）免疫抑制剂

免疫抑制剂主要对机体免疫功能具有非特异性的抑制作用，对各型过敏反应均有效，但主要用于治疗顽固性外源性过敏反应性疾病、自身免疫性疾病和器官移植等。这类药物主要有肾上腺皮质激素如强的松、地塞米松，以及环磷酰胺、硫唑嘌呤等。

（三）维生素类

维生素C有较强的抗氧化作用，能帮助人体清除自由基，保护人体组织细胞免受自由基的破坏和损伤。辅酶 Q_{10} 属自由基清除剂，能改善线粒体呼吸功能，抑制线粒体的过氧化，从而保护细胞膜功能，减轻或避免过敏反应。

拓展阅读

粉尘螨滴剂

粉尘螨滴剂是由粉尘螨的活性成分配制而成的脱敏治疗药物。该产品针对螨过敏性哮喘及过敏性鼻炎，通过舌下含服给药使患者反复接触，令患者产生特异性的阻断抗体和免疫耐受，从而使患者对粉尘螨的过敏反应减轻，是一种针对螨过敏性疾病的病因治疗。

（四）中药

实验研究表明，甘草、五味子、麻黄、柴胡、熊胆、辛荑、黄柏、黄连、苦参等中药可通过抑制肥大细胞脱颗粒，降低毛细血管通透性等作用抗过敏。

（黄庄霖）

重点小结

抗过敏药分抗组胺药、白三烯受体拮抗药、肥大细胞膜稳定剂、其他类四类。第一代 H_1 受体阻断药主要有苯海拉明、异丙嗪、氯苯那敏主要用于变态反应性疾病，还可用于晕动病和呕吐、镇静催眠、人工冬眠等。第二代 H_1 受体阻断药主要有阿司咪唑、特非那定、氯雷他定等，几乎无中枢镇静作用。白三烯受体拮抗药孟鲁司特、扎鲁司特主要用于成人和儿童慢性哮喘的预防和长期治疗，阿司匹林哮喘及过敏性哮喘的预防与维持治疗等。肥大细胞膜稳定剂色甘酸钠、酮替芬通过稳定肥大细胞膜，抑制肥大细胞裂解、脱粒，阻止过敏介质释放，预防哮喘的发作。葡萄糖酸钙、乳酸钙、氯化钙能增加毛细血管的致密度，降低通透性，用于过敏性疾病的辅助治疗。免疫抑制剂、维生素等也有抗过敏作用。

目标检测

一、选择题

1. 下列药物中中枢抑制作用最强的 H_1 受体阻断药是（   ）。
    A. 曲吡那敏　　　　　　B. 异丙嗪　　　　　　C. 氯苯那敏
    D. 氯雷他定　　　　　　E. 阿司咪唑

2. 下列抗组胺 H_1 受体阻断药的性质和应用中，哪一条是错误的（   ）。
    A. 在服药期间不宜驾驶车辆　　　　　　B. 有抑制唾液分泌，镇吐作用
    C. 对内耳眩晕症、晕动症有效　　　　　　D. 可减轻氨基糖苷类的耳毒性
    E. 可引起中枢兴奋症状

3. H_1 受体阻断药对下列哪种与变态反应有关的疾病最有效（   ）。
    A. 过敏性休克　　　　　　B. 支气管哮喘　　　　　　C. 过敏性皮疹
    D. 风湿热　　　　　　E. 过敏性结肠炎

4. 对苯海拉明的叙述，下列哪一项是错误的（   ）。
    A. 可用于失眠的患者　　　　　　B. 可用于治疗荨麻疹

C. 是 H_1 受体阻断药　　　　　　　　　　D. 可治疗胃和十二指肠溃疡

E. 可治疗过敏性鼻炎

5. 小陈，男，入夏以来每天早上一起床就连续打七八个甚至十多个喷嚏，然后从鼻孔流出清清的鼻涕，同时有反复搓鼻子、揉眼睛的坏习惯。根据上述症状，小陈不宜选择下列哪种药物来治疗（　　　）。

A. 对苯海拉明　　　　B. 赛庚啶　　　　　　C. 氯苯那敏

D. 异丙嗪　　　　　　E. 西咪替丁

6. 组胺的作用是（　　　）。

A. 心脏兴奋　　　　　　　　　　　　　　　B. 使血管扩张，血管通透性增加

C. 刺激感觉神经末梢，出现皮肤瘙痒　　　　D. 使胃酸分泌增加

E. 使支气管、胃肠平滑肌收缩

7. H_1 受体阻断药对何种疾病疗效好（　　　）。

A. 荨麻疹　　　　　　B. 血管神经性水肿　　C. 过敏性休克

D. 过敏性哮喘　　　　E. 过敏性鼻炎

8. 具有较强镇静嗜睡作用的是（　　　）。

A. 苯海拉明　　　　　B. 西替利嗪　　　　　C. 异丙嗪

D. 氯苯那敏　　　　　E. 氯雷他定

二、案例分析题

4 天前，26 岁的李小姐加班劳累后，出现发热、鼻塞、流涕，咳嗽、咯白痰、痰量较多，夜间尤剧。自行服用酚麻美敏片（泰诺感冒片）和复方磷酸可待因溶液（奥亭止咳露）后，李小姐发热、鼻塞、流涕、咳嗽等症状有所好转，但出现了口干、痰黏且不易咳出，同时嗜睡严重，影响工作和学习。分析产生上述状况的原因。

第十章

作用于内分泌系统的药物

学习目标

1. **掌握** 糖皮质激素类药物的分类、作用、应用、不良反应；胰岛素和口服降糖药的作用、应用和不良反应。
2. **熟悉** 硫脲类抗甲状腺药的作用、应用、不良反应；常用避孕药的作用及应用。
3. **了解** 盐皮质激素的作用；甲状腺激素的生物合成及作用；其他抗甲状腺药的特点；雌激素类药、孕激素类药和雄激素类药的作用特点。

第一节 肾上腺皮质激素类药

肾上腺皮质激素（adrenocortical hormones）是肾上腺皮质所分泌激素的总称，其基本结构为甾核，属于甾体化合物。肾上腺皮质由内向外分为三层：内层为网状带，主要合成和分泌性激素；中间层为束状带，主要合成和分泌糖皮质激素；外层为球状带，主要合成和分泌盐皮质激素。

案例导入 1

案例： 刘先生，45 岁，既往有胃溃疡病史，又因近日搬入刚装修的新家中，导致支气管哮喘急性发作，表现有气促、喘息、肺部有哮鸣音等。医师给予泼尼松龙和氨茶碱治疗。用药一周后刘先生出现了上消化道出血，胃镜检查发现胃溃疡。

讨论： 分析出现这一现象的原因是什么？使用糖皮质激素时注意事项有哪些？

一、糖皮质激素

糖皮质激素作用广泛而复杂，且随剂量不同而异。在生理情况下所分泌的糖皮质激素主要影响正常物质代谢过程，超生理剂量的糖皮质激素则可有抗炎、抗免疫、抗毒素、抗休克等广泛的药理作用。其临床应用广泛，但长期大剂量应用可引起多种不良反应，甚至危及生命。

【体内过程】糖皮质激素口服或注射均可吸收。可的松或氢化可的松口服后 1~2 小时血药浓度达峰值。氢化可的松进入血液后约 90% 与血浆蛋白结合，游离型药物约占 10%。肝、肾疾病时，血浆蛋白含量减少，从而使游离型药物增加，作用增强。本类药主要在肝脏代谢，其中可的松和泼尼松需在肝脏分别转化成氢化可的松和泼尼松龙才有活性，故严重肝功能不全的患者宜选用氢化可的松或泼尼松龙。根据半衰期的长短，可将糖皮质激素分为短效、中效及长效三类，见表 10-1。

表 10-1　常用糖皮质激素类药分类比较

分类	药物	水盐代谢（比值）	糖代谢（比值）	抗炎作用（比值）	等效剂量（mg）	半衰期（h）	持续时间（h）
短效类	氢化可的松 Hydrocortisone	1	1	1	20	1.5~2.0	8~12
	可的松 Cortisone	0.8	0.8	0.8	25	2.5~3.0	8~12
中效类	泼尼松 Prednisone	0.8	3.5	3.5	5	3.6	12~36
	泼尼松龙 Prednisolone	0.8	4.0	4.0	5	2.1~4.0	12~36
	曲安奈德 Triamcinolone Acetonide	0.1	5.0	5.0	4	>3.3	12~36
长效类	地塞米松 Dexamethasone	0.1	20.0	30.0	0.75	>5.0	36~72
	倍他米松 Betamethasone	0.1	11.0	35.0	0.6	>5.0	36~72

【生理效应】1. 糖代谢　促进糖原异生，抑制葡萄糖的分解和减少机体组织对葡萄糖的利用，使血糖升高。

2. 蛋白质代谢　促进蛋白质分解，并抑制蛋白质合成。长期大剂量使用糖皮质激素可致生长减慢、肌肉消瘦、皮肤变薄和伤口愈合延缓等现象。

3. 脂肪代谢　促进脂肪分解，抑制脂肪合成。长期大剂量使用糖皮质激素能增高血胆固醇含量，并激活四肢皮下的脂酶，使四肢脂肪分解，重新分布于面部、胸、背及臀部，形成向心性肥胖。

4. 水和电解质代谢　有较弱的盐皮质激素样作用，有留钠排钾作用，可导致高血压与水肿。大量应用时还可引起低血钙，长期应用可致骨质脱钙。

【药理作用】1. 抗炎作用　糖皮质激素对各种原因（物理性，如烧伤、射线；化学性，如酸、碱损害；生物性，如细菌、病毒；免疫性，如过敏反应等）引起的炎症都有强大的对抗作用。在炎症早期，可收缩血管、降低毛细血管通透性、减轻渗出和水肿、抑制白细胞浸润及吞噬反应，从而缓解红、肿、热、痛等局部症状。在炎症后期，可抑制毛细血管和成纤维母细胞增生，抑制肉芽组织生长，防止黏连及瘢痕形成。但糖皮质激素在抗炎的同时降低了机体的防御功能，可引起感染扩散和伤口愈合迟缓。

糖皮质激素的抗炎作用机制可能有以下几个方面。

（1）抑制炎症介质的产生和释放，抑制磷脂酶 A_2（PLA_2），使白三烯（LT）、前列腺素（PG）等炎症介质合成和释放减少，缓解红、肿、热、痛等炎症反应。

（2）稳定肥大细胞膜和溶酶体膜，使肥大细胞膜脱颗粒反应降低，减少组胺的释放，从而减轻组胺引起的血管通透性升高。减少溶酶体内蛋白水解酶的释放，减轻炎症过程。

（3）抑制成纤维细胞 DNA 的合成，抑制肉芽组织的形成。

（4）抑制一氧化氮的生成，因为各种细胞因子均可诱导一氧化氮合酶（NO synthase，NOS），使 NO 生成增多而增加炎性部位的血浆渗出、水肿形成及组织损伤，加重炎症症状。

糖皮质激素通过抑制 NOS 的基因表达，减少 NO 生成而发挥抗炎作用。

（5）提高血管对儿茶酚胺的敏感性，使血管收缩。

2. 抗免疫作用 糖皮质激素对免疫过程的多个环节具有抑制作用，包括抑制巨噬细胞对抗原的吞噬、处理；促进致敏淋巴细胞解体，使血液中的淋巴细胞重新分布，减少血中淋巴细胞；抑制 B 细胞转化为浆细胞，使抗体生成减少。治疗量糖皮质激素仅能抑制细胞免疫，大剂量糖皮质激素还可抑制体液免疫。

3. 抗毒作用 糖皮质激素通过改善机体的物质代谢和增强组织活动能力等作用，提高机体对细菌内毒素的耐受性，在感染性毒血症中有解热和缓解昏迷、惊厥、休克等中毒症状的作用。但不能中和、破坏细菌内毒素，也无对抗细菌外毒素的作用。

拓展阅读

内毒素

20 世纪 40 年代青霉素刚问世的时候，青霉素对脑膜炎奈瑟菌引起的流行性脑膜炎疗效显著。但在用大剂量青霉素治疗重症脑膜炎时，不少患者发生了内毒素休克而死亡。经研究发现，流行性脑膜炎的病原菌是属革兰阴性菌的脑膜炎奈瑟菌，其致病物质是内毒素，而内毒素是要在病原菌死亡后再释放出来的。大剂量青霉素一下子将全部病原菌杀死，细菌死亡之后内毒素大量释放出来，其作用于小血管造成功能紊乱而导致微循环障碍，称为内毒素休克，所以治疗上应该一方面用大剂量的有效抗菌药物，同时加用激素类药物，以降低机体对内毒素的敏感性，减少内毒素对机体的损害。

---

4. 抗休克作用 大剂量糖皮质激素对各种休克均有对抗作用。其作用机制可能是：抗炎、抗免疫及抗内毒素的综合效应；稳定溶酶体膜，减少心肌抑制因子的形成；增强心肌收缩力，增加心输出量；解除小动脉痉挛，改善微循环，改善休克状态。

5. 其他 ①对血液成分的影响：糖皮质激素能刺激骨髓造血功能，使红细胞、血红蛋白和血小板增多，使中性粒细胞数目增多，但其游走吞噬消化等功能降低，而淋巴细胞、嗜酸性粒细胞减少；②提高中枢神经系统的兴奋性：表现为欣快、激动、失眠，甚至精神失常等，可能与糖皮质激素减少脑内抑制性神经递质 γ-氨基丁酸（GABA）的含量有关；③退热作用：糖皮质激素具有良好的退热作用，可能与其抑制体温中枢对致热原的反应性、稳定溶酶体膜、减少内源性致热原的释放有关。

【临床应用】**1. 替代疗法** 用于急、慢性肾上腺皮质功能不全症（包括肾上腺危象和艾迪生病）、脑垂体功能减退症及肾上腺次全切除术后的补充。对肾上腺危象用量较大，对艾迪生病轻者单用糖皮质激素，重者需合用去氧皮质酮。

2. 严重感染 主要用于中毒性感染伴休克者，如中毒性菌痢、中毒性肺炎、暴发型流脑、重症伤寒、急性粟粒型结核病、败血症等。糖皮质激素能减轻毒血症状，帮助患者度过危险期。因本类药物无抗菌作用，同时降低机体防御功能，故在治疗严重感染时必须与足量有效的抗菌药物合用，否则易致感染扩散。病毒性感染一般不用糖皮质激素，但对于严重的病毒感染，如重症肝炎、流行性脑炎、麻疹、流行性腮腺炎等，主张短期大量应用糖皮质激素，有缓解症状的作用。

3. 防止某些炎症的后遗症 对某些重要部位的炎症，如结核性脑膜炎、胸膜炎、心包炎、风湿性心瓣膜炎等，早期应用糖皮质激素能防止后遗症发生。对视神经炎、视网膜炎、角膜炎、巩膜炎等，应用糖皮质激素可迅速缓解症状，防止角膜混浊和瘢痕黏连的发生。

4. 过敏性疾病和自身免疫性疾病

（1）过敏性疾病　如荨麻疹、血清病、支气管哮喘等，应用肾上腺素受体激动药和抗组胺药治疗，病情严重或治疗无效时，也可用本类激素作辅助治疗。吸入型糖皮质激素防治支气管哮喘效果较好且安全可靠，副作用少。

（2）自身免疫性疾病　如风湿热、风湿性及类风湿性关节炎、系统性红斑狼疮、重症肌无力和肾病综合征等，应用糖皮质激素可缓解症状，但不能根治。

（3）器官移植排斥反应　如肾移植、骨髓移植等，常与其他免疫抑制药合用，可防治异体器官移植所致的排斥反应。

5. 抗休克治疗　糖皮质激素可用于各种休克，有助于患者度过危险期。感染性中毒性休克必须及早期、大剂量、短时间内突击使用糖皮质激素，并合用足量有效的抗菌药物；过敏性休克应首选肾上腺素，对病情较重者可合用糖皮质激素；低血容量性休克在补充血容量或输血后效果不佳时，可合用大量糖皮质激素；亦可作为其他休克的辅助治疗。

6. 血液病　可用于急性淋巴细胞性白血病、淋巴瘤、再生障碍性贫血、粒细胞减少症、血小板减少症和过敏性紫癜等，但作用不持久，停药后易复发。

7. 局部外用　对某些皮肤病，如接触性皮炎、湿疹、牛皮癣等可选氢化可的松或氟轻松等软膏作局部外用，对剥脱性皮炎等严重病例仍需全身用药。

【不良反应及注意事项】 长期大剂量应用引起的不良反应如下。

（1）医源性肾上腺皮质功能亢进症（库欣综合征）　长期大剂量应用糖皮质激素，可导致脂质代谢和水盐代谢的紊乱，表现为满月脸、水牛背、向心性肥胖、皮肤变薄、肌肉萎缩、骨质疏松、痤疮、多毛、低血钾、高血压、糖尿病等。停药后症状可自行消退。必要时也可加用抗高血压药、降血糖药治疗，并采用低盐、低糖、高蛋白饮食及补钾等措施。

（2）诱发或加重感染　糖皮质激素可降低机体防御能力，长期应用可诱发感染或使潜在病灶扩散、恶化，特别是原有疾病已使抵抗力降低者，如白血病、再生障碍性贫血、结核病等。

（3）诱发或加重溃疡　糖皮质激素刺激胃酸与胃蛋白酶分泌，抑制胃黏液生成，阻碍组织修复或减弱前列腺素对胃壁的保护功能，故可诱发或加重胃、十二指肠溃疡，甚至造成消化道出血或穿孔。

（4）其他不良反应　如兴奋中枢，引起欣快、易激动、失眠，偶致精神失常或诱发癫痫病发作。延缓伤口愈合，影响儿童生长发育，妊娠前三个月应用偶可导致胎儿畸形等。对少数患者可诱发胰腺炎和脂肪肝。

案例 1 分析

　　糖皮质激素如泼尼松龙可刺激胃酸与胃蛋白酶分泌，并抑制胃黏液分泌，从而诱发胃溃疡，甚至造成上消化道出血。因此对有溃疡病史患者应用糖皮质激素时应适时给予相应的抗溃疡药物治疗。

2. 停药反应

（1）医源性肾上腺皮质功能不全症 长期应用糖皮质激素，可反馈性抑制垂体-肾上腺皮质轴导致内源性肾上腺皮质功能减退，甚至肾上腺皮质萎缩。如突然停药可表现为全身不适、肌无力、低血糖、低血压和休克等，应及时抢救。对长期用药的患者停药时须逐渐减量至停药，并适时辅以促皮质激素；停药后一年内如遇应激情况（如手术等），应及时给予足量的糖皮质激素。

（2）反跳现象 其发生原因可能是患者对激素产生了依赖性或病情尚未完全控制，突然停药或减量过快而导致原发疾病复发或恶化。常需加大剂量再行治疗，待症状缓解后再缓慢减量至停药。

> **药师提示**
>
> 糖皮质激素是一把双刃剑，有利也有弊。当适应证和禁忌证并存时，应全面分析，权衡利弊，慎重用药。一般来说，病情危急时，仍可慎重使用激素，但病情缓解，应尽早停用或减量；对慢性疾病，尤其需要大剂量激素时，必须严格掌握禁忌证。

糖皮质激素禁用于抗菌药不能控制的感染，肾上腺皮质功能亢进症，活动性消化性溃疡，严重高血压，糖尿病，新近胃肠吻合术，骨折或创伤恢复期，孕妇，严重的精神病和癫痫等患者。

【糖皮质激素的使用方法】 一般说来糖皮质激素的用法应该根据患者、病情、药物的作用和不良反应特点确定制剂、剂量、用药方法及疗程。

1. 大剂量冲击疗法 适用于急性、重度、危及生命的疾病抢救。常用氢化可的松静脉给药，首剂 $200 \sim 300mg$，一日量可达 1g 以上，以后逐渐减量，一般连续用药 $3 \sim 5$ 天。例如，抑制器官移植急性排斥危象时，可采用氢化可的松静脉给药，3 天序贯用量为 3g、2g 和 1g，必要时加用环磷酰胺，常可迅速见效。大剂量应用时宜并用氢氧化铝凝胶等以防止急性消化道出血。

2. 一般剂量长期疗法 适用于结缔组织病、肾病综合征、顽固性支气管哮喘、各种恶性淋巴瘤、淋巴细胞性白血病等。常用泼尼松口服，开始每天 $10 \sim 30mg$ 或相应剂量的其他皮质激素制剂，每天 3 次，获得临床疗效后，逐渐减量，每 $3 \sim 5$ 天减量一次，每次按 20% 左右递减，直到最小维持量。最小维持量应比生理上分泌的皮质激素量稍高，按泼尼松计算，生理量应为 $7.5mg$（相当于氢化可的松 $37.5mg$）。维持量用法有两种：①每日早晨给药法。即每晨 $7 \sim 8$ 时给药一次，用短效的糖皮质激素，如可的松、氢化可的松等；②隔日早晨给药法。遵循促肾腺皮质激素（ACTH）分泌的昼夜规律，长期疗法对某些慢性病采用隔日早晨一次疗法，用量为一日或两日的总药量，即每隔一日，早晨 $7 \sim 8$ 时给药一次。此法应当用中效的糖皮质激素，如强的松、强的松龙。

3. 小剂量替代疗法 适用于肾上腺皮质功能不全症（包括肾上腺危象和艾迪生病）、腺垂体功能减退症及肾上腺次全切除术后。用一般维持量，可的松每日 $12.5 \sim 25mg$ 或氢化可的松每日 $10 \sim 20mg$。

二、盐皮质激素

盐皮质激素主要包括醛固酮（aldosterone）和去氧皮质酮（desoxycortone）。

本药主要促进肾远曲小管和集合管对 Na^+、Cl^- 的重吸收和 K^+、H^+ 的分泌，具有明显的留钠排钾作用。用于治疗原发性慢性肾上腺皮质功能不全症，纠正水、电解质紊乱，恢复水、电解质平衡。

用量过大可引起水钠潴留、高血压、低血钾症等。禁与强心苷合用，以免减弱后者强心作用。

（蒋红艳）

第二节　甲状腺激素及抗甲状腺药

甲状腺是机体重要的内分泌腺之一。甲状腺合成、分泌的甲状腺激素，对维持机体正常的新陈代谢、促进生长发育具有重要的作用。体内甲状腺激素分泌过多将引起甲状腺功能亢进，简称甲亢；分泌过少将引起甲状腺功能低下，简称甲低。可分别应用抗甲状腺素药和甲状腺激素治疗。

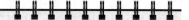

案例导入 2

案例：李女士，女，34 岁，从事汽车销售工作，长期工作压力大，近半年来消瘦明显，多汗，多食，心悸，常烦躁易怒，双手经常不自主地颤抖，颈部肿大。经检查后诊断为甲状腺功能亢进。治疗方案为丙硫氧嘧啶与盐酸普萘洛尔片。

讨论：该治疗方案是否合理，为什么？

一、甲状腺激素

甲状腺激素包括甲状腺素（Thyroxin，T_4，四碘甲状腺原氨酸）和三碘甲状腺原氨酸（Triiodothyronine，T_3）。其中 T_3 是甲状腺激素的主要生理活性物质，其活性约为 T_4 的 4 倍，但 T_4 的含量较高。

【甲状腺激素的合成、贮存、释放与调节】**1. 碘的摄取**　血液循环中的碘化物被甲状腺腺泡上皮细胞通过碘泵主动摄取。在正常情况下，甲状腺中碘化物的浓度为血浆浓度的 25 倍。

2. 合成　摄入的碘化物在过氧化物酶的作用下被氧化成活性碘（I^0）或氧化碘中间产物（I^+）。活性碘与甲状腺球蛋白（TG）上的酪氨酸残基结合，生成单碘酪氨酸（MIT）和双碘酪氨酸（DIT），在过氧化物酶作用下，一分子 MIT 和一分子 DIT 耦联生成 T_3，两分子 DIT 耦联生成 T_4。合成的 T_3、T_4 贮存于腺泡腔内的胶质中。

3. 释放　在促甲状腺激素和蛋白水解酶的作用下，T_3、T_4 从 TG 中释放并进入血液。

4. 调节　甲状腺激素受下丘脑-垂体前叶-甲状腺轴调节。下丘脑分泌促甲状腺激素释放激素（TRH），促进垂体前叶分泌促甲状腺激素（TSH），TSH 可促进甲状腺细胞增生及 T_3、T_4 的合成、释放。T_3、T_4 浓度过高时又对 TSH 起负反馈调节作用。

【药理作用】**1. 维持正常生长发育**　甲状腺激素为人体正常生长发育所必需，特别是对脑和骨骼的发育尤为重要。婴幼儿甲状腺功能不足时，躯体与智力发育均受影响，可致呆小病（克汀病），表现为身材矮小、肢体粗短、智力迟钝。成人甲状腺功能不全时，则可引起黏液性水肿。

甲状腺激素对动物发育的影响

有位生理学家做了一个有趣的实验，切除蝌蚪的甲状腺并观察其生长发育情况，发现被切除甲状腺的蝌蚪不能同未被切除甲状腺的蝌蚪一样变成青蛙。但是在饲养液中加入甲状腺激素后，切除甲状腺的蝌蚪又都变成了青蛙。这个医学实验说明甲状腺激素对动物的发育起着不可替代的作用。

2. 促进代谢 甲状腺激素能促进糖、脂肪、蛋白质和水盐代谢。能促进物质氧化，增加氧耗，提高基础代谢率，使产热增多。甲亢患者有怕热、多汗等症状。

3. 神经系统及心血管效应 甲状腺激素能促进中枢神经系统发育，提高机体对儿茶酚胺的敏感性，使交感神经系统兴奋。甲亢患者可出现神经过敏、失眠、急躁、震颤、心率加快等现象。

【临床应用】甲状腺激素主要用于甲状腺功能低下的替代补充治疗。

1. 呆小病 发病于胎儿或新生儿，确诊后应尽早使用，则发育仍可正常。若治疗过晚，即使躯体能正常发育，智力仍然低下。

2. 黏液性水肿 一般服用甲状腺片，从小剂量开始，逐渐增加至足量。

3. 单纯性甲状腺 其治疗取决于病因。由于缺碘所致者，以补碘为主。无明显原因者可给予适量甲状腺激素，以补充内源性激素的不足，并可抑制促甲状腺素过多分泌，以缓解甲状腺组织代偿性增生肥大。

【不良反应及注意事项】过量可引起甲状腺功能亢进的临床表现，如多汗、心悸、体重下降、失眠等。在老人和心脏病患者中，可发生心绞痛和心肌梗死，应立即停药，必要时用 β 受体阻断药对抗。

二、抗甲状腺药

抗甲状腺药是一类能干扰甲状腺激素合成和释放，或阻断 β 受体，或破坏甲状腺组织的药物。目前常用的药物分为硫脲类、碘及碘化物、放射性碘及 β 受体阻断药等四类。

甲状腺功能亢进症

甲状腺功能亢进症简称甲亢，是由甲状腺分泌甲状腺激素过多，导致代谢率增高的一种内分泌疾病。可发生于任何年龄，青年女性最多见。临床主要表现为怕热、多汗、饥饿、多食等高代谢综合征；紧张、焦虑、易怒、失眠、手颤或肌颤等精神、神经症状；心动过速、血压升高等心血管系统症状；程度不等的甲状腺肿大；突眼等症。

（一）硫脲类

硫脲类是临床最常用的抗甲状腺药，可分为两大类：①硫氧嘧啶类，包括甲硫氧嘧啶（Methylthiouracil）和丙硫氧嘧啶（Propylthiouracil）；②咪唑类，包括甲巯咪唑（Thiamazole）和卡比马唑（Carbimazole）。

【体内过程】口服易吸收，生物利用度约为80%。与血浆蛋白结合率约为75%，分布于全身组织，但在甲状腺集中较多。主要在肝脏代谢，肾脏排泄。易通过胎盘，也能进入乳汁。

【药理作用】硫脲类通过抑制甲状腺过氧化物酶的活性，阻止碘离子的活化及 MIT 和 DIT 的耦联过程，抑制甲状腺激素的合成。但对已合成的甲状腺激素无效，需待已合成的甲状腺激素被消耗后才能完全生效，一般用药2~3周甲亢症状开始减轻，1~3个月基础代谢率才恢复正常。此外，硫脲类还可抑制甲状腺球蛋白的合成，对甲亢有一定的病因性治疗作用。

丙硫氧嘧啶在外周组织中还能抑制 T_4 转为 T_3，能迅速控制血中生物活性较强的 T_3 水平，故为重症甲亢和甲状腺危象的首选药。

【临床应用】**1. 甲亢的内科治疗**　适用于轻症和儿童、青少年、年老体弱及术后复发等不宜手术或放射性^{131}I治疗者。开始治疗给大剂量以对抗甲状腺激素合成，产生最大抑制作用。经1~3个月后症状明显减轻，当基础代谢率接近正常时，药量即可递减，直至维持量，继续用药1~2年。

2. 甲亢的手术前准备　对需做甲状腺次全切除术的患者，手术前应先服用硫脲类药物，使甲状腺功能恢复或接近正常，减少麻醉和手术后的合并症，防止术后发生甲状腺危象。但用硫脲类后 TSH 分泌增加，甲状腺增生充血，不利于手术，故应在术前两周加服大剂量碘剂，使腺体缩小变硬，减少出血，便于手术的进行。

3. 甲状腺危象的辅助治疗　感染、手术、外伤等应激诱因可使大量甲状腺激素突然释放入血，导致甲状腺危象，患者可出现高热、虚脱、心力衰竭、肺水肿、电解质紊乱等，严重者可致死亡。此时除主要应用大剂量碘剂和采取其他综合措施外，大剂量硫脲类可作为辅助治疗，以阻断甲状腺激素的合成。

【不良反应及注意事项】常见的不良反应有瘙痒、药疹等过敏反应，多数情况下不需停药也可消失。严重不良反应有粒细胞缺乏症，故应定期检查血常规。孕妇应慎用，哺乳期妇女用药期间应停止哺乳，以免影响胎儿和乳儿。

（二）碘及碘化物

常用药物有碘化钾（Potassium Iodide）、碘化钠（Sodiumiodide）、复方碘溶液（Lugol's Solution）等。

【药理作用】**1. 参与甲状腺激素合成**　小剂量碘是合成甲状腺激素的原料，碘不足可导致甲状腺激素合成减少。

2. 产生抗甲状腺作用　大剂量碘主要是抑制蛋白水解酶，使 T_3、T_4 不能和甲状腺球蛋白解离而释放减少。此外，大剂量碘还可抑制过氧化物酶而影响甲状腺激素的合成。抗甲状腺作用快而强，用药1~2天起效，10~15天达最大效应。此时若继续用药，反使碘的摄取受抑制、胞内碘离子浓度下降，因此失去抑制激素合成的效应，甲亢的症状又可复发，故大剂量碘剂不能用于甲亢的常规治疗。

拓展阅读

补　碘

　　碘是人体必需的微量元素，碘缺乏是世界性四大营养缺乏之一。缺碘除导致单纯性甲状腺肿和呆小病外，还可能造成流产、死胎，使新生儿死亡率增高。我国政府为消除碘缺乏危害，采取长期供应加碘食盐为主的综合治疗措施，即在食盐中按$1/10^5$~$1/10^4$的比例加入碘化钾或碘化钠。

【临床应用】 **1. 防治单纯性甲状腺肿**　补充小剂量碘可取得很好的疗效，我国在食用碘盐后有效地防止了该病的发生。

2. 甲亢的手术前准备　用硫脲类控制病情后，在术前两周加用复方碘溶液以使甲状腺组织退化，腺体缩小变韧，利于手术进行及减少出血。

3. 甲状腺危象的治疗　需同时配合服用硫脲类药物，危象解除后应及时停用碘剂。

【不良反应及注意事项】 **1. 急性反应**　表现为血管神经性水肿，上呼吸道水肿及严重喉头水肿。

2. 慢性碘中毒　表现为口腔及咽喉烧灼感、唾液分泌增多，眼刺激症状等。

3. 甲状腺功能紊乱　长期服用碘剂可诱发甲亢。碘还可通过胎盘引起新生儿甲状腺肿，并能进入乳汁，故孕妇及哺乳期妇女应慎用。

（三）放射性碘

临床应用的放射性碘^{131}I（Odine-131），其 $t_{1/2}$ 为 8 天，用药 1 个月后其放射性可消除 90% 以上，2 个月后几乎全部被消除。

【药理作用】 利用甲状腺高度摄碘能力，^{131}I 可被甲状腺摄取，并可产生 β 射线（占 99%）。β 射线在组织内的射程仅约 2mm，因此其辐射作用只限于甲状腺内，破坏甲状腺实质，而很少波及周围组织，可引起类似切除部分甲状腺的作用。^{131}I 还可产生 γ 射线（占 1%），可在体外测得，故可用作甲状腺摄碘功能的测定。

【临床应用】 **1. 甲状腺功能亢进**　^{131}I 适用于不宜手术或手术后复发及硫脲类无效或过敏者。

2. 甲状腺功能测定　甲状腺功能亢进症摄碘率高，摄碘高峰时间前移；反之，甲状腺功能减退症摄碘率低，摄碘高峰时间后延。

【不良反应及注意事项】 剂量过大易致甲状腺功能低下，故应严格掌握剂量和密切观察有无不良反应，一旦发生甲状腺功能低下应立即停药，并适当补充甲状腺激素。

（四）β受体阻断药

【药理作用】 甲状腺功能亢进时产生交感-肾上腺系统过度兴奋的症状，这是由于组织内儿茶酚胺浓度增高和肾上腺素受体增多所致；β 受体被激动后又可增加甲状腺激素的分泌，加重甲亢症状。β 受体阻断药通过阻断 β 受体的作用而改善甲亢患者的交感神经兴奋症状，又可适当减少甲状腺激素的分泌，此外还能抑制外周 T_4 脱碘成为活性更强的 T_3，从而控制心悸、多汗、手震颤等甲亢症状。

【临床应用】 **1. 治疗甲亢和甲状腺危象**　作为辅助治疗用于控制症状，与硫脲类药物合用可提高疗效。

2. 甲状腺手术前准备　可使腺体不易撕裂，有利于手术。

案例 2 分析

该治疗方案合理。丙硫氧嘧啶抑制甲状腺激素的合成，抑制外周组织中 T_4 转化为 T_3，是甲亢内科治疗的首选药。普萘洛尔是甲亢的辅助治疗药，可使甲亢患者的心率减慢、血压降低，焦虑症状减轻。

（蒋红艳）

第三节 胰岛素及口服降血糖药

糖尿病是以高血糖为主要特征的内分泌代谢性疾病，是因体内胰岛素绝对或相对不足所致。临床上将糖尿病分为1型糖尿病和2型糖尿病，其中2型糖尿病占糖尿病总数的90%以上。1型糖尿病多见于青少年，其胰岛素分泌缺乏，必须依赖胰岛素治疗。2型糖尿病多见于中老年人，主要是由于胰岛素相对缺乏和机体对胰岛素的敏感性下降即胰岛素抵抗引起的。

糖尿病需终身治疗，治疗目标是使血糖正常化，防止或减少并发症，提高生活质量。需在控制饮食和适当运动的基础上，使用胰岛素和口服降血糖药进行正规综合治疗。

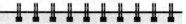

案例导入3

案例：患者田某，女，68岁。15年前无明显诱因出现多尿、多饮、口干、全身乏力等现象，到医院就诊，查空腹血糖9.6mmol/L，餐后2小时血糖14mmol/L，被诊断为2型糖尿病。给予二甲双胍降血糖治疗，后因疗效不佳改用胰岛素，并坚持用胰岛素治疗。某清晨突感心悸、出冷汗、震颤，继而出现昏迷，入院后查血糖为3.2mmol/L。

讨论：患者为何出现该反应？应采取什么治疗措施？

一、胰岛素

胰岛素（Insulin）是由胰岛β细胞分泌的分子量为56kD的酸性蛋白质，由51个氨基酸残基排列成A、B两条多肽链，其间通过两个二硫键以共价键联结而成。药用胰岛素一般多由猪、牛胰腺提取，也可通过重组DNA技术利用大肠埃希菌合成。此外，还可将猪胰岛素B链第30位的丙氨酸用苏氨酸代替而获得人胰岛素。

【体内过程】胰岛素口服易被消化酶破坏，故口服无效，必须注射给药，皮下注射吸收快。血浆蛋白结合率低，可迅速被组织摄取利用，$t_{1/2}$约为9~10分钟，但作用可维持数小时。主要在肝、肾灭活，严重肝肾功能不良者能影响其灭活。

在胰岛素制剂中加入碱性蛋白质或锌，可使等电点接近体液pH值，增加稳定性，延缓吸收，延长作用时间，可制成中、长效制剂，见表10-2。

表10-2 常用胰岛素制剂的特性

分类	药物	注射途径	作用时间（h）			给药时间
			开始	高峰	维持	
短效	胰岛素 Insulin	静脉注射 皮下注射	立即 0.5~1	0.5 2~4	2 6~8	用于急救 早、中、晚餐前0.5小时
中效	低精蛋白锌胰岛素 Isophane Insulin	皮下注射	3~4	8~12	18~24	早餐前0.5小时注射1次，必要时晚餐前加1次
	珠蛋白锌胰岛素 Globin Zinc Insulin	皮下注射	2~4	6~10	12~18	

续表

分类	药物	注射途径	作用时间（h）			给药时间
			开始	高峰	维持	
长效	精蛋白锌胰岛素 Protamine Zinc Insulin	皮下注射	3~6	16~18	24~36	早、晚餐前1小时

【药理作用】 **1. 糖代谢**　加速葡萄糖的氧化和酵解，增加葡萄糖的利用，促进糖原的合成和贮存，从而增加血糖的去路；抑制糖原分解和异生，减少血糖的来源，降低血糖。

2. 脂肪代谢　促进脂肪合成并抑制其分解，减少游离脂肪酸和酮体的生成。

3. 蛋白质代谢　促进蛋白质的合成（包括 mRNA 的转录及翻译），同时又抑制蛋白质的分解，对人体生长有促进作用。

4. 促进钾离子转运　促进钾离子进入细胞内，增加细胞内钾离子浓度。

【临床应用】 **1. 糖尿病**　用于各型糖尿病，尤其对胰岛素依赖型糖尿病（IDDM），仍是唯一药物。主要用于下列情况：①1型糖尿病；②2型糖尿病（非胰岛素依赖型糖尿病，NIDDM）经饮食调节和口服降血糖药未能控制者；③糖尿病发生各种急性或严重并发症者，如酮症酸中毒及非酮症性高渗性昏迷；④合并重度感染、消耗性疾病、视网膜病变、肾病变、高热、妊娠、创伤以及手术的各型糖尿病。

2. 纠正细胞内缺钾　胰岛素与葡萄糖、氯化钾组成极化液，促进 K^+ 进入细胞内，用于防止心肌梗死时的心律失常。

【不良反应及注意事项】 **1. 过敏反应**　多数为动物来源的胰岛素所致，一般反应轻微而短暂，如皮疹、血管神经性水肿，偶可引起过敏性休克。症状轻者可用抗组胺药，重者须使用糖皮质激素治疗。

2. 低血糖症　最常见，多为胰岛素过量所致。其症状因制剂类型而异，普通胰岛素能迅速降低血糖，出现饥饿感、出汗、心悸、焦虑、震颤等症状，严重者可引起昏迷、惊厥及休克，甚至脑损伤及死亡。长效胰岛素降血糖作用较慢，一般不出现上述症状，而以头痛和情绪紊乱、运动障碍为主要表现。一般症状轻者可饮糖水，严重者应立即静脉注射50%葡萄糖。

3. 胰岛素抵抗　①急性抵抗常由感染、创伤、手术、情绪激动等应激状态所致。此时血中抗胰岛素物质增多，或因酮症酸中毒时，血中大量游离脂肪酸和酮体的存在妨碍了葡萄糖的摄取和利用。需短时间内增加胰岛素用量，诱因消除后可恢复常规治疗量；②慢性抵抗原因较为复杂，可能是体内产生了胰岛素抗体，也可能是胰岛素受体数量的变化，此时换用其他动物胰岛素或改用高纯度胰岛素，并适当调整剂量常可有效。

4. 脂肪萎缩　注射部位皮下脂肪萎缩，女性多于男性，见于多次注射部位，故应经常更换注射部位。

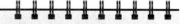

案例3分析
　　患者为胰岛素所致的低血糖反应，应立即静脉注射50%葡萄糖注射液抢救。

二、口服降血糖药
　　常用的口服降血糖药有磺酰脲类、双胍类、α-葡萄糖苷酶抑制剂和胰岛素增敏剂等。

使用较胰岛素方便，但降血糖作用慢而弱，仅适用于轻、中度糖尿病。

（一）磺酰脲类

本类药物品种多，通常分为三代。第一代有甲苯磺丁脲（Tolbutamide）、氯磺丙脲（Chlorpropamide），因不良反应大，现已少用；第二代药物包括格列本脲（Glyburide，Glibenclamide），格列吡嗪（Glipizide），格列齐特（Gliclazipe），格列喹酮（Gliquidone）等，其降血糖活性较第一代强数十至上百倍，且不良反应的发生率较少，故临床应用广泛；第三代以格列美脲（Glimepiride）为代表，本药口服吸收迅速，维持时间长，对老年和伴肾功能不全患者无特殊危害，不受食物影响，低血糖发生率低，目前已被广泛用于2型糖尿病的治疗。

【体内过程】 磺酰脲类药物在胃肠道吸收迅速而完全，血浆蛋白结合率高达90%以上，起效慢，作用维持时间长。多数药物在肝脏氧化成羟基化合物，并迅速从肾脏排泄。

【药理作用】1. 降血糖　磺酰脲类药物对正常人和胰岛功能尚存的糖尿病患者均有降血糖作用，但对1型糖尿病患者及切除胰腺者无作用，对严重糖尿病患者疗效差。其作用机制主要是通过刺激胰岛β细胞释放胰岛素；长期应用还可抑制胰高血糖素的分泌及提高靶细胞对胰岛素的敏感性。

2. 抗利尿　氯磺丙脲能促进抗利尿激素的分泌并增强其作用，减少水的排泄，产生抗利尿作用。

【临床应用】1. 糖尿病　主要用于单用饮食不能控制的胰岛功能尚存的2型糖尿病患者，对胰岛素产生耐受的患者用药后可刺激内源性胰岛素的分泌，因而与胰岛素合用可减少胰岛素的用量。

2. 尿崩症　氯磺丙脲可用于尿崩症，合用噻嗪类可提高疗效。

【不良反应及注意事项】 常见胃肠不适、恶心、腹痛、腹泻等。少数患者可出现粒细胞减少、血小板减少、胆汁淤积性黄疸及肝损害，故需定期检查血常规和肝功能。较严重的不良反应为持久性的低血糖症，常因药物过量所致，尤以氯磺丙脲为甚，老人及肝、肾功能不良者较易发生，大剂量可引起中枢神经系统症状，如精神错乱、嗜睡、眩晕、共济失调等，故老年糖尿病患者不宜用氯磺丙脲。新型磺酰脲类较少引起低血糖反应。

本类药物有较高的血浆蛋白结合率，故与其他药物（如保泰松、水杨酸钠、吲哚美辛、双香豆素等）竞争血浆蛋白，使游离药物浓度上升而引起低血糖反应。相反，氯丙嗪、苯巴比妥、糖皮质激素、噻嗪类利尿药、口服避孕药等，使其降血糖作用减弱。

拓展阅读

口服降血糖药的发现史

口服降血糖药的发现是在20世纪30年代初，人们发现磺胺药物可以引起低血糖。到了20世纪50年代，在使用磺胺治疗细菌感染时多次观察到低血糖反应，这引起了研究人员的高度重视。1954年合成了第一个磺酰脲类药物，至此拉开了研制口服降血糖药的序幕。近年来，胰岛素增敏药、促胰岛素分泌药、葡萄糖苷酶抑制剂的研制成功，又为糖尿病提供了新的治疗药物。

（二）双胍类

双胍类药物有二甲双胍（Metformin）、苯乙双胍（Phenformine）等。苯乙双胍易致乳酸血症，现已不用或少用。

【药理作用及临床应用】 双胍类可显著降低糖尿病患者血糖，但对正常人无降血糖作用。其作用机制可能是通过促进组织对葡萄糖的摄取和利用，抑制肠道对葡萄糖的吸收，抑制糖原异生，抑制胰高血糖素释放等使血糖降低。

主要用于 2 型糖尿病患者，尤适用于肥胖者及单用饮食控制无效者。

【不良反应及注意事项】 主要不良反应为口苦、口内金属味、食欲下降、恶心、腹部不适、腹泻等。长期使用易致乳酸血症，尤以苯乙双胍的发生率高。

（三）α-葡萄糖苷酶抑制药

阿卡波糖（Acarbose）

本药主要降低餐后高血糖，长期应用也可降低空腹血糖。其作用机制为在小肠竞争抑制葡萄糖苷酶，使淀粉类、多糖类分解为葡萄糖的速度减慢，延缓葡萄糖的吸收，降低餐后血糖。用于治疗 2 型糖尿病，尤其适用于空腹血糖正常而餐后血糖升高的患者。主要不良反应为肠胀气、腹痛、腹泻等。

目前临床使用的药物还有伏格列波糖（Voglibose）和米格列醇（Miglitol）等。

药师提示

　　α-葡萄糖苷酶抑制药的服用不同于其他口服降糖药。应在进餐时随第一口主食一起嚼碎后服用；从小剂量开始服用，视血糖控制情况与消化道反应情况，逐渐调整剂量。单用本药一般不会引起低血糖，但如与磺酰脲类降糖药或胰岛素联合使用，则可能引起低血糖反应。一旦出现低血糖，由于使用了 α-葡萄糖苷酶抑制剂，则口服蔗糖或食物时因消化吸收受抑制，而不能提高血糖水平，故应静脉注射葡萄糖。

（四）胰岛素增敏剂

临床应用的药物有罗格列酮（Rosiglitazone）、吡格列酮（Pioglitazone）、环格列酮（Ciglitazone）、恩格列酮（Englitazone）等。本类药物能改善胰岛 β 细胞功能，显著改善胰岛素抵抗及相关代谢紊乱。主要用于治疗其他降血糖药疗效不佳的 2 型糖尿病患者，尤其是有胰岛素抵抗的糖尿病患者。

本类药物具有良好的安全性和耐受性，低血糖发生率低。主要有嗜睡、肌肉和骨骼痛、头痛、消化道症状等。

（五）促胰岛素分泌药

临床应用的药物有瑞格列奈（Repaglinide）、那格列奈（Nateglinide）、米格列奈（Mitiglinide）等。

本类药物为苯甲酸的衍生物，其化学结构完全不同于已知的各类降血糖药，但作用与磺酰脲类相似。主要是通过促进胰岛 β 细胞上 ATP 敏感性钾通道关闭，抑制 K^+ 外流，导致细胞膜去极化，Ca^{2+} 通道开放，使细胞外 Ca^{2+} 内流，促进胰岛素分泌而起作用。

本类药物起效快，作用时间短（2~4 小时），可餐时服用，对改善餐后高血糖非常有效，因此也被称为"餐时血糖调节剂"。临床用于 2 型糖尿病患者，尤适合餐后高血糖者，并能预防糖尿病的心血管并发症。低血糖较磺酰脲类少见。与双胍类药物合用可产生协同作用。

（蒋红艳）

第四节　性激素类药和避孕药

性激素类药包括天然性激素（雌激素、雄激素和孕激素）和具有类似性激素生物活性的化合物。本类药物能促进和维持第二性征的发育和成熟，维持正常生殖系统功能。也参与体内下丘脑-垂体轴的反馈调节。避孕药有女性口服避孕药和男性口服避孕药。它的避孕原理主要是通过抑制排卵，并改变子宫颈黏液稠度，使精子不易穿透；或使子宫腺体减少肝糖的制造，让囊胚不易存活；或是改变子宫和输卵管的活动方式，阻碍受精卵的运送。使精子和卵子无法结合形成受精卵，从而达到避孕目的。

一、雌激素类药及抗雌激素类药

（一）雌激素类药

卵巢分泌的天然雌激素主要为雌二醇（Estradiol），从孕妇尿中提出的雌酮、雌三醇及其他雌激素，多为雌激素的代谢产物。临床多用雌二醇的人工合成衍生物，如炔雌醇（Ethinyl Estradiol）、炔雌醚（Quinestrol）、尼尔雌醇（Nilestriol），以及非甾体雌激素类药乙烯雌酚（Diethylstilbestrol）等。

雌二醇（Estradiol）

【体内过程】天然雌二醇是由卵巢分泌的主要雌激素。口服后首关消除明显，需采用肌内注射或外用。血浆蛋白结合率为90%，在肝脏代谢，由肾脏排泄。

【药理作用】**1. 促进女性性成熟**　促进女性第二性征和性器官的发育成熟。对成年女性除保持第二性征外，还促进排卵，使子宫内膜转变为分泌期，形成月经周期；还可提高子宫平滑肌对缩宫素的敏感性。

2. 调节内分泌　小剂量雌激素促进乳腺导管及腺泡生长发育，但大剂量则抑制催乳素对乳腺的刺激作用，抑制乳汁分泌。此外尚有抗雄激素作用。

3. 对代谢的影响　能促进肾小管对水、钠的重吸收，有轻度水钠潴留作用，使血压升高；还可促进骨骼钙盐的沉积，预防骨质疏松。

【临床应用】**1. 治疗卵巢功能不全和闭经**　用雌激素替代内源性激素，可促进性器官和女性第二性征的发育。雌激素与孕激素合用，可产生人工月经周期。

2. 治疗功能性子宫出血　用于因雌激素水平较低，子宫内膜创面修复不良所致的持续性小量出血。

3. 治疗绝经期综合征　雌激素替代治疗可抑制促性腺激素的分泌，从而使其症状减轻。

拓展阅读

绝经期综合征

绝经期综合征是指妇女绝经期由于卵巢功能衰退，雌激素分泌减少，而垂体促性腺激素分泌增多，引起垂体与卵巢的内分泌平衡失调，导致面颊潮红、出汗、失眠、肥胖、烦躁、焦虑、紧张等。多发生于45~55岁之间，有人在绝经过渡期这些症状已开始出现，可持续到绝经后2~3年，少数人可持续到绝经后5~10年，症状才有所减轻或消失。

4. 治疗晚期乳腺癌 用于绝经 5 年以上的乳腺癌患者，缓解率可达 40%，但不宜用于绝经期 5 年以内的患者，否则反而会促肿瘤生长。

5. 治疗前列腺癌 前列腺癌的发生与雌激素水平有关，大剂量雌激素可通过负反馈，抑制垂体促性腺激素的分泌，拮抗雄激素的作用。

6. 其他 治疗痤疮、骨质疏松、乳房胀痛等。

【不良反应及注意事项】常见厌食、恶心、呕吐及头昏等，从小剂量开始，逐渐加量可减轻反应。长期大量应用可使子宫内膜过度增生及子宫出血，故子宫内膜炎患者慎用。大量应用可致高血压、水肿及加重心力衰竭。偶可引起胆汁淤积性黄疸，故肝功能不良者慎用。

（二）抗雌激素药

他莫昔芬（Tamoxifen）

本药为雌激素的部分激动剂，具有雌激素样作用，但强度仅为雌二醇的 1/2。与雌二醇竞争雌激素受体，从而抑制肿瘤细胞生长。主要用于治疗晚期乳腺癌和卵巢癌，绝经前和绝经后患者均可使用，对绝经后和 60 岁以上的人较绝经前和年轻患者的效果好。

氯米芬（Clomiphene）

本药能促进垂体分泌促性腺激素，诱发排卵。临床用于功能性不孕症、功能性子宫出血及长期应用避孕药后发生的闭经等。长期大量应用可引起卵巢肿大，卵巢肿大患者禁用。

二、孕激素类药

黄体酮（Progesterone）

【体内过程】天然孕激素为黄体酮，主要由黄体细胞分泌。临床多用人工合成品。黄体酮口服后，在胃肠道及肝脏迅速被破坏失效，故采用肌内注射给药。

【药理作用】

1. 对生殖系统的影响 ①在雌激素作用的基础上，促进子宫内膜继续增厚、充血、腺体增生，使其由增殖期转为分泌期，有利于受精卵的着床和胚胎发育；②降低子宫对缩宫素的敏感性，抑制子宫收缩，可起到保胎的作用；③促进乳腺腺泡发育，为哺乳做准备；④大剂量孕激素能使垂体前叶黄体生成素的分泌减少，抑制排卵过程。

2. 对代谢的影响 竞争性地对抗醛固酮，促进 Na^+、Cl^- 排泄而利尿。

3. 升温作用 黄体酮可轻度升高体温。

【临床应用】

1. 治疗功能性子宫出血 治疗因孕激素不足，子宫内膜发育不良而导致的不规则脱落，或者因雌激素的持续刺激，子宫内膜过度增生所引起的出血。

2. 治疗痛经和子宫内膜异位症 可减轻子宫平滑肌痉挛性收缩而止痛，也可使异位子宫内膜萎缩退化，治疗子宫内膜异位症。与雌激素合用可提高疗效。

3. 治疗先兆流产和习惯性流产 对因黄体功能不足所致的先兆流产和习惯性流产，补充黄体酮可起到安胎的作用。但黄体酮有时可引起胎儿生殖器畸形，需注意。

4. 其他 对子宫内膜腺癌、前列腺肥大和前列腺癌等也有一定的治疗作用。

【不良反应及注意事项】偶见头晕、恶心、呕吐、乳房胀痛等，可致胎儿生殖器畸形。

三、雄激素类药和同化激素类药

（一）雄激素类药

天然雄激素主要为睾酮（Testosterone）。临床多用人工合成的睾酮衍生物，如甲睾酮

（Methyltestosterone）、丙酸睾酮（Ttestosterone Propionate）和苯乙酸睾酮（Testosteroni Phenylacetate）等。

【药理作用】 1. 生殖系统作用 促进男性性器官及第二性征的发育和成熟，大剂量能抑制腺垂体分泌促性腺激素，且有对抗雌激素的作用。

2. 同化作用 促进蛋白质合成（同化作用），减少蛋白质分解；使钙、磷潴留，促进骨质形成；促进水、钠的重吸收。

3. 刺激骨髓造血功能 大剂量雄激素可直接刺激骨髓造血功能，尤其是刺激红细胞的生成。

4. 其他 促进免疫球蛋白合成，增强机体免疫等功能。

【临床应用】 1. 治疗睾丸功能不全 适用于原发性雄激素缺乏，如无睾症及类无睾症，应用雄激素替代治疗。

2. 治疗功能性子宫出血 利用其抗雌激素作用，使子宫平滑肌及子宫血管收缩，子宫内膜萎缩而止血，适用于绝经期患者。

3. 治疗晚期乳腺癌 可缓解晚期乳腺癌的症状，其疗效与癌细胞中雌激素受体含量有关，含量高者，效果好。

4. 治疗绝经期综合征和子宫肌瘤 丙酸睾酮能制止肌瘤的生长。

5. 治疗再生障碍性贫血 应用丙酸睾酮或甲睾酮，可改善骨髓造血功能。

【不良反应及注意事项】 女性患者长期服用雄激素，可致痤疮、多毛、声音变粗、乳腺退化等男性化现象。出现上述症状应予停药。肾炎、肾病综合征、高血压和糖尿病患者慎用，孕妇及前列腺癌患者禁用。

（二）同化激素类药

同化激素类药物是人工合成的睾酮衍生物，其雄激素活性减弱，同化作用增强。常用药物有苯丙酸诺龙（Nandrolone Phenylpropionate）、司坦唑醇（Stanozolol）、美雄酮（Methandienone）等。主要用于蛋白质吸收不良、蛋白质分解亢进或损失过多的病例。

拓展阅读

兴奋剂

兴奋剂是国际体育界违禁药物的总称。雄激素类药和同化激素类药能增加肌肉力量，提高运动员的爆发力和耐力，提高比赛成绩。但长期使用会使人暴躁易怒，身体虚弱，有增加患心血管病的危险等。使用兴奋剂不仅会对人的身心健康产生许多危害，而且是一种欺骗行为，在各种体育竞赛中禁止使用。如1988年汉城奥运会百米飞人约翰逊因被查出服用康力龙（司坦唑醇）而被取消金牌，并受到停赛两年的处罚。

四、避孕药

避孕药（contraceptives）是指育龄人群为避免怀孕而采用的药物。使用避孕药是一种安全、有效、方便的避孕方法。生殖过程是一个复杂的生理过程，包括精子和卵子的形成与成熟、排卵、受精、着床以及胚胎发育等许多阶段，阻断其中任何一个阶段都可以达到避孕和终止妊娠的目的。

（一）主要抑制排卵的避孕药

本类药物是以孕激素为主、雌激素为辅的复方制剂，是目前最常应用的女性避孕药。

常用制剂见表10-3。

【药理作用】**1. 抑制排卵** 外源性雌激素和孕激素通过负反馈机制，抑制下丘脑-垂体系统功能，使卵泡刺激素和黄体生成素分泌减少，卵泡发育成熟过程受阻，从而抑制排卵。

2. 改变宫颈黏液性质 孕激素可使宫颈的黏液成分改变，使之变得黏稠，不利于精子进入宫腔。

3. 影响输卵管功能 避孕药改变了正常月经内雌激素和孕激素的水平，影响了输卵管平滑肌的正常收缩活动，从而改变了受精卵在输卵管的运行速度，以致受精卵不能适时地到达子宫而着床。

4. 抗着床作用 大剂量孕激素抑制子宫内膜正常增殖，不利于受精卵的着床。

表 10-3 常用抑制排卵制剂及其用法用量

制剂名称	成分（mg）		用法与用量
	孕激素（mg）	雌激素（mg）	
短效口服避孕药			
复方炔诺酮片（口服避孕药片Ⅰ号）	炔诺酮 0.625	炔雌醇 0.035	从月经周期第 5 天开始，每晚服药 1 片，连服 22 天，不能间断。偶尔漏服时，应于 24 小时内补服 1 片
复方甲地孕酮片（口服避孕药片Ⅱ号）	甲地孕酮 1	炔雌醇 0.035	
复方炔诺孕酮甲片	炔诺孕酮 0.3	炔雌醇 0.03	
长效口服避孕药			
复方炔诺孕酮乙片（长效避孕片）	炔诺孕酮 12	炔雌醚 3	月经周期第 5 天服 1 片，最初两次间隔 20 天，以后每月服 1 次，每次 1 片
复方氯地孕酮片	氯地孕酮 12	炔雌醚 3	
复方次甲氯地孕酮片	次甲氯地孕酮 12	炔雌醚 3	
长效注射避孕药			
复方己酸孕酮注射液（避孕针 1 号）	己酸孕酮 250	戊酸雌二醇 5	于月经周期的第 5 天深部肌内注射 2 支，以后每隔 28 天或于每次月经周期的第 11~12 天注射 1 次，每次 1 支
复方甲地孕酮注射液	甲地孕酮 25	雌二醇 3.5	

【不良反应及注意事项】**1. 类早孕反应** 少数妇女在用药初期可出现轻微的类早孕反应，如恶心、呕吐、乳房肿痛、头晕及择食等，一般坚持用药 2~3 个月后可减轻或消失。

2. 子宫不规则出血 少数人出现不规则出血，多因漏服药物所致，可加服炔雌醇。

3. 闭经 原月经史不正常者较易发生。如连续两个月闭经，应停药。

4. 凝血功能亢进 可能与用量过大有关，可诱发血栓性静脉炎、肺栓塞或脑栓塞等。

5. 其他 可使哺乳期妇女乳汁减少，也可引起痤疮、黄褐斑，血压升高。高血压、充血性心力衰竭或有其他水肿倾向者慎用。

（二）抗着床避孕药

此类药物也称探亲避孕药，主要使子宫内膜发生各种功能和形态变化，使之不利于孕卵着床而达到避孕的目的。本类药物的优点是：应用不受月经周期的限制，无论在排卵前、排卵期或排卵后服用，都可影响孕卵着床。

常用药物有炔诺酮（Norethisterone）、甲地孕酮（Megestrol）、双炔失碳酯

（Anorethidrane Dipropionate）等，见表 10-4。

表 10-4　常用抗孕卵着床避孕药及其用法用量

制剂名称	成分		用法与用量
	孕激素（mg）	雌激素（mg）	
探亲避孕药			于同居当晚或事后服 1 片，以后每晚 1 片，连服 14 天
甲地孕酮片（探亲避孕 1 号片）	甲地孕酮 2		
炔诺酮片（探亲避孕片）	炔诺酮 5		
双炔失碳酯片（53 号避孕片）	双炔失碳酯 7.5		

（三）男性避孕药

棉酚（Gossypol）

本药作用于睾丸细精管的生精上皮，可使精子数量减少，甚至无精子。服药 4 个月后节育率达 99% 以上，停药后可逐渐恢复生精能力。不良反应有乏力、食欲减退、恶心、呕吐、心悸及肝功能改变等。用药期间如发生低血钾肌无力症状，应适当补钾。

（四）外用避孕药

临床常用药物有壬苯醇醚（Nonoxynol）、孟苯醇醚（Menfegol）、烷苯醇醚（Alfenoxynol）。

本类药物通过降低精子表面张力，损害精子膜结构而杀死精子，达到避孕目的。一般于房事前 5~10 分钟由阴道给药。不良反应有阴道刺激反应。

（蒋红艳）

📊 重点小结

糖皮质激素类药具有抗炎、抗免疫、抗毒、抗休克等作用，临床上用于替代疗法、严重感染、过敏性疾病、自身免疫性疾病及抗休克等，长期使用可出现医源性肾上腺皮质功能亢进症，诱发或加重溃疡、感染、精神病、糖尿病、高血压等，突然停药可出现医源性肾上腺皮质功能不全、反跳现象等。

甲状腺激素具有维持正常生长发育、促进代谢等作用，主要用于甲状腺功能低下的替代补充治疗。抗甲状腺药有硫脲类、碘及碘化物、放射性碘、β 受体阻断药等。硫脲类通过抑制甲状腺过氧化物酶的活性，抑制甲状腺激素的合成，主要用于甲亢的内科治疗、甲亢的手术前准备等；大剂量碘及碘化物主要抑制蛋白水解酶，抑制甲状腺激素的释放而产生抗甲状腺作用，主要用于甲亢的手术前准备和甲亢危象的治疗。

胰岛素具有降低血糖、促进蛋白质的合成、促进脂肪的合成、促进钾离子进入细胞内等作用，临床上用于治疗 1 型糖尿病、经饮食调节和口服降血糖药未能控制的 2 型糖尿病、糖尿病发生各种急性或严重并发症者等，并可纠正细胞内缺钾。最常见不良反应为低血糖。口服降血糖药主要有磺酰脲类、双胍类等。磺酰脲类主要通过刺激胰岛 β 细胞释放胰岛素，产生降血糖作用，用于单用饮食不能控制的胰岛功能尚存的 2 型糖尿病患者，氯磺丙脲还有抗利尿作用，可用于治疗尿崩症。双胍类可显著降低糖尿病患者血糖，但对正常人无降血糖作用，主要用于 2 型糖尿病患者，尤其适用于肥胖者及单用饮食控制无效者。

性激素包括雌激素、孕激素和雄激素，是维持人体正常生理所必需的激素，药用的激素大多作为补充不足或用于避孕。雌激素类药主要用于治疗卵巢功能不全和闭经、功能性子宫出血、绝经期综合征、晚期乳腺癌等。孕激素类药主要用于治疗功能性子宫出血、痛经和子宫内膜异位症、先兆流产和习惯性流产等。雄激素类药主要用于治疗睾丸功能不全、功能性子宫出血、晚期乳腺癌、绝经期综合征和子宫肌瘤、再生障碍性贫血等。避孕药主要有抑制排卵的避孕药、抗着床避孕药、男性避孕药和外用避孕药。

目标检测

一、选择题

1. 有关糖皮质激素药理作用的叙述，错误的是（　　）。
   A. 抗炎、抗休克作用　　　　　　B. 抗免疫作用
   C. 抗毒作用和中枢兴奋作用　　　D. 能使红细胞增多
   E. 抗菌作用

2. 糖皮质激素隔日疗法的给药时间最好在隔日（　　）。
   A. 中午 12 点　　B. 上午 8 点　　C. 下午 8 点
   D. 下午 5 点　　E. 夜间 11 点

3. 糖皮质激素的抗毒作用机制是（　　）。
   A. 中和内毒素　　　　　　　　　B. 提高机体对细菌内毒素的耐受力
   C. 对抗外毒素　　　　　　　　　D. 加速机体对细菌外毒素代谢
   E. 加速机体对细菌内毒素代谢

4. 与糖皮质激素抗炎作用无关的是（　　）。
   A. 解除血管痉挛，改善微循环　　B. 稳定肥大细胞颗粒
   C. 抑制白细胞和巨噬细胞的游走　D. 抑制成纤维母细胞 DNA 的合成
   E. 稳定溶酶体膜

5. 糖皮质激素诱发和加重感染的主要原因为（　　）。
   A. 激素用量不足　　　　　　　　B. 病人对激素不敏感
   C. 激素促进了病原微生物的繁殖　D. 降低机体的免疫力
   E. 病原微生物毒力过强

6. 甲状腺分泌的最主要激素是（　　）。
   A. 单碘酪氨酸　　B. 双碘酪氨酸　　C. 甲状腺素
   D. 甲状腺球蛋白　E. 蛋白水解酶

7. 抑制甲状腺球蛋白水解酶而减少甲状腺激素分泌的药物是（　　）。
   A. 丙硫氧嘧啶　　B. 他巴唑　　　C. 甲亢平
   D. ^{131}I　　　　　E. 大剂量碘

8. 有关硫脲类抗甲状腺药的叙述，错误的是（　　）。
   A. 硫脲类是最常用的抗甲状腺药　　B. 主要代表药为甲硫氧嘧啶

    C. 可用于甲状腺危象时的辅助治疗　　D. 可用于甲状腺手术前准备

    E. 可用于甲亢的外科治疗

9. 有关胰岛素对糖代谢的影响叙述错误的是（　　　）。

    A. 提高细胞膜对葡萄糖的通透性　　　B. 促进葡萄糖的酵解和氧化

    C. 促进糖原的合成　　　　　　　　　D. 抑制糖原的合成

    E. 促进葡萄糖转化为脂肪

10. 下列对胰岛功能完全丧失者无效的药物是（　　　）。

    A. 普通胰岛素　　　　　　　　　　　B. 甲苯磺丁脲

    C. 珠蛋白锌胰岛素　　　　　　　　　D. 精蛋白锌胰岛素

    E. 二甲双胍

11. 孕激素类药物可用于（　　　）。

    A. 前列腺癌　　B. 乳房胀痛　　　　　C. 绝经期综合征

    D. 睾丸功能不全　　　　　　　　　　E. 先兆流产

12. 属于同化激素类的药物是（　　　）。

    A. 泼尼松龙　　B. 黄体酮　　　　　　C. 苯丙酸诺龙

    D. 丙酸睾酮　　E. 去氧皮质酮

二、处方分析

患者，男，62岁，患2型糖尿病1年，伴有轻度高血压。医生为其开写下列处方，请分析是否合理，为什么？

    Rp：

        格列本脲片　　2.5mg×30

        用法：5mg　2次/日　口服

        氢氯噻嗪片　　25mg×30

        用法：5mg　2次/日　口服

第十一章

钙磷代谢调节药物

学习目标

1. **掌握** 钙剂、维生素 D 的药理作用、临床应用、主要不良反应及使用注意事项。
2. **熟悉** 常用抗骨质疏松药的作用特点和临床应用。
3. **了解** 其他钙磷代谢调节药的作用及应用。

当体内直接作用于骨骼的类固醇、肽类激素过多或不足，以及骨基质中主要矿物质成分钙、磷的含量改变时，可导致代谢性骨病的发生。常见代谢性骨病的类型有：骨质疏松症、骨骼生长障碍、甲状旁腺疾病、变形性骨炎等。

钙、磷代谢调节药在代谢性骨病的防治中起着非常重要的作用，常用的钙、磷代谢药有：钙剂、维生素 D、抗骨质疏松药及其他药物。

案例导入

案例：患者，女性，65 岁，近期发现疲乏、骨痛、驼背。临床诊断为老年性骨质疏松症。

讨论：请分析为何出现此现象？患者在选择用药时应注意哪些问题？

一、钙剂

我国营养学会制定成人每日钙摄入推荐量为 800mg（元素钙量），绝经后妇女和老年人每日钙摄入量为 1000mg，以维持骨骼健康，如果饮食中钙供给不足，可选用钙剂补充。钙的摄入可减缓骨质的丢失，改善骨矿化。钙剂用于骨质疏松症的治疗时，应与其他药物联合使用。

临床常用钙剂有碳酸钙（Calcium Carbonat）、葡萄糖酸钙（Calcium Gluconate）、氯化钙（Calcium Chloride）等。

【体内过程】钙剂口服给药后，约 40% 可在胃肠道吸收，妊娠及哺乳期妇女吸收率增高，吸收能力随年龄的增加而下降。血浆中的钙质约 45% 与血浆蛋白结合，甲状旁腺激素、维生素 D、降钙素等可调节血钙含量，使正常人血钙浓度维持稳定。钙主要通过粪便排出，部分可通过肾脏排泄。

【药理作用】**1. 维持神经肌肉的正常兴奋性** 正常骨骼的钙化有赖于充足的钙质储备，钙可协助调节神经介质及内分泌的释放与储存，维持神经肌肉的正常兴奋性。血钙降低时，可导致神经肌肉兴奋性升高，发生手足抽搐症；血钙升高时，兴奋性下降，出现肌肉无力现象。

2. 改善细胞膜的通透性 钙可增加毛细血管的致密性，使渗出减少，发挥抗过敏作用。

3. 促进骨骼生长和维持骨骼的硬度 当体内钙量不足时可引起佝偻病、软骨病等，钙剂常与维生素 D 合用，以促进钙的吸收和利用。

4. 中毒解救　高浓度的钙与镁离子之间存在着竞争性拮抗作用，可用于镁中毒的解救；也可与氟化物生成难溶于水的氟化钙，用于氟中毒的解救。

5. 其他　钙离子还参与凝血过程，促进凝血酶、纤维蛋白的形成，凝血过程中的血小板释放反应也受钙的激活。

【临床应用】1. 预防和治疗钙缺乏症　可用于骨质疏松、佝偻病、骨软化症及妊娠期和哺乳期妇女、绝经期妇女的钙质补充。

2. 低钙血症　甲状旁腺功能减退或维生素 D 缺乏所致的低钙血症；肾功能衰竭时纠正低钙高磷血症。

3. 中毒解救　用于镁中毒、氟中毒的解救。

4. 其他　过敏性疾病；碳酸钙可用于胃酸增多引起的胃、十二指肠溃疡性疾病；葡萄糖酸钙、氯化钙可作为强心剂，应用于心脏复苏，如高血钾、低血钙或钙通道阻滞引起的心功能异常的解救。

【不良反应及注意事项】1. 胃肠道反应　胃肠不适、嗳气、便秘等。

2. 高钙血症　罕见。可表现为便秘、嗜睡、食欲不振、口腔中有金属味，持续头痛，严重者可致精神错乱、高血压、心律失常等。

3. 乳-碱综合征　偶发。服用牛奶及碳酸钙或单用碳酸钙可引起高血钙、碱中毒及肾功能不全。

4. 其他　长期过量服用碳酸钙可引起胃酸分泌反跳性升高；静脉注射葡萄糖酸钙、氯化钙速度过快时，可引起心律失常甚至心跳停止、呕吐、恶心。

长期大量用药时，应定期监测血钙浓度。对钙剂过敏者禁用；尿钙或血钙过高者、维生素 D 增多者、洋地黄中毒患者禁用。

二、维生素 D

临床常用的维生素 D 制剂有维生素 D_2（Vitamin D_2）、维生素 D_3（Vitamin D_3）、骨化三醇（Calcitriol）、阿法骨化醇（Alfacalcidol）。

（一）维生素 D_2 和维生素 D_3

【体内过程】口服给药后，由小肠吸收，储存于肝脏和脂肪组织中，$t_{1/2}$ 为 19~48 小时，经肝脏代谢活化，肾脏排泄，可长期储存于脂肪组织中，重复给药有累积作用。

【药理作用】维生素 D 摄入体内后，可经 25-羟化酶系统催化生成骨化二醇（$25-OHD_3$），经肾近曲小管 1,α-羟化酶系统催化，生成具有生物活性的骨化三醇 $[1,25-(OH)D_3]$,其主要作用有：促进机体对钙、磷的吸收，使血浆钙和血浆磷的水平达到饱和程度；促进生长和骨骼钙化。

【临床应用】1. 预防和治疗维生素 D 缺乏症　可用于绝对素食者、胰腺功能不全伴吸收不良综合征、肝胆疾病（肝硬化、阻塞性黄疸等）、小肠疾病（局限性肠炎、长期慢性腹泻）、肠外营养患者等维生素 D 缺乏症的防治。

2. 预防和治疗钙缺乏症　用于慢性低钙血症、低磷血症、佝偻病及伴有慢性肾功能不全的骨软化症。

3. 其他　用于甲状旁腺功能减退、绝经后和老年性骨质疏松症的治疗。

【不良反应及注意事项】1. 胃肠道反应　可引起便秘、腹泻、食欲减退、口腔重金属味、恶心、呕吐等症状。

2. 神经系统反应　可引起持续性头痛、疲乏无力等症。

3. 高钙血症 长期大量服用可致高钙血症。长期大量用药时，应注意监测血清钙、磷、肌酐、尿素氮浓度及 24 小时尿钙、尿磷指标。高钙血症者禁用；维生素 D 过多者禁用。

拓展阅读

骨质疏松症

骨质疏松症是一种全身性代谢性骨病，分为原发性、继发性和特发性骨质疏松，其特征为骨量减少、骨强度减弱、骨脆性增加、易导致骨折及其他并发症，是老年人致残、致死的主要原因。

原发性骨质疏松常指绝经后骨质疏松和老年性骨质疏松；继发性骨质疏松常由于某些疾病或药物引起，如继发于甲状腺功能亢进、类风湿性关节炎、慢性肾功能衰竭等疾病；特发性骨质疏松症常见于青少年。

（二）骨化三醇和阿法骨化醇

【体内过程】 骨化三醇是维生素 D_3 在体内活性代谢产物。口服给药后，在肠道内迅速被吸收，3~6 小时内达药峰浓度，多次用药后，在 7 日内血清骨化三醇浓度达到稳态。

阿法骨化醇口服后经小肠吸收转化为骨化三醇，$t_{1/2}$ 为 17.6 小时。

【药理作用】 1. 调节钙平衡 可促进肠道对钙的吸收并调节骨的矿化。骨化三醇的缺乏对于肾性骨营养不良症的形成起着关键的作用。

2. 增加神经肌肉协调性 调节肌肉钙代谢，促进肌细胞分化，增强肌力及神经肌肉的协调性，减轻骨与肌肉疼痛。

【临床应用】 用于绝经后及老年性骨质疏松症；肾性骨营养不良症（慢性肾功能衰竭，特别是进行血液透析或腹膜透析的患者）；手术后甲状旁腺功能低下，特发性甲状旁腺功能低下，假性甲状旁腺功能低下；维生素 D 依赖性佝偻病，低血磷性抗维生素 D 型佝偻病。

【不良反应及注意事项】 1. 过量反应 高钙血症、高尿钙症。

2. 急性反应 食欲减退、头痛、呕吐、便秘。

3. 慢性反应 营养不良、感觉障碍、伴口干、多尿、视力模糊、脱水、情感淡漠、发育停止以及泌尿道感染。

与高血钙有关的疾病、已知对本药或同类药品及其任何赋形剂过敏的病人、有维生素 D 中毒迹象者禁用。

三、抗骨质疏松药

抗骨质疏松药可分为四类：①抑制骨吸收药物，如双膦酸盐类、降钙素、雌激素和选择性雌激素受体调节剂；②促进骨形成药，如甲状旁腺素；③具有抑制骨吸收和促进骨形成双重作用的药物，如雷奈酸锶和活性维生素 D；④其他，如依普黄酮。

（一）抑制骨吸收的药物

1. 双膦酸盐类 双膦酸盐类可抑制骨的吸收，抑制破骨细胞的活性并增加其凋亡。广泛应用于绝经后骨质疏松症、变形性骨炎（Paget 病）、高钙血症等的治疗。

双膦酸盐类药物的胃肠吸收率低，大约为摄入量的 1%~3%，半衰期短。临床常用的口服制剂有羟乙膦酸盐、氯屈膦酸二钠、阿仑膦酸钠，静脉制剂有丙胺磷酸二钠、伊班膦酸钠等。

羟乙膦酸钠 （Etidronate Sodium）

本药为第一代双膦酸盐。用于骨质疏松症、变形性骨炎的治疗。用药后可出现恶心、腹泻，静脉注射过程中或注射后可引起短暂性味觉改变或丧失，偶见皮疹、药热等过敏反应。中重度肾功能损害患者及孕妇禁用。

本药长期大剂量应用可能引起骨矿化障碍，应小剂量间歇使用。

阿仑膦酸钠 （Alendronate Sodium）

临床上用于治疗骨质疏松症、高钙血症及变形性骨炎。本药易受其他药物或食物的影响而降低疗效，必须在清晨第一次进食或应用其他药物之前半小时服用。

药师提示

双膦酸盐对食管有一定的刺激性，在服药时应多饮水，服药后至少 30 分钟内和当天第一次进食前避免躺卧，以减少对食管的刺激。

伊班膦酸钠 （Ibandronate）

本药为第三代双膦酸盐。临床上用于治疗绝经后骨质疏松、高钙血症，并可对恶性肿瘤骨转移起到防治作用。本药为静脉制剂，首次应用的患者，可出现骨骼肌肉疼痛、发热等症状，无需特殊处理即可自行缓解。

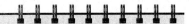

案例分析

该患者为绝经后妇女，考虑由于雌激素分泌减少，骨量丢失明显加速，导致原发性骨质疏松，可推荐患者服用碳酸钙等钙剂及维生素 D，双膦酸盐类药物及降钙素等药物进行治疗，以补充骨量，缓解疼痛。

2. 降钙素　降钙素为骨吸收抑制剂，能特异性抑制破骨细胞活性和数目，减少骨丢失，降低血钙水平；抑制肾小管对钙、磷的重吸收，增加尿钙、磷排泄；同时可抑制疼痛介质的释放，起到周围和中枢性镇痛效果，临床上用于各种有疼痛症状的相关骨病以及高钙血症的治疗。目前应用于临床的降钙素有鲑鱼降钙素和鳗鱼降钙素类似物等。

鲑鱼降钙素 （Salcatonin）

本药口服后立即被灭活，常注射给药，用药前须做皮试。用于骨质疏松症、高钙血症和变形性骨炎的治疗。本药使用后常见颜面潮红，少数患者出现耳、面部、手、足刺痛等不良反应。

本药用于治疗骨质疏松症时，需补充钙剂；治疗高钙血症时，限制使用钙剂、维生素 D 及其代谢产物。

依降钙素 （Elcatonin）

本药为鳗鱼降钙素类似物，半衰期较长，生物活性较强。适应证、不良反应等与鲑鱼降钙素类似。

3. 选择性雌激素受体调节剂

雷洛昔芬（Raloxifene Hydrochloride）

本类药物能够和体内各种类型靶细胞核内的雌激素受体结合，选择性激活或拮抗雌激素样作用，临床常用于预防和治疗绝经后妇女的骨质疏松症。

（二）促进骨形成的药物

甲状旁腺激素（Parathyroid Hormone）

甲状旁腺激素是体内主要的钙调节激素之一，在血中短暂升高可促进骨形成，用于原发性骨质疏松症的治疗。常见的不良反应有头痛、恶心、四肢酸痛等。

禁用于骨肿瘤或可疑肿瘤骨转移者、高钙血症患者、严重肾损害患者、甲状旁腺功能亢进或变形性骨病患者以及妊娠期哺乳期妇女。

（三）具有抑制骨吸收和促进骨形成双重作用的药物

雷奈酸锶（Strontium Ranelate for Suspension）

本药可减少破骨细胞的分化和吸收活性，进而减少骨吸收，有利于新骨的形成。用于绝经后骨质疏松患者的治疗。

四、其他药物

依普黄酮（Ipriflavone）

本药属于植物性雌激素类药物，能增强雌激素作用，减慢骨重建，减少骨丢失，同时具有一定的镇痛作用。用于骨质疏松症的治疗。

磷补充制剂

用于治疗肾脏磷排泄增加而导致的低磷血症。使用时，应从小剂量开始逐渐增加至治疗量。

枸橼酸合剂

枸橼酸合剂中包括：枸橼酸钾 96g，枸橼酸钠 98g，枸橼酸 140g，加水至 1000ml。用于肾小管酸中毒的治疗。

（陈湘玲）

📊 **重点小结**

钙、磷代谢调节药分为钙剂、维生素 D、抗骨质疏松药及其他药物四类。钙剂可减缓骨质的丢失，改善骨矿化；维生素 D 可促进胃肠道对钙、磷的吸收，促进骨的矿化；二者常联合用于骨质疏松症的治疗。抑制骨吸收药物（双膦酸盐类、降钙素、雌激素和选择性雌激素受体调节剂）、促进骨形成药（甲状旁腺素）、具有抑制骨吸收和促进骨形成双重作用的药物（雷奈酸锶和活性维生素 D）、依普黄酮等均可用于骨质疏松的治疗。

目标检测

一、选择题

1. 骨质疏松症患者宜选用的饮食 (　　)。
   A. 茶 　　　　B. 咖啡 　　　　C. 碳酸饮料
   D. 骨头汤 　　E. 白酒

2. 我国营养学会制定的成人每日钙摄入推荐量是 (　　)。
   A. 400mg 　　　B. 600mg 　　　C. 1600~2000mg
   D. 1000~1200mg　E. 800mg

3. 对于骨质疏松症的患者教育，错误的是 (　　)。
   A. 钙剂应选择清晨、睡前各服用 1 次，效果更好
   B. 孕妇服用过量维生素 D 不会导致胎儿畸形
   C. 应尽可能多晒太阳
   D. 服用降钙素患者，需事先数日补充维生素 D 和钙剂，并防止过敏反应
   E. 服用钙剂应空腹

4. 治疗老年性骨质疏松症的药物有 (　　)。
   A. 钙制剂 　　　　　　　　B. 甲泼尼龙
   C. 维生素 D 　　　　　　　D. 人促红细胞生成素
   E. 双膦酸盐

5. 关于双膦酸盐的禁忌证，正确的是 (　　)。
   A. 消化道溃疡者慎用 　　　　B. 低钙血症者禁用
   C. 驾驶员慎用 　　　　　　　D. 严重肾功能不全者禁用
   E. 儿童、妊娠期妇女慎用

二、分析题

1. 老年人发生骨质疏松症时，可选用哪些药物治疗？

2. 患者，女，53 岁。因发作性喘息 6 个月就诊。既往有骨质疏松病史 2 年。初步诊断：①支气管哮喘；②骨质疏松。应用泼尼松 10mg，3 次/天，口服治疗支气管哮喘。该治疗是否合理？说明原因和处置办法。

第十二章
维生素和肠外肠内营养药物

第一节 维生素类药

维生素（Vitamin）是维持机体生命活动必须的一类有机物质，也是保持机体健康的重要活性物质。维生素在体内的含量很少，但不可或缺。大部分的维生素是辅基或辅酶的组成部分，对机体的新陈代谢、生长、发育、健康有极其重要的作用。如果长期缺乏某种维生素，就会引起生理功能障碍而发生某种疾病。

现阶段发现的维生素有几十种，根据其溶解性质的不同，可分为两大类，即水溶性维生素和脂溶性维生素。前者易溶于水，在体内储存量少，不易发生中毒，一旦缺乏症状明显；后者溶于脂肪和有机溶剂，在体内储存量大，补充过多易发生中毒，症状比较隐匿。临床上的维生素制剂主要用于预防各种维生素缺乏症和一些疾病的辅助治疗。大量滥用可引发各种不良反应，应合理使用。

一、水溶性维生素

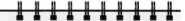

案例导入 1

案例：患者，男，29 岁。因发现口腔溃疡 4 天就诊。初步诊断：复发性口腔溃疡。给予维生素 C，0.2g，3 次/天，口服；维生素 B_2，10mg，3 次/天，口服。

讨论：该治疗方案是否合理？使用时应注意什么？

临床上常用的水溶性维生素有 B 族维生素、硫辛酸和维生素 C。B 族维生素包括维生素 B_1、维生素 B_2、维生素 B_4、维生素 B_6、维生素 B_{12}、维生素 PP、叶酸等。

维生素 B_1（Vitamin B_1）

维生素 B_1 又名硫胺素，在酵母、花生、瘦肉等食物中的含量比较丰富。药用者为人工合成品。本药在酸性环境中稳定存在，而在碱性或者中性溶液中加热可以使其迅速破坏。

【药理作用】 **1. 参与糖代谢** 维生素 B_1 在体内与焦磷酸结合成辅羧酶，参与糖代谢中丙酮酸和 α-戊二酸的氧化脱羧反应，是糖类代谢所必需的物质。缺乏时，氧化受阻形成丙酮酸、乳酸堆积，并影响机体能量供应，主要影响神经系统和心血管系统。感觉神经与运动神经均可受影响，引起多发性周围神经炎，表现为感觉异常、神经痛、四肢无力以及肌肉酸痛和萎缩等症状；心血管方面由于血中丙酮酸和乳酸增多，使小动脉扩张、舒张压下降、心肌代谢失调，出现心悸、气促、胸闷、心脏肥大、肝肺充血和周围水肿等心脏功能不全的症状。

2. 抑制乙酰胆碱酯酶分解 维生素 B_1 可抑制胆碱酯酶的分解，当维生素 B_1 缺乏时胆碱酯酶活性增强，分解乙酰胆碱增多，引起消化不良、食欲不振等胃肠功能障碍和神经冲动传导的异常。

【临床应用】维生素 B_1 临床上用于防治脚气病，也常用于神经炎、心脏病、消化不良和营养不良的辅助治疗。此外，高热、感染、甲亢、长期服用磺胺类和氟尿嘧啶等抗癌药患者，应适度补充维生素 B_1。

【不良反应及注意事项】维生素 B_1 毒性低，注射时偶见过敏反应，个别可发生过敏性休克，故除急需补充的情况外很少采用静脉注射。本药不宜与含鞣质的中药和食物合用；也不宜和氨茶碱、阿司匹林和碱性药物合用。

维生素 B_2（Vitamin B_2）

维生素 B_2 的主要来源为酵母、肝、肾与肉类，乳类中亦含有少量，药用者为人工合成品。

【药理作用与临床应用】维生素 B_2 进入机体内以黄素腺嘌呤二核苷酸（FAD）和黄素单核苷酸（FMN）两种形式存在，作为体内氧化还原反应酶类的辅酶发挥递氢作用，参与体内的代谢过程。可提高机体对蛋白质的利用率，促进生长发育，维护皮肤和细胞膜的完整性。缺乏时，可影响机体的生物氧化，使代谢发生障碍。其病变多表现为口、眼和外生殖器部位的炎症，如口角炎、唇炎、舌炎、眼结膜炎和阴囊炎等。临床上主要用于上述疾病的辅助治疗。

【不良反应及注意事项】肾功能正常情况下几乎不产生毒性。大量服用时尿呈黄色。饭后口服吸收较完全，不宜与甲氧氯普胺合用。

维生素 B_4（Vitamin B_4）

【药理作用与临床应用】维生素 B_4 是合成核酸的前体，同时为核酸的重要组成部分，在人体内参与 DNA、RNA 的合成。对细胞生长、特别是白细胞的生长具有积极的促进作用。故维生素 B_4 可以用于防治各种原因引起的白细胞减少症、急性粒细胞缺乏症，尤其是肿瘤放疗和化疗引起的白细胞减少症。

【不良反应及注意事项】正常剂量下，一般不会出现不良反应。但由于此药是核酸前体，应考虑是否有促进肿瘤发展的可能性。

维生素 B_6（Vitamin B_6）

维生素 B_6 在酵母菌、肝脏、谷粒、肉、鱼、豆类含量较多。在体内以 3 种形式即吡哆醇、吡哆醛、吡哆胺存在，且三者彼此之间可以互相转化。

【药理作用】 **1. 参与物质代谢** 维生素 B_6 在体内与 ATP 在酶的作用下转化变成具有活

性的 5-磷酸吡哆醛和 5-磷酸吡哆胺，作为氨基酸反应酶和糖原磷酸化酶的辅助因子，参与糖原和氨基酸代谢。

2. 参与烟酸的合成　5-磷酸吡哆醛可以帮助色氨酸合成烟酸。

3. 参与某些神经递质的合成　维生素 B_6 可以参与 5-羟色胺、γ-氨基丁酸、多巴胺、去甲肾上腺素等中枢性神经递质的合成。

【临床应用】临床上用于治疗婴幼儿惊厥和口服避孕药或者妊娠、抗癌药所致的剧烈恶心呕吐；也用于防治异烟肼所致的周围神经炎、失眠、中枢兴奋等；还可用于动脉粥样硬化、粒细胞减少和肝炎等的辅助治疗。

【不良反应及注意事项】一般无不良反应，长期过量服用可致严重的周围神经炎，出现神经感觉异常、步态不稳、手足麻木等症状。与左旋多巴合用时，可降低左旋多巴的疗效。

维生素 PP（vitamin PP）

维生素 PP 即抗糙皮病维生素，包括烟酸和烟酰胺两种物质。在肉类、鱼类、乳类含有较多烟酸；豆类、硬果类、大米、小麦等，也含中等量的烟酸，谷类加工越精细，维生素 PP 丢失越多。玉米中的维生素 PP 为结合型，不能被人体吸收利用，故长期食用玉米作为主食的地区容易发生维生素 PP 缺乏症。

【药理作用与临床应用】**1. 治疗糙皮病**　烟酸在体内转变成烟酰胺，构成辅酶 I（NAD^+）和辅酶 II（$NADP^+$），作为生物氧化过程中的重要的递氢体，参与糖类和脂类的代谢。缺乏时，可发生糙皮病，表现为肢体暴露部位出现对称性皮炎、口角炎、消化不良等，可出现痴呆、头痛、记忆力减退、抑郁等神经症状。

2. 扩张血管　烟酸有扩张周围血管作用，用于治疗头痛、偏头痛、耳鸣、内耳眩晕症等。

3. 其他　烟酰胺还有心脏传导阻滞、提高窦房结功能及抗快速型心律失常等作用。

> **药师提示**
>
> 以玉米为主食的地区可在玉米粉中加入 0.6% 的碳酸氢钠，烹煮后结合型的烟酸可转化为游离型易为人体利用。在玉米中加入 10% 黄豆可使其氨基酸比例改善，也可达到预防烟酸缺乏的目的。同时应进食烟酸和色氨酸丰富的膳食，如富含烟酸的食物有肝、肾、牛肉、羊肉、猪肉、鱼、花生、黄豆、麦麸、米糠、小米等。

【不良反应及注意事项】一般不良反应有脸部、颈部皮肤发红、温热、瘙痒等血管扩张反应。大剂量用药可导致腹泻、头晕、乏力、皮肤干燥、瘙痒等反应。

异烟肼与烟酰胺两者有拮抗作用，长期服用异烟肼应补充烟酰胺。

维生素 B_{12} 和叶酸见第八章。

维生素 C（Vitamin C）

维生素 C 广泛存在于动植物体内，尤其在新鲜蔬菜和水果中含量丰富，如西红柿、橙子、山楂、猕猴桃等。但在人体内无法自己合成，必须从食物中获得。药用者多由人工合成。

【药理作用】**1. 参与体内氧化还原反应**　维生素 C 作为供氢体，在体内氧化还原过程中发挥重要的作用。

（1）参与核酸合成　能促进叶酸还原为四氢叶酸，参与核酸的合成。

（2）促进铁的吸收　可以使 Fe^{3+} 还原为 Fe^{2+}，促进 Fe^{2+} 的吸收，从而有利于血红蛋白的合成。

（3）促进抗体的形成　高浓度的维生素 C 有助于食物蛋白质中的胱氨酸还原为半胱氨酸，进而合成抗体。

（4）解毒作用　可以使人体内氧化型的谷胱甘肽还原成还原型，有利于缓解铅、汞、镉等重金属物质对机体的毒害作用。

2. 参与羟化反应　羟化反应是体内许多重要物质合成和分解的必要步骤，在羟化过程中，必须有维生素 C 参与。

（1）参与胶原蛋白和组织细胞间质的合成，降低毛细血管的通透性。细胞间质的关键成分是胶原蛋白，胶原蛋白参与构成人体结缔组织，构成人体骨架，决定了皮肤的弹性，保护大脑，并且有助于人体创伤的愈合。当维生素 C 缺乏时，胶原蛋白合成障碍，组织间质成分聚集，毛细血管脆性和通透性增加，伤口不易愈合，骨骼、牙齿等容易脱落，皮下黏膜容易出血，即为"坏血病"。

（2）可增强凝血功能，加速血液凝固。

（3）可促进神经递质的合成和类固醇羟化。

3. 增强免疫功能　维生素 C 可以促进细胞和体液免疫，增强白细胞和巨噬细胞的吞噬能力，增强机体免疫能力。

【临床应用】

（1）防治"坏血病"。

（2）补充人体生理需要，增强人体抗病能力。可用于缺铁性贫血、高铁血红蛋白血症、动脉粥样硬化、各种急慢性传染病、病后恢复期、伤口不良等辅助治疗。

（3）大剂量治疗克山病所致的心源性休克。

（4）用于急慢性肝炎、中毒性肝损害的疾病，有解毒和改善肝功能的作用。

案例 1 分析

　　该方案不合理。维生素 C 具有强烈的还原性，最适宜的 pH 为 5～6，在水溶液中尤其当溶液呈碱性时易被氧化。维生素 B_2 为两性物质，其氧化性大于还原性，还具有生物碱样物质。当维生素 C 与维生素 B_2 配伍混合口服时，会发生氧化还原反应而失去应有疗效。两药不宜同时内服。可视治疗需要先服维生素 B_2，在结束疗程时再服维生素 C。

【不良反应及注意事项】长期大剂量服用维生素 C 可引起尿酸盐、半胱氨酸盐或草酸盐结石，过量服用引起腹泻、皮肤红而亮、头痛、尿频、恶心呕吐、胃痉挛等。长期服用可引起停药后坏血病，故应逐渐减量停药。维生素 C 可通过胎盘并分泌入乳汁，妊娠期妇女服用过量时，可诱发新生儿坏血病。

口服大剂量维生素 C 可干扰抗凝血药的抗凝效果。戊巴比妥、水杨酸等能增加维生素 C 的排泄；纤维素磷酸钠可促使维生素 C 代谢为草酸盐。

拓展阅读

维生素 C 的抗病毒作用

维生素 C 是一种水溶性维生素，它在人类与病毒的抗争上充当着关键性的角色，特别是在抗病毒和预防病毒性传染病方面具有很高的应用价值。目前中国逐渐跃居成为维生素 C 生产的大国，但是，中国人服用维生素 C 的平均剂量，远逊于欧美和日本。如果我们普遍认识到维生素 C 预防和治疗病毒传染病症的原理并且按量服用，就可以预防很多病毒的传播。维生素 C 的真正效用，会显示在治疗禽流感、SARS 和 AIDS 等更严重的病毒性传染病上。

二、脂溶性维生素

临床上常用的脂溶性维生素包括维生素 A、维生素 D、维生素 E 和维生素 K。

案例导入 2

案例：刘女士平日里一直精力充沛，最近出现头晕眼花、食欲不振、浑身无力的现象。原来，为达到美容目的，刘女士每天都要盲目服用近 10 粒鱼肝油来养肤，谁想皮肤未养好，却"养"出了另一种病。

讨论：请分析刘女士头昏眼花的原因是什么？对维生素服用要采取什么原则？

维生素 A（Vitamin A）

维生素 A 在动物的肝脏、乳制品和蛋黄中含量丰富。在人体内以视黄醇和视黄醛两种形式存在，其前体是 β-胡萝卜素。人体获得维生素 A 的途径主要有两种：一是来自绿色蔬菜中的 β-胡萝卜素，可在体内转化为维生素 A；二是摄取动物性食物，其中储存的维生素 A 可直接利用。

【药理作用】**1. 参与构成视觉细胞内感光物质** 眼球视网膜上有视杆细胞，其细胞内存在一种视紫红质的感光物质，此物质是由视黄醛和视觉蛋白缩合而成。视紫红质在光亮中分解，在黑暗中合成。当维生素 A 缺乏时，视紫红质合成减少，不能很好感受弱光，在黑暗处无法分辨物体，暗适应能力下降，可引起夜盲症。

2. 维持上皮细胞的正常形态和生长 维生素 A 可在体内转化为视黄酸，此物质可以调控细胞的生长和分化，维持上皮细胞的正常形态和生长。缺乏时，可引起黏膜和表皮的角化、增生和干燥。眼上皮最易受到影响，产生眼干燥症，可出现角膜角化增生、发炎和穿孔；当消化道、呼吸道和泌尿道的上皮细胞受到影响时，常可引起炎症；当皮脂腺和汗腺角化时可诱发皮肤干燥，出现毛囊丘疹和毛发的脱落。

3. 维持骨骼的正常生长发育 维生素 A 可促进蛋白质的生物合成和骨细胞的分化。当其缺乏时，成骨细胞与破骨细胞之间的平衡被打破，从而导致骨质过度增殖或骨质不吸收。

4. 其他 维生素 A 还可增强人体免疫能力和抵抗力，参与体内多种氧化过程。近年来发现视黄酸类物质有延缓或阻止癌前病变，抵抗化学致癌剂的作用。

【临床应用】维生素 A 常用于预防和治疗维生素 A 缺乏症，如夜盲症、干眼症、角膜软化、皮肤粗糙角化等；还可用于防治佝偻病和骨软化病；亦可用于恶性肿瘤的辅助治疗。婴幼儿、哺乳期和妊娠期妇女需要量增加时，可适当补充。

【不良反应及注意事项】成人一次剂量超过100万U、儿童超过30万U，即可致急性中毒，表现为异常激动、头痛、头晕、恶心、呕吐、腹泻、口腔溃疡等，小儿主要有前囟隆起、烦躁不安及轻度脑膜刺激症状等。不论成人和儿童，如连续每日服用10万U超过6个月，可致慢性中毒，表现为骨关节疼痛、皮肤瘙痒、口唇干裂、食欲不振、脱发等。故本药不能盲目服用，必须按照推荐剂量服用。当出现维生素A中毒症状时，需立即停用维生素A及含有维生素A的食物，急性症状多于一周后消失。对误服剂量过大者需及时催吐、洗胃和导泻。

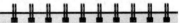

案例2分析

维生素A是脂溶性维生素，无法经肝脏排出，若过量服用则会引发头痛、头晕、食欲不振、脱发、鼻出血、贫血等症状。维生素的服用应遵循缺什么，补什么，缺几种补几种，不缺不补的原则；还要坚持间断性补充，不能一直服用。

维生素 D（Vitamin D）

目前已知的维生素D至少有10种，但临床上常用的是维生素 D_2（麦角骨化醇）和维生素 D_3（胆钙化醇）。维生素 D_2 是植物中的麦角固醇经紫外线线照射而产生，在自然界存在较少；维生素 D_3 则由大多数高级动物的表皮和真皮内含有的7-脱氢胆固醇经紫外线照射转变而成。

【药理作用与临床应用】维生素 D_2 和维生素 D_3 均无活性，必须在肝、肾中进行一定的代谢活动，才能转变成具有生理活性的化合物即 $1,25-(OH)_2-D_3$，即活性维生素D。维生素D的主要作用是增加小肠和肾脏对钙、磷的吸收提高血钙、血磷的浓度；协同甲状旁腺素和降钙素促进旧骨释放钙，维持和调节血浆正常的钙、磷浓度；促进钙在新骨的沉积，促进骨钙化和骨样组织成熟。缺乏时，小儿出现佝偻病，具体表现为易激惹、烦躁、睡眠不安、夜惊、夜哭、多汗、枕秃和方颅、肋骨串等骨骼改变；成人引起软骨病，出现骨骼疼痛、软弱无力等症状；老年人易出现骨质疏松等症。

临床主要用于佝偻病、骨软化病、老年骨质疏松疾病治疗。

【不良反应及注意事项】用药期间注意补充钙。长期大量服用，可引起高血钙、食欲不振、呕吐、腹泻，甚至出现软组织异常钙化等；妊娠期妇女过量服用维生素D，可能会造成胎儿心脏瓣膜综合征的发生。巴比妥、苯妥英钠可降低维生素 D_2 的效应，长期服用这些药物时应补给维生素D。

维生素 E（Vitamin E）

维生素E存在于各种食物中，特别是大豆油、玉米油、橄榄油等植物油和花生、核桃等坚果类含量丰富。

【药理作用】 1. 抗氧化　维生素E是人体最重要的抗氧化剂之一。能避免脂质过氧化物的产生，保护生物膜的结构和功能。缺乏时，可使红细胞膜受损而发生溶血。近年来发现维生素E可以防止不饱和脂肪酸氧化，减少组织衰老时细胞中出现的色素颗粒，增加皮肤弹性，抗击衰老。

2. 维持正常生育功能 可以促进性腺激素的分泌，增强卵巢功能，增加卵泡数量，增大黄体细胞，还可促进精子的生成和活动。缺乏时，可以出现女性不孕，孕后容易流产；男性睾丸萎缩，失去生育能力。

3. 改善脂质代谢 可改善脂质代谢，缺乏时可增加血浆胆固醇和三酰甘油（TG）的含量，导致动脉粥样硬化的发生。

4. 促进毛细血管和小血管增生 大剂量的维生素 E 还可促进毛细血管和小血管增生，改善周围循环。

【临床应用】临床常用于习惯性流产、先兆流产、不孕症、更年期综合征、外阴萎缩、早产儿溶血性贫血等；还用于动脉粥样硬化、冠心病和高脂血症等疾病的辅助治疗和抗衰老、抗癌等。

【不良反应及注意事项】长期过量服用可引起恶心、呕吐、眩晕、头痛、视物模糊、皮肤皲裂、唇炎、口角炎、腹泻、乳腺肿大、乏力等不良反应。

雌激素与维生素 E 合用时，如用量过大，疗程长，可诱发血栓性静脉炎。由于维生素 K 缺乏而引起的低凝血酶原血症患者慎用；缺铁性贫血患者慎用；降低和影响脂类吸收的药物如考来烯胺、新霉素等可干扰本药的吸收，不宜合用。

维生素 K（Vitamin K）见第八章。

（屈　飞）

第二节　肠外营养药

肠外营养（parenteral nutrition，PN），是指由胃肠外途径（通常是静脉）供给机体足够的蛋白质（氨基酸）、脂肪、糖类、维生素、微量元素、电解质和水分等。肠外营养既可作为肠内营养不足的补充，也可以作为患者唯一的营养来源。肠外营养分为完全肠外营养和部分补充肠外营养。目的是使患者在无法正常进食的状况下仍可以维持营养状况、体重增加和创伤愈合，幼儿可以继续生长、发育。静脉输注途径和输注技术是肠外营养的必要保证。

长期肠外营养可引起胆汁淤积、胆结石、肝功能异常等并发症。肠外营养期间应定期评定脏器功能、血脂和电解质状况。

临床上常用的主要有氨基酸制剂、静脉脂肪乳剂和其他肠外营养药等。

一、氨基酸制剂

氨基酸是合成蛋白质和其他生物活性物质的底物，其中有 8 种必需氨基酸不能自身合成，必须体外补充。有些在疾病时自身合成不足，须额外供给，称为条件必需氨基酸。健康成人氨基酸基本需要量是一日 0.8～1.0g/kg，在严重分解代谢、明显的蛋白质丢失或重度营养不良时，应适当增加补充量。如无特殊代谢情况的限制，可选用所含氨基酸种类完整的平衡型氨基酸溶液。对于需要肠外营养支持的重症患者，推荐在肠外营养配方中添加谷氨酰胺双肽。

已上市的复方氨基酸注射液在临床上应用广泛。其主要组分是必需氨基酸（平衡型氨基酸注射液的必需氨基酸量一般需 > 40%），也含有非必需氨基酸。按含氨基酸种类分有 3 种、6 种、9 种、14 种、15 种、17 种、18 种、20 种等；按含总氨基酸的浓度可分为 3% ～

12%不等。

复方氨基酸（18AA）〔Compound Amino Acid（18AA）〕

【药理作用及临床应用】复方氨基酸主要用于：①不能进食、进食不足或不愿进食者；②营养不良（指营养不足）者；③肝、肾功能基本正常的低蛋白血症者；④大面积烧伤、创伤、高分解代谢、蛋白丢失负氮平衡者；⑤改善外科手术前、后患者的营养状态。

【不良反应及注意事项】（1）本药滴速过快可引起恶心、呕吐、发热及头痛，也可能导致血栓性静脉炎，须缓慢输入。包装破损或药液变色浑浊等不能使用；用药时一次用完，剩余药液切勿再用。

（2）本制剂中含有抗氧化剂，偶尔引起发疹样过敏反应、肝功能损害等，应及时终止给药。

（3）本药对孕妇安全性的评价尚不明确，必须权衡利弊后，方可决定是否应用。哺乳期妇女应避免使用。

（4）对于高龄患者，由于生理功能减退，应用本药应减小剂量，或减慢给药速度。

本类药物还有复方氨基酸注射液 18AA-Ⅰ、18AA-Ⅱ、18AA-Ⅲ、18AA-Ⅴ、18AA-Ⅶ等，临床应用、不良反应及注意事项同 18AA。

复方氨基酸注射液（3AA）〔Compound Amino Acid Injection（3AA）〕

【药理作用及临床应用】用于预防和治疗各种原因引起的肝性脑病、重症肝炎和肝硬化、慢性活动性肝炎、慢性迁延性肝炎。亦可用于肝胆外科手术前后。

【不良反应及注意事项】不良反应同复方氨基酸注射液（18AA）。

（1）对重度食管静脉曲张的患者应严格控制输注速度和用量。

（2）有大量胸、腹水时，避免输入过多。

（3）非肝病使用氨基酸时要注意肝功能和精神症状的出现。

（4）妊娠及哺乳期妇女用药尚不明确。

（5）儿童患者可减量使用。老年患者易发生过敏反应，使用时应慎重。

其他应用相同的复方氨基酸注射液还有复方氨基酸注射液（9AA）、复方氨基酸注射液（18AA-N）等。

丙氨酰谷氨酰胺注射液（Alanyl-Glutamine Injection）

【药理作用及临床应用】用于接受肠外营养时需要补充谷氨酰胺的患者。

【不良反应及注意事项】（1）正确使用时，尚未见不良反应的报告。当输注速度过快时，可出现寒战、恶心、呕吐等，应立即停药。

（2）本药使用过程中应定期监测患者的肝、肾功能和酸碱平衡。严重肾功能不全（肌酐清除率<25ml/min）或严重肝功能不全的患者禁用。

（3）将本药加入载体溶液时，必须保证它们具有可配伍性，保证混合过程是在洁净的环境中进行，还应保证溶液完全混匀。

（4）孕妇及哺乳期妇女和儿童不推荐使用。

■ 药师提示

不要将其他药物加入混匀后的溶液中；本药中加入其他成分后，不能再贮藏。

二、脂肪乳剂

脂肪乳剂是一种注射剂，适用于需要高热量的患者（如肿瘤及其他恶性病）、肾损害及禁用蛋白质的患者和由于某种原因不能经胃肠道摄取营养的患者，以补充适当热量和必需脂肪酸。目前临床上常用长链脂肪乳剂和中长链脂肪乳剂两大类。

拓展阅读

脂肪乳剂的功能

传统认为脂肪乳剂有两个基本功能：为机体提供能量（每克脂肪提供 9 千卡热能）和提供必需脂肪酸。近年来临床研究显示，合理的 ω-3 和 ω-6 的比例（1∶3）有改善患者免疫功能和改善结局的作用。ω-3 脂肪乳剂可用来调节 ω-3 和 ω-6 脂肪酸的比例，是一种新型的脂肪乳剂。

长链脂肪乳包括：脂肪乳注射液（C14~24），是以静脉注射标准的大豆油为基础的脂肪乳剂；ω-3 鱼油脂肪乳注射液，是以精炼鱼油为基础的脂肪乳剂；长链脂肪乳注射液（OO），是指橄榄油和大豆油按比例混合的脂肪乳剂等。

脂肪乳注射液（C14~24）［Fat Emulsion Injection（C14~24）］

【药理作用及临床应用】 用于肠外营养补充能量及必需脂肪酸。

【不良反应及注意事项】 输入速度过快可引起体温升高，偶见发冷、恶心和呕吐等。其他不良反应较罕见，包括①即刻和早期不良反应：高过敏反应（变态反应、皮疹、荨麻疹），呼吸影响（如呼吸急促等）及循环影响（如高血压/低血压等）。溶血、网织红细胞增多、腹痛、头痛、疲倦、阴茎异常勃起等；②迟发不良反应：长期输注本药，婴儿可能发生血小板减少。偶见静脉炎、血管痛及出血倾向；③患者脂肪廓清能力减退时，可致脂肪超载综合征。

脂肪代谢功能减退的患者、新生儿和未成熟儿伴高胆红素血症或可疑肺动脉高压者应慎用本药。长期使用本药须监测血小板数目、肝功能和血清三酰甘油。本药开瓶后一次未使用完的药液应予丢弃，不得再次使用。

ω-3 鱼油脂肪乳注射液（ω-3 Fish Oil Fat Emulsion Injection）

【药理作用及临床应用】 ω-3 鱼油脂肪乳可调节 ω-3 脂肪酸和 ω-6 脂肪酸的比例，调节炎症反应，有可能减少手术并发症等。用于全身炎症反应综合征明显的重症患者、有营养风险的腹部大手术后的患者。

【不良反应及注意事项】（1）极少数患者可能感觉鱼腥味，阴茎异常勃起（极罕见）。

（2）本药有可能造成患者出血时间延长及抑制血小板聚集，因此接受抗凝治疗的患者应慎用本药。

（3）临床应用本药应在 4 周以内，当医疗需要超过 4 周时间，应由主治医师结合临床情况进行分析和评估后继续使用。

（4）其他同脂肪乳注射液（C14~24）。

中/长链脂肪乳注射液（C6~24）
［Medium and Long Chain Fat Emulsion Injection（C6~24）］

【药理作用及临床应用】用于需要接受胃肠外营养和（或）必需脂肪酸缺乏的患者。

【不良反应及注意事项】（1）使用本药后可能发生的早期不良反应有体温轻度升高、发热感、寒战等；可引起过量综合征，表现为肝肿大、脾肿大、肝功能异常、贫血、白细胞减少、血小板减少、出血倾向和出血。

（2）应定期检查血清三酰甘油、血糖、酸碱平衡、电解质、液体出入量及血常规，脂肪乳输注过程中，血清三酰甘油浓度不应超过 3mmol/L。

（3）加入多价阳离子（如钙）可能发生不相容，特别当钙与肝素结合时更是如此。

（4）对大豆或其他蛋白质高度敏感的患者慎用。

（5）只有在溶液均匀和容器未损坏时使用。

（6）本药在加入其他成分后不能继续贮存。开瓶后一次未使用完的药液应予以丢弃，不得再次使用。

中/长链脂肪乳注射液（C8~24）
［Medium and Long Chain Fat Emulsion Injection（C8~24 Ve）］

本药所含大豆油为精炼的天然产物，含不饱和脂肪的三酰甘油；中链甘油三酸酯为辛酸和癸酸甘油三酸酯的混合物。其他作用及用途类似中/长链脂肪乳注射液（C6~24）。

不良反应及注意事项同中/长链脂肪乳注射液（C6~24）。

三、其他肠外营养药

1. 维生素制剂　水溶性维生素制剂的代表产品是水乐维他（Soluvit），含 9 种水溶性维生素。脂溶性维生素制剂的代表产品是维他利匹特（Vitalipid），含 4 种脂溶性维生素。上述产品均可溶于全营养混合液或脂肪乳剂中使用。

2. 微量元素　代表产品是安达美（Addamel），10ml 能满足成人每天对铬、铜、铁、锰、钼、硒、锌、氟和碘的基本和中等需要。妊娠妇女对微量元素的需要量轻度增高，所以本药也适用于妊娠妇女补充微量元素。

3. 磷制剂　代表产品是格利福斯（Glycophos），主要成分是甘油磷酸钠，每支含磷 10mmol，可加入全营养混合液或其他液体中静滴。

拓展阅读

双腔袋和三腔袋

脂肪乳剂的物理性质不稳定，在电解质、不适当的 pH 值及高渗环境下，脂滴融合，甚至破乳。碳水化合物与某些氨基酸混合后可以分解（Maillard 反应）。存放时间过久、温度过高、光线照射以及微量元素和维生素等也会降低全营养混合液的稳定性。为简化操作，部分药厂已采用批量化生产的办法制造出双腔袋或三腔袋，分别盛有含微量元素和维生素的碳水化合物溶液、氨基酸和脂肪乳剂，中间有隔膜，互不接触。使用时只要稍加挤压，即可推开隔膜而混合成"全合一"营养液。配制方便，使用简单，保存时间延长，能满足多数患者的需要。

（屈　飞）

第三节　肠内营养药

肠内营养是指需少量消化过程或不需消化过程就能吸收的营养液，通过消化道置管（或造口）或少量多次口服的方法，为患者提供所需的营养素。肠内营养药可分为氨基酸型肠内营养剂、短肽型肠内营养剂和整蛋白型肠内营养剂。

一、氨基酸型肠内营养剂

氨基酸型肠内营养制剂主要为低脂的粉剂，可减少对胰腺外分泌系统和消化液分泌的刺激。

肠内营养粉（AA）［Enteral Nutritional Powder（AA）］

【药理作用及临床应用】具有良好的营养作用，侧重于消化道有部分功能的患者，如术后吻合口瘘（咽部瘘、食管瘘、胃瘘、结肠瘘等）、胰腺炎的恢复期、短肠综合征的患者、炎性肠道疾患（克罗恩病、溃疡性结肠炎）等。

【不良反应及注意事项】少见腹胀、腹痛和腹泻。

（1）非供静脉使用；不得用50℃以上的热水配制营养剂；请依医师或营养师指示使用。

（2）糖尿病患者应注意控制和监测血糖；肝肾功能异常者慎用；不宜用于儿童。

（3）本药可室温保存，配制好的制剂可在室温下贮藏8小时，配制后冰箱中（4~8℃）可贮藏48小时。

谷氨酰胺颗粒剂（Glutamine Granules）

【药理作用及临床应用】谷氨酰胺为肠黏膜修复和免疫细胞增殖所需要的营养素。本药用于需要补充谷氨酰胺的患者。

【不良反应及注意事项】未见不良反应报道。对于代偿性肝功能不全的患者，定期监测肝功能。本药水溶液在室温中每天分解量约为1%～2%，加入肠内营养剂后，24小时内使用。

二、短肽型肠内营养药

短肽型肠内营养制剂所含的蛋白质为蛋白水解物，营养液中的短肽可经小肠黏膜刷状缘的肽酶水解后进入血液，容易被机体利用。

短肽型肠内营养粉（Short Peptide Enteral Nutrition Powder）

【药理作用及临床应用】本药主要成分为：水解乳清蛋白、麦芽糊精、植物油、矿物质、维生素和微量元素等。具有良好的营养作用，可提供优质蛋白质，热量/氮的比例高。与单纯含有氨基酸的食物相比，其脂肪吸收率更高。

适用于有胃肠功能或部分胃肠道功能而不能或不愿意吃足够数量的常规食物的患者。如代谢性胃肠道功能障碍、危重疾病、营养不良病人的手术前喂养、肠道准备等。本药能用于糖尿病患者。

【不良反应及注意事项】（1）使用本药可能会出现腹泻、腹痛等胃肠道不适反应。

（2）本药不能经静脉输注。

（3）严重糖代谢异常的患者、严重肝肾功能不全的患者慎用。

三、整蛋白型肠内营养药

整蛋白型肠内营养制剂进入胃肠道后可刺激消化腺体分泌消化液，帮助消化和吸收。

肠内营养乳剂（TP）〔Enteral Nutritional Emulsion（TP）〕

【药理作用及临床应用】本药含适量谷氨酰胺，为肠黏膜细胞增殖所必需。适用于有胃肠道功能或部分胃肠道功能，而不能或不愿进食足够数量的常规食物以满足机体营养需求的应进行肠内营养治疗的患者。

【不良反应及注意事项】摄入过快或严重超量时可能会出现恶心、呕吐、腹泻和腹痛等胃肠道不适反应。

严禁经静脉输注；溶解配制时应谨慎操作以保证产品的卫生；溶解配制好的产品应尽量一次用完，若有剩余，应置于加盖容器中，于4℃条件下保存，但不得超过24小时；严重糖代谢异常的患者慎用；严重肝肾功能不全的患者慎用。

（屈 飞）

重点小结

维生素分为水溶性维生素和脂溶性维生素。维生素缺乏的原因主要是由于摄入不足。维生素的共同特点是：①以其本体形式或以能被机体利用的前体形式存在于天然食物中；②大多在体内不能合成，也不能大量贮存在机体组织中，必须由食物提供；③需要量小，但在调节物质代谢过程中起重要作用；④不构成机体原料，不能提供能量，常以辅酶或辅基形式参与反应。

肠外营养药是经静脉途径供应患者所需要的营养要素，包括热量（碳水化合物、脂肪乳剂）、必需和非必需氨基酸、维生素、电解质及微量元素，常用的主要有氨基酸制剂、静脉脂肪乳剂和其他肠外营养药等。肠内营养药适用于有胃肠道功能或部分胃肠道功能而不能或不愿吃足够数量的常规食物，以满足机体营养需求的肠内营养治疗的患者，可分为氨基酸型肠内营养药、短肽型肠内营养药和整蛋白型肠内营养药。

目标检测

一、选择题

1. 与缺乏维生素 D 有关的病症是（   ）。
   A. 口角炎　　　B. 脚气病　　　C. 坏血病　　　D. 佝偻病　　　E. 夜盲症
2. 维生素 B_2 在体内可转化的成分是（   ）。
   A. NAD^+　　　B. CoASH　　　C. TPP　　　D. FAD　　　E. PLP
3. 缺乏后引起坏血病的维生素是（   ）。
   A. 维生素 C　　　B. 维生素 PP　　　C. 维生素 K　　　D. 维生素 E　　　E. 维生素 B_{12}
4. 在人体内可由胆固醇转化来的维生素是（   ）。

A. 维生素 A   B. 维生素 D   C. 维生素 K   D. 维生素 E   E. 维生素 B_{12}

5. 与血液凝固有关的维生素是（　　）。

A. 维生素 A   B. 维生素 D   C. 维生素 K   D. 维生素 E   E. 叶酸

6. 在以精米白面为主的人群中最易缺乏的维生素是（　　）。

A. 烟酸   B. 硫氨酸   C. 泛酸   D. 核黄素   E. 维生素 B_{12}

二、综合分析题

患儿，女孩，11 个月，因睡眠不安 2 个月就诊。问诊发现：患儿 2 个月前起出现睡眠不安，夜间为重，经常夜间醒来哭闹。白天患儿烦躁，不易安慰。爱出汗，夜间为重。该患者的初步诊断及给药方案？

第十三章

抗病原微生物药物

学习目标

1. **掌握** 抗生素、抗菌谱、抑菌药、杀菌药、耐药性的基本概念；青霉素类、头孢菌素类、大环内酯类的抗菌作用、临床应用、不良反应及使用注意事项；喹诺酮类的抗菌作用特点、临床应用、不良反应及使用注意事项。

2. **熟悉** 抗菌作用的机制；其他 β-内酰胺类、氨基糖苷类、四环素类及氯霉素的抗菌作用特点、临床应用、不良反应及使用注意事项；磺胺类、甲硝唑、甲氧苄啶的抗菌作用特点、临床应用、主要不良反应及其防治；一线抗结核药异烟肼、利福平、吡嗪酰胺、乙胺丁醇等的作用特点、不良反应及使用注意事项；常用抗真菌药、抗病毒药的特点和应用；抗菌药物应用的基本原则。

3. **了解** 细菌耐药性产生的机制及交叉耐药的概念；林可霉素类、多黏菌素类、万古霉素和去甲万古霉素、替考拉宁、杆菌肽的作用特点和应用；呋喃妥啶和呋喃唑酮、其他常用抗结核药物的特点；抗生素、抗结核药的合理应用原则；抗艾滋病药分类及常用药物。

病原微生物包括细菌、真菌、病毒、衣原体、支原体、立克次体、螺旋体等。由病原微生物所致的感染性疾病遍布临床各科，其中细菌性感染最为常见，因此抗菌药物也就成为临床应用最广泛的药物之一。抗菌药物包括抗生素和人工合成的抗菌药，是抗病原微生物药物中发展最快，上市品种最多的一类药物。抗菌药物是把双刃剑，它的应用治愈并挽救了许多患者的生命，但与此同时也出现了由于不合理应用导致的不良后果，如不良反应增多、细菌耐药性增加以及药源性疾病等，给患者健康乃至生命造成重大影响。所以，有效掌握此类药物知识，对指导临床合理用药具有重要意义。

拓展阅读

传染病

《中华人民共和国传染病防治法》将传染病分甲、乙、丙三类。甲类传染病是指鼠疫、霍乱；乙类传染病是指传染性非典型肺炎、艾滋病、病毒性肝炎、脊髓灰质炎、人感染高致病性禽流感、麻疹、流行性出血热、狂犬病、流行性乙型脑炎、登革热、炭疽、细菌性和阿米巴性痢疾、肺结核、伤寒和副伤寒、流行性脑脊髓膜炎、百日咳、白喉、新生儿破伤风、猩红热、布鲁菌病、淋病、梅毒、钩端螺旋体病、血吸虫病、疟疾；丙类传染病是指流行性感冒、流行性腮腺炎、风疹、急性出血性结膜炎、麻风病、流行性和地方性斑疹伤寒、黑热病、包虫病、丝虫病，除霍乱、细菌性和阿米巴性痢疾、伤寒和副伤寒以外的感染性腹泻病。

第一节 抗菌药物概述

　　化学治疗（chemotherapy，化疗）是指对病原微生物、寄生虫及恶性肿瘤细胞所致疾病的药物治疗的统称。抗病原微生物药、抗寄生虫药、抗恶性肿瘤药统称为化疗药物。

　　在应用抗病原微生物药物治疗感染性疾病的过程中，要注意机体、药物、病原体三者之间的相互关系，见图 13-1。抗病原微生物药物的作用是阻止疾病的发展，为机体彻底消灭或清除病原体创造条件，但若使用不当可导致不良反应的产生，危害机体健康；而病原微生物在与药物的接触中也会产生耐药性，使药物治疗失败，因此合理使用抗病原微生物药物具有非常重要的意义。

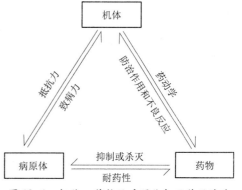

图 13-1　机体、药物及病原体相互作用关系

一、常用术语

　　1. 抗菌谱（antibacterial spectrum）　是指药物抑制或杀灭病原菌的范围，分为窄谱和广谱。窄谱（narrow spectrum）指仅对单一菌种或单一菌属有抗菌作用，如青霉素类、异烟肼等。广谱（broad spectrum）指不仅对多数革兰阳性、革兰阴性细菌有抗菌作用，还对某些衣原体、支原体、立克次体、螺旋体及原虫等也有抑制作用，如四环素类、氯霉素等。

　　2. 抗菌活性（antibacterial activity）　指抗菌药物抑制或杀灭病原菌的能力。临床上常用 MIC 和 MBC 评价抗菌药物的抗菌活性。能抑制培养基内细菌生长的最低浓度称最低抑菌浓度（minimal inhibitory concentration，MIC）；能够杀灭培养基内细菌的最低浓度称最低杀菌浓度（minimal bactericidal concentration，MBC）。

　　3. 抑菌药（bacteriostatic drugs）　指仅能抑制病原菌生长繁殖而无杀灭作用的药物，如大环内酯类、氯霉素、四环素及磺胺类药等。

　　4. 杀菌药（bacteriostatic drugs）　指不仅能抑制且能杀灭病原菌的药物，如青霉素类、头孢菌素类及氨基糖苷类抗生素等。

　　5. 化疗指数（chemotherapeutic index，CI）　是评价化疗药物安全性的重要指标。通常用药物半数致死量（LD_{50}）与半数有效量（ED_{50}）的比值来表示，即 $CI = LD_{50}/ED_{50}$。化疗指数越大，表明疗效越高，毒性越低，用药越安全。但并非绝对，如青霉素类，几乎无毒性，却有可能引起过敏性休克的危险。

　　6. 抗菌后效应（postantibiotic effect，PAE）　也称抗生素后效应，是指细菌与抗菌药物短暂接触后，虽然抗菌药物血清浓度降至最低抑菌浓度以下或已消失，细菌的生长繁殖仍受到持续抑制的现象。PAE 是评价抗菌药物活性的重要指标之一，几乎所有的抗菌药物都有不同程度的 PAE。

二、抗菌药物的作用机制

　　细菌维持其生长繁殖，有赖于完整的结构和正常的代谢功能。根据抗菌药物对病原菌结构与功能的干扰环节不同，将抗菌药物的作用机制分为以下几类，见图 13-2。

　　1. 抑制细菌细胞壁合成　细菌细胞壁位于细菌的最外层，厚而坚韧，革兰阳性菌细胞

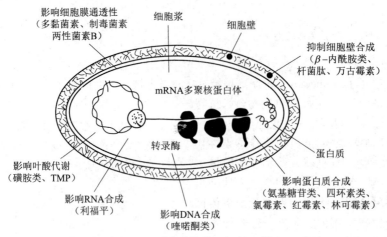

图 13-2　抗菌药物作用机制示意图

壁主要结构成分是黏肽。细菌细胞壁不但能保持细菌的外形，还能抵抗菌体内外强大的渗透压差，具有保护和维持细菌正常形态的功能。青霉素类、头孢菌素类、万古霉素等抗生素通过影响黏肽合成的不同环节而影响细菌细胞壁的合成，造成新生细菌细胞壁缺损，由于菌体内渗透压较高，使水分渗入，加上自溶酶的作用，致使细菌膨胀、变形、破裂、溶解而死亡。

2. 增加胞浆膜的通透性　细菌胞浆膜是由类脂质和蛋白质分子构成的一种半透膜，具有渗透屏障和运输物质的功能。多黏菌素类和两性霉素 B 等抗生素能选择性地与病原菌胞浆膜中的磷脂或类固醇类物质结合，使胞浆膜通透性增高，导致菌体内的蛋白质、核苷酸、无机盐离子等重要营养物质外漏，造成细菌死亡。

3. 抑制细菌蛋白质合成　抑制蛋白质合成的抗生素主要有氨基糖苷类、四环素类、大环内酯类和氯霉素等。大环内酯类、氯霉素、林可霉素与细菌核蛋白体 50S 亚基结合，四环素与核蛋白体 30S 亚基结合，使肽链的形成和延伸受阻，从而抑制蛋白质的合成；氨基糖苷类与细菌核蛋白体 30S 亚基结合，影响蛋白质合成的全过程而呈杀菌作用。抗菌药物对细菌的核蛋白体有高度的选择性，一般不影响哺乳动物蛋白质合成。

4. 抑制细菌核酸代谢　喹诺酮类药物抑制细菌 DNA 回旋酶而影响细菌 DNA 的合成。利福平抑制以 DNA 为模板的 RNA 多聚酶，妨碍细菌细胞的生长繁殖，从而呈现抗菌作用。

5. 影响细菌叶酸代谢　磺胺类及甲氧苄啶可分别通过抑制细菌二氢叶酸合成酶与二氢叶酸还原酶，妨碍细菌叶酸代谢，最终影响细菌核酸合成，从而抑制细菌生长繁殖。

三、细菌耐药性及其产生机制

（一）耐药性

耐药性（resistance）又称抗药性，是指病原体对抗菌药物的敏感性降低甚至消失，需要增加剂量才能达到原来的药效。

1. 固有耐药性（intrinsic resistance）　又称为天然耐药性，是由细菌染色体基因决定而代代相传的耐药性，其与抗菌药物的使用与否无关，如肠道杆菌对青霉素类的耐药。

2. 获得耐药性（acquired resistance）　是细菌与药物反复接触后对药物的敏感性降低或消失，大多由质粒介导，亦可由染色体介导。细菌对抗菌药物的耐药大多数属于此种。

（二）耐药性产生的机制

1. 产生灭活酶　灭活酶有两种：①水解酶，如 β-内酰胺酶，可水解青霉素类和头孢菌

素类的 β-内酰胺环，药物因结构破坏而失去药效；②合成酶（钝化酶），如乙酰化酶、磷酸化酶、核苷化酶等，可催化某些化学基团结合到药物分子上，使药物失活。氨基糖苷类抗生素的化学结构就易被乙酰化酶改变从而失去抗菌活性。

2. 改变药物作用的靶位 抗菌药物对细菌的原始作用靶点称靶位。若此部位发生结构或位置变化，则药物不能与靶位结合，细菌即可产生耐药性。如对链霉素耐药的细菌，是由于菌体内核蛋白体 30S 亚基上链霉素作用靶点 P10 蛋白发生构象变化，使链霉素不能与之结合而发生耐药。

3. 降低细胞膜的通透性 细菌细胞膜结构发生改变，膜孔蛋白构型改变或数量减少，导致药物不易渗透至菌体内，而使药物难以发挥抗菌作用。如 β-内酰胺类、四环素类、氯霉素等抗生素的耐药菌株即可通过此途径产生耐药。

4. 主动转运泵作用 有些耐药的细菌具有主动转运泵，可将进入细菌体内的药物泵出菌体外，使药物在菌体内浓度降低而耐药。

5. 细菌改变代谢途径 细菌对磺胺类抗菌药的耐药性可能与细菌改变叶酸代谢途径，通过产生大量的对氨苯甲酸（PABA），或直接利用外源性叶酸生成二氢叶酸有关。

拓展阅读

超级细菌

"超级细菌"是对所有抗生素有耐药性细菌的统称。"超级细菌"是由普通细菌变异而成的，人类和动物由于滥用抗生素，细菌为躲避抗生素的作用不断改变结构，从而形成了"超级细菌"。近年来在一些国家和地区相继发现了"超级细菌"，超级细菌对多种抗生素耐药，目前尚无特效药物。因此，必须慎用和合理使用抗生素，避免和（或）延缓耐药性的产生。

（秦志华）

第二节 抗生素

抗生素（antibiotics）是由微生物（包括细菌、真菌、放线菌等）产生，能抑制或杀灭其他微生物的物质。抗生素分为天然品和人工合成品，前者由微生物产生，后者是对天然抗生素进行结构改造获得的部分合成产品。

一、β-内酰胺类

β-内酰胺类抗生素是指化学结构中具有 β-内酰胺环的一大类抗生素，包括青霉素类、头孢菌素类以及其他非典型 β-内酰胺类抗生素等，见图 13-3。β-内酰胺类抗生素大多为繁殖期杀菌药，通过抑制细菌细胞壁的合成，导致细菌细胞壁缺损，而发挥抗菌作用。近年来细菌耐药性日趋严重，使青霉素类及其同类抗生素的临床疗效受到一定影响，但由于青霉素类抗生素具有杀菌作用、毒性低、治疗敏感菌所致感染仍具满意疗效，因此该类药物仍在临床上占有重要地位。

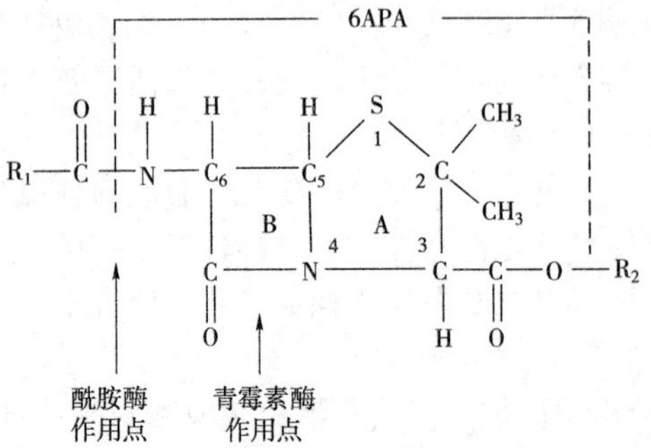

青霉素类的化学结构

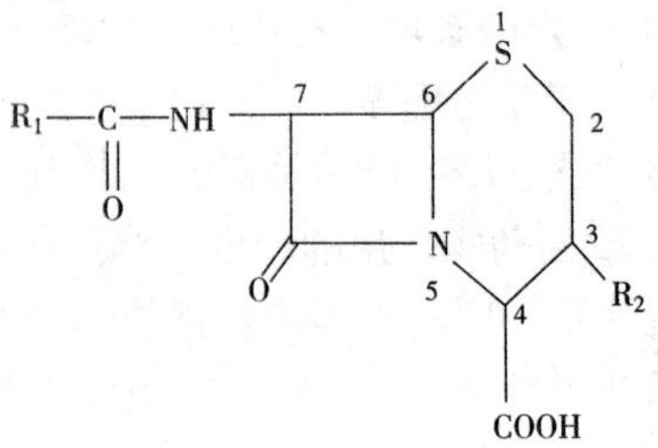
头孢菌素类的化学结构

图 13-3 青霉素类和头孢菌素类的化学结构

（一）青霉素类

案例导入 1

案例：患者，徐某，女，26 岁。患者于 3 天前不慎钉子刺破手指，有明显出血，自行包扎处理。1 天前出现张口困难、颈项强直胸闷、言语不清等现象，此后反复发作，次数频繁，查体肌张力明显增高。

处方：注射用水	2ml	
青霉素 G 钠	80 万单位	肌内注射
5% 葡萄糖注射液	50ml	
苯巴比妥钠	100mg 必要时	肌内注射

讨论：该患者考虑何种疾病？用药是否合理？

青霉素类药物根据其来源不同，分为天然青霉素类和半合成青霉素类。

1. 天然青霉素 青霉素 G（Penicillin G）又称苄青霉素（Benzylpenicillin），是最早应用于临床的抗生素。

本药为有机酸，常用其钠盐或钾盐。干燥粉末在室温中保存数年仍有抗菌活性，溶于水后，性质极不稳定，易被酸、碱、醇、氧化剂、金属离子分解破坏。不耐热，在室温中放置 24 小时，大部分降解失效，产生具有抗原性的青霉烯酸和青霉噻唑，易引起过敏反应，故临床应现用现配。

拓展阅读

抗生素与抗菌素

1929 年发现青霉素以后，将由微生物产生且能够抵抗其他微生物的物质命名为抗生素。早期发现的抗生素只能用来治疗由细菌引起的疾病，并不能抵抗所有微生物，因此 20 世纪 50 年代将抗生素改名为抗菌素。随着科学的发展，目前应用于全世界的抗生素品种总数达到 400 种以上，常用的有 100 多种。这些抗生素除了抗菌以外，在抗肿瘤、抗病毒、抗寄生虫和昆虫等领域也有较快发展。因此又法定使用抗生素这一名词，而不用“抗菌素”。

【体内过程】青霉素 G 不耐酸，口服易被胃酸及消化酶破坏，吸收少且不规则，临床一般采用肌内注射或静脉滴注给药，吸收快而完全，$t_{1/2}$ 约为 0.5～1.0 小时。主要分布于细胞外液，且广泛分布于关节腔、浆膜腔、间质液、淋巴液、中耳液及各组织，不易透过血脑屏障，但脑膜有炎症时药物渗入量增多，脑脊液中可达有效浓度。几乎全部以原形从肾脏排泄，90% 经肾小管分泌。丙磺舒与青霉素 G 竞争肾小管分泌，可减慢青霉素 G 的排泄，延长其作用时间。

【抗菌作用】青霉素 G 对繁殖期敏感菌有强大的杀菌作用，属窄谱抗生素。可杀灭下列敏感菌：①G^+ 球菌，如链球菌、肺炎球菌、敏感的葡萄球菌等；②G^+ 杆菌，如白喉杆菌、破伤风杆菌、炭疽杆菌、产气夹膜杆菌、乳酸杆菌等；③G^- 球菌，如脑膜炎奈瑟菌、淋病奈瑟菌等；④螺旋体，如梅毒、钩端螺旋体、回归热螺旋体等；⑤放线菌。青霉素 G 对大多数的 G^- 杆菌不敏感，对立克次体、支原体、真菌、病毒无效。

青霉素 G 与细菌胞浆膜上青霉素结合蛋白（PBPs）结合，抑制转肽酶活性，阻止黏肽合成，造成细胞壁缺损，使菌体细胞破裂而死亡。对革兰阳性菌作用强，对革兰阴性菌作用弱；由于哺乳动物的细胞无细胞壁，对人毒性小。

青霉素 G 对 β-内酰胺酶不稳定，金黄色葡萄球菌等产酶细菌对青霉素类耐药。

【临床应用】首选用于敏感 G^+ 球菌、G^+ 杆菌、G^- 球菌、螺旋体等所致的感染。

（1）G^+ 球菌感染　化脓性链球菌引起的咽炎、扁桃体炎、丹毒、猩红热、蜂窝织炎等；草绿色链球菌引起的心内膜炎；肺炎球菌引起的大叶性肺炎、脓胸、中耳炎等。

（2）G^+ 杆菌感染　白喉、破伤风、气性坏疽等，但应加用相应抗毒血清以中和外毒素。

（3）G^- 球菌感染　脑膜炎奈瑟菌引起的流行性脑脊髓膜炎，不产酶淋病奈瑟菌引起的淋病。

（4）螺旋体感染　钩端螺旋体病、梅毒、回归热等。

（5）放线菌病　局部肉芽肿样炎症、脓肿、多发性瘘管及肺部感染等。

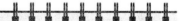

案例 1 分析

该患者为破伤风。用药不合理，破伤风杆菌产生的破伤风毒素是侵袭神经系统导致牙关紧闭、阵发性痉挛、强直性痉挛的主要原因。所以本病要同时给予破伤风抗毒素进行治疗，并且应用之前做要皮试。

【不良反应及注意事项】（1）过敏反应　是青霉素 G 最主要的不良反应。常见有药疹、药热、皮炎、关节肿痛、血管神经性水肿、血清病样反应等。严重者可致过敏性休克，发生率 5～10/10 万。表现为喉头水肿、支气管痉挛、胸闷、心悸、呼吸困难、血压下降、循环衰竭、意识丧失、昏迷等，抢救不及时可致死亡。过敏反应主要是由青霉素 G 的降解产物以及青霉素 G 与 6-APA 高分子聚合物等致敏原所致。

为了预防过敏性休克的发生，使用青霉素类时应注意以下预防措施：①用药前应详细询问过敏史，对青霉素类过敏者禁用，有其他药物过敏史者应慎用；②用药之前必须对青霉素类药物进行皮肤过敏试验，阳性反应者禁用。治疗过程中如更换批号或停药三天以上者应重做皮试；③避免患者饥饿时注射及局部用药；④现用现配；⑤作好急救准备。一旦出现过敏性休克，立即给患者皮下注射或肌内注射 0.5～1.0 mg 肾上腺素，严重者静脉注射，可加用糖皮质激素类药物和抗组胺药物，必要时采取人工呼吸、给氧等。

（2）赫氏反应　青霉素G治疗梅毒或钩端螺旋体病时，可出现症状加剧现象，一般发生于治疗开始后6~8小时，表现为全身不适、寒战、发热、咽痛、头痛及心动过速等症状，严重者可危及生命，可能与螺旋体抗原与相应抗体形成免疫复合物或螺旋体被杀灭裂解后释放内毒素有关。

（3）其他　肌内注射青霉素钾盐可产生局部疼痛、硬结或周围神经炎；大剂量青霉素钾盐或钠盐静脉给药易致高血钾、高血钠症；鞘内注射可引起脑膜或神经刺激症状，产生肌肉痉挛性抽搐、昏迷等症状。

2. 半合成青霉素类　由于天然青霉素类存在有抗菌谱窄、不耐酸、不耐酶等缺点，因此，通过改变天然青霉素G的侧链可获得一系列的半合成青霉素类药物。根据其特点可分为五类：耐酸、耐酶、广谱、抗铜绿假单胞菌、抗革兰阴性菌等。半合成青霉素类药物的作用机制、不良反应与青霉素G相似，抗菌活性均不及天然青霉素G，并与青霉素G存在交叉过敏反应。本类药物分类和作用特点，见表13-1。

表 13-1　半合成青霉素类药物的分类和作用特点

分类及代表药物	作用特点	不良反应
耐酸青霉素类 青霉素 V（penicillin V） 丙匹西林（propicillin） 非奈西林（phenethicillin）	可口服，对耐药金黄色葡萄球菌无效，主要用于革兰阳性菌引起的轻度感染	胃肠道反应
耐酶青霉素类 苯唑西林（oxacillin） 双氯西林（dicloxacillin） 氟氯西林（flucloxacillin）	可口服，主要用于耐青霉素G金黄色葡萄球菌感染	胃肠道反应、皮疹
广谱青霉素类 氨苄西林（ampicillin） 阿莫西林（amoxicillin） 海他西林（hetacillin） 酞氨西林（talampicillin）	可口服，对 G^+、G^- 菌均有杀菌作用，对 G^- 菌作用优于青霉素G，对铜绿假单胞菌无效。氨苄西林用于脑膜炎奈瑟菌、肺炎链球菌及流感嗜血杆菌引起的脑膜炎治疗；可用于幽门杆菌引起的消化性溃疡及伤寒、副伤寒的治疗	胃肠道反应、皮疹
抗铜绿假单胞菌广谱青霉素类 羧苄西林（carbenicibillin） 哌拉西林（piperacillin） 磺苄西林（sulbenicillin） 替卡西林（ticarcillin） 呋苄西林（furbenicilllin） 美洛西林（mezlocillin）	G^+、G^- 菌均有效，不耐酸，仅供注射用。对铜绿假单胞菌、变形杆菌作用强大。用于铜绿假单胞菌及大肠杆菌所引起的各种感染。哌拉西林抗铜绿假单胞菌强度为羧苄西林的4~16倍	大剂量神经毒性、皮疹、胃肠道反应
抗革兰阴性杆菌青霉素类 美西林（mecillinam） 替莫西林（temocillin） 匹美西林（pivmecillinam）	对革兰阴性菌产生的 β-内酰胺酶稳定，对铜绿假单胞菌无效。主要用于革兰阴性菌引起的尿路感染、软组织感染。	胃肠道反应、皮疹、嗜酸性细胞增多

（二）头孢菌素类

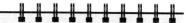

> **案例导入 2**
>
> 案例：患者，女，1 岁。因发热、咳嗽 2 天就诊，既往有维生素 D 缺乏性佝偻病病史 3
> 个月。诊断：急性支气管炎；维生素 D 缺乏性佝偻病。
>
> 　　处方：氯化钠注射液　　　　　　　20ml
> 　　　　　注射用头孢曲松钠　　　　　0.5g　静脉滴注　1 次/天
> 　　　　　5% 葡萄糖注射液　　　　　　50ml
> 　　　　　10% 葡萄糖酸钙注射液　　　5ml　静脉滴注　1 次/天
>
> **讨论**：本处方是否合理，为什么？

　　头孢菌素类（Cephalosporin Antibiotics）是一类半合成抗生素，其母核为 7-氨基头孢烷酸（7-ACA），由头孢菌素 C 裂解获得。头孢菌素类抗生素化学结构中含有与青霉素类相同的 β-内酰胺环，作用机制与青霉素类相似，也能与细菌细胞膜上的不同 PBPs 结合，干扰细菌细胞壁合成，为杀菌药。具有抗菌谱广、抗菌作用强、对 β-内酰胺酶较稳定、临床疗效高、过敏反应较青霉素类少见等优点。常用药物有 30 多种，根据开发年代和作用特点不同，可分为四代。

　　1. 第一代头孢菌素类　药物有头孢噻吩（Cefalothin）、头孢唑林（Cefazolin）、头孢氨苄（Cefalexin）、头孢拉定（Cefradine）等。其特点是：①对革兰阳性菌包括耐药金黄色葡萄球菌的抗菌作用强于第二至第四代；②对革兰阴性菌作用弱，对铜绿假单胞菌、厌氧菌无效；③对金黄色葡萄球菌产生的 β-内酰胺酶稳定性高，但稳定性远比二至四代头孢菌素类药物差；④组织穿透力差，脑脊液浓度低；⑤对肾脏有一定的毒性。主要用于耐药金黄色葡萄球菌及敏感菌所致的轻、中度感染，如呼吸道、尿路感染及皮肤、软组织感染等。

　　2. 第二代头孢菌素类　药物有头孢呋辛（Cefuroxime）、头孢孟多（Cefamandole）、头孢克洛（Cefaclor）、头孢丙烯（Cefprozil）、头孢替安（Cefotiam）等。其特点是：①对革兰阳性菌作用比第一代稍弱；②对革兰阴性菌作用比第一代明显增强，对铜绿假单胞菌无效，对部分厌氧菌有效；③对多种 β-内酰胺酶比较稳定；④肾脏毒性较第一代小。主要用于敏感菌，尤其是产酶耐药的革兰阴性菌所致的呼吸道感染、胆道感染、骨关节感染及皮肤软组织感染、泌尿道感染、妇产科感染及耐青霉素淋病奈瑟菌感染等。

　　3. 第三代头孢菌素类　药物有头孢噻肟（Cefotaxime）、头孢曲松（Ceftriaxone）、头孢他啶（Ceftazidime）、头孢哌酮（Cefoperazone）等。其特点是：①对革兰阳性菌作用不及一、二代；②对革兰阴性杆菌作用明显超过一、二代，对铜绿假单胞菌及厌氧菌均有较强作用；③对各种 β-内酰胺酶稳定；④体内分布广，组织穿透力强，在脑脊液中能达到有效浓度；⑤对肾脏基本无毒性。主要用于耐药革兰阴性杆菌引起的严重感染如严重肺炎、败血症、脑膜炎及铜绿假单胞菌感染等。

　　4. 第四代头孢菌素类　药物有头孢匹罗（Cefpirome）、头孢吡肟（Cefepime）、头孢利定（Cefelidin）、头孢噻利（Cefoselis）等。其特点是：①对革兰阳性菌的作用比第三代增强；②对革兰阴性菌的抗菌作用与第三代相似或略强，对铜绿假单胞菌作用强，对厌氧菌有抗菌活性，抗菌谱更为广泛；③对 β-内酰胺酶高度稳定；④无肾脏毒性。主要用于对第三代头孢菌素类耐药的细菌引起的感染，特别是威胁生命的严重革兰阴性杆菌感染。

药师提示

为提高疗效，第四代头孢菌素类在治疗铜绿假单胞菌感染时，可配合选用抗铜绿假单胞菌的广谱青霉素类或氨基糖苷类抗生素；厌氧菌混合感染可合用甲硝唑。

【不良反应及注意事项】（1）过敏反应　多见皮疹和药热等，严重者可发生过敏性休克。对青霉素类过敏者约有 5% ~ 10% 对头孢菌素类也过敏。

（2）肾毒性　第一代头孢菌素类大剂量使用时有肾毒性，第二代头孢菌素类肾毒性较第一代轻。与氨基糖苷类抗生素合用时肾毒性增强，注意肾功能的检查。

（3）菌群失调　第三代、第四代头孢菌素类长期使用可引起二重感染。

（4）其他　头孢孟多、头孢哌酮可致低凝血酶原血症或血小板减少，患者可有出血症状，可用维生素 K 和新鲜血浆治疗。

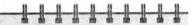

案例 2 分析

该处方不合理，注射用头孢曲松钠与含钙注射液同时使用可发生严重不良反应甚至导致死亡。含钙注射液包括复方氯化钠注射液、复方乳酸钠葡萄糖注射液、葡萄糖酸钙注射液、复方乳酸钠注射液。如需使用两类药物，须间隔给药，或改用口服钙剂的办法。

（三）非典型 β-内酰胺类

非典型 β-内酰胺类具有 β-内酰胺环和另一杂环（头霉素类除外），而仅有 β-内酰胺环的化合物则称为单环类。

1. 头霉素类　化学结构与头孢菌素类相似，故也可将其列为第二代头孢菌素类。头霉素类药物有头孢西丁（Cefoxitin）、头孢美唑（Cefmetazole）、头孢替坦（Cefotetan）等，目前广泛使用的是头孢西丁。其抗菌谱广，对革兰阴性杆菌尤其是肠杆菌科细菌作用强，对各种厌氧菌有良好作用，但对铜绿假单孢菌无效。临床可用于盆腔、腹腔和妇科的需氧和厌氧菌的混合感染。

2. 碳青霉烯类　药物有亚胺培南（Imipenem，亚胺硫霉素）和美罗培南（Meropenem）等。本类抗生素抗菌谱广，对多数革兰阳性和革兰阴性菌有效，对厌氧菌有强效（亚胺培南作用最强）；对 β-内酰胺酶高度稳定，且有抑制 β-内酰胺酶的作用。亚胺培南在体内易被肾脱氢肽酶水解失活，故需与此酶的特异性抑制剂西司他丁合用。临床主要用于多重耐药菌引起的严重感染及严重需氧菌和厌氧菌所致的混合感染。

美罗培南为新型碳青霉烯类抗生素。其特点是对肾脱氢肽酶稳定，不被水解，故可单独使用；抗菌谱比亚胺培南更广，抗菌活性强，对多种酶稳定，耐药菌极少；毒性低，耐受性好。主要用于敏感菌引起的中、重度及难治性感染。

拓展阅读

西司他丁

西司他丁是一种化学品，为肾肽酶抑制剂，和碳青霉烯类抗生素如亚胺培南配伍使用，因其对肾肽酶的特异性抑制，使后者免受肾肽酶的降解，提高了亚胺培南的活性。西司他丁钠和亚胺培南（1 : 1）的合剂为泰能（Tienan；Primaxin）。

3. 氧头孢烯类 主要包括拉氧头孢（Latamoxef）和氟氧头孢（Flomoxef），拉氧头孢抗菌谱与抗菌活性与第三代头孢菌素类相似，对多种革兰阴性杆菌及厌氧菌作用强，耐β-内酰胺酶。由于用药后可致明显的出血（有时是致命的），故临床上较少应用。

4. 单环β-内酰胺类抗生素 氨曲南（Azthreonam）是人工合成的第一个应用于临床的单环β-内酰胺类抗生素。抗菌谱窄，对革兰阴性杆菌作用强，对革兰阳性球菌、厌氧菌无效，对革兰阴性杆菌产生的β-内酰胺酶高度稳定。由于其抗菌谱与氨基糖苷类相似而无氨基糖苷类的肾毒性，可作为氨基糖苷类替代药选用。本药不良反应少，毒性低，与青霉素类及头孢菌素类无交叉过敏性，因此，可用于对青霉素类严重过敏的患者。

5. β-内酰胺酶抑制剂 药物有克拉维酸（Clavulanic Acid）、舒巴坦（Sulbactam）和他唑巴坦（Tazobactam）。

β-内酰胺酶抑制剂本身没有或只有微弱的抗菌活性，但能抑制β-内酰胺酶，保护β-内酰胺环免受水解，与其他β-内酰胺类抗生素联合应用，则可发挥抑酶增效作用。克拉维酸、舒巴坦和三唑巴坦与多种青霉素类和头孢菌素类的复方制剂在临床上有良好疗效，见表13-2。

表13-2　几种β-内酰胺类抗生素与β-内酰胺酶抑制剂组成的复方制剂

复方制剂	商品名	适应证
氨苄西林-舒巴坦	凯兰欣/凯德林/施坦宁	产酶金黄色葡萄球菌、产酶杆菌科细菌、厌氧菌等所致各种感染
阿莫西林-克拉维酸	博美欣/尤林加/安奇	
替卡西林-克拉维酸	特美汀	
哌拉西林-三唑巴坦	他唑仙	产酶肠杆菌科细菌、铜绿假单胞菌及厌氧菌等感染
头孢哌酮-舒巴坦	海舒必/铃兰欣/舒普深	

二、大环内酯类、林可霉素类及其他类

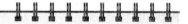

案例导入3

案例：患者王某，女，55岁。因"发热、咽痛2天"就诊。诊断：急性扁桃体炎。

处方：

罗红霉素胶囊	0.15g×14粒		
Sig：0.15g	2次/天	口服	
10%葡萄糖注射液	500ml		
林可霉素注射液	1.8g	/ 静脉滴注	1次/天

讨论：该处方是否合理？并说明理由。

（一）大环内酯类

大环内酯类（Macrolides）是一类具有14~16元大环内酯结构的抗生素。自20世纪50年代初红霉素临床应用以来，大环内酯类已广泛应用于呼吸道、皮肤软组织等感染。目前大环内酯类抗生素根据化学结构分为：14元环抗生素，包括红霉素、克拉霉素、罗红霉素、

地红霉素等；15元环抗生素，包括阿奇霉素；16元环抗生素，包括麦迪霉素、乙酰麦迪霉素、吉他霉素、乙酰吉他霉素、螺旋霉素、乙酰螺旋霉素、罗他霉素等。其中红霉素、麦迪霉素、螺旋霉素等为天然品，克拉霉素、罗红霉素、阿奇霉素等为半合成品。

1. 天然大环内酯类

红霉素（Erythromycin）

红霉素是于1952年从链霉菌的培养液中提取的14元环大环内酯类抗生素。

【体内过程】红霉素呈碱性，不耐酸，为避免胃酸破坏，可制成红霉素的肠溶片、琥乙红霉素、依托红霉素等制剂。口服易吸收，胆汁中药物浓度约为血药浓度的10~40倍。但不易透过血脑屏障，主要经肝脏代谢，随胆汁排泄，可形成肝肠循环，$t_{1/2}$约为2小时。

【抗菌作用】红霉素为快速抑菌药，抗菌谱与青霉素G相似，对大多数革兰阳性球菌如金黄色葡萄球菌（包括耐药菌）、表皮葡萄球菌、链球菌和革兰阳性杆菌等均有强大的抗菌活性；对部分革兰阴性菌如脑膜炎奈瑟菌、淋病奈瑟菌、百日咳杆菌、流感杆菌、布鲁杆菌、军团菌等高度敏感；对弯曲杆菌、厌氧菌、螺旋体、肺炎支原体、衣原体、立克次体也有较强抑制作用。

以红霉素为代表的大环内酯类抗生素的作用机制是与敏感菌核糖体的50S亚基结合，抑制肽酰基转移酶，阻止转肽作用和mRNA移位，抑制细菌蛋白质的合成。

细菌对红霉素易产生耐药性，停药数月后可恢复其敏感性。本类药物之间存在不完全交叉耐药性，与其他常用抗生素之间无交叉耐药性。对红霉素耐药的菌珠对其他天然品仍敏感，对天然品耐药的菌株，半合成品有效。

【临床应用】（1）主要用于轻、中度的耐青霉素类的金黄色葡萄球菌感染以及替代青霉素类用于革兰阳性菌感染、放线菌病及梅毒等的治疗或用于对青霉素类过敏的患者。

（2）首选用于治疗军团菌病、弯曲杆菌感染、支原体肺炎、沙眼衣原体致婴儿肺炎和结肠炎、白喉带菌者。

【不良反应及注意事项】（1）刺激反应　本药刺激性大，口服可引起胃肠道反应，如恶心、呕吐、上腹部不适及腹泻等；静脉给药可引起血栓性静脉炎。

（2）肝损害　红霉素酯化物可引起肝损害，出现转氨酶升高、肝肿大及胆汁淤积性黄疸等，及时停药可恢复。孕妇及肝功能不全者不宜应用，婴幼儿慎用。

（3）膜性肠炎　口服红霉素偶可致肠道菌株失调引起假膜性肠炎。

本药与林可霉素和氯霉素合用，因竞争核蛋白体50S亚基，使抗菌作用减弱；可抑制茶碱代谢，使茶碱血药浓度升高，引起中毒；与氯霉素、盐酸四环素混合于5%葡萄糖液中，能产生沉淀，属于配伍禁忌。

2. 半合成大环内酯类

罗红霉素（Roxithromycin）

本药抗菌谱和抗菌作用与红霉素相近。因对胃酸较稳定，故具良好的药动学特性，空腹服用吸收良好，血与组织中的药物浓度均明显高于其他大环内酯类，$t_{1/2}$长达12~14小时，因此可减少用量及用药次数。老年人的药动学性质无特殊改变，不需调整剂量。主要用于敏感菌所致的呼吸道、泌尿道、皮肤和软组织、耳鼻咽喉等部位感染。不良反应以胃肠道反应为主。

克拉霉素（Clarithromycin）

主要特点是口服吸收迅速、完全，不受进食影响，分布广泛并且组织中浓度明显高于血中浓度。首过消除明显，生物利用度仅有 55%。抗菌活性强于红霉素，对革兰阳性菌、军团菌、肺炎衣原体的作用是大环内酯类中作用最强者。主要用于呼吸道感染、泌尿生殖系感染及皮肤软组织感染的治疗。不良反应发生率较红霉素低。

阿奇霉素（Axithromycin）

目前是唯一半合成的 15 元大环内酯类抗生素。主要特点是口服吸收快，组织分布广，对胃酸的稳定性强，生物利用度高。$t_{1/2}$ 为 35~48 小时，为大环内酯类中最长者，每日仅需给药一次。抗菌作用是红霉素的 2~8 倍，对肺炎支原体的作用则为大环内酯类中最强者。主要用于敏感菌所致急性支气管炎、急性扁桃体炎、咽炎、皮肤软组织感染等。不良反应轻。

（二）林可霉素及克林霉素

林可霉素（Lincomycin）由链丝菌产生，克林霉素（Clindamycin）是林可霉素的半合成衍生物。两药抗菌谱相同，由于克林霉素抗菌作用更强，口服吸收好且毒性较小，故临床较为常用。

【抗菌作用】两药对金黄色葡萄球菌（包括耐青霉素类者）、溶血性链球菌、草绿色链球菌、肺炎球菌等革兰阳性菌及大多数厌氧菌都有良好抗菌作用，对革兰阴性菌大都无效。两药的抗菌机制相同，能与核蛋白体 50S 亚基结合，抑制肽酰基转移酶，使蛋白质肽链的延伸受阻。

【临床应用】本药对骨组织的渗透性较强，临床主要用于敏感菌引起的急、慢性骨及关节感染。对厌氧菌感染也有较好疗效。

【不良反应及注意事项】口服或注射均可引起胃肠道反应，表现为食欲不振、恶心、呕吐、胃部不适和腹泻。严重者发生假膜性肠炎。两药偶可引起中性粒细胞减少、血清转氨酶升高、皮疹等反应。克林霉素的毒性反应发生率较低。

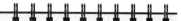

案例 3 分析

罗红霉素与林可霉素二者均作用于细菌核糖体 50S 亚基，阻碍细菌蛋白质合成，联合应用时可在作用部位竞争，相互拮抗，减弱抗菌作用，且易引起假膜性肠炎。

（三）万古霉素及去甲万古霉素

万古霉素（Vancomycin）和去甲万古霉素（Demethylvancomycin）属多肽类化合物，结构相近，作用相似，后者略强，仅对革兰阳性菌有强大杀菌作用。过去使用很少，但近年来因能够杀灭耐甲氧西林金黄色葡萄球菌（MRSA）和耐甲氧西林表皮葡萄球菌（MRSE）而得到广泛应用。

抗菌机制为阻碍细菌细胞壁合成。一般不易产生耐药性，与其他抗生素也无交叉耐药。但近年来已发现对万古霉素耐药的葡萄球菌、肠球菌及乳酸杆菌，应引起注意。仅用于严重革兰阳性菌感染，特别是耐甲氧西林金黄色葡萄球菌（MRSA）、耐甲氧西林表皮葡萄球菌（MRSE）和肠球菌属所致感染，是当前少有的对 MRSA 有效的抗生素；可用于对其他抗生素无效或 β-内酰胺类抗生素过敏的严重革兰阳性菌感染患者。

不良反应多且严重。主要表现为耳毒性、肾毒性。耳毒性为本药最严重的毒性反应，大剂量应用出现耳鸣、听力减退甚至耳聋，监测听力常能较早发现耳毒性；及早停药尚能恢复功能，部分患者停药后仍可继续进展至耳聋。有一定肾毒性，与氨基糖苷类药物合用更易发生。其他尚有过敏反应、注射部位静脉炎等。

三、氨基糖苷类及多黏菌素类

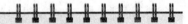

案例导入 4

案例：患者赵某，女，61 岁。因"发热、咳痰 10 年，加重半个月"就诊。诊断为慢性支气管炎。

处方：

5% 葡萄糖注射液	50ml
庆大霉素注射液	24 万 U ／静脉滴注 1 次/天
呋噻米注射液	40mg 静脉滴注 1 次/天

讨论：本处方是否合理，为什么？

氨基糖苷类抗生素由苷元和氨基糖分子通过氧桥连接而成，故取名氨基糖苷类。本类抗生素可分为天然和半合成两类。天然来源的有链霉素、卡那霉素、新霉素、妥布霉素、大观霉素、庆大霉素、西索米星、小诺米星等；半合成氨基糖苷类有阿米卡星、奈替米星、异帕米星等。多黏菌素类属多肽类，是一类选择性作用于革兰阴性杆菌，尤其是铜绿假单胞菌的窄谱抗生素，因毒性大，使其应用受到一定限制。

（一）氨基糖苷类

1. 氨基糖苷类共同特性 本类药物由于结构上的共性，使其在药动学、抗菌谱及抗菌作用、作用机制、耐药性和不良反应方面具有以下共同特点。

【体内过程】本类药物为较强的有机碱，极性和解离度大，脂溶性小，难跨膜转运，口服基本不吸收，常肌内注射，在碱性条件下抗菌作用加强。主要分布于细胞外液，但肾皮质部浓度可远远超过血浆或组织间液的水平，这是引起肾毒性的主要原因。氨基糖苷类可进入内耳外淋巴液，内耳外淋巴液中药物的高浓度与蓄积性是引起耳毒性的主要原因。一般不主张静脉注射，以避免血药浓度骤然升高而抑制神经肌肉接头，引起呼吸肌麻痹造成呼吸骤停。

【抗菌作用】抗菌谱广，对各种需氧革兰阴性杆菌，如大肠埃希菌、克雷伯菌属、变形杆菌及肠杆菌属、志贺菌属等有强大抗菌活性；对枸橼酸菌属、沙雷菌属、不动杆菌属也有一定的抗菌活性；对革兰阴性球菌如脑膜炎奈瑟菌、淋病奈瑟菌等作用较差；对厌氧菌无效。庆大霉素、妥布霉素、阿米卡星、奈替米星对铜绿假单胞菌敏感；链霉素对结核分枝杆菌敏感，阿米卡星、卡那霉素对其较敏感。

氨基糖苷类与 β-内酰胺类抗生素呈协同作用，并可与大环内酯类等多种抗生素联合应用。细菌对本类药物有交叉或单向交叉耐药性。

【抗菌机制】本类药物主要作用部位是细菌核蛋白体 30S 亚基，阻碍细菌蛋白质合成的全过程。在起始阶段，抑制 70S 起始复合物的形成；在延伸阶段，引起对 mRNA 模板遗传密码的错译，合成对细菌无功能的蛋白质；在终止阶段，使已合成的肽链不能释出，并阻止 70S 核蛋白体的解离。此外，还可增加细菌细胞膜的通透性，使菌体内重要物质外漏而死亡，为静止期杀菌药。

【耐药机制】（1）产生钝化酶　产生钝化酶是其重要耐药机制。钝化酶主要有乙酰化酶、腺苷化酶和磷酸化酶，不同氨基糖苷类抗生素可被同一酶所钝化，而同一种氨基糖苷类抗生素又可为多种酶所钝化。

（2）膜通透性的改变　包括改变外膜蛋白、改变主动转运系统和降低核蛋白体的结合亲和力等。

【临床应用】氨基糖苷类抗生素主要用于敏感需氧革兰阴性杆菌引起的感染。如尿路、呼吸道、皮肤软组织、胃肠道、烧伤、创伤及骨关节感染等。

【不良反应及注意事项】（1）耳毒性　分为两种：一为前庭损害，表现为眩晕、恶心、呕吐、眼球震颤、平衡失调等；二为耳蜗神经损害，表现为耳鸣、听力减退，或耳聋，应注意观察耳鸣、眩晕等早期症状，一旦发现及早停药。对老年人、肾功能不全者，使用高剂量和（或）长疗程者，应注意剂量，孕妇禁用。避免与有耳毒性的高效能利尿药合用。

（2）肾毒性　本类药物是诱发药源性肾功能衰竭的最常见因素。由于本类药物对肾组织有极高的亲和力，易在肾脏蓄积，损害肾小管上皮细胞，临床表现为管型尿、血尿、蛋白尿，严重者可致氮质血症等。要根据患者个体情况调整用药剂量，并应定期进行肾功能检查，有条件的应做血药浓度监测。老年人、肾功能不全者慎用，忌与有肾毒性的药物合用。

（3）过敏反应　主要为皮疹、发热、血管神经性水肿，严重者可发生过敏性休克，以链霉素多见，一旦发生，死亡率高。

（4）神经肌肉阻断作用　氨基糖苷类抗生素能与突触前膜上的钙结合部位结合，从而阻止乙酰胆碱释放，引起神经肌肉接头的传递障碍，严重者可发生肌肉麻痹，甚至呼吸暂停。可用钙剂或新斯的明等胆碱酯酶抑制剂治疗。

本类药与强效利尿药、甘露醇、万古霉素、止吐药合用可使耳毒性增强，而抗组胺药苯海拉明、美克洛嗪、布可力嗪等则可掩盖其耳毒性，故避免合用；与头孢菌素类、磺胺类、多黏菌素类、两性霉素 B、杆菌肽等合用，可增加其肾毒性；同类抗生素合用，可使毒性增强，禁止合用；也不能与其他药物混合在一个注射器中使用，以免降低疗效。

2. 常用药物

链霉素（Streptomycin）

链霉素是最早用于临床的氨基糖苷类药物，也是第一个用于临床的抗结核病药。本药对结核分枝杆菌、革兰阴性杆菌作用强大，对铜绿假单胞菌无效。易产生耐药性，不良反应多且重，以耳毒性最常见（前庭损害为主），其次为神经肌肉阻滞作用、过敏性休克，亦有肾毒性，现已少用。

目前仅用于：① 兔热病与鼠疫，为首选药；② 结核病，与利福平、异烟肼联合应用；③心内膜炎，可与青霉素类合用治疗细菌性心内膜炎，但常被庆大霉素替代。

拓展阅读

链霉素的发现

1942 年，土壤微生物专家瓦克斯曼的助手们在上百个微生物中分离出两种放线菌，一种是在仓库空地堆积废物的土壤中发现的，另一种是在鸡的喉头发现的。从这两种菌分离得到的物质称为链霉素，它能够抵抗革兰阴性菌，更令人兴奋的是对结核分枝杆菌有很强的抵抗作用。由于青霉素类药物的成功发现，使大家热心研究链霉素，在几个月的时间内取得了突破性进展，此后仅 2 年，美国药厂就生产了近 20 吨链霉素。

庆大霉素（Gentamycin）

为目前最常用的氨基糖苷类药物，也是临床治疗革兰阴性杆菌感染的常用药物。本药对革兰阴性杆菌作用强，包括铜绿假单胞菌，对金黄色葡萄球菌有效，对结核分枝杆菌无效。临床主要用于：① 革兰阴性杆菌所致感染，如肺炎、脑膜炎、骨髓炎、心内膜炎及败血症等；② 铜绿假单胞菌所致感染，常与敏感的 β-内酰胺类抗生素如羧苄西林等合用；③ 泌尿系手术前预防术后感染，口服用于肠道感染及术前肠道消毒；④ 局部用于皮肤、黏膜及五官科的感染等。肾毒性多见，耳毒性以前庭损害为主，偶见过敏反应及神经肌肉接头阻滞作用。

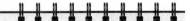

案例 4 分析

上述处方不合理。庆大霉素和呋塞米两药均有耳毒性，联合应用可使耳毒性增强，可能导致暂时性或永久性耳聋。如需使用利尿药宜选用氢氯噻嗪或螺内酯。

阿米卡星（Amikacin）

本药抗菌谱最广，对结核分枝杆菌、铜绿假单胞菌等均有效。对钝化酶稳定，不易产生耐药性。临床广泛用于治疗对庆大霉素、妥布霉素等耐药的革兰阴性杆菌感染和大多数需氧革兰阴性杆菌感染，亦可作为二线抗结核病药与其他药物联合用于结核病的治疗。不良反应有耳毒性和肾毒性，耳毒性以耳蜗损害为主，较少出现神经肌肉阻滞作用，偶见过敏反应。

其他氨基糖苷类抗生素应用及特点，见表 13-3。

表 13-3　部分氨基糖苷类抗生素特点比较

药物	特点及应用
妥布霉素（Tobramycin）	抗菌活性与庆大霉素相似，抗铜绿假单胞菌作用较庆大霉素强，对耐庆大霉素的菌株仍有效。耳毒性低于庆大霉素
奈替米星（Netilmicin）	抗菌谱与庆大霉素相似，耐酶性好，在本类药物中毒性最低
卡那霉素（Kanamycin）	耳、肾毒性严重，仅次于新霉素，细菌易耐药。可口服做腹部术前消毒。临床已少用，可作为二线抗结核药

续表

药物	特点及应用
西索米星（Sisomicin）	抗菌谱与庆大霉素相似，抗铜绿假单胞菌活性及毒性均为庆大霉素2倍。临床已少用
小诺米星（Micrnomicin）	抗菌谱与庆大霉素相似，对中耳炎和胆道感染等有较高疗效
新霉素（Neomycin）	耳、肾毒性大，禁用于注射给药，仅用于肠道感染及消毒
大观霉素（Spectinomycin）	对淋病奈瑟菌抗菌活性强，主要用于无并发症的淋病，如耐青霉素类菌株引起的淋病或对青霉素类过敏的淋病患者

（二）多黏菌素类

多黏菌素 B（Polymyxin B）、多黏菌素 E（Polymyxin E，colistin）

两药为结构相对简单的碱性肽，为阳离子型表面活性剂。能与革兰阴性菌细胞膜磷脂中带阴离子的磷酸根结合，细胞膜通透性增加，使细胞内成分外漏而死亡。本类药抗菌谱窄，只对某些革兰阴性细菌如大肠埃希菌、肺炎杆菌、沙门菌、志贺菌等肠道杆菌及铜绿假单孢菌等有效。对生长繁殖期及静止期细菌都有作用，属慢效杀菌药。两药口服均不吸收，注射给药有强烈肾毒性，现主要局部外用于敏感细菌引起的眼、耳、皮肤、黏膜感染及烧伤感染。

四、四环素类及氯霉素

四环素类（Tetracyclines）及氯霉素（Chloramphenicols）对革兰阳性菌和阴性菌、立克次体、衣原体、支原体和螺旋体均有抑制作用，称为广谱抗生素。

（一）四环素类

四环素类抗生素由链霉菌属发酵分离获得，包括天然品，如四环素、土霉素等；半合成品如多西环素和米诺环素等。20世纪60~70年代广为应用，目前由于毒性反应较大、耐药现象严重，已不再作为常用抗菌药物。

1. 天然四环素类 包括四环素（Tetracycline）和土霉素（Tetramycin）。

【抗菌作用】 四环素、土霉素抗菌谱广，对需氧和厌氧的革兰阳性和阴性细菌、立克次体、衣原体、支原体、螺旋体、放线菌、阿米巴原虫均有抑制作用，对革兰阳性菌作用强于革兰阴性菌；对革兰阳性菌作用不如青霉素类和头孢菌素类；对革兰阴性菌作用不如氨基糖苷类和氯霉素；对铜绿假单胞菌、结核分枝杆菌、伤寒沙门菌与真菌无效。

四环素类为快速抑菌药，其抗菌作用机制主要是通过与细菌核蛋白体30S亚单位A位特异性结合，阻止氨基酰-tRNA在该位置上的连结，从而阻止肽链延伸和蛋白质合成。此外四环素类还可引起细菌细胞膜通透性改变，使胞内的核苷酸和其他重要成分外漏，从而抑制细菌生长繁殖。

细菌对本类抗生素的耐药为渐进性，尤其是金黄色葡萄球菌、大肠埃希菌等较为明显且严重。耐药机制是通过耐药质粒介导，诱导其他敏感菌转为耐药菌，耐药菌可使抗生素内流减少而排出增加，同时产生灭活酶而使药物失效。天然品之间存在交叉耐药，但对天然品耐药的菌株对半合成品仍敏感。

【体内过程】 口服易吸收，但不完全，饭后服盐酸四环素较空腹服用时血药浓度低50%左右。能与多价阳离子（如 Mg^{2+}、Ca^{2+}、Al^{3+} 及 Fe^{2+} 等）起络合作用，因而含这些离子的药物和食物如牛奶等均可妨碍其吸收。四环素与土霉素口服吸收量有一定限度，一次服药量超过 0.5g，血药浓度并不随剂量增加而提高，只增加粪便中的排泄量。吸收后广泛分布于各组织及体液中，并能沉积于骨及牙组织内，但不易透过血脑屏障。两药均可在肝脏浓缩，随胆汁排泄，形成肝肠循环，胆汁中药物浓度约为血药浓度的 10~20 倍。主要以原形经肾脏排泄，尿药浓度高，$t_{1/2}$ 为 6~12 小时。

【临床应用】目前主要作为立克次体感染（斑疹伤寒、恙虫病）、支原体肺炎、衣原体感染（性病性淋巴肉芽肿、鹦鹉热、沙眼等）的首选治疗药物。

【不良反应及注意事项】（1）局部刺激作用　口服可引起恶心、呕吐、上腹不适、腹胀、腹泻等症状，以土霉素多见。因局部刺激性大，注射剂型已很少应用。

（2）二重感染　常见的二重感染有：①真菌病，白色念珠菌感染最多见，表现为鹅口疮。一旦发现应立即停药，可用抗真菌药治疗；②假膜性肠炎，由葡萄球菌引起，一旦发现应立即停药，口服万古霉素治疗。

（3）对骨、牙生长的影响　四环素类能与新形成的骨、牙中所沉积的钙相结合，可致牙齿黄染及牙釉质发育不全，并可抑制婴幼儿骨骼生长。故孕妇、乳母及 8 岁以下儿童禁用。

（4）肝肾损害　长期大剂量口服或静脉注射可造成严重肝损害，也可加剧肾功能不全，肝肾功能不全者禁用。

（5）过敏反应　偶见皮疹、药热、血管神经性水肿、光敏性皮炎等，同类药物间有交叉过敏性。

拓展阅读

二重感染

正常人的口腔、鼻咽、肠道等处有多种微生物寄生，菌群间相互拮抗而维持相对平衡的共生状态。广谱抗生素长期应用后，使敏感菌受到抑制，不敏感细菌乘机在体内生长繁殖而引发新的感染即二重感染，又称菌群失调。多见于老幼和体质衰弱、抵抗力低的患者。此外，合并应用肾上腺皮质激素、抗代谢药或抗肿瘤药物也容易诱发二重感染。

本类药能与二价、三价阳离子形成难溶性络合物，使药物吸收减少；与抗酸药合用，可使四环素类吸收减少，排出增多，而使血药浓度降低，作用时间缩短；与 H_2 受体阻断药合用，可使四环素类吸收减少；与强效利尿药合用，可引起高氮质血症。

2. 半合成四环素类

多西环素（Doxycycline）

【体内过程】本药脂溶性较大，口服吸收快而完全，一般不受食物的影响。分布于全身，脑脊液中浓度较高。药物大部分经胆汁排入肠道后又可再吸收，经肾小管时也可再吸收，因此 $t_{1/2}$ 长达 20 小时，有效血药浓度可维持 24 小时以上，一般细菌性感染每日服药一次即可。药物大部分以结合或络合的无活性代谢产物形式由粪便排泄，故对肠道菌群无影响；小部分从肾脏排泄，肾功能不全时仍可使用。

【抗菌作用及临床应用】抗菌谱与四环素相似，抗菌活性较四环素强 2~10 倍。临床应用同四环素，具强效、速效、长效特点，常代替四环素、土霉素作首选用。主要用于敏感菌所引起的呼吸道、泌尿道及胆道感染等；对肾功能不良患者的肾外感染也可使用；对前列腺炎也有较好疗效。通常为立克次体感染的首选药。

【不良反应及注意事项】常见胃肠道刺激反应，如恶心、呕吐、腹泻、口腔炎及肛门炎等，宜饭后服药。皮疹及二重感染少见。偶有食管炎报道，多发生于服药后立即卧床的患者。

米诺环素（Minocycline）

本药抗菌谱和四环素相近，抗菌活性为四环素类中最强的，不良反应与其他四环素类基本相同。但米诺环素可引起前庭功能障碍，表现为眩晕、共济失调、恶心、呕吐等。给药后很快出现，女性多于男性，停药后 24~48 小时可消失，故一般不推荐作首选药用。临床可用于敏感菌引起的泌尿道、呼吸道、胆道、乳腺及皮肤软组织感染等。

（二）氯霉素

氯霉素（Chloramphenicol） 是从委内瑞拉链丝菌的培养液中提得。其左旋体具有生物活性，由于结构简单，目前所用为人工合成左旋品。后来发现氯霉素有抑制骨髓造血功能的严重不良反应，临床应用受到极大限制。

【抗菌作用】氯霉素为广谱抗生素，对革兰阳性、阴性菌均有抑制作用，且对革兰阴性菌作用较强。其中对伤寒杆菌、流感杆菌、副流感杆菌和百日咳杆菌的作用强；对立克次体感染如斑疹伤寒也有效；但对革兰阳性球菌的作用不及青霉素类和四环素类。

抗菌机制主要通过与细菌核蛋白体 50S 亚基结合，抑制肽酰基转移酶，从而抑制蛋白质合成。

细菌对氯霉素可产生耐药性，尤其以大肠埃希菌、变形杆菌等较常见，伤寒沙门菌少见。

【体内过程】氯霉素口服吸收迅速而完全，2 小时血药浓度达高峰，$t_{1/2}$ 约为 2.5 小时，6~8 小时后仍可维持有效血药浓度。广泛分布于各组织和体液中，脑脊液中的浓度较其他抗生素为高。肌内注射吸收较慢，血药浓度较低，仅为口服同剂量的 50%~70%，但维持时间较长。主要在肝脏代谢，与葡萄糖醛酸结合而失活，其原型药及代谢物迅速经肾脏排泄，口服量 5%~15% 的原型药物经肾小球滤过而排入尿中，并能达到有效抗菌浓度，可用于治疗泌尿系统感染。肾功能不良者使用时应减量。

【临床应用】由于氯霉素可能对造血系统产生严重的毒性作用，一般不作为首选药物应用。现仅用于治疗威胁生命的严重感染。如：①细菌性（流感杆菌）脑膜炎或立克次体感染，氯霉素一般不作为首选药，但如无法使用青霉素类药物和多西环素时，可用氯霉素；②伤寒，目前氯霉素已不作为首选药，多选用氟喹诺酮类或第三代头孢菌素类，后两者有速效、低毒、复发少和愈后不带菌等特点；③其他，如与其他抗菌药联合应用治疗腹腔或盆腔的厌氧菌感染，也可作为眼科局部用药用于敏感菌引起的眼内感染。

【不良反应及注意事项】（1）抑制骨髓造血功能　为氯霉素最严重的毒性反应，有两种表现形式：①可逆性的血细胞减少，包括白细胞、血小板等减少，并可伴贫血，这一反应与剂量和疗程有关。一旦发现，及时停药，可以恢复。②不可逆性再生障碍性贫血，虽然少见，但死亡率高。与剂量、疗程无直接关系，有报道一次用药即可发生。可能与氯霉素抑制骨髓造血细胞内线粒体中的 70S 核蛋白体有关。为了防止造血系统的毒性反应，应用时应定期检查血常规，一旦发生，立即停药。

（2）灰婴综合征　这是由于新生儿尤其是早产儿肝肾功能发育不完全，对氯霉素的代谢和排泄能力低下，导致药物在体内蓄积中毒。表现为腹胀、呕吐、拒哺、呼吸不规则、面色灰紫、循环衰竭等，死亡率约 40%。因此，早产儿及出生两周以内新生儿应避免使用。

（3）其他反应　口服可发生恶心、呕吐、腹泻、舌炎等胃肠道反应；长期或大剂量用药可致二重感染；少数人可见过敏反应，如皮疹、血管神经性水肿及视神经炎等。

（4）氯霉素能抑制肝药酶活性　使双香豆素、苯妥英钠、甲磺丁脲、氯丙嗪等药物代谢减慢，$t_{1/2}$ 延长，血药浓度增高甚至引起严重毒性反应。

（5）苯巴比妥、苯妥英钠、利福平等肝药酶诱导剂，可促进药酶对氯霉素的代谢，而使其作用减弱。

（秦志华）

第三节　人工合成抗菌药

人工合成抗菌药包括喹诺酮类、磺胺类、甲氧苄啶及其他合成抗菌药物等。

案例导入 5

案例：患者孙某，男，60岁，因"腹泻2天"就诊，既往有"慢性消化性溃疡"病史1年。诊断：急性肠炎；消化性溃疡。

处方：

左氧氟沙星胶囊	0.1g×28 粒	0.2g	2 次/天	口服
硫糖铝咀嚼片	0.25g×84 片	1.0g	3 次/天	口服

讨论：本处方是否合理，为什么？

一、喹诺酮类

喹诺酮类（quinolones）药物是近年来发展迅速的一类人工合成抗菌药，按药物合成先后及化学结构、抗菌作用等特点，通常将此类药物分为四代：第一代（1962~1969 年）以萘啶酸为代表，其抗菌谱窄，抗菌作用弱，口服难吸收，对革兰阴性菌有活性，对革兰阳性菌和铜绿假单胞菌无效，仅用于泌尿道感染，已被淘汰。第二代（1969~1979 年）以吡哌酸为代表，扩大了抗菌谱（除革兰阴性菌外，对部分革兰阳性菌有效）和抗菌活性，但血药浓度低，仅限于治疗肠道和泌尿道感染，现已很少应用。第三代（1980~1996 年），分子结构中均含氟原子，称氟喹诺酮类，抗菌活性增强，抗菌谱广，生物利用度高，组织分布广，成为近年临床应用热点。常用药物有诺氟沙星、氧氟沙星、环丙沙星、依诺沙星、左氧氟沙星、氟罗沙星、洛美沙星等。第四代（1997年以后）有莫西沙星、克林沙星、加替沙星等新氟喹诺酮类，不仅保留了第三代特点，又增加了抗厌氧菌的活性，其临床疗效甚至超过了 β-内酰胺类抗生素。

（一）氟喹诺酮类药物共同特点

【抗菌作用】**1. 抗菌谱**　抗菌谱广，具有强大抗革兰阴性菌活性，尤其对需氧革兰阴性杆菌包括铜绿假单胞菌在内有强大杀菌作用，其中环丙沙星活性最强。对金黄色葡萄球菌、肺炎球菌、溶血性链球菌、肠球菌等革兰阳性球菌和衣原体、支原体、军团菌及结核分枝杆菌有效。

2. 抗菌机制　抑制细菌 DNA 回旋酶，阻碍细菌 DNA 合成，导致细菌死亡。

3. 耐药性　随着氟喹诺酮类药物广泛应用，临床病原菌对其耐药性已迅速增长，以大肠埃希菌、肺炎球菌、葡萄球菌、淋病奈瑟菌和伤寒沙门菌耐药性增高最明显。同类药物之间存在交叉耐药性，故喹诺酮类药物不能交替使用。本类药物与其他类抗菌药物之间无交叉耐药性。

【体内过程】1. 吸收　氟喹诺酮类大多口服吸收良好，给药后 1~2 小时血药浓度达峰浓度，除诺氟沙星和环丙沙星外，其余吸收率>80%，生物利用度高。

2. 分布　组织穿透性好，分布广。可进入骨、关节、前列腺、脑（如氧氟沙星、环丙沙星、培氟沙星），能达有效治疗浓度。

3. 代谢与排泄　少数药物通过肝脏代谢，大多数主要以原形经肾脏排泄，但各药差异较大，氧氟沙星、左氧氟沙星、洛美沙星、氟罗沙星等主要自肾脏排出，而环丙沙星、依诺沙星、诺氟沙星则部分在肝脏代谢，部分由肾脏排出。

【临床应用】1. 泌尿生殖系统感染　广泛用于单纯性、复杂性尿路感染，细菌性前列腺炎，淋病奈瑟菌性尿道炎、宫颈炎等。

2. 肠道感染　细菌性肠炎、菌痢、腹泻、伤寒、副伤寒等。

3. 呼吸道感染　对下呼吸道感染效果好。常用于肺炎球菌、支原体、衣原体、军团菌等引起的肺部及支气管感染。

4. 骨骼系统感染　本类药物易渗入骨组织，可用于急慢性骨髓炎、化脓性关节炎等的治疗。

5. 皮肤软组织感染　用于包括革兰阴性杆菌所致的五官科感染和伤口感染。

6. 其他　可用于治疗败血症、细菌性脑膜炎（氧氟沙星、环丙沙星、培氟沙星）、腹膜炎等严重感染；氧氟沙星、环丙沙星、左氧氟沙星、司帕沙星可作为二线抗结核药治疗结核病。

【不良反应及注意事项】1. 胃肠道反应　常见厌食、恶心、呕吐、上腹不适、腹痛、腹泻等。

2. 中枢神经系统反应　可出现头晕、头痛、焦虑、失眠、烦躁、惊厥等，可能与药物阻断 γ-氨基丁酸（GABA）与受体结合有关，有癫痫病史者禁用。

3. 过敏反应　可发生皮疹、红斑、光敏性皮炎（如洛美沙星、司帕沙星）等，用药期间应避免阳光直射。

4. 其他　有时可引起关节痛、肌肉痛和关节炎；对幼年动物可引起软骨组织损害，孕妇、哺乳期妇女、儿童不宜应用。

拓展阅读

光敏性皮炎

光敏性皮炎是使用某些药物后，皮肤表面或皮肤内药物或其代谢产物对正常无害剂量的紫外线或可见光产生的不良反应，包括光毒性反应和光变态反应。光毒性反应是药物导致皮肤对日光的敏感性增加，而产生晒伤性反应，其发生与免疫机制无关，可发生于任何个体。光变态反应是药物进入机体，经日光照射后，在皮肤内转化为具有半抗原性质的物质，与体内蛋白质结合成为复合抗原，引起迟发型变态反应，仅见于极少数患者。光敏性皮炎大多发生于日光直接照射部位，如面部、颈部和颈前 V 字区、手背，有时可发生于前臂、小腿和足背等处。用药剂量越大，暴露于阳光下的时间越长，症状越严重，特别是皮肤娇嫩、儿童和年老体弱者更易发生。可引起皮肤光敏反应的药物有：四环素类、磺胺、喹诺酮类、抗真菌药、异丙嗪、氯丙嗪、利尿药等。

H₂受体阻断药及 Mg^{2+}、Al^{3+}、Ca^{2+}、Fe^{2+} 等阳离子可降低氟喹诺酮类药物的生物利用度，应避免同服；本类药物可抑制茶碱类、华法林、咖啡因的代谢，应避免合用。

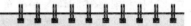

案例 5 分析

案例处方不合理。硫糖铝是一种铝盐，左氧氟沙星在胃肠道中可与铝离子形成不溶性螯合物，使吸收减少，疗效降低。其他喹诺酮类抗菌药与含镁、铝、钙的抗酸药均可发生类似的相互作用，用时应注意。

（二）常用氟喹诺酮类药物

诺氟沙星（Norfloxacin）

口服血药浓度低，但尿液、肠道药物浓度高。对多种革兰阴性菌有效。对金黄色葡萄球菌等常见革兰阳性菌作用也较强。临床主要用于敏感菌所致泌尿道、肠道、耳鼻喉科、妇科、外科和皮肤科等感染。

依诺沙星（Enoxacin）

口服吸收好，抗菌谱与诺氟沙星相似，抗菌作用略强于诺氟沙星，主要用于淋病、泌尿道和肺部感染等。

环丙沙星（Ciprofloxacin）

抗菌谱广，对革兰阴性菌作用强大。对金黄色葡萄球菌、铜绿假单胞菌、流感嗜血杆菌、淋病奈瑟菌、链球菌、军团菌显著优于多数氟喹诺酮类药物。一些对第三代头孢菌素类、氨基糖苷类抗生素耐药的病菌对本药仍敏感。但对厌氧菌多数无效。适用于敏感菌所致的呼吸道、泌尿道、消化道、皮肤和软组织、盆腔、眼、耳、鼻、咽喉等部位的感染。

氧氟沙星（Ofloxacin）

抗菌谱广，抗菌作用较诺氟沙星、依诺沙星强。对革兰阳性和阴性菌，如铜绿假单胞菌、耐药金黄色葡萄球菌、厌氧菌、奈瑟菌属及结核分枝杆菌等均有较强的抗菌作用，多数厌氧菌不敏感。药物动力学性能最好，在痰、尿液及胆汁中浓度高。适用于泌尿生殖系统、肠道、胆道、呼吸道及皮肤软组织等感染。不良反应少而轻。

左氧氟沙星（Levofloxacin）

本药是消旋氧氟沙星的左旋体，口服具有极好的生物利用度，抗菌活性为氧氟沙星的 2 倍，不良反应更少。临床上可用于敏感菌引起的全身各系统感染。左氧氟沙星具有良好的抗结核分枝杆菌活性，且与其他抗结核病药之间无交叉耐药性，同等剂量其抗结核活性是氧氟沙星的 2 倍。

洛美沙星（Lomefloxacin）

抗菌谱及抗菌作用类似氧氟沙星，口服生物利用度高，血药浓度高而持久，$t_{1/2}$ 约 7 小时。分布广泛，胆汁、胰液、精液中药物浓度高于血药浓度，尿液及胆汁中浓度亦较高。

光敏反应较其他同类药物多发。

氟罗沙星（Fleroxacin）

口服生物利用度高，血药浓度及作用持续时间（$t_{1/2}$约为 11 小时）均强于前述各药。分布广泛，在大多数组织和体液中均可达杀菌浓度，体内抗菌活性强大。临床主要用于泌尿生殖系统、呼吸系统等感染。

曲伐沙星（Trovafloxacin）和阿拉曲伐沙星（Alatrafloxacin）

1997 年上市的氟喹诺酮类品种。阿拉曲伐沙星是曲伐沙星的二丙酸衍生物，改善了水溶性，用作静脉给药。两药在保持优异抗革兰阴性菌活性基础上，增强了抗革兰阳性菌活性，对厌氧菌、军团菌、支原体、衣原体等亦有较强作用。两者因肝脏毒性，被限制使用。

莫西沙星（Moxifloxacin）和加替沙星（Gatifloxacin）

2000 年上市的新氟喹诺酮类抗菌药。肺组织和痰液中浓度高，是治疗下呼吸道感染安全、有效的广谱抗菌药物。抗革兰阴性菌活性约比环丙沙星强 4 倍，对厌氧菌、军团菌、支原体、衣原体等亦有作用。莫西沙星对结核分枝杆菌也有很强的作用。

二、磺胺类药物

磺胺类（Sulfonamides）药物是第一个人工合成的防治细菌感染性疾病的有效抗菌药物，具有抗菌谱较广、对某些感染性疾病（如流行性脑脊髓膜炎、鼠疫）疗效显著、使用方便、性质稳定、价格低廉等优点。20 世纪 70 年代中期，发现磺胺甲噁唑与增效剂甲氧苄啶联合应用后疗效明显增强，抗菌谱扩大，曾广泛应用于临床。随着细菌耐药性的产生和各类抗生素及合成抗菌药的问世，磺胺类药物应用逐渐减少。

拓展阅读

磺胺类药物的发现

磺胺类药物的发现开创了化学治疗的新纪元，使当时死亡率较高的细菌传染性疾病得到了控制。第一个磺胺类药物百浪多息，是 1932 年 Domagk 在研究偶氮染料的抗菌效力时发现的，它可以使鼠、兔不受链球菌和葡萄球菌的感染。1935 年 Foerster 公开了使用百浪多息治疗葡萄球菌感染导致的败血症的临床结果，引起了世界范围的极大兴趣。磺胺的发现，使人们认识到从体内代谢产物中寻找新药的可行性。通过对磺胺类药物的深入研究，发现了具有磺胺结构的利尿药和降血糖药等。磺胺类药物的发现和应用是化学治疗史上一个重要的里程碑！

磺胺类药物的分类如下。

1. 用于全身感染（肠道易吸收）的磺胺药 本类磺胺药根据半衰期长短分为如下几种。

短效（$t_{1/2}$< 10 h）：磺胺异噁唑（SIZ），4 次/天。

中效（$t_{1/2}$10~24 h）：磺胺嘧啶（SD），磺胺甲噁唑（SMZ），2 次/天。

长效（$t_{1/2}$>24 h）：磺胺多辛（SDM，周效磺胺），1 次/3~7 天。

2. 用于肠道感染（肠道难吸收）的磺胺药 主要有柳氮磺吡啶（SASP）等。

3. 外用磺胺药 包括磺胺米隆（SML）、磺胺醋酰（SA）、磺胺嘧啶银（SD-Ag）等。

【抗菌作用】磺胺类药物抗菌谱较广，对多数革兰阳性菌如溶血性链球菌、肺炎球菌等和革兰阴性菌如脑膜炎奈瑟菌、淋病奈瑟菌、鼠疫杆菌、大肠埃希菌、痢疾杆菌、变形杆菌、流感杆菌等有效；对衣原体、放线菌、疟原虫也有效；磺胺甲噁唑对伤寒杆菌，磺胺米隆和磺胺嘧啶银对铜绿假单胞菌也有较强作用。对革兰阳性杆菌、立克次体、螺旋体无效。

对磺胺药敏感的细菌生长繁殖过程需要叶酸参与，且只能利用环境中的对氨苯甲酸（PABA）和二氢蝶啶等，在二氢叶酸合成酶的催化下合成二氢叶酸，再转化成四氢叶酸，后者作为一碳基团传递体参与核酸合成。磺胺药的化学结构与 PABA 相似，竞争抑制二氢叶酸合成酶，使细菌合成二氢叶酸受阻，从而抑制细菌的生长繁殖，为抑菌药，见图 13-4。

细菌对磺胺药易产生耐药性，且各磺胺药之间存在交叉耐药性。耐药性是磺胺药应用受到限制的主要原因。

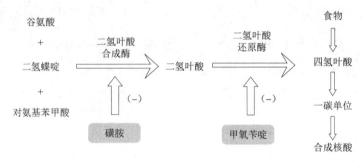

图 13-4　叶酸代谢过程及磺胺药和甲氧苄啶作用环节图解

【临床应用】

1. 流行性脑脊髓膜炎　SD 与血浆蛋白结合率低，易透过血脑屏障，为治疗流脑的首选药。

2. 呼吸道感染　选用中效磺胺药如 SD，SMZ+TMP。

3. 泌尿道感染　选用短、中效磺胺药如 SIZ，SMZ+TMP。

4. 肠道感染　肠炎、菌痢、伤寒均可选用 SMZ+TMP；溃疡性结肠炎选用 SASP。

5. 外用　烧伤创面感染等选用 SML，SD-Ag（刺激性小、兼有收敛作用）；眼部感染可选用 SA。

【不良反应及注意事项】

1. 肾损害　主要是由于磺胺及其乙酰化代谢产物在尿液中浓度高、溶解度低，尤其在酸性尿液中易形成结晶，阻塞肾小管，引起结晶尿、血尿、管型尿、尿痛、尿闭等。以 SD 较多见，SMZ 大量久用也可发生。为减少肾损害，用药期间应注意：①多饮水，降低尿液中药物浓度；②同服等量碳酸氢钠，碱化尿液，增加磺胺及其代谢产物的溶解度，减少结晶析出；③服药 1 周以上者，应定期检查尿液，及时发现问题；④脱水、少尿及休克患者慎用或禁用，老年人及肝、肾功能不全者慎用。

2. 过敏反应　可见皮疹、固定型药疹、药热及剥脱性皮炎等，一旦发现应即停药，严重者可用糖皮质激素治疗。磺胺药之间存在交叉过敏现象。

3. 造血系统反应　长期用药，可能抑制骨髓而出现粒细胞减少、血小板减少或再生障碍性贫血等，用药期间应定期检查血常规。先天性缺乏葡萄糖-6-磷酸脱氢酶者可致急性溶血性贫血。

4. 其他反应　可引起恶心、呕吐、眩晕、头痛、全身乏力、精神不振等反应。驾驶员、高空作业者及新生儿（可引起核黄疸）不宜应用。

三、其他合成抗菌药

（一）甲氧苄啶

甲氧苄啶（Trinethoprim，TMP） 为磺胺增效剂。口服吸收完全，体内分布广泛，半衰期与 SMZ 相近，大部分以原形由肾脏排泄。

【药理作用及临床应用】 抗菌谱与磺胺药相似，但抗菌作用较磺胺药强。通过抑制二氢叶酸还原酶，使二氢叶酸不能还原为四氢叶酸，从而干扰细菌的核酸合成。与磺胺药合用，可双重阻断细菌叶酸代谢，使磺胺药的抗菌作用增强数倍至数十倍，甚至出现杀菌作用，并可降低细菌耐药性的产生，对耐磺胺药菌株亦有抗菌作用。

单用易产生耐药性，但与其他抗病原微生物药物之间无交叉耐药性。

本药很少单用，常与 SMZ、SD 等合用于呼吸道、泌尿道、皮肤软组织及肠道感染。研究发现，TMP 不仅可增强磺胺药的抗菌作用，亦可增强多种抗生素的抗菌作用，如四环素类、庆大霉素等，故 TMP 又有抗菌增效剂之称。

【不良反应及注意事项】 治疗量下可有较轻微的胃肠道反应，偶见变态反应。大剂量或长期应用可出现粒细胞减少、血小板减少及巨幼红细胞性贫血。应注意检查血常规，必要时用四氢叶酸治疗。

（二）硝基咪唑类

甲硝唑（Metronidazole）

对革兰阴性和阳性厌氧菌有较强杀灭作用，包括脆弱类杆菌及难辨梭菌等，临床广泛用于治疗敏感厌氧菌引起的败血症、腹腔和盆腔感染、口腔感染及牙周炎、鼻窦炎、骨髓炎等。本药亦是治疗肠内外阿米巴病和阴道滴虫病的重要药物。

常见不良反应有胃肠道、神经系统反应、少数患者可发生皮疹、白细胞减少等。

替硝唑（Tinidazole）

为甲硝唑的衍生物，相比之下，其半衰期较长，对脆弱类拟杆菌及梭杆菌属作用较甲硝唑强。为厌氧菌感染治疗的常用药物，对肠内外阿米巴感染的疗效与甲硝唑相当，也可用于阴道滴虫病。

不良反应少而轻微，偶见恶心、呕吐、食欲下降、皮疹等。

（三）硝基呋喃类

本类药物有许多共同点，如抗菌谱广、不易产生耐药性且与其他抗微生物药无交叉耐药性等，但是血药浓度低，不宜用于全身感染。

呋喃妥因（Nitrofurantoin）

口服吸收迅速，但在组织内很快被破坏，故血药浓度低。40% 以原形经肾脏排泄，尿药浓度较高，特别是在酸性尿中抗菌活性增强，主要用于敏感菌所致的泌尿道感染。不良反应常见胃肠道反应，剂量过大或肾功能不全者可引起周围神经炎。偶见皮疹等过敏反应。

呋喃唑酮（Furazolidone）

口服极少吸收，肠内浓度高，主要用于菌痢和肠炎等肠道感染。治疗幽门螺杆菌所致消化性溃疡亦取得较好效果。不良反应与呋喃妥因相似，但较轻。

（秦志华）

第四节　抗结核病药

结核病是由结核分枝杆菌感染所致的慢性传染性疾病。结核分枝杆菌可侵犯人体的多种组织和器官，其中以肺结核最常见。结核病病程长，结核分枝杆菌对抗结核病药易产生耐药性，在治疗不彻底或用药不规律的情况下，易复发。结核病发病率近年有所升高，特别是艾滋病高发地区结核病发病率高。我国现有结核患者 600 万左右，年致死人数达 25 万多，死亡率占所有传染病之首，已引起各级政府和人民的高度重视。

抗结核病药按临床疗效、不良反应、穿透力等分为两类，即一线药物，包括异烟肼、利福平、乙胺丁醇、吡嗪酰胺、链霉素；二线药物，包括对氨基水杨酸、丙硫异烟胺、卡那霉素、氨硫脲、乙硫异烟胺、环丝氨酸、卷曲霉素、利福喷丁、司帕沙星等。一线药物临床疗效好，不良反应较少，为常用的抗结核病药。二线药物主要作为对一线药物产生耐药性或患者不能耐受一线药物时的备选药物。

案例导入 6

案例：患者女性，35 岁。因"手指甲变灰 3 个月"就诊。既往有肺结核病史 1 年。诊断：甲癣；肺结核。

处方：

利福平胶囊　0.15g×28 粒　　0.6g　　1 次/d 口服

伊曲康唑胶囊0.1g×7 粒　　　0.1g　　1 次/d 口服

讨论：该处方是否合理，为什么？

一、常用药物

异烟肼（Isoniazid，INH）

【体内过程】口服吸收快而完全，1~2 小时血药浓度达高峰。吸收后广泛分布于全身体液和组织中，易透过血脑屏障。穿透力强，可渗入关节腔，胸、腹水以及纤维化或干酪化的结核病灶中，也易透入细胞内，作用于已被吞噬的结核分枝杆菌。异烟肼大部分在肝脏被代谢为乙酰异烟肼、异烟酸等，最后与少量原形药一起由肾脏排泄。异烟肼乙酰化的速率有明显的人种和个体差异，分为快代谢和慢代谢型，快代谢型者 $t_{1/2}$ 为 0.5~1.6 小时，尿中乙酰化异烟肼较多；慢代谢型者 $t_{1/2}$ 为 2~5 小时，血药浓度高，作用强，持续时间较长，不良反应较多，且当肾功能减退时，药物可能达到蓄积中毒的程度。

【抗菌作用】本药具有疗效高、毒性小、口服方便、价格低廉等优点。选择性高，对静止期、繁殖期结核分枝杆菌均有杀灭作用；体内分布广泛，能进入全身各组织和体液中；穿透力强，能杀灭细胞内外的结核分枝杆菌；单用易产生耐药性。

抗菌机制可能与抑制结核分枝杆菌细胞壁特有成分分枝菌酸的合成有关，可使细菌丧失耐酸性、疏水性和增殖力而死亡。

【临床应用】适用于治疗各种类型的结核病，均为首选药。除早期轻症肺结核或预防用药可单独使用外，均宜与其他一线抗结核药联合应用。

【不良反应及注意事项】**1. 神经系统毒性**　周围神经炎多见于大剂量、维生素 B_6 缺乏者及慢乙酰化型患者。表现为手脚麻木、反应迟钝、共济失调、肌肉萎缩及震颤等。其发生原因是由于异烟肼化学结构与维生素 B_6 相似，能竞争同一酶系或促进维生素 B_6 从肾脏排泄，导致维生素 B_6 缺乏。同服维生素 B_6 可防治。

2. 肝毒性　异烟肼可损伤肝细胞，使转氨酶升高，与利福平合用能使肝毒性增加，严重时可出现肝细胞坏死。以 35 岁以上及快代谢型患者较多见。其发生原因可能与异烟肼的毒性乙酰化代谢产物有关。用药期间应定期检查肝功能，肝病患者慎用。

3. 中枢神经系统反应　可见失眠、精神兴奋、中毒性精神病甚至惊厥等。嗜酒、癫痫及精神病患者慎用。

4. 过敏反应　如发热、皮疹、狼疮样综合征等。

异烟肼为肝药酶抑制剂，可抑制口服抗凝血药、苯妥英钠等药的代谢，导致这些药物的血药浓度升高，作用增强。合用时应调整用量。

利福平（Rifampicin，RFP）

【体内过程】口服吸收迅速而完全，食物和对氨基水杨酸可减少其吸收，宜空腹服用。分布广泛，穿透力强，能透入全身各组织和体液中，以肝、胆汁、肾、肺等浓度较高，可形成肝肠循环。主要经肝脏代谢为去乙酰基利福平。因本药及其代谢产物呈桔红色，服药期间患者尿、粪、泪液、痰等均可染成桔红色。应预先告诉患者。

【抗菌作用】利福平具有广谱抗菌作用，对结核分枝杆菌、麻风分枝杆菌、革兰阳性球菌特别是耐药性金黄色葡萄球菌都有很强的抗菌作用，对革兰阴性菌、某些病毒和沙眼衣原体也有抑制作用。对结核分枝杆菌的最低抑菌浓度平均为 0.018mg/L，口服治疗量后血药浓度为此浓度的 100 倍，故可发挥杀菌作用。其抗结核作用强度与异烟肼相近，而较链霉素强。结核分枝杆菌对利福平易产生耐药性，故不宜单用。与异烟肼、乙胺丁醇等合用有协同作用，并能延缓耐药性的产生。

本药抗菌作用机制是特异性地抑制细菌依赖于 DNA 的 RNA 多聚酶，阻碍 mRNA 合成。对动物及人细胞的 RNA 多聚酶则无影响。

【临床应用】**1. 结核病**　主要与其他抗结核病药合用，治疗各种结核病。

2. 麻风病　可与氨苯砜等抗麻风病药联合应用治疗麻风病。

3. 其他疾病　可用于治疗耐药金黄色葡萄球菌及其他敏感菌所致的感染，如胆道感染等。还可外用治疗沙眼及其他敏感菌所致的眼部感染。

【不良反应及注意事项】不良反应较多，但发生率不高，很少因此中断治疗。

1. 胃肠道反应　表现为恶心、呕吐、腹痛、腹泻等。

2. 过敏反应　如皮疹、药物热、血小板和白细胞减少等。

3. 肝损害　少数患者可见肝脏损害，出现黄疸、肝肿大等，原有肝病者、嗜酒者或与异烟肼合用时较易发生。

4. 流感样综合征　常见于大剂量间歇疗法时，表现为寒战、发热、头痛、全身酸痛等症状。应避免此种给药法。

案例 6 分析

案例 6 处方不合理。部分结核患者因为多种原因易并发真菌感染，因此同时需要抗结核和抗真菌治疗。利福平是肝药酶诱导剂，增加肝药酶活性，而伊曲康唑大部分经肝脏代谢灭活。有研究表明，两药合用后血浆中伊曲康唑的最大血药浓度减少 18 倍，所以二者不宜联合用药。

乙胺丁醇（Ethambutol）

本药对各型结核分枝杆菌具高度抗菌作用，对大多数耐链霉素和异烟肼的结核分枝杆菌仍有抗菌活性，单独应用也可产生耐药性，但较缓慢。其抗菌机制可能是与二价金属离子（如 Mg^{2+}）络合，干扰菌体 RNA 的合成。临床主要与异烟肼或利福平合用治疗各种类型的结核病。

不良反应较少，视神经炎是其最重要的毒性反应，表现为视力下降、视野缩小、红绿色盲，具有剂量依赖性及可逆性的特点，及早发现并及时停药，可自行恢复。此外，还可见胃肠道反应、高尿酸血症等。年幼及有色觉障碍者慎用。

链霉素（Streptomycin）

本药是第一个用于临床的有效抗结核病药，为极性高的大分子化合物。穿透力弱，不易穿透血脑屏障和细胞膜，故作用弱于异烟肼和利福平。单独应用，结核分枝杆菌对其易产生耐药性，且其毒性较大，常与其他抗结核病药合用治疗严重的结核病，如浸润性肺结核、粟粒性结核、结核性胸膜炎等。因不良反应大，目前应用很少。

吡嗪酰胺（Pyrazinamide，PZA）

口服迅速吸收，广泛分布于各组织与体液，1~2 小时血药浓度达峰值，$t_{1/2}$ 为 8~11 小时。经肝脏代谢为吡嗪酸，约 70% 经肾脏排泄。酸性环境中抗菌作用增强，能在细胞内有效杀灭结核分枝杆菌。结核分枝杆菌对吡嗪酰胺易产生耐药性，但与其他抗结核病药无交叉耐药。过去多采用高剂量、长疗程应用，常见肝损害与关节痛等不良反应。现用低剂量、短程疗法，不良反应已明显减少。肝功能不良者禁用。

本药现作为一线低剂量、短疗程的三联或四联强化治疗方案中的组合用药。

对氨水杨酸（Para-aminosalicylie，PAS）

本药属叶酸合成抑制剂。其钠盐和钙盐口服吸收快而完全，分布于全身组织、体液及干酪样病灶中，但不易透入脑脊液及细胞内。对结核分枝杆菌只有抑菌作用，引起耐药性缓慢，与其他抗结核病药合用，可以延缓耐药性的发生。最常见的不良反应为胃肠道反应，表现为恶心、呕吐、厌食、腹痛及腹泻等，饭后服药或加服抗酸药可以减轻反应；其次为皮疹、关节痛、发热等，也可引起白细胞减少、结晶尿、肝炎等。现作为二线药与其他抗结核病药合用治疗结核病。

利福定（Rifandin）和利福喷丁（Rifapentine）

两药均为利福霉素衍生物。抗菌谱同利福平，而抗菌活性分别比利福平强 3 倍和 8 倍。利福定的治疗剂量仅为利福平的 1/3，利福喷丁治疗剂量与利福平相同，但其半衰期较长，每周只需用药 2 次。两药的血浆 $t_{1/2}$ 分别为 1.3~2 小时和 18 小时。常与其他抗结核病药如异烟肼、乙胺丁醇等联合应用治疗各种结核病等。不良反应同利福平。

二、抗结核病药应用原则

1. 早期用药 早期病灶内结核分枝杆菌生长旺盛，对药物敏感；同时病灶部位血液供应丰富，药物易于渗入病灶内，达到高浓度；且早期机体防御功能较好，用药后可获良好疗效。

2. 联合用药 联合用药可提高疗效、降低毒性、延缓耐药性产生，并可交叉消灭对其他药物耐药的菌株，使其不能成为优势菌株造成治疗失败或复发。联合用药有二联、三联或四联，具体取决于疾病的严重程度、以往用药情况以及结核分枝杆菌对药物的敏感性。

3. 足量、规律、全程用药 结核病为慢性病，需要有足够长的疗程。结核病治疗分为两个阶段，即开始治疗期，常选用强效药联合应用，以尽快控制症状，促进痰菌转阴，促进病灶吸收、稳定；巩固治疗期一般单用或联合用药，以巩固疗效，减少复发。过去曾广泛使用的长期疗法（用药 1.5~2.5 年），虽可取得较好疗效，但用药周期长，患者难于坚持、副作用多、费用较昂贵等，所以现多采用短期疗法（6~9 个月）。国际防痨和肺病联合会治疗委员会推荐的"标准 6 个月方案（2HRZ/4HR）"适用于单纯性结核病的初治：强化期 2 个月，使用异烟肼（H）、利福平（R）、吡嗪酰胺（Z）治疗；巩固期 4 个月，使用异烟肼、利福平治疗。此外，根据疾病的严重程度、病灶部位、体外药敏试验结果，由 2HRZ/4HR 方案派生出近 20 种方案用于临床。有些方案的强化期联合使用 5 种药物，有些方案的疗程可长达 12 个月。

（秦志华）

第五节　抗真菌药和抗病毒药

抗真菌药是指具有抑制或杀灭真菌作用的药物，用于治疗真菌感染性疾病。抗病毒药是一类在体外可抑制病毒复制酶，在感染细胞或动物体抑制病毒复制或繁殖，用于预防和治疗病毒感染的药物。

一、抗真菌药

真菌感染可分为浅部感染和深部感染。浅部感染多由各种癣菌引起，主要侵犯皮肤、毛发、指（趾）甲等，引起各种癣症，如手足癣、体癣、股癣、甲癣、头癣等，发病率高，危害性小。深部感染常由白色念珠菌和新型隐球菌、绿孢子菌、荚膜组织胞浆菌等引起，主要侵犯内脏器官和深部组织（如消化道、阴道、脑、肺等），其发病率低，但危害性大，严重时可危及生命。由于广谱抗生素、免疫抑制剂、肾上腺皮质激素等广泛应用，特别是艾滋病的传播，导致机体免疫力低下，使深部真菌感染发病率呈上升趋势。

案例导入 7

案例： 李女士，40 岁，于今年 7 月去热带地区旅游，回来后出现趾间、足缘、足底米粒大小、深在性水疱，疏散或成群分布，疱壁较厚，内容清澈，不易破裂，相互融合形成多房性水疱，撕去疱壁，可见鲜红色糜烂面，剧烈瘙痒。

讨论： 请分析李女士产生水疱和瘙痒的原因是什么？采取什么措施可缓解其症状？

（一）抗生素类

灰黄霉素（Griseofulvin）

灰黄霉素为抗浅部真菌抗生素。口服易吸收，本药为脂溶性，油脂食物可促进其吸收。分布以皮肤、脂肪、毛发等组织含量高，能渗入并储存在皮肤角质层、毛发及指（趾）甲角质内，从而抵御真菌继续入侵。

对各种皮肤癣菌有较强抑制作用，但对深部真菌和细菌无效。口服主要用于治疗头癣、体癣、股癣、甲癣等癣病，其中以头癣疗效最好，对指（趾）甲癣疗效较差。因本药不直接杀菌，必需服用数月直至被感染的皮肤、毛发或指甲脱落方可治愈。本药不易透过表皮角质层，故外用无效。

本药常见不良反应有恶心、腹泻、皮疹、头痛等。偶见白细胞减少、黄疸等。孕妇、哺乳妇女禁用。

两性霉素 B（Amphotericin B）

曾用名庐山霉素，为多烯类抗深部真菌抗生素。口服和肌注吸收差，且刺激性大，故采用静滴给药；脑脊液中浓度低，脑膜炎时需鞘内注射。

对新型隐球菌、白色念珠菌、荚膜组织胞浆菌、粗球孢子菌等许多深部真菌有强大的抗菌作用。目前仍是治疗深部真菌感染的首选药，主要用于治疗真菌性肺炎、心包膜炎、脑膜炎及尿道感染等。

不良反应多且严重，必须住院应用。静滴时可出现寒战、高热、头痛、恶心、呕吐等，静滴过快可引起惊厥、心律失常。故静滴液应新鲜配制、稀释（<0.1mg/ml）并限速滴注，静滴前可预防性服用解热镇痛药和抗组胺药。80%用药者出现肾损害，表现为蛋白尿、管型尿、血尿素氮升高。亦可出现肝损害、听力损害、低血钾、贫血等。用药期间应定期作血钾监测，血常规、尿常规、肝肾功能和心电图检查。

制霉菌素（Nystatin）

本药为多烯类抗真菌抗生素，体内过程、抗菌作用与两性霉素 B 相似，并对阴道滴虫有效。本药毒性更大，故不作注射给药。口服难吸收，可用于防治消化道念珠菌病；局部用于口腔、皮肤、阴道念珠菌和滴虫感染的治疗。

口服常见恶心、呕吐等胃肠道反应，阴道用药可致白带增多。

（二）唑类抗真菌药

本类药物为人工合成的广谱抗真菌药，包括咪唑类和三唑类。前者有克霉唑、咪康唑和酮康唑等，后者有氟康唑、伊曲康唑等。

克霉唑（Clotrimazole）

抗浅部真菌作用与灰黄霉素接近，抗深部真菌不及两性霉素 B。口服吸收少，不良反应多。现仅作为局部用药治疗浅部真菌病或皮肤黏膜的念珠菌感染，但对头癣无效。局部用药不良反应少见。

咪康唑（Miconazole）

抗菌谱与抗菌活性与克霉唑相似。口服吸收差，不易透过血脑屏障。静滴用于两性霉素 B 无效或不能耐受时的深部真菌感染；局部用于治疗皮肤、黏膜真菌感染，疗效优于克霉唑。静注可致血栓性静脉炎，也可出现恶心、呕吐、发热及过敏反应等。

酮康唑（Ketoconazole）

为口服广谱抗真菌药。可用于多种浅、深部真菌感染。疗效类似或优于灰黄霉素、两性霉素 B，但由于肝毒性较大，现多外用。

氟康唑（Fluconazole）

为新型广谱抗真菌药。抗菌谱与酮康唑相似，但体内活性强 5~20 倍。本药可供口服和注射用，脑脊液中浓度高。主要用于各种念珠菌、隐球菌病、各种真菌引起的脑膜炎及泌尿道感染。不良反应为本类药中最低，可见轻度胃肠道反应、头疼、头晕及肝功能异常等。

伊曲康唑（Itraconazole）

本药为口服抗真菌药。抗菌谱、作用与氟康唑相似。用于治疗浅部真菌病，包括念珠菌阴道炎、口腔、皮肤真菌感染等；对多种深部真菌病也有良效。不良反应轻，常见胃肠道反应，偶见头痛、头晕、红斑、瘙痒、血管神经性水肿等。

（三）丙烯胺类

特比萘芬（Terbinafine）

本药口服吸收良好，在毛囊、皮肤、毛发等处长时间维持较高的药物浓度。口服和外用都有效，主要用于治疗甲癣和其他浅表真菌感染，与咪唑类、两性霉素 B 合用疗效好。不良反应轻微。

（四）嘧啶类

氟胞嘧啶（Flucytosine）

本药为人工合成的广谱抗真菌药，通过阻断真菌核酸合成而起作用。适于治疗新型隐球菌、白色念珠菌等所致深部真菌感染，疗效弱于两性霉素 B。易透过血脑屏障，对隐球菌性脑膜炎疗效较好，不单用，常与两性霉素 B 合用。

案例 7 分析

该患者诊断为足癣，是由于致病性真菌感染引起的足部皮肤病。治疗措施如下：趾间有糜烂、渗液者可以用 1∶8000 高锰酸钾溶液湿敷，然后外用油剂或粉剂，待皮肤干燥后改用盐酸特比萘芬等霜剂或软膏；足部起小水泡，未破溃者可先用硼酸浸泡，然后选用咪康唑等抗真菌霜剂。

二、抗病毒药

病毒是体积最小、结构最简单的病原体之一，不具有细胞结构，主要由核酸（DNA 或 RNA）核心和蛋白质外壳构成。病毒缺乏完整的酶系统，无独立的代谢能力，必须利用宿主细胞的酶系统、能量及营养物质才能进行复制繁殖。病毒的生活周期包括病毒的吸附和穿入、脱壳、生物合成以及子代病毒的组装成熟和释放四个过程，抗病毒药可通过阻止病毒生活周期中任何一个或多个环节而达到抑制病毒增殖的目的。由于病毒必须寄生在宿主细胞内，并主动参与细胞的代谢过程，因此能抑制和杀灭病毒的药物也可能对宿主细胞造成损害。研究和寻找能有效抗病毒而又不损伤宿主细胞的药物仍然是十分艰巨的任务。

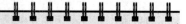

案例导入 8

案例：患者李某，男，30 岁。主诉：发现 HBsAg 阳性三年，食欲差、乏力 20 天。查体：无肝病面容，未见肝掌、蜘蛛痣，皮肤巩膜无黄染，肝脾无肿大，无移动性浊音。实验室检查：HBsAg（＋），HBeAg（＋），HBcAb（＋），HCVAb（－）。B 超提示：慢性肝病，否认外伤手术史，否认输血史，无肝病家族史。

讨论：请分析该患者可采用哪种药物治疗？使用该药物前后应告知患者哪些注意事项？

干扰素（Interferon，IFN）

干扰素是一种细胞因子，它是机体感染病毒时，宿主细胞通过抗病毒应答反应，而产生的一组结构类似、功能相近的低分子糖蛋白。根据干扰素蛋白质的氨基酸结构、抗原性和细胞来源，可将其分为：IFN-α、IFN-β、IFN-γ 三大类。由人体白细胞产生的干扰素为 IFN-α，又称人白细胞干扰素。

本药口服无效，须注射给药。干扰素具有广谱抗病毒作用，主要通过诱导机体组织细胞产生抗病毒蛋白酶而抑制病毒的复制；还具有免疫调节作用，小剂量对细胞免疫及体液免疫都有增强作用，大剂量则产生抑制作用；还具有抗肿瘤作用。临床用于治疗各型慢性病毒性肝炎（乙、丙、丁型）；还可用于人类免疫缺陷病毒（HIV）感染患者卡波齐肉瘤、尖锐湿疣、生殖器疱疹等；亦用于恶性肿瘤的治疗。不良反应有流感样综合征，如发热、寒战、头痛、乏力、白细胞减少，可逆性骨髓抑制，低血压等。

拓展阅读

干扰素的发现

干扰素是由英国科学家 Isaacs 于 1957 年利用鸡胚绒毛尿囊膜研究流感病毒干扰现象时首次发现的，是一种细胞因子，具有抑制细胞分裂、调节免疫、抗病毒、抗肿瘤等多种作用。IFN 能诱导细胞对病毒感染产生抗体，通过干扰病毒基因转录或病毒蛋白组分的翻译，从而阻止或限制病毒感染，是目前最主要的抗病毒感染和抗肿瘤生物制品。

碘苷（Idoxuridine，IDU）

碘苷为人工合成的脱氧尿嘧啶核苷类抗病毒药，在体内磷酸化后竞争性抑制胸苷酸合成酶，使 DNA 合成受阻，故能抑制 DNA 病毒如单纯疱疹病毒（HSV）和牛痘病毒的生长，对 RNA 病毒无效。

本药全身应用毒性大，临床仅限于局部用药，以治疗眼部或皮肤疱疹病毒和牛痘病毒的感染，对急性上皮性疱疹性角膜炎疗效显著，对疱疹性虹膜炎无效。局部反应有痛、痒，角膜损伤、眼睑过敏、接触性皮炎等。

阿昔洛韦（Acyclovir）

曾用名无环鸟苷。阿昔洛韦是人工合成的核苷类抗 DNA 病毒药。口服吸收差，生物利用度为 15%~30%，$t_{1/2}$ 约 3 小时。血浆蛋白结合率很低，易透过生物膜。药物部分经肝脏代谢，主要以原形自肾脏排泄。在感染细胞内经病毒胸苷激酶和细胞激酶催化，生成三磷酸无环鸟苷，抑制病毒 DNA 多聚酶，阻碍病毒 DNA 合成。其抗疱疹病毒作用比碘苷强 10 倍，比阿糖腺苷强 160 倍。对乙型肝炎病毒也有一定作用，对牛痘病毒作用较弱，对 RNA 病毒无效。

本药是治疗单纯疱疹病毒（HSV）感染的首选药，适用于 HSV 所致的各种感染，对 HSV 脑炎患者应静脉给药，疗效明显，可降低死亡率 50%；亦可与其他药物合用治疗乙型肝炎。局部滴眼治疗单纯性疱疹性角膜炎或用霜剂治疗带状疱疹等疗效均佳。不良反应较少。

伐昔洛韦（Valaciclovir）

伐昔洛韦是阿昔洛韦的前体药，口服吸收后迅速并完全转化为阿昔洛韦而呈抗病毒作用。

泛昔洛韦（Famciclovir）和喷昔洛韦（Penciclovir）

泛昔洛韦是喷昔洛韦的前体物，口服吸收后被代谢为具有抗病毒活性的喷昔洛韦，其抗病毒作用及临床应用均与阿昔洛韦相似。

更昔洛韦（Ganciclovir）

更昔洛韦化学结构与阿昔洛韦相似，仅在侧链上多了一个羟甲基，其抗巨细胞病毒（CMV）作用强于阿昔洛韦。本药毒性较大，可诱发骨髓抑制，并具有潜在的致癌作用，故临床仅限于治疗危及生命或视觉的 CMV 感染并伴有免疫缺陷或低下的患者（艾滋病患者或器官及骨髓移植接受者）。此外，更昔洛韦口服用药可作为艾滋病患者的维持治疗。

阿糖腺苷（Adenine Arabinoside，Ara-A）

阿糖腺苷为核苷类抗 DNA 病毒药，能抑制 DNA 复制，对疱疹病毒与痘病毒均有作用。静脉滴注 $t_{1/2}$ 为 3~4 小时，脑脊液中药物浓度约为血药浓度的 35%，主要经肾脏排泄。临床用于治疗 HSV 脑炎、角膜炎、新生儿单纯疱疹，艾滋病患者合并带状疱疹等。但目前已被毒性较低的阿昔洛韦所取代。静脉滴注可出现胃肠道反应及血栓静脉炎。偶见血清转氨酶升高。对动物有致畸、致突变作用。

利巴韦林（Ribavirin）

利巴韦林为人工合成的核苷类药物，口服吸收良好，1~1.5 小时后血药浓度达峰值，$t_{1/2}$ 为 20 小时。能抑制病毒核酸的合成，具广谱抗病毒活性，对 RNA 和 DNA 病毒均有抑制作用。对甲、乙型流感病毒引起的感染性疾病、腺病毒肺炎、甲型肝炎、疱疹、麻疹等均有防治作用。本药口服或静脉给药时部分患者可出现腹泻、头痛，长期用药可致白细胞减少和可逆性贫血。孕妇禁用。

金刚烷胺（Amantadine）

金刚烷胺口服易吸收，在体内不被代谢，约90%以原形自肾脏排泄，$t_{1/2}$约12～17小时。能特异性地抑制甲型流感病毒，干扰RNA病毒穿入宿主细胞，它还能抑制病毒脱壳及核酸的释放。可用于甲型流感的防治，但对乙型流感病毒、麻疹病毒、腮腺炎病毒和单纯疱疹病毒（HSV）无效；还能抗震颤麻痹。不良反应有厌食、恶心、头痛、眩晕、失眠、共济失调等。

齐多夫定（Zidovudine，AZT）

齐多夫定属于核苷的类似物，是美国食品药品管理局（FDA）批准用于人类免疫缺陷病毒（HIV）感染的第一个药物。AZT是逆转录酶的抑制剂，进入细胞后磷酸化为三磷酸盐，磷酸化的AZT以假底物形式竞争HIV逆转录酶，并掺入到正在合成过程中的单链DNA中，终止病毒DNA链的延伸，抑制病毒的繁殖。临床上主要用于HIV早期的联合治疗。主要不良反应为骨髓抑制如白细胞减少、血小板减少和贫血等，也有恶心、头痛和肌痛等症状。

拉米夫定（Lamivudine）

拉米夫定是胞嘧啶核苷的类似物，在宿主细胞内经磷酸化激活后，抑制病毒的逆转录酶，终止病毒DNA链的延伸。对HIV包括已对齐多夫定耐药的HIV及乙肝病毒（HBV）均有抗病毒活性。本药的抗病毒作用强而持久，且能提高机体的免疫功能，但单用易产生耐药性，常与齐多夫定合用于治疗HIV感染和慢性乙型肝炎。常见不良反应为头痛、疲倦、恶心、呕吐、腹痛和腹泻等，偶见白细胞减少和贫血。

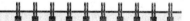

案例8分析

该患者诊断为慢性乙型病毒性肝炎，给予干扰素300万U肌内注射，隔日一次，疗程6个月，甘露聚糖肽10mg加入10%葡萄糖溶液静脉滴注，1次/天，疗程3个月。应告知患者干扰素全身用药可出现一过性发热、恶心、呕吐、倦怠、肢端麻木感，偶有骨髓抑制、肝功能障碍等，停药后可恢复。

（杨　光）

第六节　抗菌药物的合理应用

抗菌药物合理使用系指在明确指征下选用适宜的药物，并采用适宜的剂量和疗程以达到杀灭致病微生物或控制感染的目的，同时采用各种相应措施以增强患者的免疫力和防止各种不良反应的发生。随着制药工业迅速发展，抗菌药物的新药品种不断面市并投入临床应用，其合理使用问题更显必要。如何使抗菌药物发挥最大的治疗作用同时产生最小的不良反应，是研究其合理使用的终级目的。

一、抗菌药物治疗性应用的基本原则

抗菌药物的正确合理应用，是提高疗效、降低不良反应发生率以及减少或延缓细菌耐

药性发生的关键。抗菌药物临床应用是否正确、合理，基于以下两方面：①有无指征应用抗菌药物；②选用的品种及给药方案是否正确、合理。

（1）诊断为细菌性感染者，方有指征应用抗菌药物。

（2）根据病原种类及细菌药物敏感试验结果选用抗菌药物。

（3）按照药物的抗菌作用特点及其体内过程特点选择用药。

（4）应综合患者病情、病原菌种类及抗菌药物特点制订治疗方案。

二、抗菌药物预防性应用的基本原则

1. 内科及儿科预防用药

（1）用于预防一种或两种特定病原菌入侵体内引起的感染，可能有效；如目的在于防止任何细菌入侵，则往往无效。

（2）预防在一段时间内发生的感染可能有效；长期预防用药，常不能达到目的。

（3）患者原发疾病可以治愈或缓解者，预防用药可能有效。原发疾病不能治愈或缓解者（如免疫缺陷者），预防用药应尽量不用或少用。

（4）通常不宜常规预防性应用抗菌药物的情况：普通感冒、麻疹、水痘等病毒性疾病，昏迷、休克、中毒、心力衰竭、肿瘤、应用肾上腺皮质激素等患者。

2. 外科手术预防用药的基本原则　根据手术野有无污染或污染可能，决定是否预防用抗菌药物。

（1）清洁手术无污染，通常不需预防用抗菌药物。仅在下列情况时可考虑预防用药：①手术范围大、时间长、污染机会增加；②手术涉及重要脏器，一旦发生感染将造成严重后果者，如头颅手术、心脏手术、眼内手术等；③异物植入手术，如人工心瓣膜植入、永久性心脏起搏器放置、人工关节置换等；④高龄或免疫缺陷者等高危人群。

（2）清洁-污染手术，如呼吸道、消化道、泌尿生殖道手术或经以上器官的手术，该手术部位存在大量人体寄殖菌群，手术时可能污染手术野引致感染，故此类手术需预防用抗菌药物。

（3）污染手术，如胃肠道、尿路、胆道体液大量溢出或开放性创伤，需预防用抗菌药物。

三、抗菌药物的联合应用

1. 联合用药的指征　抗菌药物联合应用的目的是增强疗效，减少不良反应；减少或延缓细菌耐药性的产生。联合应用要有明确指征，单一药物可有效治疗的感染，不需联合用药，仅在下列情况时有指征联合用药。

（1）病原菌尚未查明的严重感染，包括免疫缺陷者的严重感染。

（2）单一抗菌药物不能控制的需氧菌及厌氧菌混合感染，2种或2种以上病原菌感染。

（3）单一抗菌药物不能有效控制的感染性心内膜炎或败血症等重症感染。

（4）需长程治疗，但病原菌易对某些抗菌药物产生耐药性的感染，如结核病、深部真菌病。

（5）由于药物有协同抗菌作用，联合用药时应将毒性大的抗菌药物剂量减少，如两性霉素 B 与氟胞嘧啶联合治疗隐球菌脑膜炎时，前者的剂量可适当减少，从而减少其毒性反应。

（6）药物不易渗入部位的感染，如用青霉素类治疗细菌性脑膜炎时，可联合易穿透血脑屏障的磺胺嘧啶治疗。

2. 联合用药的结果　抗菌药物联合用药可产生下列四种结果：协同、相加、拮抗、无关。协同作用是指联合用药的作用效果超过各药作用之和；相加作用是指联合用药的作用效果为各药作用效果之和；拮抗作用指联合用药致作用相互抵消或减弱；无关作用指联合用药的效果未超过其中作用较强者；联合用药的目的是获得协同或相加作用，避免拮抗作用。

抗菌药物依其作用性质，大概可分为四大类，见表13-4。

表 13-4　抗感染药按作用性质的分类

分类	药物
繁殖期杀菌药（Ⅰ类）	青霉素、头孢菌素类、喹诺酮类、利福霉素类、万古霉素、磷霉素、亚胺培南、氨曲南
静止期杀菌药（Ⅱ类）	氨基糖苷类、多黏菌素类、杆菌肽
快速抑菌药（Ⅲ类）	四环素类、大环内酯类、氯霉素类、林可霉素类、呋喃类
慢速抑菌药（Ⅳ类）	磺胺类、TMP

抗菌药物联合用药结果主要有以下方面。

Ⅰ类+Ⅱ类，可获得协同作用，如青霉素与庆大霉素合用治疗肠球菌引起的心内膜炎，由于青霉素造成细胞壁缺损而有利于庆大霉素进入细胞内抑制蛋白质的合成，而使作用效果加强。

Ⅰ类+Ⅲ类，可能产生拮抗作用，如青霉素类与四环素合用时，由于四环素快速抑制细菌细胞内蛋白质的合成，使细菌处于静止期，使青霉素的抗菌作用减弱。

Ⅰ类+Ⅳ类，可产生相加或无关作用，因Ⅳ类药对Ⅰ类药的抗菌活性无重要影响，如青霉素与磺胺嘧啶合用于治疗流脑可获得相加作用而提高疗效。

Ⅱ类+Ⅲ类可获相加或协同作用。Ⅱ类+Ⅳ类可出现相加或无关作用。

Ⅲ类+Ⅳ类可获得相加作用，如氯霉素与复方SMZ-TMP合用于治疗伤寒。

联合用药时宜选用具有协同或相加抗菌作用的药物联合，如青霉素类、头孢菌素类等其他β-内酰胺类与氨基糖苷类联合，两性霉素B与氟胞嘧啶联合。联合用药通常采用2种药物联合，3种及3种以上药物联合仅适用于个别情况，如结核病的治疗。此外必须注意联合用药后药物不良反应将增多。

> **药师提示**
>
> 特别注意，作用机制相同的同一类药物合用时，疗效并不增强，反而可能增加毒性，如氨基糖苷类药物彼此间不能合用；大环内酯类、林可霉素类以及氯霉素，因三者作用机制相似，合用时药物相互竞争靶位，可呈现拮抗作用，不宜合用。

四、肝肾功能减退时抗菌药物的应用

1. 肝功能减退时抗菌药物的应用　肝脏是药物代谢的主要器官，肝功能减退时药物的代谢将受到不同程度的影响。抗菌药物的选用及剂量调整需要考虑肝功能减退对该类药物体内过程的影响程度以及肝功能减退时该类药物及其代谢物发生毒性反应的可能性。

（1）主要由肝脏清除的药物，肝功能减退时清除明显减少，但并无明显毒性反应发生，肝病时仍可正常应用，但需谨慎，必要时减量给药，治疗过程中需严密监测肝功能。如红霉素等大环内酯类（不包括酯化物）、林可霉素、克林霉素等。

（2）药物主要经肝脏或有相当量经肝脏清除或代谢，肝功能减退时清除减少，并可导致毒性反应的发生，肝功能减退患者应避免使用此类药物。如氯霉素、利福平、红霉素酯化物等。

（3）药物经肝、肾双途径清除，肝功能减退者药物清除减少，血药浓度升高，同时有肾功能减退的患者血药浓度升高尤为明显，但药物本身的毒性不大。严重肝病患者，尤其肝、肾功能同时减退的患者在使用此类药物时需减量应用。如经肾、肝双途径排出的青霉素类、头孢菌素类等。

（4）药物主要由肾排泄，肝功能减退者不需调整剂量。如氨基糖苷类抗生素。

2. 肾功能减退时抗菌药的应用　抗菌药物在体内主要经肾排出，而某些抗菌药物具有肾毒性，肾功能减退的感染患者应用抗菌药物的原则如下。

（1）由肝脏代谢或主要由肝胆排泄的药物，可维持原量或剂量略减。如大环内酯类、利福平、多西环素、青霉素类和部分头孢菌素类。

（2）无明显肾毒性或仅有轻度肾毒性，但由于排泄器官为肾脏，肾功能减退时可在体内蓄积的药物，剂量需适当调整。如青霉素类和头孢菌素类的大部分产品、氟喹诺酮类中的氧氟沙星等。

（3）有明显肾毒性，且主要经肾脏排泄的药物，剂量必须减少。如氨基糖苷类、万古霉素、多黏菌素类。

（4）肾功能减退时不宜应用。如四环素类（多西环素除外）类、呋喃类等。

（秦志华）

📊 **重点小结** ─────────────────────────

　　常用抗菌药包括 β-内酰胺类、氨基糖苷类、大环内酯类、四环素类、氯霉素、喹诺酮以及磺胺类抗菌药等。根据细菌的抗菌能力不同分为杀菌药和抑菌药；根据其抗菌谱的不同，分为广谱抗菌药和窄谱抗菌药。抗菌药可通过抑制细菌细胞壁的合成（如 β-内酰胺类抗菌药）、抑制细菌蛋白质的合成（如氨基糖苷类抗菌药、大环内酯类抗菌药、四环素类、氯霉素）、影响细菌细胞膜的通透性、抑制细菌细胞核酸合成（如喹诺酮类抗菌药），影响细菌叶酸的合成（如磺胺类抗菌药）来抑制或杀灭细菌。要根据抗菌药的类别、抗菌机制、抗菌谱、主要临床应用和主要不良反应，同时结合人体不同器官感染性疾病病原体的不同，合理使用抗菌药，以避免或延缓细菌耐药性的产生。

　　抗结核病药按临床疗效、不良反应、穿透力等分为两类，即一线药物，包括异烟肼、利福平、乙胺丁醇、吡嗪酰胺、链霉素；二线药物，包括对氨基水杨酸、丙硫异烟胺、卡那霉素、氨硫脲、乙硫异烟胺、环丝氨酸、卷曲霉素、利福喷丁、司帕沙星等。

　　治疗浅部真菌感染的药物有灰黄霉素、咪唑类的克霉唑、咪康唑及丙烯类化合物特比萘芬；治疗深部真菌感染的药物有两性霉素 B、咪唑类的氟康唑、嘧啶类的氟胞嘧啶。临床上既可用于浅部也可用于深部真菌感染的治疗药物有咪唑类的酮康唑和伊曲康唑等。

目标检测

一、选择题

1. 青霉素 G 的抗菌谱不包括（　　）。
   A. 革兰阴性球菌　　　　　　　　B. 革兰阳性球菌
   C. 革兰阴性杆菌　　　　　　　　D. 革兰阳性杆菌
   E. 螺旋体

2. 下列有关头孢菌素类的叙述，错误的是（　　）。
   A. 抗菌机制与青霉素类相似
   B. 第三代头孢菌素类有肾毒性
   C. 第三代头孢菌素类对 β-内酰胺酶稳定性较高
   D. 第一代头孢菌素类对铜绿假单胞菌无效
   E. 与青霉素类有部分交叉过敏反应

3. 适用于铜绿假单胞菌感染的是（　　）。
   A. 大环内酯类　　B. 庆大霉素　　　C. 氯霉素　　　D. 林可霉素　　E. 利福平

4. 可影响骨、牙生长的抗生素是（　　）。
   A. 氯霉素　　　　B. 青霉素类　　　C. 链霉素　　　D. 大环内酯类　　E. 四环素类

5. 可替代氯霉素治疗伤寒的药物是（　　）。
   A. 四环素类　　　B. 氨基糖苷类　　C. 大环内酯类　　D. 氟喹诺酮类　　E. 青霉素类

6. 以下不属于一线抗结核药物的是（　　）。
   A. 异烟肼　　　　B. 利福平　　　　C. 乙胺丁醇　　　D. 吡嗪酰胺　　　E. 卡那霉素

7. 临床上既可用于浅部也可用于深部真菌感染治疗药物有（　　）。
   A. 咪康唑　　　　B. 灰黄霉素　　　C. 克霉唑　　　D. 氟康唑　　　E. 酮康唑

二、简答题

1. 抗菌药的抗菌机制。
2. 氨基糖苷类药物的不良反应。
3. 磺胺类药物的主要不良反应。

三、案例分析题

患者李某，男，30 岁。因"左小腿被砸伤后畸形、活动受限 2 小时"入院。初步诊断：左胫腓骨干开放性骨折。应用罗红霉素、头孢哌酮防治感染。分析下列处方是否合理。

处方：

罗红霉素胶囊	150mg	3 次/天　口服
5% 葡萄糖氯化钠溶液	500ml	
头孢哌酮钠	2.0g	静脉滴注　1 次/天

第十四章

抗寄生虫药物

学习目标

1. **掌握** 甲硝唑的药理作用、临床应用及不良反应。
2. **熟悉** 驱肠线虫药的分类及作用特点；氯喹、奎宁、青蒿素、伯氨喹、乙胺嘧啶的分类、作用特点及药物的选择。
3. **了解** 驱绦虫药的分类及作用特点；其他抗阿米巴病药和抗滴虫病药的分类及作用特点；抗血吸虫病药吡喹酮和抗丝虫病药乙胺嗪的作用特点及应用。

第一节 抗疟药

疟疾是由疟原虫引起，以雌性按蚊为主要媒介传播的一种寄生虫传染病，临床上表现为周期性定时性发作的寒战、高热、出汗和脾肿大、贫血等。

感染人体的疟原虫主要有三种：恶性疟原虫、间日疟原虫和三日疟原虫，分别引起恶性疟、间日疟和三日疟，后两者又称良性疟。一般情况下，三日疟症状较轻，而恶性疟症状较重且死亡率高。疟原虫的生活史可分为人体内的无性生殖阶段和按蚊体内的有性生殖阶段，见图14-1。

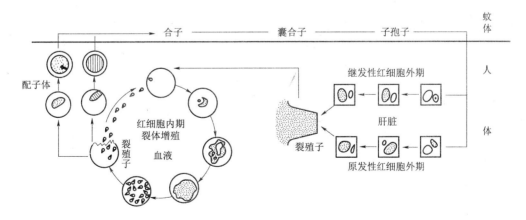

图 14-1 疟原虫生活史

疟原虫的不同发育阶段对不同抗疟药的敏感性不同。抗疟药作用于疟原虫生活史的各个环节，以达到控制症状、预防或根治的目的。

案例导入

案例：王先生，22岁，春节假期前往东南亚自由行旅游，途径缅甸、泰国、马来西亚等国家，回国一周后出现发热、畏寒症状，体温最高升至39℃，无寒战及大汗，咽喉感觉疼痛，乏力，全身酸痛，头痛伴有恶心、呕吐，服用阿司匹林类药物无效，随即出现言语错乱，在使用抗生素、维生素治疗无效后，医院怀疑疟原虫感染，经镜检发现恶性疟原虫。

讨论：王先生所得疟疾应用何种药物抢救？本病例是否需要联合用药，为什么？

一、疟原虫生活史及抗疟药的作用环节

（一）疟原虫在人体内的无性生殖阶段

1. 原发性红细胞外期　感染疟原虫的按蚊叮咬人时，子孢子随蚊的唾液进入人体血液，随即侵入肝细胞发育、繁殖，形成大量裂殖体。此期不出现症状，为疟疾的潜伏期。乙胺嘧啶对此期疟原虫有杀灭作用，可发挥病因性预防作用。

2. 继发性红细胞外期　间日疟原虫的子孢子有两种遗传类型：速发型和迟发型。速发型子孢子侵入肝细胞后即开始裂体增殖；迟发型子孢子进入肝细胞后，还需经4~6个月的休眠期才缓慢进行增殖，这就是继发性红细胞外期，此期是间日疟复发的根源。伯氨喹能杀灭此期疟原虫而用于根治间日疟。恶性疟和三日疟不存在迟发型子孢子，故无复发性。

3. 红细胞内期　肝细胞破裂释放出的裂殖子进入血液后，即侵入红细胞内生长发育成裂殖体，最后红细胞被破坏并释放出大量裂殖子，从而引起疟疾症状发作。从红细胞释出的裂殖子可再侵入其他红细胞，重复其裂殖增殖，周而复始，引起疟疾症状反复发作。对此期疟原虫有杀灭作用的药物有氯喹、奎宁、青蒿素等，用于预防、控制临床症状的发作。

（二）疟原虫在蚊体内的有性生殖阶段

红细胞内的疟原虫经过几期裂殖增殖后，部分裂殖子分化为雌、雄配子体。当按蚊叮咬疟疾患者时，雌、雄配子体随血液进入蚊体内，两者结合发育成合子，进行有性生殖，逐步发育成子孢子，子孢子进入按蚊唾液腺，按蚊叮咬人时子孢子随唾液进入人体引起感染。伯氨喹能杀灭配子体，控制疟疾的传播。乙胺嘧啶虽在人体内没有杀灭配子体的作用，但其随人体进入蚊体能抑制疟原虫在蚊体内的发育。

药师提示

当出现发冷、发热、头痛，全身酸痛等类似感冒症状并以感冒治疗两天无效，且病情加重，结合患者是否去过疫区，可考虑是否患上疟疾，应立即到有化验条件的医院就医做疟原虫检验。做到早发现，早治疗。

二、常用抗疟药

（一）主要用于控制症状的抗疟药

氯喹（Chloroquine）

氯喹为人工合成的4-氨基喹啉类衍生物。

【体内过程】口服后在肠道吸收快而完全，血药浓度达峰时间为1~2小时。在红细胞内浓度比血浆浓度高10~20倍，而被疟原虫入侵的红细胞内药物浓度又是正常红细胞的25

倍。在肝、脾、肺、肾中的浓度是血浆浓度的 200～700 倍。在脑组织中的浓度是血浆浓度的 10～30 倍。氯喹在肝脏代谢，其脱羟基代谢物仍然具有抗疟作用。少部分以原形经肾脏排泄。因氯喹在组织内贮存、代谢、排泄都比较缓慢，故作用较持久。

【药理作用及临床应用】

1. 抗疟作用　本药能杀灭红细胞内期疟原虫。具有起效快、作用强、疗效持久的特点，是控制疟疾临床症状的首选药。一般服药后 24～48 小时内临床症状消退，体温恢复正常，48～72 小时血中疟原虫裂殖体消失。氯喹对红细胞外期疟原虫无效，因此不能作病因性预防。对配子体也无直接作用，也不能阻断疟疾传播。

临床用于良性疟和恶性疟的急性发作，既能控制症状又能预防性抑制疟疾症状发作，与伯氨喹合用可根治间日疟、三日疟。

2. 抗肠外阿米巴作用　氯喹在肝内浓度较高，对阿米巴滋养体杀灭作用强大，是治疗肠外阿米巴肝炎和肝脓肿的主要药物。对阿米巴痢疾无效。

3. 免疫抑制作用　用于治疗自身免疫性疾病，对类风湿性关节炎、系统性红斑狼疮等疾病有一定疗效。

【不良反应及注意事项】

（1）可引起头痛、头晕、胃肠道反应、耳鸣和皮疹等，停药后即可消失。长疗程、大剂量用药可损害角膜和视网膜，表现为视力模糊。偶可引起心律失常、窦房结抑制，严重者可致阿-斯综合征。

拓展阅读

阿-斯综合征

阿-斯综合征（Adams-Stokes 综合征）即心源性脑缺血综合征，是指突然发作的严重的、致命性的缓慢性或快速性心律失常，引起心排出量在短时间内锐减，产生严重脑缺血、神志丧失和晕厥等症状。是一组由心率突然变化而引起急性脑缺血发作的临床综合征。该综合征与体位变化无关，常由于心率突然严重过速或过缓引起晕厥。

（2）用药前必须了解患者病情及用药史，选择适当的剂量和用法。有致畸作用，孕妇禁用。肝、肾功能不全及心脏病患者慎用。

（3）用药过程中应定期进行眼科检查，以防视力受损。若给药后病情未控制，则可能对本药有耐药性，可改用奎宁或青蒿素。本药禁止静脉注射。

奎宁（Quinine）

奎宁又称金鸡纳霜或金鸡纳碱，是从茜草科植物金鸡纳树皮中提取所得的一种生物碱，属喹啉类衍生物。

【药理作用及临床应用】　本药能杀灭红细胞内期疟原虫，控制疟疾症状。但疗效不及氯喹，且毒性较大，故不作为控制症状的首选药。主要用于耐氯喹或对多种抗疟药耐药的恶性疟，尤其是严重的脑型疟。

【不良反应及注意事项】

（1）常见的不良反应主要有金鸡纳反应，表现为恶心、呕吐、头痛、听力和视力下降等，停药一般恢复。对心肌有抑制作用，降低心肌收缩力。用量过大或静滴速度过快，可引起严重低血压和心律失常。

（2）少数恶性疟患者尤其是红细胞葡萄糖-6-磷酸脱氢酶（G-6-PD）缺乏症患者，应用很小剂量也可能引起急性溶血，出现寒战、高热、血红蛋白尿和急性肾衰竭，甚至死亡。

甲氟喹（Mefloquine）

甲氟喹与奎宁都属于喹啉甲醇衍生物，通过对奎宁结构改造而获得。特点为高效、安全。单独或与长效磺胺和乙胺嘧啶合用，能杀灭耐药恶性疟原虫。能有效杀灭红细胞内期滋养体，对成熟的滋养体和裂殖体有效，对肝内疟原虫无效。不良反应为偶见中枢神经系统反应，动物实验发现可致畸、影响发育，孕妇及2岁以下儿童禁用。

青蒿素（Artemisinin）

青蒿素是从菊科植物黄花蒿及其变种大头黄花蒿中提取的一种新型的倍半萜内酯过氧化物，是我国科学家根据"青蒿截疟"的记载而发掘出的新型抗疟药。因其对耐氯喹虫株感染有效，青蒿素受到国内外广泛重视，为世界卫生组织所推荐。

【药理作用及临床应用】青蒿素对红细胞内期裂殖体有强大而快速的杀灭作用，能迅速控制临床发作及症状，对红细胞外期疟原虫无效。其优点为高效、速效、低毒。主要用于控制间日疟和恶性疟的症状及耐氯喹虫株的治疗。且易通过血脑屏障，可用于抢救脑型疟和黄疸型疟。本药服用后复发率高，口服给药近期复发率高达30%以上。这可能与其在体内消除快、代谢产物无抗疟活性有关。与伯氨喹合用后可降低复发率。

【不良反应及注意事项】不良反应少见，少数患者有轻度恶心、呕吐、腹泻、四肢麻木和心动过速，偶有血清转氨酶轻度升高。注射部位较浅时易引起局部疼痛和硬块，宜作深部肌内注射。

蒿甲醚（Artemether）

蒿甲醚为青蒿素的衍生物，有α和β型两种。临床应用其混合物，以β型为主。本药溶解度比青蒿素大，性质稳定，可制成油注射剂肌内注射。其抗疟作用高于青蒿素，对红细胞内期裂殖体有杀灭作用，对恶性疟、耐氯喹疟及凶险型疟的疗效较好，可迅速控制症状。与伯氨喹合用可降低复发率。蒿甲醚有一定的胚胎毒性。

咯萘啶（Pyronaridine）

咯萘啶为苯并萘啶类衍生物，对间日疟和恶性疟的红细胞内期裂殖体均有杀灭作用，抗疟效果显著。对耐氯喹疟原虫也有较强疗效。临床用于治疗各种疟疾，包括脑型疟和凶险型疟危重患者。

（二）主要用于控制复发和传播的抗疟药

伯氨喹（Primaquine）

伯氨喹又称伯氨喹啉，是人工合成的8-氨喹啉类衍生物。

【体内过程】口服吸收快速而完全，生物利用度高。主要分布在肝脏，其次为肺、脑和心脏组织。大部分代谢为无活性产物。由于伯氨喹代谢、排泄均较快，血中浓度维持时间短，需反复多次给药。

【药理作用及临床应用】对良性疟红细胞外期和各种疟原虫的配子体均有较强的杀灭作用，是根治间日疟和控制疟疾传播的首选药物。对红细胞内期无效，不能用于控制疟疾症状的发作。疟原虫对本药很少产生耐药性。

【不良反应及注意事项】本药毒性较大，治疗量可引起头晕、恶心、呕吐、腹痛、发绀等不良反应。葡萄糖-6-磷酸脱氢酸缺乏者可发生急性溶血性贫血和高铁血红蛋白血症。用药过程中如发生急性溶血性贫血，应立即停药，给予地塞米松或泼尼松。如发生高铁血红蛋白血症，可静脉注射亚甲蓝。

葡萄糖-6-磷酸脱氢酸缺乏者禁用。孕妇及肝、肾功能不全患者慎用。

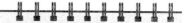

案例 1 分析

王先生所得疟疾为恶性疟，应用青蒿素类药物抢救。为防止青蒿素治疗疟疾后的复发，故可与控制复发的药物如伯氨喹合用。

（三）主要用于病因性预防的抗疟药

乙胺嘧啶（Pyrimethamine）

乙胺嘧啶目前作为病因性预防的首选药，是非喹啉类抗疟药。

【体内过程】口服吸收慢但较为完全。6 小时内血药浓度达到高峰。主要分布在肾、肺、肝、脾等器官及红细胞、白细胞内。能够通过胎盘，也可由乳汁排泄。经肾脏缓慢排泄，半衰期为 80~100 小时。服药后 5~7 天内有 10%~20% 的原形物经肾脏排泄，作用可持续 30 天以上。

【药理作用及临床应用】乙胺嘧啶能杀灭原发性红细胞外期疟原虫，作用持久，服药一次，可维持一周以上。对红细胞内期疟原虫仅能抑制未成熟的裂殖体，对成熟者无效，故不能迅速控制临床症状，不用于疟疾发作期的治疗。不能直接杀灭配子体，但能抑制蚊体内的有性生殖，起阻断传播的作用。

乙胺嘧啶的作用机制与其抑制叶酸代谢有关。疟原虫不能直接利用环境中的叶酸，只能在二氢叶酸还原酶的作用下将二氢叶酸还原为四氢叶酸，从而合成核酸。乙胺嘧啶能抑制疟原虫的二氢叶酸还原酶，影响疟原虫核酸的合成，从而抑制疟原虫的生长繁殖。与二氢叶酸合成酶抑制剂磺胺类或砜类合用，干扰叶酸合成的不同阶段，起到双重抑制作用，又能减少耐药性的产生。

【不良反应及注意事项】治疗量时不良反应较少，偶可见皮疹。长期大剂量应用可干扰人体的叶酸代谢，引起巨幼红细胞性贫血，可用甲酰四氢叶酸对抗。本药略带甜味，易被儿童误服而中毒，应加强管理。肾功能不全者慎用。孕妇、哺乳期妇女禁用。

磺胺类和砜类

二者皆为二氢叶酸合成酶抑制剂，能竞争性抑制疟原虫利用 PABA 合成二氢叶酸，减少核酸的合成，从而抑制疟原虫的生长繁殖。主要抑制红细胞内期疟原虫，单用效果较差，常与乙胺嘧啶等二氢叶酸还原酶抑制剂合用，增强疗效。

（高　宁）

第二节　抗阿米巴病药及抗滴虫病药

抗阿米巴病药是一类用于治疗阿米巴病的药物。抗滴虫药是一类主要用于治疗滴虫性阴道炎患者和无症状带虫者或男性感染者的药物。

一、抗阿米巴病药

阿米巴病是由溶组织阿米巴原虫感染所引起，以阿米巴包囊为感染体。包囊在肠腔内脱囊并分裂成小滋养体，寄生于肠道内并与肠道菌群共生。部分小滋养体移向结肠，并转变为包囊，此时患者无症状，称为排包囊者，是重要传染源。在机体抵抗力低下或肠壁受损时，小滋养体会侵入肠壁组织发育成大滋养体，破坏肠壁组织和黏膜下组织，引起阿米巴痢疾、阿米巴肠炎等肠道阿米巴病；大滋养体可经血液入侵肠外组织如肝、肺、脑等组织，引起阿米巴炎症或脓肿，称为肠外阿米巴病。

根据药物作用部位，可将抗阿米巴病药分为三类：①抗肠内、外阿米巴病药，包括甲硝唑、替硝唑、依米丁、去氢依米丁等；②抗肠内阿米巴病药，包括卤化喹啉类（喹碘方、双碘喹啉、氯碘羟喹）、二氯尼特、尼龙霉素等；③抗肠外阿米巴病药，氯喹等。

（一）抗肠内、外阿米巴病药

甲硝唑（Metronidazole）

甲硝唑又称灭滴灵，为人工合成的硝基咪唑类衍生物。

【体内过程】口服吸收迅速且完全，生物利用度高达 90%～100%。在体内分布广泛，易进入组织和体液中，包括唾液、乳汁、精液和阴道分泌物。能通过血脑屏障和胎盘。主要在肝脏代谢，大部分药物以羟基和酸性代谢物的形式经肾脏排泄，少量药物以原形经肾脏排泄，也可由阴道分泌物、乳汁、唾液排出。

【药理作用及临床应用】**1. 抗阿米巴作用**　对肠内外阿米巴滋养体均有强大的杀灭作用，是治疗肠内、外阿米巴病的首选药。对急性阿米巴痢疾和肠外阿米巴病效果最好。但肠腔内药物浓度偏低，宜与抗肠内阿米巴病药合用。

2. 抗滴虫作用　对阴道毛滴虫有直接杀灭作用，是治疗阴道滴虫病的首选药。口服后药物可出现于阴道分泌物、精液和尿中，故对男女泌尿生殖系统滴虫感染都具有良好疗效。治疗量对阴道正常菌群无影响。

3. 抗厌氧菌作用　甲硝唑对所有厌氧球菌、革兰阴性厌氧杆菌和革兰阳性厌氧芽孢杆菌均有强大的杀灭作用。对脆弱杆菌感染特别有效。较少引起耐药性。对口腔、盆腔和腹腔内厌氧菌感染及由此引起的败血症及气性坏疽，均有良好防治作用。

4. 抗贾第鞭毛虫的作用　是目前治疗贾第鞭毛虫病最有效的药物，治愈率达 90%。

【不良反应及注意事项】不良反应较轻而少见。常见头痛、眩晕、恶心、口中金属味、腹泻、腹痛、食欲下降。少数患者出现白细胞暂时性减少。极少数患者出现神经系统症状如肢体麻木、共济失调、惊厥等。啮齿类动物实验表明，若长期大量服用会有致癌作用，对细菌有致突变作用。故妊娠早期禁用。

> **药师提示**
>
> 甲硝唑可抑制乙醛脱氢酶，干扰乙醛代谢，导致双硫仑反应。在用药期间和停药后 1 周内，禁用含乙醇饮料或药品。

替硝唑（Tinidazole）

替硝唑是甲硝唑的衍生物，疗效优于甲硝唑，作用维持时间较甲硝唑久。本药半衰期较长，生物利用度高，血药浓度达峰快且维持时间长。对阿米巴痢疾和肠外阿米巴病的疗效与甲硝唑相当，但毒性略低；也可用于阴道滴虫病和厌氧菌感染的治疗。不良反应与甲硝唑相似。

奥硝唑（Ornidazole）

奥硝唑是继甲硝唑、替硝唑之后的第三代新型硝基咪唑类衍生物。本药及其中间代谢产物均有活性，作用于厌氧菌、阿米巴原虫、贾第鞭毛虫和阴道毛滴虫细胞 DNA，使其螺旋结构断裂或者阻断其转录复制而致死。

不良反应为轻度胃部不适、口中异味、头痛及困倦，偶尔出现眩晕、颤抖、四肢麻木、痉挛、皮疹。

依米丁（Emetine）和去氢依米丁（Dehydroemetine）

依米丁为茜草科吐根属植物根中提取的异喹啉类生物碱，又名吐根碱。其衍生物去氢依米丁抗阿米巴作用更强，毒性更低。因依米丁刺激性强，一般不采用口服给药，只能用于深部肌内注射。

依米丁和去氢依米丁均能干扰溶组织阿米巴滋养体的分裂与繁殖，能直接杀灭组织中的阿米巴滋养体。临床可用于治疗急性阿米巴痢疾和肠外阿米巴病。但不能杀灭肠腔中的滋养体，不宜用于慢性阿米巴痢疾。由于其毒性较大，仅在病情严重、甲硝唑疗效不满意时才考虑使用，且必须在严密监控下给药。孕妇、儿童和患有心、肝、肾疾病者禁用。

不良反应主要有胃肠道反应、肌无力、头痛、头晕及心脏损害。

（二）抗肠内阿米巴病药

卤化喹啉类

本类药物包括喹碘方（Chiniofon）、氯碘羟喹（Clioquinol）、双碘喹啉（Diiodohydroxyquinoline）等。主要用于治疗肠腔内阿米巴病，特别是轻型痢疾及无症状排包囊者，对组织内阿米巴无效。与甲硝唑或依米丁合用治疗急性阿米巴痢疾，可提高根治率。本类药物毒性低，主要不良反应为腹泻，其次为恶心、呕吐及甲状腺轻度肿大。长期大量应用及儿童用药危险性较大，可引起严重的视觉障碍，许多国家已禁用或限用。甲亢、肝肾功能不良及对碘过敏者禁用。

巴龙霉素（Paromomycin）

巴龙霉素为氨基糖苷类抗生素。口服吸收差，肠腔内浓度高，停留时间长，能杀灭阿米巴滋养体，可用于阿米巴肠炎和阿米巴痢疾的治疗。对肠外阿米巴病无效。主要的不良反应为胃肠道不适、恶心呕吐等，长期服用可致二重感染。

（三）抗肠外阿米巴病药

氯喹（Chloroquine）

氯喹为抗疟药，也有杀灭阿米巴滋养体的作用。口服后自小肠吸收，分布在肝、肾、脾等的浓度比血浆浓度高数百倍，分布在肠壁组织较少。主要用于甲硝唑无效或禁忌的阿米巴肝脓肿或阿米巴肝炎，而对肠内阿米巴病无效。

（四） 杀灭包囊的抗阿米巴病药

二氯尼特（Diloxanida）

二氯尼特为目前最有效的杀包囊药物，对无症状或者轻微症状的排包囊者有良好疗效。对肠外阿米巴病无效。单独使用二氯尼特治疗急性阿米巴痢疾疗效不满意，在甲硝唑控制症状后，再用二氯尼特可有效预防复发。

本药毒性小，不良反应轻微，常见有腹胀、腹泻、恶心、呕吐以及皮疹、瘙痒等。

二、抗滴虫病药

滴虫病主要是指由阴道毛滴虫所致的滴虫性阴道炎。阴道毛滴虫亦可寄生于男性泌尿道，可通过性接触而传染。甲硝唑是目前阴道滴虫病最有效的药物，若遇耐甲硝唑的滴虫感染，可用乙酰胂胺局部给药。

乙酰胂胺（Acetarsol）

乙酰胂胺为五价胂剂，其复方制剂称滴维净。置于阴道穹窿部能直接杀死滴虫。对局部有较轻刺激，可使阴道分泌物增多或产生皮疹，已婚者应夫妻双方同时治疗。

（高 宁）

第三节 抗血吸虫病药和抗丝虫病药

抗血吸虫病药是一类用于治疗血吸虫病的药物。抗丝虫病药是一类用于治疗丝虫病的药物。

一、抗血吸虫病药

血吸虫又称裂体吸虫，寄生于人体的主要有日本血吸虫、曼氏血吸虫和埃及血吸虫。在我国主要是日本血吸虫，流行于长江及长江以南流域。解放初期统计，感染血吸虫病患者有一千万余，解放后对血吸虫病进行了大规模的群众性防治工作，流行情况基本得到控制。但目前仍有流行和蔓延，因此积极开展防治工作仍是非常重要的。

日本血吸虫寄生于人和哺乳动物的肠系膜静脉血管中，雌雄异体，发育过程分成虫、虫卵、毛蚴、母胞蚴、子胞蚴、尾蚴及童虫7个阶段。虫卵在水中数小时孵化成毛蚴。毛蚴钻入钉螺体内，发育成母胞蚴、子胞蚴，直至尾蚴。人体感染血吸虫是由于接触了含有尾蚴的水，尾蚴钻入皮肤发育成童虫，进入静脉或淋巴管，移行至肠系膜静脉中，直至发育为成虫后再产卵，卵又随血液达到全身。血吸虫对人体的损害主要由虫卵引起。虫卵到达肠壁小血管，可破坏肠壁组织，引起肠壁炎症、出血、脱落，随即虫卵落入肠腔，随粪便排出体外，引起新的感染。部分虫卵沉着在肝脏引起炎症，长期可导致肝肿大和肝硬化。虫卵侵入脑内可引起癫痫样发作。反复多次感染后可转变成慢性血吸虫病，表现为肝脾肿大、严重贫血、门静脉高压、黄疸、肝硬化、腹水等。

长期以来酒石酸锑钾是治疗血吸虫病的特效药物，但因其毒性大、疗程长、必须静脉注射等缺点，限制了其临床应用。目前临床上主要应用吡喹酮，具有低毒、高效、疗程短、可口服等优点，是血吸虫防治史上的一个重大突破。

吡喹酮（Praziquantel）

吡喹酮为吡嗪异喹啉衍生物，广谱抗吸虫药，兼有抗绦虫作用。目前是治疗血吸虫病的首选药。

【体内过程】吡喹酮口服吸收迅速而完全，2 小时左右血药达峰浓度。由于首关消除作用明显，限制了其生物利用度。吸收后迅速分布于肝、肾、胰、肾上腺等多种组织。约 24 小时内经肾和胆道排出体外。由于血吸虫病患者肝脏不同程度的病变，降解吡喹酮的能力下降，血药峰浓度提高且半衰期也有所延长。

【药理作用及临床应用】

1. 治疗血吸虫病 吡喹酮对多种血吸虫具有杀灭作用，对成虫作用较强，对童虫作用较弱，是目前广泛应用的新型广谱抗血吸虫病药物。可用于肝吸虫病、肺吸虫病、华支睾吸虫病、姜片吸虫病的治疗。

有关吡喹酮的作用机制有多种解释，主要认为通过 5-HT 受体使虫体产生痉挛性麻痹脱落，对多数绦虫成虫和未成熟虫体都有较好效果。同时影响虫体肌细胞内钙离子通透性，使钙离子内流增加，抑制肌浆网钙泵的再摄取，虫体肌细胞内钙离子含量大增，使虫体麻痹脱落。

2. 抗蠕虫作用 吡喹酮为新型广谱抗蠕虫病药，对牛肉绦虫、猪肉绦虫、短膜壳绦虫和阔节裂头绦虫感染均具有良好疗效。杀虫作用迅速，临床作为驱绦虫的首选药，也可用于姜片虫病的治疗。

【不良反应及注意事项】吡喹酮不良反应多，但一般比较轻微和短暂，可出现恶心、腹痛、腹泻、头痛、眩晕、嗜睡等。少数患者出现心电图 T 波降低、心律失常等。

二、抗丝虫病药

丝虫病是由丝状线虫寄生于人体淋巴系统所引起的疾病。蚊子是主要传播媒介。在我国流行的丝虫病的病原体为班氏丝虫和马来丝虫。丝虫的生长发育分为在中间宿主蚊体内发育和终末宿主人体内发育两个阶段。

乙胺嗪（Diethylcarbamazine）

乙胺嗪的枸橼酸盐，又称海群生。

【药理作用及临床应用】乙胺嗪对班氏丝虫和马来丝虫的微丝蚴均具有杀灭作用，是治疗丝虫病的首选药。能使微丝蚴迅速从患者的血液中减少或消失。对成虫也有杀灭作用，但需要大剂量或者长疗程。作用机制可能有两方面：一是分子中哌嗪部分使微丝蚴的肌肉组织发生超极化，使虫体失去活动能力。二是可破坏微丝蚴的表面膜结构，使其容易受到宿主防御功能的破坏，产生杀灭丝虫的作用。

【不良反应及注意事项】乙胺嗪毒性小，主要是胃肠道症状，如恶心、呕吐、食欲不振等。治疗过程中由于丝虫成虫和蚴虫大量死亡而释放异体蛋白而引起过敏反应，表现为皮疹、瘙痒、血管神经性水肿、畏寒、发热、哮喘等。用本药前应先驱蛔虫，以免引起胆道蛔虫病。肾功能不全患者应适当减少剂量。

（高　宁）

第四节　抗肠蠕虫药

肠道蠕虫分为肠道线虫、肠道绦虫和肠道吸虫三大类，肠道线虫包括蛔虫、蛲虫、钩虫和鞭虫等；绦虫主要有猪肉绦虫和牛肉绦虫；吸虫有姜片虫等。抗肠道蠕虫药主要通过干扰蠕虫活动，引起虫体肌肉麻痹或痉挛，杀灭或驱除上述寄生虫的药物。本节主要介绍抗肠线虫药和抗绦虫药。

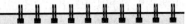

案例导入 2

案例：患儿，男，19 个月。经常出现睡眠不好、磨牙、夜惊等现象，3 天前大便拉出了一条虫，经医院诊断是蛔虫。

讨论：蛔虫病的传播途径及预防措施有哪些？可选用何种药物治疗？

一、驱肠线虫药

甲苯达唑（Mebendazole）

甲苯达唑是苯并咪唑的衍生物，口服难吸收，肠道内浓度高，故能有效杀灭肠道内寄生虫，大部分药物以原形由粪便排出，对宿主影响小。

【药理作用及临床应用】 甲苯达唑为高效、广谱的驱肠线虫药，对蛔虫、钩虫、鞭虫、蛲虫感染均有显著疗效。同时对钩虫卵、蛔虫卵和鞭虫卵有杀灭作用，因而能控制传播。

其作用是通过抑制蠕虫细胞内的微管形成，干扰依赖微管的葡萄糖摄取和利用，使虫体内储存糖原耗尽而死亡。哺乳动物细胞微管对甲苯达唑亲和力低，因此对宿主血糖无影响。甲苯达唑起效缓慢，给药数日后才能将虫排尽。

【不良反应及注意事项】 本药无明显不良反应，偶见短暂的恶心、呕吐、腹泻、腹痛。大剂量偶见转氨酶升高。孕妇、2 岁以下儿童及对本药过敏者禁用。

阿苯达唑（Albendazole）

阿苯达唑是继甲苯达唑后研制成功的又一同类药，又名肠虫清，也是一高效、广谱、低毒的驱虫药。

【药理作用及临床应用】 本药抗虫作用与甲苯达唑相似，对蛔虫、蛲虫、钩虫、鞭虫、绦虫和粪类圆线虫等有驱杀作用；在肝、肺等组织中浓度较高，并能进入棘球蚴囊内，对肠道外寄生虫病如棘球蚴病、囊虫病、旋毛虫病、华支睾吸虫病、肺吸虫病、脑囊虫病等均有较好的疗效。

【不良反应及注意事项】 不良反应较轻，一般耐受性良好。主要有消化道反应和头晕、头痛和嗜睡等，多在数小时内自行缓解，不必停药。孕妇及 2 岁以下儿童禁用。

▌ 药师提示

空腹服用抗蠕虫药可减少人体对药物吸收，增加药物与虫体的直接解触，增强疗效。要坚持用药，在第一个疗程后应注意观察大便有无虫体。如未根治，则需进行第 2 个疗程的治疗。

左旋咪唑（Levamisole）

左旋咪唑为四咪唑的左旋异构体，药用其盐酸盐。

【药理作用及临床应用】本药是广谱驱肠虫药，作用机制可能是抑制虫体肌肉内的琥珀酸脱氢酶，使延胡索酸还原为琥珀酸的路径受阻，减少能量产生。当虫体跟药物接触后，神经节兴奋，肌肉发生持续性收缩而导致麻痹，随粪便排出体外。临床上主要用于治疗蛔虫病、钩虫病。

此外，左旋咪唑还具有免疫调节功能，提高抗感染能力。

【不良反应及注意事项】可引起恶心、呕吐、腹痛、头晕等，数小时后自行恢复。偶见流感样症状，如肌肉酸痛、全身不适等。个别患者出现白细胞减少、剥脱性皮炎及肝损伤。肝、肾功能不全者慎用或不用。

噻嘧啶（Pyrantel）

噻嘧啶的枸橼酸盐称为驱虫灵，是广谱驱线虫药，具有高效、广谱、副作用小的优点。对蛔虫、钩虫、蛲虫感染均有效，对鞭虫无效。

本药是去极化神经肌肉阻断药，能抑制胆碱酯酶活性，造成乙酰胆碱堆积，使神经肌肉去极化，引起虫体痉挛和麻痹，通过粪便排出体外。口服不易吸收，不良反应轻且短暂，主要是胃肠道反应，其次可产生头昏、发热等。

哌嗪（Piperazine）

哌嗪的枸橼酸盐称为驱蛔灵，可抗蛔虫和蛲虫。能够阻断虫体的胆碱受体，抑制神经-肌肉传递，使虫体肌肉麻痹而排出体外。本药服药时间较长，治疗没有阿苯达唑等方便。不易吸收，偶见胃肠道反应和荨麻疹等。

恩波维铵（Pyrvinium Embonate）

恩波维铵又称扑蛲灵，为氰胺类染料。对蛲虫具有明显的驱杀作用，是治疗蛲虫病的首选药。作用机制是干扰蛲虫呼吸酶系统，抑制虫体需氧呼吸并阻断对葡萄糖的吸收，抑制虫体生长繁殖。少数患者可出现恶心、呕吐、腹痛、腹泻、眩晕等不良反应。偶见感光过敏和肌肉痉挛。

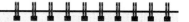

案例2分析

蛔虫病是最常见的肠道寄生虫病。传染源是蛔虫病患者和感染者。应采取综合性措施预防，如注意个人卫生，治疗患者和感染者，加强粪便管理等。

阿苯达唑（肠虫清）2岁以下小儿禁用，甲苯咪唑只有当幼儿因严重肠虫感染而影响其营养状态和生长发育时，方可使用治疗。幼儿可以使用哌嗪（宝塔糖）。

二、驱绦虫药

氯硝柳胺（Niclosamide）

氯硝柳胺又叫灭绦灵，原为杀丁螺药，对血吸虫尾蚴和毛蚴均有杀灭作用，用于血吸虫的防治。后发现其口服不易吸收。对猪肉绦虫、牛肉绦虫、短膜壳绦虫和阔节裂头绦虫感染均具有良好疗效，尤其对牛肉绦虫为佳。抗虫机制为抑制绦虫线粒体内氧化磷酸化反应和对葡萄糖的摄取，杀灭绦虫头节和体节前段，但不能杀灭结片中的虫卵。因猪肉绦虫死亡节片被消化后，虫卵可逆流入胃和十二指肠，侵入胃壁有引起囊虫病的可能，因此不宜用于猪肉绦虫病。

本药口服不易吸收，亦无直接刺激作用，偶见消化道症状。

三、驱肠虫药的应用

不同药物对不同蠕虫的治疗效果各异，驱虫时必须针对不同的蠕虫感染选择不同的药物。有些药物为广谱驱肠虫药，对多种肠蠕虫感染均有效。在我国肠道蠕虫病以肠道线虫感染最为普遍。临床常用抗肠道蠕虫病药物特点比较见表 14-1。

表 14-1　抗肠道蠕虫病药物疗效比较

药物	作用及用途				
	蛔虫	蛲虫	钩虫	鞭虫	绦虫
甲苯达唑	√	√	√	√	√
阿苯达唑	√	√	√	√	√
左旋咪唑	√	√	√	–	–
噻嘧啶	√	√	√	–	–
哌嗪	√	√	–	–	–
恩波维铵	–	√	–	–	–
吡喹酮	–	–	–	–	√
氯硝柳胺	–	–	–	–	√

注：√表示有疗效，–表示无效

（高　宁）

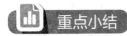重点小结

氯喹疗效高、起效快、作用持久，是控制疟疾症状的首选药；青蒿素注射给药用于抢救脑型疟；奎宁用于耐氯喹的恶性疟；伯氨喹用于控制疟疾复发和传播，与氯喹合用根治间日疟；乙胺嘧啶控制疟疾流行和传播，是病因性预防的首选药。

急性阿米巴痢疾和肠外阿米巴病首选甲硝唑；甲硝唑无效或禁忌的肠外阿米巴病用氯喹；轻症或慢性阿米巴痢疾首选甲硝唑加二氯尼特（或双氯喹啉、巴龙霉素）；排包囊者首选二氯尼特。

吡喹酮疗效好、可口服、毒性低，是治疗血吸虫病首选药。

甲苯达唑、阿苯达唑、左旋咪唑、噻嘧啶为广谱驱虫药；驱蛔虫或钩虫首选药为阿苯达唑、甲苯达唑；驱蛔虫次选哌嗪、噻嘧啶。

目标检测

一、选择题

1. 控制复发和阻止传播的首选抗疟药是（　　）。

A. 青蒿素　　　　　　B. 氯喹　　　　　　C. 奎宁

D. 伯氨喹　　　　　E. 乙胺嘧啶

2. 伯氨喹引起特异质者发生溶血性贫血和高铁血红蛋白血症，是因为（　　　）。

　　A. 肾近曲小管细胞合成红细胞生成素减少

　　B. 红细胞内缺乏 6-磷酸葡萄糖脱氢酶

　　C. 叶酸缺乏

　　D. 胃黏膜萎缩致内因子缺乏，影响维生素 B_{12} 吸收

　　E. 血红蛋白合成减少

3. 通过抑制疟原虫的二氢叶酸还原酶，阻碍核酸合成的药物是（　　　）。

　　A. 氯喹　　　　　　B. 奎宁　　　　　　C. 磺胺嘧啶

　　D. 甲氧苄啶　　　　E. 乙胺嘧啶

4. 治疗急性阿米巴痢疾和阿米巴肝脓肿应首选（　　　）。

　　A. 二氯尼特　　　　B. 左旋咪唑　　　　C. 甲苯达唑

　　D. 甲硝唑　　　　　E. 乙酰肿胺

二、简答题

1. 氯喹的药理作用及临床应用。

2. 治疗疟疾应当如何选用抗疟药？

3. 抗阿米巴病药可分为哪几类？各类的代表药物是什么？

第十五章

抗恶性肿瘤药物

学习目标

1. **熟悉** 抗恶性肿瘤药的分类；常用抗恶性肿瘤药氮芥、环磷酰胺、甲氨蝶呤、放线菌素 D、长春碱、他莫昔芬、顺铂等药的作用、应用和常见不良反应。
2. **了解** 肿瘤细胞增殖动力学特点和常用抗恶性肿瘤药的作用机制；其他抗恶性肿瘤药的作用特点；抗恶性肿瘤药的毒性反应和应用原则。

恶性肿瘤即癌症，是严重危害人类健康的常见病、多发病。由于其病因和机制尚未阐明，许多肿瘤目前尚缺乏有效防治措施。恶性肿瘤的治疗方法有手术治疗、放射治疗、免疫治疗、药物治疗和内分泌治疗等，而且愈来愈强调综合疗法。其中，肿瘤的化学药物治疗（简称化疗）在综合治疗中占有重要地位，但化疗中存在着严重毒性反应和肿瘤细胞耐药性问题，也是导致化疗失败的主要原因。近年来，随着肿瘤分子生物学的发展，以分子靶向药物为代表的新型抗肿瘤治疗手段已经取得良好的进展。

第一节 抗恶性肿瘤药概述

正常组织细胞通过分裂的方式进行增殖。细胞从一次分裂结束到下一次细胞分裂完成所需要的时间称为细胞增殖周期。大多数抗恶性肿瘤药都是通过抑制肿瘤增殖产生作用，所以了解肿瘤细胞动力学对理解药物的抗肿瘤机制及作用特点具有重要的意义。

案例导入1

案例： 患者王某，男，48 岁，胃癌根治术后，病理检查为胃窦低分化腺癌，肝肾功能正常，医生给出的化疗方案为紫杉醇+顺铂+氟尿嘧啶。

讨论： 紫杉醇、顺铂和氟尿嘧啶的抗癌作用机制是什么？顺铂和氟尿嘧啶的适应证有哪些？该化疗方案可能会对患者造成哪些主要不良反应？

一、肿瘤细胞动力学与抗恶性肿瘤药的基本作用

（一）肿瘤细胞动力学

1. 增殖细胞群 增殖期细胞呈指数方式生长，其生化代谢活跃，对药物敏感。按细胞内 DNA 含量变化，分为 4 期，见图 15-1。分别为 DNA 合成前期（G_1期）、DNA 合成期（S期）、DNA 合成后期（G_2期）、有丝分裂期（M 期）。

2. 非增殖细胞群 主要是静止期（G₀期）细胞，有潜在增殖能力但暂不进行分裂，对药物不敏感。当增殖期中对药物敏感的肿瘤细胞被杀灭后，处于G₀期的细胞可进入增殖期，是肿瘤复发的根源。

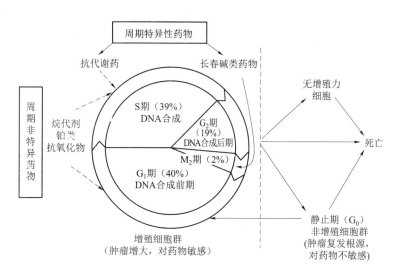

图 15-1　肿瘤细胞增殖周期和药物作用示意图

（二）抗恶性肿瘤药的基本作用

抗恶性肿瘤药种类繁多，对肿瘤细胞的作用是多方面的，基本作用包括以下几个方面：①作用于肿瘤细胞增殖周期，如许多细胞毒性抗肿瘤药作用于细胞周期 S 期，引起 DNA 损伤；②干扰肿瘤细胞核酸的生物合成；③作用于肿瘤细胞蛋白合成的不同阶段，杀伤肿瘤细胞，阻止其分裂繁殖；④影响体内正常激素平衡。

二、抗恶性肿瘤药的作用机制与分类

（一）抗恶性肿瘤药的作用机制

1. 细胞生物学机制 几乎所有的肿瘤细胞都具有一个共同的特点，即与细胞增殖有关的基因被开启或激活，而与细胞分化有关的基因被关闭或抑制，从而使肿瘤细胞表现为不受机体约束的无限增殖状态。从细胞生物学角度，诱导肿瘤细胞分化，抑制肿瘤细胞增殖各阶段或者促进肿瘤细胞凋亡的药物均可发挥抗肿瘤作用，见图 15-1。

2. 生化作用机制

（1）干扰核酸生物合成：①抑制二氢叶酸还原酶；②阻止嘌呤类核苷酸生成；③阻止嘧啶类核苷酸生成；④抑制核苷酸还原酶；⑤抑制 DNA 多聚酶。

（2）破坏 DNA 结构和功能。

（3）干扰转录过程和阻止 RNA 合成。

（4）影响蛋白质合成与功能，包括影响纺锤丝形成；干扰核蛋白体功能；干扰氨基酸供应。

（5）影响体内激素平衡。

抗恶性肿瘤药物抗肿瘤作用的生化机制，见图 15-2。

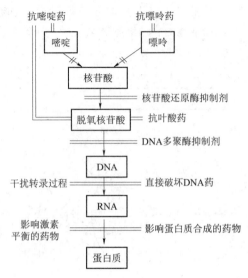

图 15-2 抗恶性肿瘤药的作用机制

（二）抗恶性肿瘤药物分类

1. 按照增殖周期中细胞对药物的敏感性分类

（1）细胞周期特异性药（cell cycle specific agents，CCSA）仅能杀灭某一增殖期的肿瘤细胞，选择性相对较高。可分为两类，一类是作用于 S 期药物，如甲氨蝶呤、阿糖胞苷、巯嘌呤等；另一类是作用于 M 期的药物，如长春碱、长春新碱等。

（2）细胞周期非特异性药（cell cycle nonspecific agents，CCNSA）能杀灭增殖细胞群中各期细胞。该类药物选择性差，而且对非增殖细胞群几乎无作用。如烷化剂、抗癌抗生素和铂类等。

2. 按照药物生化作用机制分类

（1）影响核酸（DNA、RNA）生物合成的药物　如氟尿嘧啶、巯嘌呤等。

（2）直接影响 DNA 结构与功能的药物　如烷化剂、丝裂霉素 C、博来霉素、顺铂等。

（3）干扰转录过程和阻止 RNA 合成的药物　如多种抗癌抗生素放线菌素 D、柔红霉素、阿霉素等。

（4）影响蛋白质合成的药物　如长春碱类、鬼臼毒素类、三尖杉酯碱类、L-门冬氨酸等。

（5）影响激素平衡的药物　如肾上腺皮质激素、雄激素、雌激素等。

3. 按照来源与药物化学结构分类

（1）烷化剂　如环磷酰胺、塞替派、白消安、氮芥等。

（2）抗代谢药　如甲氨蝶呤、氟尿嘧啶、巯嘌呤、羟基脲等。

（3）抗肿瘤抗生素　如柔红霉素、丝裂霉素、博来霉素、放线菌素 D 等。

（4）抗肿瘤植物药　如长春碱、长春新碱、紫杉醇、羟基喜树碱等。

（5）激素类药　如肾上腺皮质激素、雄激素、雌激素、他莫昔芬等。

（6）分子靶向药物　可分为单克隆抗体：利妥昔单抗、西妥昔单抗、曲妥珠单抗、贝伐单抗等；小分子化合物：①酪氨酸激酶抑制剂：甲磺酸伊马替尼、吉非替尼等；②多靶点小分子化合物：索拉菲尼、舒尼替尼等。

案例1分析

紫杉醇抗癌机制是通过特异性促进微管蛋白聚合，并抑制其解聚，从而阻止纺锤体形成，影响肿瘤细胞的有丝分裂。顺铂属周期非特异性药，主要与DNA上的碱基形成交叉联结，破坏DNA的结构和功能，阻止细胞分裂增殖，对多种实体瘤有效。氟尿嘧啶拮抗细胞DNA的生物合成，阻止肿瘤细胞的分裂增殖，其对消化道癌、乳腺癌疗效显著。该化疗方案主要的不良反应有消化道反应、骨髓抑制、脱发等。

（7）其他药物　如铂类配合物、门冬酰胺酶等。

拓展阅读

恶性肿瘤治疗的靶向药物

细胞毒药物能够对部分恶性肿瘤有一定疗效，但在杀伤肿瘤细胞的同时，对正常细胞组织也有一定的毒副反应。随着分子生物学的飞速发展，针对肿瘤发生、发展、代谢的分子靶向药物成为抗肿瘤药物的研发热点。近年来，靶向抗肿瘤药物取得了重大进展，包括单克隆抗体和小分子酪氨酸激酶抑制剂等。例如：贝伐单抗作用于血管内皮生长因子，与化疗联用可延长晚期肠癌患者的生存期；小分子酪氨酸激酶抑制剂如吉非替尼可有效用于非小细胞肺癌的治疗。

（向　敏）

第二节　抗恶性肿瘤药的毒性反应

多数抗恶性肿瘤药化疗指数较小，选择性差，杀伤肿瘤细胞的同时，对正常组织细胞也有杀伤作用，特别是对增殖更新较快的骨髓、淋巴组织、胃肠黏膜上皮、毛囊和生殖细胞等正常组织损伤更明显。抗肿瘤药物常见毒性反应包括近期毒性和远期毒性。

案例导入2

案例：某男性患者，52岁，被诊断为支气管肺癌，伴随高血脂、中度脂肪肝。医嘱：甲氨蝶呤，每次5mg，口服，一天一次，每周2次。

讨论：患者使用该药是否合理？为什么？

一、近期毒性

近期毒性分为共有毒性反应和特有毒性反应。

（一）共有毒性

1. 骨髓抑制　骨髓抑制是肿瘤进行化疗的最大障碍之一，常表现为白细胞、血小板减少，除博来霉素、L-门冬酰胺酶、激素类药外，多数抗肿瘤药均有不同程度的骨髓抑制。

2. 胃肠道反应 上腹部不适、恶心、呕吐等胃肠道反应是抗肿瘤药最常见的不良反应。有些药物如顺铂、氮芥、环磷酰胺、阿霉素、亚硝脲等，也可直接损伤消化道黏膜，引起口腔炎、胃炎、胃肠溃疡等。

3. 脱发 大多数抗肿瘤药都损伤毛囊上皮细胞，特别是环磷酰胺、长春新碱、氟尿嘧啶、紫杉醇、博来霉素、多柔比星、甲氨蝶呤、丝裂霉素等易引起脱发，用药 1~2 周后出现，1~2 个月后最明显，停药后毛发可再生。

（二）特有毒性反应

1. 心脏毒性 柔红霉素、丝裂霉素等可引起心肌炎、心肌缺血、心电图改变、心力衰竭等。

2. 肝脏毒性 临床表现为肝功能异常、肝区疼痛、肝肿大、黄疸等。容易引起肝损害的药物有：甲氨蝶呤、阿糖胞苷、环磷酰胺、阿霉素、依托泊苷、紫杉醇、替吉奥、奥沙利铂、长春碱类、曲妥珠单抗、索拉菲尼、舒尼替尼等。

案例 2 分析

　　上述处方不合理。虽然甲氨蝶呤对肺癌、胃癌等实体瘤有效，但其存在较大肝脏毒性，而患者本身伴随中度脂肪肝，使用甲氨蝶呤可加重对肝脏的损害。

---

3. 呼吸系统毒性 表现为肺间质性炎症和肺纤维化。常见引起肺毒性的抗癌药为博来霉素、甲氨蝶呤、环磷酰胺、丝裂霉素等。

4. 肾损害及膀胱毒性 顺铂、甲氨蝶呤等药物可直接损伤肾小管上皮细胞，表现为血尿素氮、血清肌酐及肌酐酸升高。环磷酰胺等药物可引起急性出血性膀胱炎，尤其在大剂量静脉注射时易出现。

5. 神经系统毒性 中枢神经毒性主要表现为感觉异常、脑白质病、记忆力下降、痴呆、共济失调、嗜睡、精神异常等；周围神经毒性表现为肢端呈手套-袜子样麻木、灼热感、腱反射消失，感觉异常等。神经毒性缺乏有效治疗方法，一旦出现毒性反应及时停药防止严重毒性反应发生。经数天至数月可能恢复。紫杉醇、长春新碱、铂类等药物有较大神经毒性。

6. 其他 抗肿瘤药物可引起不同程度的免疫功能抑制，是肿瘤患者化疗后易出现感染的重要原因。一些多肽类或蛋白质的抗肿瘤药物如 L-门冬酰胺酶、博来霉素等注射后容易导致过敏反应。

三、远期毒性

远期毒性一般指抗癌治疗结束 6 个月后发生的不良反应事件。主要包括多器官、多系统的组织损伤，治疗引起的第二原发恶性肿瘤，以及生长发育受影响和过早衰老。远期毒性对患者健康的影响是多方面的，既有躯体的，也有社会心理的，会导致患者生活质量下降，严重时会导致生存时间缩短甚至死亡。

药师提示

　　当刺激性强的化疗药物漏入皮下时，即可引起渗漏处组织强烈的刺激、起泡和坏死。长春新碱、氮芥、长春地辛、长春瑞宾、柔红霉素、阿霉素等抗肿瘤药物在临床上被认定为发疱剂，输液时需要密切监护，同时提醒注意职业暴露，避免直接接触药液。

（向　敏）

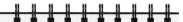

第三节　常用抗恶性肿瘤药

案例导入 3

案例：某女性患者，46 岁，被诊断为卵巢癌，伴随听力障碍。医嘱：顺铂＋紫杉醇化疗，顺铂按体表面积静脉滴注给药，每次 100mg/m^2，紫杉醇按照体表面积静脉滴注给药，每次 200mg/m^2（紫杉醇给药前患者先服用地塞米松、苯海拉明或西米替丁以防止过敏反应），以上 2 种药物均每三周一次。

讨论：该治疗方案是否合理？为什么？

一、干扰核酸合成的药物

本类药物又称为抗代谢药，化学结构与核酸代谢的必需物质如叶酸、嘌呤碱、嘧啶碱等相似，通过拮抗细胞核酸特别是 DNA 的生物合成，阻止肿瘤细胞的分裂增殖。属细胞周期特异性药物，对 S 期细胞最敏感。

甲氨蝶呤（Methotrexate，MTX）

【药理作用】 本药化学结构和叶酸相似，竞争性抑制二氢叶酸还原酶活性，阻断二氢叶酸还原成四氢叶酸，使一碳基团携带受阻，从而阻碍 DNA 的生物合成。还可干扰 RNA 和蛋白质的合成。

【临床应用】 主要用于儿童急性白血病，疗效显著。常与长春新碱和巯嘌呤等药物合用，完全缓解率可达 90%，但对成人急性白血病疗效差。也用于绒毛膜上皮癌、恶性葡萄胎等。对头颈部、乳腺、肺、胃肠等部位实体瘤均有疗效。另外，还可用于牛皮癣和类风湿关节炎的治疗。

【不良反应及注意事项】 不良反应较多，主要是胃肠道反应和骨髓抑制，表现为口腔炎、胃炎、腹泻、溃疡，白细胞和血小板减少等。另外，可致肝肾损害、脱发、胎儿畸形等。

氟尿嘧啶（Fluorouracil，5-FU）

【药理作用】 本药化学结构与尿嘧啶相似，本身无抗肿瘤活性，需要进入体内转变为 5-氟尿嘧啶脱氧核苷，然后抑制胸苷酸合成酶，使脱氧胸苷酸缺乏，阻碍 DNA 生物合成，造成肿瘤细胞死亡。另外，其代谢产物可掺入到 RNA 中，干扰 RNA 和蛋白质的合成，对 G$_1$、G$_2$ 期细胞也有一定的作用。

【临床应用】 对消化道癌、乳腺癌疗效显著，对卵巢癌、宫颈癌、绒毛膜上皮癌、膀胱癌也有效。

【不良反应及注意事项】 主要是胃肠道反应、骨髓抑制、脱发、共济失调等，重者可出现血性腹泻。局部给药刺激性大，注射部位因刺激性可致静脉炎或动脉内膜炎。偶见肝、肾损害。

巯嘌呤（Mercaptopurine，6-MP）

为常用的抗嘌呤药物，其结构和次黄嘌呤相似。口服吸收不完全，个体差异大，在体内转化为黄嘌呤核苷酸及硫代肌苷酸,干扰嘌呤代谢,阻碍 DNA 的合成,对 S 期细胞最敏感。此外,本药还有较强的免疫抑制作用。对儿童急性淋巴性白血病疗效较好,也可用于绒毛膜上皮癌、恶性葡萄胎、恶性淋巴瘤、多发性骨髓瘤、自身免疫性疾病等的治疗。主要不良反应为胃肠道反应和骨髓抑制,偶见肝、肾损害。有致畸作用,孕妇禁用。

羟基脲 (Hydroxyurea,HU)

为核苷酸还原酶抑制剂,选择性作用于 S 期细胞,阻止胞苷酸还原为脱氧胞苷酸,从而抑制 DNA 的合成。用药后使肿瘤细胞集中在 G_1 期,然后再选用对 G_1 期敏感的药物治疗或放射治疗,可提高疗效,故常作同步化疗药。主要用于慢性粒细胞白血病,疗效显著。也可用于转移性黑色素瘤。主要不良反应为骨髓抑制、胃肠道反应等。

阿糖胞苷 (Cytarabine,Ara-C)

能选择性抑制 DNA 多聚酶活性,阻止细胞 DNA 生物合成;也可掺入到 DNA 和 RNA 中,干扰 DNA 复制和 RNA 的功能。本药是治疗成人急性粒细胞白血病或单核细胞白血病的主要药物。主要不良反应是骨髓抑制、胃肠道反应。

二、破坏 DNA 结构和功能的药物

环磷酰胺 (Cyclophosphamide,Cytoxan,CTX)

【药理作用】本药在体外无药理活性。需在体内先经肝微粒体酶系氧化生成醛磷酰胺,再在肿瘤细胞内分解出性质很活泼的磷酰胺氮芥,才能与 DNA 发生交叉联结,破坏 DNA 的结构和功能,从而抑制肿瘤细胞的生长繁殖。

【临床应用】抗瘤谱广,对恶性淋巴瘤疗效显著;对急性淋巴细胞白血病、卵巢癌、乳腺癌、多发性骨髓瘤等有一定疗效。与其他抗恶性肿瘤药合用,可提高疗效。还可抑制机体免疫功能,用于治疗某些自身免疫性疾病和预防器官移植的排异反应等。

【不良反应及注意事项】常见不良反应为骨髓抑制,胃肠道反应较轻,但对膀胱刺激性大,可引起出血性膀胱炎,多饮水可减轻或缓解症状;还可引起胎儿畸形、闭经、精子减少等。

氮芥 (Chlormethine)

是最早用于临床的抗肿瘤药物。本药进入体内后,形成高度活泼的乙烯亚胺离子,可与多种有机物质的亲核基团(如蛋白质的羧基、氨基、巯基、磷酸根等)结合,进行烷基化作用。起效迅速、作用持久,选择性低,G_1 期及 M 期细胞对氮芥的细胞毒作用最为敏感。对静止期细胞亦有杀灭作用,为周期非特异性药物。主要用于霍奇金病、非霍奇金淋巴瘤及肺癌,已少用于其他肿瘤。

卡莫司汀 (Carmustine)

又名卡氮芥,为亚硝脲类烷化剂,对 DNA、RNA 及蛋白质均有烷化作用。脂溶性大,能透过血脑屏障进入脑组织。临床用于原发性脑瘤或颅内转移脑瘤,对恶性淋巴瘤、多发性骨髓瘤、头颈部癌、恶性黑色素瘤等有一定疗效。主要不良反应有骨髓抑制、胃肠道反应及肺部毒性等。用药期间定期检查血常规和肺功能。

塞替派（Thiotepa，Thiophosphoramide，TSPA）

其化学结构中含有 3 个乙撑亚胺基，活化后与肿瘤细胞 DNA 分子中的碱基结合，阻碍肿瘤细胞的分裂。本药抗瘤谱广、选择性高、毒性低，临床主要用于治疗乳腺癌、卵巢癌、膀胱癌等。不良反应轻、胃肠道反应少、局部刺激性小，主要不良反应是骨髓抑制。

白消安（Busulfan）

属磺酸酯类烷化剂，小剂量白消安即可明显抑制粒细胞生成，为治疗慢性粒细胞性白血病的首选药，但对急性粒细胞白血病无效，对其他肿瘤疗效不明显。主要不良反应为骨髓抑制，个别患者可出现肺纤维化、白内障、闭经、睾丸萎缩、畸胎等。

丝裂霉素 C（Mitomycin C）

丝裂霉素 C 化学结构中有乙撑亚胺及氨甲酰酯基团，具有烷化作用。能与 DNA 的双链交叉联结。可抑制 DNA 复制，也能使部分 DNA 断裂。属周期非特异性药物。抗瘤谱广，可用于胃癌、肺癌、乳腺癌、慢性粒细胞白血病、恶性淋巴瘤等。

博来霉素（Bleomycin，BLM）

博来霉素为多种糖肽抗生素的混合物。能与铜或铁离子络合，使氧分子转化为氧自由基，阻止 DNA 复制。主要用于鳞状上皮癌（头、颈、口腔、食管、阴茎、外阴、宫颈等）。对骨髓抑制较轻，但常见过敏性休克反应，部分患者可引起间质性肺炎和肺纤维化。

放线菌素 D（Actiomycin D）

属于细胞周期非特异性药物。通过直接嵌入到 DNA 双螺旋中，阻碍 RNA 多聚酶功能，从而阻止 RNA 生物合成，使蛋白质合成受到抑制产生抗肿瘤细胞生长的作用。其抗瘤谱窄，可用于神经母细胞瘤、绒毛膜上皮癌、横纹肌肉瘤、肾母细胞瘤、霍奇金病等。与氟尿嘧啶合用治疗绒毛膜上皮癌及恶性葡萄胎，与放疗药物联合应用，可提高肿瘤对射线的敏感性。常见胃肠道反应、骨髓抑制等不良反应。

顺铂（Cisplatin）和卡铂（Carboplatin）

为金属铂类络合物，属周期非特异性药。主要与 DNA 上的碱基形成交叉联结，破坏 DNA 的结构和功能，阻止细胞分裂增殖。抗瘤谱广，对多种实体瘤有效，可用于肺癌、膀胱癌、卵巢癌、头颈部癌、睾丸恶性肿瘤等。卡铂是第二代铂类抗肿瘤药，不良反应较顺铂少。铂类药物是联合化疗的常用药物。不良反应有胃肠道反应、骨髓抑制、肾毒性和神经毒性。

伊立替康（Irinotecan，CPT-11）

CPT-11 为喜树碱的半合成衍生物。喜树碱可特异性地与拓扑异构酶Ⅰ结合，后者诱导可逆性单链断裂，从而使 DNA 双链结构解旋。主要用于大肠癌、肺癌、子宫颈癌、卵巢癌。常见不良反应包括急性胆碱能综合征（表现为多汗、流泪、流涎、视物模糊、痉挛性腹痛等）、腹泻、恶心、呕吐、骨髓抑制、脱发、口腔黏膜炎等。

鬼臼毒素（Podophyllotoxin）

本药是从小檗科植物鬼臼中提取的有效成分，尚有经半合成所得的糖苷衍生物依托泊苷（Etoposide，VP-16）和替尼泊苷（Teniposide，YM-26）。

【药理作用及临床应用】能与微管蛋白结合，影响细胞的有丝分裂，抑制肿瘤细胞生长繁殖。其半合成品则主要干扰 DNA 拓扑酶 II，使 DNA 链断裂引起细胞死亡。属周期非特异性药物，但对 S 期或 G_2 期细胞较敏感。依托泊苷与顺铂合用治疗肺小细胞癌及睾丸癌，疗效较好；替尼泊苷用于儿童白血病，特别适用于婴儿单核细胞性白血病。

【不良反应及注意事项】主要不良反应为骨髓抑制和胃肠道反应，大剂量可引起肝脏毒性。

三、影响蛋白质合成的药物

长春碱（Vinblastine，VLB）和长春新碱（Vincristine，VCR）

长春碱和长春新碱均为夹竹桃科植物长春花中提取得到的生物碱，VCR 的作用较 VLB 强。

【药理作用】主要作用于 M 期细胞，干扰纺锤丝微管蛋白的合成，抑制微管聚合，阻碍纺锤丝的形成，使细胞有丝分裂终止。

【临床应用】VCR 对儿童急性淋巴细胞白血病疗效好、起效快，对恶性淋巴瘤也有效。VLB 对恶性淋巴瘤疗效好，也用于绒毛膜上皮癌、急性白血病。

【不良反应及注意事项】VLB 主要不良反应是骨髓抑制，尚有神经毒性、胃肠道反应。而 VCR 对骨髓抑制较轻，但神经毒性突出，出现肢端麻木、肌无力、面瘫等。

紫杉醇（Caclitaxel）

系从短叶紫杉和红豆杉树皮中提取得到的新型双萜烯成分，也可人工半合成。本药抗癌机制独特，通过特异性促进微管蛋白聚合，并抑制其解聚，从而阻止纺锤体形成，影响肿瘤细胞的有丝分裂。具有广谱抗肿瘤作用，对转移性卵巢癌和乳腺癌有较好的疗效，对肺癌、食管癌、脑瘤、淋巴瘤有一定疗效。主要不良反应是骨髓抑制和胃肠道反应，也有心脏毒性、神经系统毒性。

三尖杉生物碱类

包括三尖杉酯碱（Harringtonine）和高三尖杉酯碱（Homoharringtonine），是从三尖杉属植物中提取得到的生物碱。可抑制蛋白质合成起始阶段，使核蛋白体分解，还可抑制细胞的有丝分裂。属细胞周期非特异性药，对 S 期细胞作用较明显。主要用于急性粒细胞性白血病；也可用于慢性粒细胞白血病、急性单核细胞白血病、恶性淋巴瘤等。不良反应主要有白细胞减少、恶心、呕吐、脱发等。尤其注意出现心率加快、心动过速、心肌损害等。

案例 3 分析

案例方案合理。紫杉醇对卵巢癌疗效显著。顺铂是周期非特异性药，对卵巢癌也有效，在临床中与紫杉醇联合使用非常广泛，由于二者的作用机制不同，可以提高治疗效果并克服单一药物的耐药性。

四、影响体内激素平衡的药物

某些肿瘤（如乳腺癌、宫颈癌、卵巢癌、前列腺癌、睾丸肿瘤、甲状腺癌）的发生与相应的激素失调有关。因此，可用激素或激素的拮抗药来调整其失调的状态，抑制肿瘤的生长。本类药物虽无骨髓抑制作用，但滥用也会带来严重危害。

雌激素（Estrogens）

常用己烯雌酚。雌激素可抑制下丘脑和脑垂体，减少雄激素的分泌，并直接对抗雄激素。现认为前列腺癌的发病与雄激素分泌过多有关，故主要用于治疗前列腺癌，也可用于绝经期乳腺癌广泛转移者。

雄激素（Androgens）

常用药物有丙酸睾酮、甲睾酮。雄激素直接对抗雌激素作用，还抑制垂体促卵泡激素的分泌，对抗催乳素的乳腺刺激作用，从而抑制肿瘤的生长，引起肿瘤退化。主要用于治疗晚期乳腺癌，尤其对骨转移者疗效显著。此外，雄激素还能促进蛋白质合成，可改善晚期恶性肿瘤患者的症状。

肾上腺皮质激素（Adrenocortical Hormones）

肾上腺皮质激素可通过抑制淋巴组织，促使淋巴细胞溶解。对急性淋巴细胞白血病和恶性淋巴瘤有较好疗效，也用于慢性淋巴细胞白血病，对其他肿瘤无效。作用发生快，但不持久，易产生耐药性，短期用药可缓解肿瘤引起的发热等症状。该类药物可抑制免疫，易引起感染和肿瘤扩散，故需合用足量有效的抗菌药和抗癌药。

他莫昔芬（Tamoxifen，TAM）

他莫昔芬为人工合成的抗雌激素药物，它与雌二醇竞争雌激素受体，抑制雌激素依赖性肿瘤细胞的生长。主要用于治疗乳腺癌、卵巢癌。主要不良反应有胃肠道反应、继发性抗雌激素作用、神经精神症状和骨髓抑制等，长期使用可致失明。

来曲唑（Letrozole）

为新一代芳香化酶抑制剂。通过抑制芳香化酶，使雌激素水平下降，从而消除雌激素对肿瘤生长的刺激作用。主要用于绝经后雌激素受体（ER）、孕激素受体（PR）阳性的晚期乳腺癌患者。

比卡鲁胺（Bicalutamide）

为非甾体类抗雄激素类药物。与促性腺激素释放素类似物或外科睾丸切除术联合应用于晚期前列腺癌的治疗。

拓展阅读

抗肿瘤疫苗

抗肿瘤疫苗（癌症疫苗）是通过利用肿瘤细胞相关抗原，唤醒人体针对癌症的免疫系统，进行主动免疫治疗的方法。进入 21 世纪，人乳头瘤病毒（HPV）疫苗 Gardasil（默克公司生产）和 Cervarix（葛兰素史克公司生产）先后上市用于宫颈癌的预防。前列腺癌疫苗 Provenge 经 FDA 批准上市，实现了治疗性肿瘤疫苗的突破。2016 年 CFDA 批准 Cervarix 首次在我国上市。

（向　敏）

第四节　抗恶性肿瘤药的应用

为了提高治疗效果、改善患者生活质量、延缓耐药性的产生并尽量减少毒性反应，制订合理的肿瘤治疗给药方案非常必要。抗恶性肿瘤药的应用原则主要有以下几点。

一、依据细胞增殖动力学用药

肿瘤由许多肿瘤细胞构成。通常情况下，部分细胞处于活跃增殖状态，其他细胞处于相对静止的非增殖状态（G_0 期）。如将不同时相的药物联合使用，可收到各药分别打击各期细胞的效果。间歇大剂量化疗药物的使用，则可望达到一次大量杀灭癌细胞。而且可促使 G_0 期的细胞进入增殖周期，有助于提高化疗敏感性，从而增强疗效。同时，间歇期有利于骨髓造血干细胞恢复。

根据细胞增殖动力学规律，对肿瘤可采取序贯治疗。针对增长缓慢的实体瘤，其 G_0 期细胞数量较多，一般先用周期非特异性药，杀灭增殖期及部分 G_0 期细胞，使癌体缩小，促进 G_0 期细胞进入增殖周期，再选用周期特异性药杀灭增殖期细胞。对生长迅速的肿瘤（如急性白血病），则应先用杀灭 S 期和 M 期的周期特异性药物，之后再用周期非特异性药杀灭其他各期细胞。待 G_0 期细胞进入周期时，可重复上述疗程。

此外，瘤细胞群中的细胞往往处于不同时期，采取同步化疗常可取得较好疗效。该法是一种特殊的序贯疗法，即先用细胞周期特异性药物，将肿瘤细胞阻滞于某周期，待药物作用消失后，肿瘤细胞可同步进入下一期，此时再选用作用于后一期的药物，即可较多杀死肿瘤细胞而较少损伤正常细胞。如先用长春新碱使细胞停止于 M 期，待其作用解除后，癌细胞同时进入 G_1 期，获得同步效果，然后用环磷酰胺可提高疗效。

二、依据抗肿瘤药的作用机制用药

联合应用作用于不同生化环节的抗恶性肿瘤药，可提高疗效。联合用药又分为序贯抑制、同时抑制和互补抑制等疗法。采用两种以上药物对同一代谢途径不同阶段可以达到序贯抑制的作用，比如羟基脲与阿糖胞苷合用，前者抑制核苷还原酶，后者抑制 DNA 聚合酶，从而阻止 DNA 生物合成；同时抑制是指用不同药物阻断产生同一代谢物的不同途径，如阿糖胞苷与巯嘌呤合用，前者抑制 DNA 聚合酶，后者抑制嘌呤核苷酸合成，二者共同抑制 DNA 合成；互补抑制是将抑制核酸合成的药物与直接损伤生物大分子的药物配合，阻止最终代谢产物（如 DNA）的修复。如多柔比星与环磷酰胺合用可提高对淋巴肉瘤及乳腺癌的疗效。

三、依据药物的毒性用药

一般选用毒性不同的药物合用，既可增强疗效，又可避免毒性增强甚至可减轻毒性反应。多数抗肿瘤药可抑制骨髓，而长春新碱抑制骨髓较轻，激素类药刺激骨髓造血功能，可以考虑与其他药联合使用。

四、依据抗瘤谱选药

胃肠道腺癌宜用氟尿嘧啶、噻替派、环磷酰胺、丝裂霉素等；鳞癌可用博来霉素、甲氨蝶呤等；肉瘤可用环磷酰胺、顺铂、阿霉素等；骨肉瘤可选用阿霉素、大剂量甲氨蝶呤加甲酰四氢叶酸钙。

五、考虑药物给药方案

恶性肿瘤的化疗一般多采用大剂量间歇疗法，特别是对病情早、健康状况较好的肿瘤患者。如应用环磷酰胺、阿霉素、甲氨蝶呤时，大剂量间歇疗法比小剂量连续法的效果更好。因为前者杀灭瘤细胞多，而且间歇用药可诱导 G_0 期细胞进入增殖期，可减少肿瘤的复发，还有利于造血功能的恢复和减少耐药性的产生。

（向　敏）

重点小结

抗恶性肿瘤药可按照其化学结构、作用机制和对肿瘤细胞增殖周期的影响来进行分类。抗肿瘤药物不良反应较多且严重，限制了其临床应用，主要有骨髓抑制、胃肠道反应、脱发、黏膜损伤、器官及生殖毒性等，因此应加强临床用药指导。掌握氮芥、环磷酰胺、甲氨蝶呤、放线菌素 D、长春碱、他莫昔芬、顺铂等药物的药理作用、临床应用和常见不良反应。

目标检测

一、选择题

1. 主要作用于 M 期，抑制细胞有丝分裂的药物是（　　）。
   A. 放线菌素 D　　　B. 阿霉素　　　C. 拓扑肯特
   D. 依托泊苷　　　E. 长春碱
2. 氟尿嘧啶的主要不良反应是（　　）。
   A. 血尿，蛋白尿　　B. 过敏反应　　C. 神经毒性
   D. 胃肠道反应　　　E. 肝功能损伤
3. 下列属于周期非特异性的抗恶性肿瘤药是（　　）。
   A. 氟尿嘧啶　　　B. 甲氨蝶呤　　　C. 巯嘌呤
   D. 塞替派　　　E. 紫杉醇
4. 甲氨蝶呤的作用机制是（　　）。
   A. 直接阻止 DNA 复制　　　　B. 竞争二氢叶酸合成酶
   C. 抑制二氢叶酸还原酶　　　　D. 抑制核苷酸还原酶

E. 抑制 DNA 回旋酶

5. 根据细胞增殖动力学，肿瘤复发的根源是（　　）。

    A. M 期细胞   B. S 期细胞   C. G_2 期细胞

    D. G_0 细胞   E. M 期细胞

6. 抗恶性肿瘤药物最严重的不良反应是（　　）。

    A. 过敏反应   B. 消化道反应   C. 骨髓抑制

    D. 听力减低   E. 脱发

7. 环磷酰胺对下列何种恶性肿瘤疗效最佳（　　）。

    A. 实体瘤   B. 恶性淋巴瘤   C. 膀胱癌

    D. 乳腺癌   E. 宫颈癌

8. 体外无药理活性需通过肝脏转化后才有活性的烷化剂是（　　）。

    A. 环磷酰胺   B. 白消安   C. 塞替派

    D. 洛莫司汀   E. 丝裂霉素

9. 慢性粒细胞白血病通常选用的化疗药物是（　　）。

    A. 塞替派   B. 博来霉素   C. 长春碱

    D. 白消安   E. 丝裂霉素 C

10. 能干扰 DNA 拓扑异构酶 I 的活性，从而抑制 DNA 合成的药物是（　　）。

    A. 长春碱   B. 喜树碱   C. 丝裂霉素

    D. 羟基脲   E. 阿糖胞苷

二、简答题

1. 简述抗恶性肿瘤药物按照生化作用机制分类及代表药物。

2. 抗恶性肿瘤药物的常见不良反应有哪些？

3. 简述抗恶性肿瘤药物联合用药的原则。

三、案例分析

某女性患者，31 岁，体重 50kg，被诊断绒毛膜上皮癌早期，无转移。医嘱：氟尿嘧啶联合放线菌素 D 化疗，氟尿嘧啶 250mg，每天 1 次静脉滴注；放线菌素 D 400μg，静脉推注，均连用 5 天。请分析该方案是否合理，为什么？

第十六章

影响免疫功能药物

学习目标

1. **熟悉** 免疫抑制药糖皮质激素类、环孢素、他克莫司、环磷酰胺的作用及应用；免疫增强药卡介苗、干扰素、白细胞介素-2 的作用、应用及使用注意事项。
2. **了解** 其他免疫抑制药的作用特点和应用；其他免疫增强药的作用特点和应用。

免疫是人体的一种生理功能，人体依靠这种功能识别"自己"和"非己"成分，从而破坏、排斥病原微生物的侵入或人体本身所产生的损伤细胞和肿瘤细胞等，从而消除疾病，维持人体的健康。参与机体免疫反应的有胸腺、淋巴结、脾、扁桃体以及分布于全身组织中的淋巴细胞和浆细胞。免疫系统具有三大功能。一是免疫预防，就是人体抵御病原体及其毒性产物的侵犯，使人免患感染性疾病。当该功能过于亢进，则发生超敏反应；当该功能过于低下，则发生免疫缺陷病；二是免疫自稳，人体组织细胞时刻不停地新陈代谢，免疫系统能及时地把衰老和死亡的细胞识别出来，并将其清除，从而保持人体的稳定；三是免疫监视，免疫系统具有识别、杀伤并及时清除体内突变细胞，防止肿瘤发生的功能，称为免疫监视。总之当这三大功能异常时，人体可出现各种病理反应。

影响免疫功能的药物可以刺激、增强、抑制机体免疫反应，用于防治自身免疫性疾病、恶性肿瘤、免疫缺陷病、慢性感染、器官移植等疾病。影响免疫功能的药物可分为两类：免疫抑制药和免疫增强药。

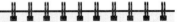

案例导入

案例：患者，王女士，24 岁，体重 60kg。发热起病，全身大小关节疼痛、肌肉痛、肌无力，近一个月面部可见蝶形对称红斑，经血常规检查白细胞 $3.0×10^9/L$、血小板 $78×10^9/L$，狼疮细胞阳性，抗 ds-DNA 抗体阳性，尿常规检查显示蛋白尿（+++）。诊断：系统性红斑狼疮疾病。

讨论：请分析王女士应选用什么药进行治疗？该类药物应用时应注意什么？

一、免疫抑制药

免疫抑制药是具有抑制免疫功能的药物。主要用于治疗全身免疫性疾病和器官移植的排斥反应。本类药选择性差，同时抑制异常免疫反应和正常的免疫反应，如果长期应用，除药物本身的毒性外，还可损害免疫防御和免疫监视功能，从而诱发感染、增加肿瘤发生率、抑制骨髓造血功能以及影响生殖系统功能等。

（一）糖皮质激素类

糖皮质激素类药物的作用广泛而复杂，也是最常用的免疫抑制剂。常用的糖皮质激素有地塞米松、泼尼松和泼尼松龙等，它们参与抑制免疫反应多个环节，最关键的作用是使一些重要的促炎性因子表达减少，使 T 细胞自身的增殖与细胞毒性受到抑制。

可单用或与其他免疫抑制剂合用，治疗自身免疫性疾病，如风湿性关节炎、慢性肾炎、皮肌炎、血小板减少性紫癜；过敏性疾病如过敏性鼻炎、剥脱性皮炎、荨麻疹等；器官移植的排异反应等。

环孢素（Cyclosporin）

环孢素是从真菌代谢产物中分离提取的环多肽化合物，由 11 个氨基酸组成，在治疗排异反应方面有明显疗效。因其免疫抑制作用强，毒性小，在临床上受到重视。

【药理作用及临床应用】选择性抑制 T 淋巴细胞活化的初始阶段，减弱白介素、干扰素等细胞因子对 B 淋巴细胞的抑制，不影响巨噬细胞功能，故一般不产生骨髓抑制。临床首选用于器官移植的排异反应如肾、肝、肺、角膜、骨髓等器官的移植；也可首选用于自身免疫性疾病，如肾病综合征、系统性红斑狼疮、类风湿关节炎等；对银屑病也有效；还可治疗血吸虫病。

【不良反应】不良反应的严重程度与用药剂量、用药时间、血药浓度有关，但有可逆性。最常见不良反应是肾毒性，其次为肝毒性，多见于用药早期，用药过程中要监测肝、肾功能。此外，还有神经系统毒性、诱发肿瘤等不良反应。

拓展阅读
类风湿性关节炎

类风湿性关节炎是一种以关节病变为主的慢性全身自身免疫性疾病。主要临床表现为小关节滑膜所致的关节肿痛，继而软骨破坏、关节间隙变窄，晚期因严重骨质破坏、吸收导致关节僵直、畸形、功能障碍。在我国类风湿性关节炎患者，女性多于男性，发病与年龄无关。本病多为一种反复发作性疾病，致残率较高，预后不良，目前还没有很好的根治方法。

他克莫司（Tacrolimus，FK-506）

他克莫司为新一代真菌肽类，是从链霉素属分离提取的大环内酯类抗生素，结构类似红霉素，作用机制与环孢素相似。

【临床应用】他克莫司对肝脏有较好亲和力，促进肝细胞的再生和修复，用于肝脏移植病例疗效显著，同时还用于肾脏移植和骨髓移植。

【不良反应】静脉给药和口服给药相比，后者发生不良反应的频率明显较低。静脉注射时常发生神经毒性，如头痛、失眠、感觉迟钝等症，重者出现运动不能、癫痫等。另外有肾毒性和胰岛细胞毒性。

西罗莫司（Sirolimus）

西罗莫司又称雷帕霉素（Rapamycin），是一种大环内酯抗生素类免疫抑制剂。

【药理作用】西罗莫司作用机制与其他免疫抑制剂不同，主要抑制由抗原和细胞因子激发 T 淋巴细胞的活化和增殖。在细胞中，西罗莫司与免疫嗜素（FK 结合蛋白-12）结合，形成免疫抑制复合物，此复合物与人体内关键的调节激酶结合，并抑制该酶的活性，进而阻碍细胞因子驱动 T 细胞的增殖。

【临床应用】主要用于接受肾移植的患者，预防器官排斥。建议与环孢素、糖皮质激素联合使用。

硫唑嘌呤（Azathioprine）

【药理作用】硫唑嘌呤是常用的抗代谢药物，在体内转变为硫嘌呤，干扰嘌呤代谢、抑制嘌呤核苷酸合成，从而抑制 DNA、RNA 和蛋白质的合成；还可抑制 T、B 淋巴细胞增殖，其中对 T 细胞作用较强。

【临床应用及不良反应】临床多用于治疗自身免疫性疾病，如类风湿性关节炎、系统性红斑狼疮、慢性活动性肝炎、溃疡性结肠炎等；还可用于肾移植的排异反应，常与糖皮质激素合用。不良反应较多，一般不作为首选药，大剂量或久用可引起骨髓抑制，还可导致肝损害，用药时应密切监测血常规和肝功能。

环磷酰胺（Cyclophosphamide）

【药理作用及临床应用】环磷酰胺为最常用的烷化剂类抗肿瘤药，对肿瘤细胞产生细胞毒作用，且明显抑制抗原引起的免疫反应；对 B 淋巴细胞较 T 淋巴细胞的抑制作用更为敏感，能选择性抑制 B 淋巴细胞。作用强而持久，可口服。临床用于恶性淋巴瘤、多发性骨髓瘤、白血病、乳腺癌等多种癌症；也可用于自身免疫疾病的治疗，如类风湿性关节炎、系统性红斑狼疮、儿童肾病综合征等，以及器官移植后的排异反应。

【不良反应】主要不良反应有骨髓抑制，引起白细胞减少；泌尿道症状，如出血性膀胱炎，应多饮水，增加尿量以减轻症状；胃肠道反应；脱发等。

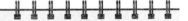

案例分析

1. 王女士所患系统性红斑狼疮疾病，属于自身免疫性疾病，可使用环磷酰胺、泼尼松、环孢素等免疫抑制剂治疗。

2. 环磷酰胺的细胞毒性反应较大，糖皮质激素应用时应严格按用药规定使用，不可过量，环孢素的毒性与用药时间、剂量有关，而且用药期间应监测肝、肾功能。

吗替麦考酚酯（Mycophenolate Mofetil）

吗替麦考酚酯口服后水解为有活性的代谢物，是前体药物。本药是一种具有选择性的免疫抑制剂，免疫作用比较特殊，通过抑制细胞嘌呤核苷酸合成路径中限速酶的活性，产生强大的抑制 T、B 淋巴细胞增殖的作用；对疱疹病毒诱导的 B 淋巴细胞母细胞转化有抑制，不会增加淋巴瘤的发生率；快速抑制巨噬细胞增殖，从而减轻炎症反应。

临床上主要用于心、肾器官移植的排斥反应；自身免疫性疾病如银屑病、类风湿性关节炎、天疱疮、大疱性类天疱疮、系统性红斑狼疮等；对卡氏肺囊虫感染也有效。

抗人淋巴细胞免疫球蛋白（Anti-lymphocyte Immunoglobulin）

本药是采用人的淋巴细胞、胸腺细胞等细胞免疫马、兔等动物后，得到抗淋巴细胞动物血清，从中提纯得到抗淋巴细胞球蛋白。本药可与淋巴细胞结合，在血清补体的参与下，裂解淋巴细胞从而抑制机体免疫功能，优点是对骨髓没有毒性作用。

主要用于临床器官移植的免疫排斥预防及治疗、骨髓移植的移植物抗宿主反应预防、再生障碍性贫血等病的治疗。自身免疫性溶血性贫血、原发性血小板减少性紫癜以及自身免疫病也可试用。本药易导致过敏，用前要做皮试，过敏体质者禁用。

莫罗单抗-CD3（Muromonab-CD3）

莫罗单抗-CD3是鼠单克隆抗体-CD3。本药为生化提纯的鼠IgG2免疫球蛋白，能特异性结合T细胞CD3抗原，阻止信号传递，阻止T细胞增殖，发挥免疫抑制作用。主要用于心、肝、肾移植的排异反应，也可用于骨髓抑制前的T细胞清除。本药停药1周后，T细胞功能恢复正常，对造血功能或其他组织几乎无损害。

雷公藤多苷（Tripterygium Glycosides）

雷公藤多苷是雷公藤的提取物，有较强的免疫抑制和抗炎作用，作用机制不同于激素或其他免疫抑制剂，被认为是新型的免疫抑制剂。可用于类风湿性关节炎、原发性肾小球肾病、肾病综合征、紫癜性及狼疮性肾炎、系统性红斑狼疮、亚急性及慢性重症肝炎、慢性活动性肝炎；亦可用于过敏性皮肤脉管炎、皮炎和湿疹，以及银屑病性关节炎、麻风反应、白塞病、复发性口疮、强直性脊柱炎等。偶有胃肠道反应，可耐受。罕有血小板减少，且程度较轻，一般无需停药。可致月经紊乱及精子活力降低，数量减少，上述不良反应停药可恢复正常。

拓展阅读

系统性红斑狼疮

系统性红斑狼疮是一种自身免疫性疾病，病因至今尚未肯定，大量研究显示遗传、内分泌、感染、免疫异常和环境因素与本病的发病有关。发病时可累及皮肤、关节、肾、心、呼吸系统、神经系统等。患者皮肤上常有蝶形、盘状红斑，有光过敏、脱发、口腔溃疡、紫癜、色素沉着或脱失等特点。

二、免疫增强药

近年来发现多数免疫增强药具有双向调节免疫功能的作用，可使过高或过低的免疫功能调节到正常水平，所以也称为免疫调节药。临床主要用其免疫增强作用，治疗免疫缺陷疾病、慢性感染和肿瘤的辅助治疗。

卡介苗（Bacilluscalmette-guerin Vaccine，BcG）

【药理作用】卡介苗是牛结核分枝杆菌的减毒活菌苗，可增强非特异性免疫，具有免疫佐剂作用，可刺激T、B淋巴细胞活性，从而加强机体的细胞和体液免疫，提高巨噬细胞吞噬活性。

【临床应用】除可预防结核病外，还用于多种肿瘤的治疗，如黑色素瘤、肺癌、膀胱癌、乳腺癌，对急性白血病、恶性淋巴瘤也有效，可延长患者的生存时间。还用于麻风病、艾滋病、支气管炎等预防和治疗。

【不良反应及注意事项】不良反应较多，常见接种部位红肿、硬结或溃疡，偶见寒战、高热和过敏反应等。剂量过大可降低免疫功能，甚至促进肿瘤生长。

左旋咪唑（Levamisole，LMS）

【药理作用】左旋咪唑是一种广谱驱虫药，主要用于驱蛔虫及钩虫感染。同时还是一种口服有效的免疫调节药物。本药优点是可使低下的细胞免疫功能恢复正常，对于正常机体没有影响。

【临床应用】本药对因免疫功能低下而伴发的慢性感染，可提高免疫功能，缓解症状；对麻风分枝杆菌感染、布氏杆菌的反复发作也有效；可用于肺癌、乳腺癌手术后或急性白血病、恶性淋巴瘤化疗后的辅助治疗；尚可改善自身免疫性疾病，如类风湿关节炎、系统性红斑狼疮等的症状。

【不良反应】不良反应发生率低，主要有胃肠道反应，如恶心、呕吐、腹痛；神经系统反应，如眩晕、失眠；血液系统影响，如白细胞及血小板减少等。

干扰素（Interferon，IFN）

【药理作用】干扰素是一种细胞因子，其本质是小分子糖蛋白，类型可分为 α、β、γ、ω 等几种类型，现采用 DNA 重组技术生产。具有抑制细胞分裂、调节免疫、抗病毒、抗肿瘤等多种作用，是目前常用的广谱抗病毒药物和抗肿瘤的生物制品。

1. 抗病毒作用 其抗病毒活性不是杀灭而是抑制病毒，对 RNA 和 DNA 病毒都有抑制作用。

2. 抑制细胞增殖 干扰素可直接抑制肿瘤细胞增殖，也可通过宿主机体的免疫防御机制限制肿瘤的生长。其抑制细胞分裂的活性有明显的选择性，对肿瘤细胞的活性比正常细胞大 500~1000 倍。

3. 诱导细胞凋亡 可以诱导肿瘤细胞凋亡，从而杀灭肿瘤细胞。

4. 免疫调节作用 对体液免疫、细胞免疫均有免疫调节作用，对巨噬细胞及自然杀伤细胞（NK 细胞）也有一定的免疫增强作用。

【临床应用】临床主要用于治疗疱疹性角膜炎、慢性乙型肝炎、带状疱疹、呼吸道病毒等多种病毒感染；还可用于获得性免疫缺陷综合征、类风湿关节炎等免疫功能低下或缺陷病；也可用于恶性肿瘤，如肾细胞瘤、黑色素瘤、乳癌等，但是对肺癌、胃肠道癌、某些淋巴瘤无效。

【不良反应】可见发热、头痛、无力、肌肉痛等流感样症状和胃肠道反应、神经系统症状、骨髓抑制等不良反应。

白细胞介素-2（Interleukin-2）

本药现已能应用基因工程生产，其产品名为人重组白细胞介素-2。

白细胞介素-2 是由多种细胞产生并作用于多种细胞的一类细胞因子。本药可促进 T 淋巴细胞的生长、增殖和分化；激活 B 淋巴细胞产生抗体；活化巨噬细胞，增殖和活化自然杀伤细胞；诱导细胞毒性淋巴细胞，增强其溶细胞活性；促进干扰素产生，可控制肿瘤的发展，减小肿瘤体积及延长生存时间。

临床主要用于免疫缺陷病、病毒和细菌感染、肾癌、恶性黑色素瘤、结肠癌等肿瘤的辅助治疗。不良反应有肾功能损害严重，还有常见的胃肠道反应、神经系统症状等。

乌苯美司（Ubenimex）

本药是从链霉菌属的培养液中分离得到的肽类化合物。可竞争性地抑制氨肽酶 B 及亮氨酸肽酶。激活 T 细胞功能，增强杀伤细胞的杀伤力，增加集落刺激因子合成量而刺激骨髓细胞的再生及分化。对肿瘤细胞有干扰代谢、抑制增生、杀伤细胞的作用。本药可增强免疫功能，用于抗癌化疗、放疗的辅助治疗，老年性免疫功能缺陷等。也可配合化疗、放疗及联合应用于白血病、多发性骨髓瘤、骨髓增生异常综合征及造血干细胞移植后，还可用于其他实体瘤患者。

草分枝杆菌（Mycobacterium Phlei）

灭活的草分枝杆菌进入人体后，刺激 T 淋巴细胞，释放出多种淋巴因子，激活单核-巨噬细胞系统，使之对病原菌进行吞噬、杀伤和清除；同时，自然杀伤细胞、B 淋巴细胞也活化、增多，IgM、IgG 增加，持久地介入人体的免疫过程并不断的调节体液免疫功能，从而增强机体免疫能力。主要用于肺和肺外结核的辅助治疗。

云芝多糖 K（Polysaccharide K，PS-K）

云芝多糖 K 是云芝菌丝体中提取的蛋白多糖类物质，是良好的抗肿瘤免疫剂。可增强巨噬细胞的吞噬作用和杀伤细胞的杀伤能力，同时也加强 T 细胞的活性。PS-K 与放疗、抗肿瘤药物合用，能增强其效果，可减轻抗肿瘤药物对淋巴细胞转化的抑制。主要用于消化道（胃、食管、结肠、直肠）肉瘤、肺癌、乳腺癌等；对食管癌、肺癌、子宫癌、乳腺癌等术后复发有一定的预防作用。与丝裂霉素、环磷酰胺、阿糖胞苷、氟尿嘧啶等化疗药物联合可增强其抗肿瘤效果。严重的不良反应较少。

异丙肌苷（Inosinepranobex）

本药有抗病毒和抗肿瘤活性，通过提高机体免疫功能发挥作用。可降低各种病毒感染（如流感、水痘、风疹、流行性腮腺炎及多发性口炎等）的发病持续时间和严重性；有助于艾滋病及肿瘤患者免疫功能的恢复；异丙肌苷片剂或滴眼剂可改善疱疹病毒角膜炎、葡萄膜炎的症状。本药具有代谢迅速，不良反应轻微，服用方便等优点。本药的肌苷部分最后转变为尿酸，暂时增加血清和尿中尿酸浓度，注意适当多饮水。

胸腺素（Thymosin）

胸腺素是从胸腺上皮细胞中分离的一种含 28 个氨基酸的多肽类激素，可采用基因工程技术生产。本药可促进骨髓产生的干细胞分化成 T 细胞，还可调节 T 细胞的多种功能，增强白细胞、红细胞的免疫功能。主要用于治疗胸腺依赖性免疫缺陷疾病（如艾滋病），也可用于肿瘤和病毒性肝炎。少数出现过敏反应。

转移因子（Transfer Factor）

本药是从健康人的淋巴组织（脾、扁桃体等）中提取制得的一种多核苷酸和多肽小分子物质，能促进释放干扰素。转移因子携带有致敏淋巴细胞的特异性免疫信息，能够将特异性免疫信息传递给接受者的淋巴细胞，使接受者获得特异性致敏淋巴细胞，从而激发接受者的免疫功能。临床用于免疫缺陷的治疗，如细菌性或霉菌性感染、带状疱疹、乙肝、麻疹、流行性腮腺炎；也可作为恶性肿瘤的辅助治疗剂。

转移因子是小分子物质，不会被胃蛋白酶、胰蛋白酶分解，也不会被胃酸破坏，可以口服。无过敏反应，无抗原性，使用剂量小，起效快，药效持续时间长。

（高　瑛）

📊 **重点小结**

　　免疫抑制药有糖皮质激素、环孢素、环磷酰胺、他克莫司、西罗莫司、硫唑嘌呤、吗替麦考酚酯、莫罗单抗-CD3、抗淋巴细胞球蛋白、雷公藤多苷等代表药物，主要用于器官移植的排斥反应、自身免疫性疾病；免疫增强药有卡介苗、左旋咪唑、干扰素、白细胞介素、乌苯美司、草分枝杆菌、云芝多糖K、异丙肌苷、胸腺素、转移因子等代表药物，主要用于免疫功能低下或免疫缺陷所致的感染性疾病。

🗂 **目标检测**

一、选择题

1. 下列不是左旋咪唑的临床应用的是（　　）。
   A. 免疫功能低下者　　　　B. 类风湿性关节炎　　　　C. 驱肠道蛔虫
   D. 肺癌　　　　　　　　　E. 白细胞减少症

2. 免疫增强药不用于（　　）。
   A. 免疫缺陷疾病　　　　　B. 慢性感染　　　　　　　C. 恶性肿瘤
   D. 器官移植　　　　　　　E. 类风湿性关节炎

3. 卡介苗可用于预防（　　）疾病。
   A. 破伤风　　　　　　　　B. 流行性脑膜炎　　　　　C. 肺结核
   D. 乙肝　　　　　　　　　E. 肿瘤

4. 环磷酰胺的不良反应有（　　）。
   A. 骨髓抑制　　　　　　　B. 胃肠道反应　　　　　　C. 出血性膀胱炎
   D. 脱发　　　　　　　　　E. 高血压

5. 下列药物中不属于免疫抑制药的是（　　）。
   A. 环孢素　　　　　　　　B. 左旋咪唑　　　　　　　C. 硫唑嘌呤
   D. 环磷酰胺　　　　　　　E. 糖皮质激素

二、综合分析题

某患者，女性，关节肿痛，且成对称性，早晨起床后关节僵硬，活动后减轻，此状态持续两个月，到医院检查后发现血沉增快，C-反应蛋白阳性，类风湿因子阳性。请问该患者是什么疾病，采用双氯芬酸止痛的同时可以使用什么药物？

第十七章

生物制品

生物制品是指应用普通的或以基因工程、细胞工程、蛋白质工程、发酵工程等生物技术获得的微生物、细胞及各种动物和人源的组织和液体等生物材料制备的，用于人类疾病预防、治疗和诊断的药品。人用生物制品包括：病毒类疫苗、细菌类疫苗、抗毒素及免疫血清、血液制品、细胞因子、生长因子、酶、体内及体外诊断制品，以及其他生物活性制剂等。

案例导入

案例：患者李先生，28岁，是一名搬家公司的员工，一日在搬家时不小心被一枚生锈的铁钉刺伤，随后到医务室消毒，可是医生在对伤口消毒后却告诉他要注射药品以防止引起急性感染，最后，李先生虽然做了皮试，且注射了疫苗，但却认为医生有些小题大做。

讨论：请分析李先生注射的是什么药品，有必要注射吗？该药物应用时有何注意事项？

一、疫苗

疫苗是由细菌或病毒加工制成的，分灭活疫苗和活疫苗。灭活疫苗是指从患者分离得到致病的病原细菌或病毒，经过选择，将细菌放在人工培养基上培养，将病毒放在活体动物、鸡胚或细胞上培养，大量收获后用物理或化学法将其灭活，除掉其致病性而保留其抗原性的制品；活疫苗指人工选育的减毒或自然无毒的细菌或病毒，具有免疫原性而不致病，经大量培养收获病毒或细菌的制品。

拓展阅读

生物制品的历史

在10世纪时，中国用人痘接种法预防天花，这是人工自动免疫预防传染病的创始。1796年英国人E.詹纳发明了接种牛痘苗方法预防天花，牛痘苗可算作第一种安全有效的生物制品。1885年后科学家们发明了狂犬病疫苗、霍乱活疫苗、炭疽活疫苗、伤寒疫苗。19世纪末，科学家用化学法处理白喉和破伤风毒素，使其失去致病力，接种动物后的血清中和相应的毒素，这种血清称为抗毒素，这种脱毒的毒素称为类毒素。这些为微生物和免疫学发展奠定了基础，继续发展出各种生物制品，是控制和消灭传染病的重要环节。

乙型肝炎疫苗（Hepatitis B Vaccine）

目前我国使用的是基因重组乙肝疫苗，利用基因技术将乙肝病毒 HBsAg 基因转入酵母或重组中国仓鼠卵巢细胞中，通过对细胞培养、表达、收集、纯化而得到，外观呈轻微乳白色沉淀。

【药理作用及临床应用】用于预防乙型肝炎。接种对象为接触乙肝病毒的易感人群和新生儿。疫苗全程接种共需 3 针，按照 0、1、6 个月的程序肌内注射，即新生儿出生后 24 小时内接种第 1 针后，间隔 1 及 6 个月注射第 2 及第 3 针疫苗。

【不良反应及注意事项】乙型肝炎疫苗接种反应很小。注射局部有轻微疼痛，但持续时间短。全身反应可有低热和不适，不久即退。

发热、体温超过 37.5℃应暂缓注射；患有急性传染疾病或慢性疾病者愈后方可接种；有过敏史者不宜接种。

流行性乙型脑炎灭活疫苗（Inactivated Japanese Encephalitis Vaccine）

本药是将流行性乙型脑炎病毒接种于地鼠肾细胞，培养后收获病毒液，加入甲醛溶液将病毒灭活后制成，为橘红色透明液体。

【药理作用及临床应用】用于预防流行性乙型脑炎。接种对象主要为 6 个月至 10 周岁的儿童以及由非疫区进入疫区的儿童和成人。乙脑灭活疫苗共接种 4 剂次，儿童 8 月龄接种 2 剂次，2 周岁和 6 周岁各接种 1 剂次。为减少注射疼痛，在疫苗中可加入适量亚硫酸氢钠液，疫苗由红色变为黄色，即可注射。

【不良反应及注意事项】偶见发热、头晕、皮疹或变态反应，注射后应注意观察 30 分钟，必要时给予适当治疗。凡有急性疾病、严重慢性病、慢性病的急性发作期和发热、神经系统疾病、过敏性疾病、对抗生素及生物制品有过敏史者禁用。

脊髓灰质炎减毒活疫苗（Poliomyelitis Vaccine）

口服脊髓灰质炎疫苗糖丸是采用脊髓灰质炎 I、II、III 型减毒株分别接种于人二倍体细胞培养制成的三价疫苗糖丸。

【药理作用及临床应用】本疫苗口服后，可刺激机体产生抗脊髓灰质炎病毒免疫力，用于预防脊髓灰质炎。

基础免疫共 3 次，首次免疫为 2 月龄以上儿童，连服 3 次，一次 1 粒，每次间隔 4~6 周。4 岁时再服 1 次以加强免疫。其他年龄组在需要时也可以服用。

【不良反应及注意事项】本药相对安全，少有严重的不良反应。个别儿童服用后 1~2 天内有发热、恶心、呕吐、腹泻、皮疹等症，2~3 天内可自愈。症状重者可对症治疗。

本药系活疫苗，切勿加在热开水或热的食物内服用，需要时可用小于 37℃的少量温水搅拌成糊状服用。服用前后半个小时内禁止吃、喝热饮料热食。凡发热、急性传染病、免疫缺陷症、接受免疫制剂的治疗者及孕妇忌用。

狂犬病疫苗（Rabies Vaccine）

本药为狂犬病固定毒 aGV 株，接种于 Vero 细胞（生物反应器微载体），培养后收获病毒液，经浓缩、灭活、纯化，加入适量的人血白蛋白、硫柳汞稀释分装而成。

用于预防狂犬病。凡被患有或可疑患有狂犬病的动物咬伤、抓伤后，不分年龄、性别均应及时肌内注射本疫苗。2-1-1 免疫程序为：一般咬伤者于当日注射两剂，7 天（第 8 天，以下类推）和 21 天各注射 1 剂；五针免疫程序为：咬伤者于当日、3 天、7 天、14 天、28 天各注射 1 支。儿童、成人用量相同。

> **药师提示**
>
> 凡被狂犬或其他可疑动物咬伤、抓伤后，应立即用肥皂水反复冲洗伤口，再用碘酊消毒数次，伤口不宜包扎或缝合。注射疫苗期间应忌饮酒、浓茶等刺激性食物及剧烈运动，以避免引起反应。凡有接触狂犬病病毒危险人员，也应进行免疫接种。

二、菌苗

百白破疫苗 (Diphtheria-pertussis-tetanus Vaccines)

本药为用氢氧化铝吸附百日咳菌苗、白喉类毒素、破伤风类毒素制成的混合制剂。

【药理作用及临床应用】用于预防百日咳、白喉、破伤风。接种对象为 3 个月~6 岁儿童。3 月龄至 12 月龄儿童进行 3 针免疫接种，每针间隔 4~6 周。18 月龄~24 月龄接种第 4 针。

【不良反应及注意事项】注射局部可有红肿、疼痛、发痒、红斑等反应，一般不需特殊处理，不久即退，如有严重反应及时治疗。患有癫痫、神经系统疾病或有既往病史者禁用；发热者、急性传染病者暂缓注射。

A 群脑膜炎球菌多糖菌苗 (Group A Meningococcal Polysaccharide Vaccine)

本药是用 A 群脑膜炎球菌经提纯制成的多糖菌苗，为白色疏松体，加缓冲生理盐水后迅速溶解，溶液澄明无异物。

【药理作用及临床应用】用于预防 A 脑膜炎球菌引起的流行性脑脊髓膜炎。肌内注射。接种对象为 6 个月~15 岁儿童。一般初免从 6 个月龄婴幼儿开始，接种 2 针，每针间隔 3 个月。3 岁以上接种 1 针，接种应于流脑流行季节前完成。根据需要每 3 年复种一次。

【不良反应及注意事项】不良反应轻，偶有低热，局部稍有压痛感。患有癫痫、脑部疾病者，肾病、心脏病及活动性结核者，急性传染病、发热、过敏史者禁用。

三、抗毒素、抗血清

破伤风抗毒素 (Tetanus Antitoxin)

本药是用破伤风类毒素免疫马所得的血浆，经纯化后制得的抗毒素球蛋白制剂。

用于预防和治疗破伤风。接种对象为身体创口深、污染严重、有感染破伤风危险者。采用皮下或肌内注射，皮下、肌内注射无异常者也可静脉注射。

注射前必须详细询问过敏史，做过敏试验，试验阳性者可作脱敏注射，注射过程中应准备肾上腺素等急救药品。注射后可能出现荨麻疹、发热、淋巴结肿大、瘙痒及水肿等症状，可使用抗组胺药物等对症治疗，数日即可痊愈。

案例分析

医生为李先生注射的是破伤风抗毒素。非常有必要注射，因为破伤风杆菌为厌氧菌，土壤中为最常见，经伤口侵入人体而引起破伤风，特别是开放性骨折、含铁锈的伤口、伤口小而深的刺伤易感染。

该药物使用前需要详细询问过敏史、做皮试，皮试阳性可做脱敏注射，防止过敏反应发生。注射过程中应准备肾上腺素、抗组胺药等急救药品。

抗狂犬病血清（Rabies Antitoxin）

本药系由狂犬病灭活病毒免疫马获得的血浆制得的液体或冻干免疫球蛋白制剂。配合狂犬病疫苗，用于被疯动物严重咬伤或多部位咬伤者的预防治疗。但对已有狂犬病症状的患者无效。

为减少发病率，被疯动物咬后 48 小时内及早注射本药。用药前必须做过敏试验，试验阳性者可作脱敏注射。

四、人血液制品

人血白蛋白（Human Albumin）

本药来源于健康人血浆，经两次 60℃、10 小时加热灭活病毒处理制得。

【药理作用】**1. 增加血容量和维持血浆胶体渗透压** 白蛋白占血浆胶体渗透压的80%，主要调节组织与血管之间水分的动态平衡。其分子量较高，透过膜内速度较慢，使白蛋白的胶体渗透压与毛细管的静力压抗衡，以此维持正常与恒定的血容量；同时在血循环中，1g 白蛋白可保留 18ml 水，每 5g 白蛋白保留循环内水分的能力约相当于100ml 血浆或 200ml 全血的功能，从而起到增加循环血容量和维持血浆胶体渗透压的作用。

2. 运输及解毒 白蛋白能结合阴离子也能结合阳离子，可以输送不同的物质，也可以将有毒物质输送到解毒器官。

3. 营养供给 组织蛋白和血浆蛋白可互相转化，在氮代谢障碍时，白蛋白可作为氮源为组织提供营养。

【临床应用】本药可用于低蛋白血症的防治；失血创伤、烧伤引起的休克；脑水肿及损伤引起的颅压升高；肝硬化及肾病引起的水肿或腹水；新生儿高胆红素血症。也可用于心肺分流术、烧伤的辅助治疗，血液透析的辅助治疗和成人呼吸窘迫综合征。

【不良反应及注意事项】一般不会产生不良反应，偶可出现寒战、发热、颜面潮红、皮疹、恶心呕吐等症状，快速输注可引起血管超负荷导致肺水肿，偶有过敏反应。因本品有高渗作用，过量注射时，可造成脱水、机体循环负荷增加、充血性心力衰竭和肺水肿。

输注过程中如发现患者有不适反应，应立即停止输用。有明显脱水者应同时补液。本药开启后，应一次输注完毕，不得分次或给第二人输用。

人血丙种球蛋白（Gamma Globulin）

本药系由健康人血浆中分离提取的免疫球蛋白制剂，含有多种抗体，因而有增强机体免疫力和预防病毒感染的作用。

用于预防麻疹时，应在接触麻疹患者 7 日内用药，注射一次，可预防 2~4 周；预防传染性肝炎时，应在接触甲型传染性肝炎患者 14 天内用药，注射一次，预防效果可达到约 1 个月；对已发病者、乙型肝炎无效。

偶有过敏反应，严重者可导致过敏性休克。局部注射可有疼痛。一般不作静脉注射。

拓展阅读

生物制品的贮存要求

生物制品一般不耐高温,特别是活苗,必须低温冷藏。冷冻真空干燥制品,要求在-15℃以下保存,温度越低,保存时间越长;多数活疫苗,只能现制现用,在0~8℃条件下仅可短时期保存;灭活疫苗、血清、诊断液等保存在2~8℃较为适宜,不能过热,也不能低于0℃。生物制品厂应设置相应的冷库,防疫部门也应根据条件设置冷库、低温冷柜或冰箱冷藏箱。防止高温存放或温度忽高忽低,以免损害疫苗质量。总之,不论何种疫苗,均应尽量保持疫苗抗原的一级结构、二级结构和立体结构,保护其抗原决定簇,才能保持疫苗良好的免疫原性。

五、细胞因子

细胞因子是由多种细胞产生的,具有广泛调节细胞功能作用的多肽分子。不仅作用于免疫系统和造血系统,还广泛作用于神经、内分泌系统,对细胞间相互作用、细胞的增殖分化和效应功能有重要的调节作用。其广泛多样的生物学功能是通过与靶细胞膜表面的受体相结合并将信号传递到细胞内部而实现的。

细胞因子类产品有白细胞介素、干扰素、促红细胞生成素、集落刺激因子、表皮生长因子、神经生长因子等。

(高　瑛)

重点小结

生物制品主要包括疫苗、菌苗、抗毒素和抗血清、人血液制品、细胞因子等。常用的疫苗有乙型肝炎疫苗、流行性乙型脑炎灭活疫苗、脊髓灰质炎减毒活疫苗、狂犬病疫苗;菌苗有百白破、A群脑膜炎球菌多糖菌苗;抗毒素、抗血清有破伤风抗毒素、抗狂犬病血清;人血液制品有人血白蛋白、人血丙种球蛋白;细胞因子有促红细胞生成素等。本章重点在于了解常用生物制品的应用及使用注意事项。

目标检测

一、选择题

1. 被疯动物咬伤后,注射狂犬病疫苗的五针免疫程序时间是（　　）。

   A. 当日及第3、7、14、28日
   B. 次日及第3、7、14、28日
   C. 当日及第3、7、15、30日
   D. 次日及第5、7、14、30日
   E. 当日及第3、6、14、30日

2. 下列哪种药物禁用于运动员比赛（　　）。

   A. 乙肝疫苗
   B. 促红细胞生成素
   C. 人血白蛋白
   D. 丙种球蛋白

E．A 群脑膜炎球菌多糖菌苗

3. 生物制品的三大作用是（　　）。

   A．治疗   B．预防   C．诊断

   D．保健   E．分析

4. 生物制品包括哪些类别（　　）。

   A．病毒类疫苗   B．抗毒素及免疫血清

   C．细菌类疫苗   D．血液制品

   E．维生素

5. 百白破可用于什么病的预防（　　）。

   A．百日咳   B．麻疹   C．破伤风

   D．白喉   E．皮疹

二、综合分析题

某 2 个月大婴儿，到防疫站服用脊髓灰质炎减毒活疫苗（糖丸），婴儿母亲用热牛奶将糖丸融化，放在奶瓶中让孩子服下，请问她的这种做法合理吗？为什么？

第十八章

眼科疾病用药

学习目标

1. **熟悉** 抗眼部感染药的作用特点及应用。
2. **了解** 降眼压药、散瞳药、激素类眼部用药、防治白内障药的作用特点及应用。

　　眼科疾病用药的给药途径主要是结膜囊局部滴药，经由角膜吸收进入眼内，常用剂型有滴眼液、眼膏等，理想的眼科用药应同时具备水溶性和脂溶性。眼科疾病种类众多，如青光眼、白内障、眼部感染性疾病等，本章主要介绍临床常见眼科疾病的用药。

案例导入

　　案例：患者王某，女，28岁。因眼部不适去医院就诊。患者主诉眼内有摩擦感，伴发痒、畏光、迎风流泪，不时还有分泌物在眼睑积存。医生检查：翻开眼皮后发现眼睑结膜呈弥漫性充血，血管模糊不清。医生用生理盐水为患者进行了眼部清洗，并开具了磺胺醋酰钠滴眼液和硫酸锌滴眼液。

　　讨论：请分析患者为何出现此现象？可选用哪些药物进行治疗？

一、降眼压药

（一）胆碱能受体激动药

　　胆碱能受体激动药可使瞳孔括约肌和睫状肌收缩，瞳孔缩小，同时减少部分房水分泌。临床上可用于原发性青光眼的治疗，也用于眼科检查和手术缩瞳。常用药物有毛果芸香碱和卡巴胆碱。

硝酸毛果芸香碱（Pilocarpine Nitrate）

　　本药同时兼具水溶性和脂溶性，角膜对其溶液有良好的通透性。用于原发性青光眼、激光虹膜造孔术之前以及眼科检查。应用过程中可出现眼部刺激症状：刺痛、烧灼感、结膜充血等，停药后逐渐消退，长期应用可引起视网膜脱离，儿童慎用；全身不良反应较少，但当用药后出现恶心、呕吐、腹痛腹泻、支气管痉挛、肺水肿、心动过缓、血压下降、流涎、大量出汗等毒蕈碱样中毒症状时，需给予阿托品类抗胆碱药进行治疗。

卡巴胆碱（Carbachol）

　　本药是快速强力缩瞳剂，临床用于治疗青光眼以及需要缩瞳的眼科手术（白内障摘除、人工晶状体植入、角膜移植）。

（二） α 肾上腺素受体激动药

阿可乐定（Apraclonidine）

本药通过抑制房水的生成，达到降低眼内压的作用。临床用于治疗其他降眼压药不能将眼压降到预期目标的青光眼患者；也可用于眼科激光手术前，防止手术诱发的急性眼压升高。用药过程中部分患者会感到眼部不适、疼痛、烧灼感、异物感、眼睑瘙痒。有严重心血管疾病的患者禁用。

酒石酸溴莫尼定（Brimonidine Tartrate）

本药用于开角型青光眼、高眼压症和眼前节激光手术后的眼压升高。

（三） β 肾上腺素受体阻断药

β 肾上腺素受体阻断药可明显降低清醒患者的房水形成，降低眼内压，而对处于睡眠状态中的患者的房水生成没有影响，是治疗原发性青光眼的首选局部用药。用药后有眼部轻度的刺激症状，如暂时性烧灼感、刺痛、视力模糊等；还可引起心血管系统及呼吸系统的不良反应，如心率减慢、心肌收缩力减弱、支气管痉挛、呼吸困难等。

临床常用的 β 肾上腺素受体阻滞药有马来酸噻吗洛尔（Timolol Maleate）、美替洛尔（Metipranolol）、盐酸卡替洛尔（Carteolol Hydrochloride）、倍他洛尔（Betaxolol）、酒石酸美托洛尔（Metoprolol Tartrate）等。

（四） 碳酸酐酶抑制药

碳酸酐酶抑制药通过抑制睫状肌上皮的碳酸酐酶活性，使 HCO_3^- 生成减少，从而减少房水的形成，降低青光眼患者的眼内压。临床上用于青光眼的治疗，也可用于眼科手术前后降低眼内压。用药后可引起眼部不适，以及恶心、呕吐、食欲不振、腹泻等全身反应。

临床常用的碳酸酐酶抑制药有乙酰唑胺（Acetazolamide）、双氯非那胺（Diclofenamide）、布林佐胺（Brinzolamide）等。

（五） 前列腺素类似物

前列腺素类似物可选择性激动前列腺 FP 受体，增加房水流出而降低眼压。用于青光眼和高眼压症的治疗，也可用于各种眼压升高的情况。

临床常用的前列腺素类似物有拉坦前列素（Latanoprost）等。

拓展阅读

青光眼

青光眼是指眼内压间断或持续升高的一种眼科常见疾病。青光眼的种类主要有四种：先天性青光眼，原发性青光眼，继发性青光眼，混合型青光眼。青光眼是导致人类失明的三大致盲眼病之一，总人群发病率为1%，45岁以后为2%。该病发病迅速、危害性大，持续的高眼压可以给眼球各部分组织和视功能带来损害导致视神经萎缩、视野缩小、视力减退、甚至失明。

二、散瞳药

M 胆碱受体阻断药是临床常用的散瞳药，可通过阻断眼内肌 M 胆碱受体，使瞳孔括约肌和瞳孔睫状肌松弛，从而使瞳孔散大。常用于散瞳验光、眼底检查，也可用于弱视和斜视的压抑疗法。用药后可引起视物模糊、眼部刺痛和烧灼感以及心律失常、口腔皮肤干燥、中枢兴奋等全身症状。

临床常用的 M 胆碱受体阻断药有硫酸阿托品（Atropine）、氢溴酸后马托品（Homatropine Hydrobromide）、托吡卡胺（Tropicamide）。

> **药师提示**
>
> 使用 M 胆碱受体阻断药治疗儿童弱视时，应尽量选用眼膏剂；如必须使用滴眼液时，尽量选用低浓度者。儿童使用本类药品验光时，宜选用作用持续时间短的合成代用品。

三、抗眼部感染药

眼部感染是指细菌、病毒、真菌、寄生虫等病原体侵入人体眼部所引起的局部组织炎症反应。临床上常以双眼流泪，眼睑痉挛，结膜充血发红、水肿，角膜上皮见细小点状脱落，羞明怕光，眼内干涩，异物刺激感，胀痛或剧痛为主要症状。临床用药以抗生素、喹诺酮类药物、磺胺类药物、抗病毒药和抗真菌药为主。

（一）抗生素

妥布霉素（Tobramycin） 用于治疗耐药性葡萄球菌、铜绿假单胞菌及其他敏感细菌所致的眼部感染。用药后偶见眼睑肿胀或灼痛、结膜红斑等局部刺激症状。

庆大霉素（Gentamicin） 用于金黄色葡萄球菌及敏感的革兰阴性杆菌（如大肠埃希菌、变形杆菌、沙雷菌属等）感染所致的结膜炎、角膜炎、泪囊炎等感染的治疗。用药后偶见局部轻微刺激反应及充血、眼痒、水肿等过敏反应。

卡那霉素（Kanamycin） 用于敏感大肠埃希菌、克雷伯菌属、变形杆菌属、淋病奈瑟菌等细菌感染所指的结膜炎、角膜炎、泪囊炎等外眼感染。

新霉素（Neomycin）、阿米卡星（Amikacin）、氯霉素（Chloramphenicol）、四环素可的松（Tetracycline Cortisone）可用于敏感菌所致的结膜炎、角膜炎、泪囊炎等外眼感染。用药后有轻微的眼部刺激症状及过敏反应。

红霉素（Erythromycin） 用于沙眼、结膜炎、角膜炎以及新生儿淋病奈瑟菌及沙眼衣原体眼部感染的治疗。

（二）喹诺酮类

喹诺酮类药物具有抗菌谱广、抗菌活性强的特点，对革兰阴性菌和革兰阳性菌均有较强的抗菌作用，用于治疗敏感菌所致的结膜炎、角膜炎、角膜溃疡等外眼感染。用药后可出现轻微局部刺激症状。

临床常用氧氟沙星（Ofloxacin）、诺氟沙星（Norfloxacin）、依诺沙星（Enoxacin）、环丙沙星（Ciprofloxacin）等。

> **药师提示**
>
> 由于喹诺酮类药物可影响软骨的发育，故 18 岁以下的青少年儿童应谨慎使用。

（三）磺胺类药

磺胺类药物抗菌谱广，对大多数革兰阳性菌、革兰阴性菌、沙眼衣原体有效。对磺胺药物过敏者禁用。

复方磺胺甲噁唑钠（Compound Sodium Sulfamethoxazole）

本药为复方制剂，其中磺胺甲噁唑钠为广谱抑菌药；氨基己酸具有抗炎、抗过敏作用；

甘草酸二钾具有类皮质激素作用，可抗炎抗过敏；马来酸氯苯那敏为抗组胺药，可缓解过敏症状。临床上用于敏感菌所致的眼部感染，如细菌性结膜炎、眼睑炎等的治疗。用药后偶有一过性轻微局部刺激症状。

磺胺醋酰（Sulfacetamide）

本药用于敏感菌所致的结膜炎、角膜炎、慢性泪囊炎等外眼感染的治疗，也可辅助用于沙眼和衣原体感染的治疗。

（四）抗病毒药

盐酸吗啉胍（Moroxydine Hydrochloride）

本药用于单纯疱疹性角膜炎、流行性点状角膜炎及其他病毒性眼部感染的治疗。用药后部分患者出现出汗、食欲不振等反应。

碘苷（Idoxuridine）

本药用于单纯疱疹性角膜炎、牛痘病毒性角膜炎和带状疱疹病毒眼部感染的治疗。用药后可出现畏光、充血、水肿、疼痛等不良反应，长期使用，可产生接触性皮炎、滤泡性结膜炎等。

羟苄唑（Hydrobenzole）

本药用于急性流行性出血性结膜炎的治疗。

酞丁安（Ftibamzone）

本药用于各型沙眼，单纯疱疹病毒及水痘-带状疱疹病毒感染引起的角膜炎的治疗。

利巴韦林（Ribavirin）、阿昔洛韦（Aciclovir）

二者均可用于单纯疱疹病毒性角膜炎的治疗。

（五）抗真菌药

氟康唑（Fluconazole）

本药用于敏感真菌所致的眼部感染，如真菌性角膜炎、角膜溃疡。

那他霉素（Natamycin）

本药用于敏感微生物感染引起的真菌性外眼感染，如真菌性结膜炎、角膜炎。

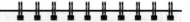

案例分析

　　根据该患者的临床症状，可诊断其为沙眼。沙眼是由病原性沙眼衣原体侵入结膜和角膜引起的慢性传染性眼病，多为双眼发病。如果不积极治疗，极易出现角膜浑浊、角膜溃疡等并发症。治疗时可选用磺胺醋酰钠、红霉素、酞丁安等药物。

四、激素类眼部用药

肾上腺皮质激素类药物具有抗炎、抗过敏、抗毒素等作用，能抑制结缔组织增生，降低毛细血管通透性，减少炎症渗出，并可抑制组胺及其他过敏介质和炎症介质的形成与释放。临床上常用其眼膏或滴眼剂治疗虹膜炎、结膜炎、过敏性结膜炎，并可缓解炎症、药物、创伤（包括手术）等引起的眼部反应，避免应激性组织创伤。

常用药物有：醋酸可的松（Cortisone Acetate）、醋酸氢化可的松（Hydrocortisone Acetate）、醋酸泼尼松（Prednisone）、地塞米松（Dexamethasone）、氟米龙（Fluorometholone）等。

五、防治白内障药

法可林（Phacolysin）

本药为蛋白质分解酶激活剂，有促进蛋白质分解的作用，滴眼后能渗透到晶状体内，使变性的蛋白质分解并被吸收，具有维持晶状体透明，改善眼组织的新陈代谢，阻止白内障病情发展的作用。用于初发期老年性白内障，对外伤性白内障、先天性白内障以及继发性白内障亦有一定疗效。

牛磺酸（Taurine）

牛磺酸是一种含硫氨基酸，为成熟视网膜中主要的氨基酸。本品能促进视网膜生长发育，缓解睫状肌痉挛，牛磺酸在房水和玻璃体中与还原性糖竞争性结合，使玻璃体中蛋白质避免糖化和氧化。牛磺酸滴眼液用于牛磺酸代谢失调引起的白内障；也可用于急性结膜炎、疱疹性结膜炎、病毒性结膜炎的辅助治疗。

谷胱甘肽（Glutathione）

本药的活性成分为还原型谷胱甘肽。还原型谷胱甘肽高浓度存在于眼组织的晶状体、角膜、视神经、视网膜及睫状体内，有益于角膜或晶状体透明性的维持以及组织的再生与修复。对不稳定的眼晶状体蛋白质巯基有抑制作用，可控制进行性白内障及控制角膜、视网膜病变的发展。可用于早期老年性白内障的治疗；此外还可用于角膜溃疡、角膜炎等。

吡诺克辛钠（Pirenoxine Sodium）

吡诺克辛钠竞争性抑制醌类物质对晶状体可溶蛋白质的作用，还可对抗自由基对晶状体损害而导致的白内障，对白内障的发展具有一定的抑制功效。主要治疗初期老年性白内障、轻度糖尿病性白内障或并发性白内障等。

苄达赖氨酸（Bendazac Lysine）

本药是醛糖还原酶（AR）抑制剂，抑制眼睛晶状体醛糖还原酶（AR）的活性，达到预防或治疗白内障的目的。用于早期老年性白内障。

拓展阅读

白内障

由于各种原因如老化、遗传、局部营养障碍、免疫与代谢异常、外伤、中毒、辐射等，引起晶状体代谢紊乱，导致晶状体蛋白质变性而发生混浊，此时光线被混浊晶状体阻扰无法投射在视网膜上，导致视物模糊，称为白内障。白内障是全世界致盲和视力损伤的首要原因，多见于40岁以上，且随年龄增长而发病率增多。

六、其他眼科用药

硫酸锌（Zinc Sulfate）

硫酸锌滴眼液是一种眼科消毒防腐药、收敛药。具有消炎和收敛作用，对眼组织刺激少，安全性高。锌离子可使蛋白质沉淀，可与眼球表面和坏死组织及分泌物中的蛋白质形成极薄的蛋白膜，并可防止细胞液外渗，起收敛、止血及弱的抗菌作用。用于治疗慢性结膜炎、角膜炎、眼炎及沙眼等；也用于急性卡他性结膜炎的治疗。

普罗碘铵（Prolonium Iodide）

本药注射给药，用于晚期肉芽肿或非肉芽肿性虹膜睫状体炎、视网膜脉络膜炎、眼底出血、玻璃体混浊、半陈旧性角膜白斑、斑翳，亦可作为视神经炎的辅助治疗。

氨碘肽（Amiotide）

本药能改善眼部血液循环和新陈代谢，促进玻璃体浑浊吸收，促进组织修复再生，阻止白内障发展，提高视觉功能。用于早期老年性白内障，玻璃体混浊等眼病的治疗。

（陈湘玲）

重点小结

眼部疾病种类繁多，临床常用的能够降低眼内压、治疗青光眼的药物包括胆碱能受体激动药、α肾上腺素受体激动药、β肾上腺素受体阻断药、碳酸酐酶抑制药、前列腺素类似物；用于散瞳验光、眼底检查主要有阿托品类散瞳药；用于抗眼部感染药以抗生素、喹诺酮类药物、磺胺类药物、抗病毒药和抗真菌药为主；针对虹膜炎、结膜炎、过敏性结膜炎的治疗，并可缓解炎症、药物、创伤（包括手术）等引起的眼部反应，可用激素类药物。

目标检测

一、选择题

1. 急性结膜炎患者禁用的制剂是（　　　）。
   A. 磺胺醋酰钠滴眼液　　　　　　　　　　B. 硫酸锌滴眼液
   C. 酞丁安滴眼液　　　　　　　　　　　　D. 红霉素眼膏
   E. 金霉素眼膏

2. 沙眼宜选择（　　　）。
   A. 酞丁安　　　　　B. 双氯芬酸　　　　　C. 益康唑
   D. 羟苄唑　　　　　E. 泼尼松

3. 过敏性结膜炎宜选择（　　　）。
   A. 酞丁安　　　　　B. 双氯芬酸　　　　　C. 益康唑

D. 羟苄唑   E. 泼尼松
4. 适用于治疗真菌所致结膜炎药物的是（　　　）。
A. 两性霉素 B   B. 克霉唑   C. 碘苷
D. 利巴韦林   E. 阿昔洛韦

二、分析题

分析复方磺胺甲噁唑的组分及临床用途。

第十九章

耳鼻喉科和口腔科疾病用药

学习目标

1. **熟悉** 常见耳部疾病、鼻部疾病、咽喉部疾病、口腔疾病的药物选择。
2. **了解** 耳部用药、鼻部用药的分类。

本章根据作用部位不同分别介绍为耳部用药、鼻部用药、咽喉部用药和口腔科用药。

第一节　耳部用药

耳部常见疾病为化脓性中耳炎、鼓膜炎、外耳道炎等，常用消毒防腐药及抗生素类滴耳液局部使用，此外还有用于清洁耳道的药物。

案例导入 1

案例：患者，平平，男，3 岁。一周之前得了感冒，经母亲买药服用后，疾病好转。平平多次跟母亲说耳朵痛，但其母亲看了孩子的耳朵，觉得没什么问题，一天早晨起床，枕头上有脓性分泌物，妈妈立即带孩子到医院耳鼻咽喉科就诊。诊断为：急性化脓性中耳炎。局部治疗方案为：2% 酚甘油，滴耳，1 滴/次，3 次/天；0.25% 氯霉素滴耳液，滴耳，2 滴/次，3 次/天。

讨论：该治疗方案是否合理？使用时注意事项有哪些？

一、消毒防腐药

消毒防腐药是指用化学方法来达到杀菌、抑菌和防腐目的的抗菌药物。包括硼酸滴耳剂、酚甘油滴耳剂、3% 过氧化氢溶液等，主要用于外耳道炎及中耳炎的治疗。

硼酸（Boracic Acid）

可用于急、慢性中耳炎及外耳道炎，滴耳，每日 3 次，每次 1~2 滴；也可用于清洗外耳道，用无菌棉签蘸取本药适量擦拭外耳道，每日 3 次。硼酸滴耳剂滴耳时可有短时间刺痛感。滴耳剂使用时温度应接近体温，切忌接触眼睛。

拓展阅读

中耳炎

中耳炎包括分泌性中耳炎及急慢性化脓性中耳炎。分泌性中耳炎是以中耳积液及听力下降为主要特征的中耳非化脓性炎性疾病。非手术治疗包括使用抗菌药物控制感染；使用减鼻充血药保持鼻腔及咽鼓管通畅等。急性化脓性中耳炎是细菌感染引起的中耳黏膜的化脓性炎症，应及早使用足量抗生素控制感染及使用鼻减充血剂。慢性化脓性中耳炎是中耳黏膜、骨膜或深达骨质的慢性化脓性炎症。按病理变化和临床表现可分为单纯型、骨疡型和胆脂瘤型三种。其中单纯型可使用抗生素滴耳剂，用药前用3%过氧化氢溶液彻底清洗外耳道及鼓室的脓液。

酚甘油（Phenol and Glycerin Otic Solution）

酚甘油滴耳液用于急性中耳炎鼓膜未穿孔时，以及外耳道炎症的杀菌、止痛和消肿。注意，要用于鼓膜未穿孔前，穿孔后不要再用。本药对皮肤及黏膜有腐蚀性，浓度不宜超过2%。

药师提示

酚甘油滴耳液一般只用3~5天，不宜久用，因久用可使鼓膜增厚，导致听力下降。

过氧化氢（Hydrogen Peroxide）

3%过氧化氢溶液即为洗耳双氧水。初生态氧与脓液有机物形成泡沫，具有清洁、消毒作用，用于急、慢性化脓性中耳炎及外耳道炎。高浓度过氧化氢溶液对皮肤和黏膜产生刺激性灼伤，形成疼痛"白痂"，应注意避免接触。妊娠及哺乳期妇女慎用。

二、抗生素类滴耳液

氯霉素可的松滴耳液（Chloromycetin and Cortisone Ear Drops）

本药对革兰阳性杆菌效果较好，用于急、慢性化脓性中耳炎。

盐酸林可霉素滴耳液（Linmycin Hydrochloride Ear Drops）

本药对金黄色葡萄球菌、溶血性链球菌与肺炎球菌的抗菌作用较强，用于急、慢性化脓性中耳炎。

氧氟沙星滴耳液（Ofloxacin Ear Drops）

氧氟沙星滴耳液又称泰利必妥滴耳液。可用于敏感菌引起的中耳炎、外耳道炎、化脓性中耳炎、鼓膜炎等。一般适用于中耳炎局限在中耳黏膜部位的局部治疗。若炎症已漫及鼓室周围时，除局部治疗外，应同时服用口服制剂。

案例 1 分析

　　该局部治疗方案合理。小儿一旦患了急性中耳炎，必须积极治疗。局部用药包括：鼓膜穿孔前，可用 2% 酚甘油滴耳，以达到消炎、杀菌、止痛作用目的；鼓膜穿孔后可用 3% 双氧水清洗耳道脓液，再用氯霉素或氧氟沙星滴耳液。感染完全控制、炎症消退后，穿孔多可自行愈合。注意还应全身用抗生素控制感染，用药至脓液停止、鼓膜充血消失后 1 周，彻底杀灭细菌。

三、清洁耳道药物

　　碳酸氢钠滴耳液（Sodium Bicarbnate Solution）　本药为碱性溶液，浓度 3%~5% 能溶解软化耵聍，用于外耳道耵聍栓塞。滴耳，每次 2~3 滴，每日 3~4 次；或遵医嘱，每次用量要大，应将药液充满耳内。2~3 天可使耵聍变软后再取耵聍或用水冲洗。

（夏小婧）

第二节　鼻部用药

　　鼻部用药主要有血管收缩药、抗过敏药、鼻黏膜保护药等药物，用于治疗过敏性鼻炎、急慢性鼻炎、鼻窦炎等。

案例导入 2

案例：患者许某，女，8 岁。感冒后鼻塞、流脓涕 4 个月，4 个月来经常患感冒，故脓涕不断。伴咽部异物感，咳痰。无发热及睡眠无打鼾。反复使用过阿奇霉素、头孢类病情无缓解。查体见鼻腔黏膜无充血，鼻道有较多黄色脓性分泌物，肿大；咽黏膜慢性充血，咽后壁可见充血样淋巴滤泡增生，少许分泌物附着。

讨论：该患者可能为何种疾病，应怎样用药治疗？

一、血管收缩药

麻黄碱滴鼻液（Ephedrine Solution）

　　通过激动 α 肾上腺素受体引起血管收缩，从而减少鼻腔黏膜容积。其血管收缩作用较持久而缓和，对鼻黏膜上皮纤毛活动影响少，可改善鼻通气，促进鼻窦引流，并可减轻局部炎症。用于急、慢性鼻炎，鼻窦炎，也用于鼻出血。滴鼻，每日 3~4 次，每次 1~2 滴，连续使用不得超过 7 日。

　　本药偶见一过性轻微烧灼感、鼻黏膜干燥感、头痛、头晕、心率加快，长期使用可致心悸、焦虑不安、失眠等。滴药过频易致反跳性鼻充血，久用可导致药物性鼻炎。偶有患者使用后出现血压升高。冠心病、高血压、甲状腺功能亢进、糖尿病、鼻腔干燥、闭角型青光眼者及妊娠期妇女、儿童、运动员慎用。

羟甲唑啉（Oxmetazoline）

为咪唑啉类衍生物，是 α 肾上腺素受体激动剂，具有良好的外周血管收缩作用，直接激动血管 α₁ 肾上腺素受体引起鼻腔黏膜血管收缩，减轻炎症所致的充血和水肿，几分钟内发生作用，可维持数小时。用于急、慢性鼻炎，过敏性鼻炎。不良反应较麻黄碱相似，但较轻。

呋麻滴鼻液（Ephedrine and Furacillin Solution）

本药为复方制剂，每 10ml 含呋喃西林 2mg、盐酸麻黄碱 100mg。能清除鼻黏膜肿胀，改善鼻及鼻窦通气引流，消炎，止血。用于急、慢性鼻炎，鼻窦炎，鼻出血。不良反应与麻黄碱相似。

案例 2 分析

该患儿诊断为儿童慢性鼻-鼻窦炎和慢性咽炎。根据患儿体重，首选 β-内酰胺酶抑制剂如阿莫西林克拉维酸钾等，疗程要足。适当鼻腔内使用糖皮质激素及减充血剂如麻黄碱滴鼻液。

二、鼻用抗过敏药

盐酸左卡巴斯汀（Levocabastine Hydrochloride）

本药为一强效 H₁ 受体拮抗药，可减轻由组胺引起的局部损害。适用于减轻季节性过敏性鼻炎的症状。盐酸左卡巴斯汀为鼻喷剂，每个鼻孔每次喷 2 喷，每日喷 2 次。

富马酸酮替芬（Ketotifen Fumarate）

本药兼有组胺 H₁ 受体拮抗作用和抑制过敏反应介质释放作用，不仅抗过敏作用较强，且药效持续时间较长。用于过敏性鼻炎。

糠酸莫米松（Mometasone Furoate）

糠酸莫米松是一种局部用糖皮质激素，鼻喷雾剂发挥局部抗炎作用的剂量并不引起全身作用。适用于预防和治疗成人、青少年和 3~11 岁儿童季节性或常年性鼻炎。其起效迅速，显著改善各种鼻部症状以及眼部症状。对于曾有中至重度季节性过敏性鼻炎症状的患者，主张在花粉季节开始前 2~4 周用本品作预防性治疗。

三、鼻黏膜保护药

复方薄荷油（Compound Menthol Glucerid）

本药为油剂，具有滋润及保护鼻腔黏膜作用，还具有刺激鼻黏膜细胞再生的作用以及防止鼻出血。主要用于治疗干燥性和萎缩性鼻炎等。

氯己定鱼肝油（Chlorhexidine Cod Liver Oil）

氯己定为表面活性剂，具有较强的广谱杀菌作用，对多种细菌有作用；维生素 A 是维持上皮组织健全的必须物质；鱼肝油有保护黏膜，防止上皮干燥结痂的作用。本药适用于萎缩性鼻炎、干燥性鼻炎。

四、其他鼻部用药

鼻部用药还有腐蚀药，如硝酸银（Sliver Nitrate）、三氯醋酸（Trichloroacetic Acid）、铬酸（Chromic Acid）等，主要用于鼻出血等症；硬化药，如鱼肝油酸钠（Sodium Morrhuate）、苯酚甘油（Carbolilc Acid in Glycerine）等，主要用于慢性肥厚性鼻炎、鼻出血等。

拓展阅读

鼻腔局部用药的方法

鼻腔局部用药时，要把鼻涕擤干净。滴药时，患者后仰，将药液顺着鼻孔的外侧缘滴入患侧或双侧，每侧3~5滴，滴后轻捏鼻前部数次，休息5分钟再起来，这样可使药液充分和鼻腔黏膜接触；使用喷鼻剂时，头不要后仰，将药瓶的喷嘴插入鼻子，在按压喷雾器的同时吸气，喷药后，轻轻地用鼻吸气2~3次。

（夏小婧）

第三节　咽喉部用药

咽喉病属于常见病和多发病，分急性咽喉炎和慢性咽喉炎。急性咽喉炎多由病毒引起，其次为细菌所致，冬春季最为多见；慢性咽喉炎，主要是由于急性咽喉炎治疗不彻底而反复发作，转为慢性，或是因为患各种鼻病、鼻窍阻塞、长期张口呼吸以及物理、化学因素、颈部放射治疗等经常刺激咽部所致。咽喉部用药主要为局部用药。

西地碘（Cydiodine）

本含片活性成分为分子碘，在唾液作用下迅速释放，直接卤化菌体蛋白质，可迅速杀灭口腔、咽喉部位各种致病微生物，包括细菌繁殖体、真菌、芽孢、病毒。用于慢性咽喉炎、口腔溃疡、慢性牙龈炎、牙周炎。但是碘对口腔黏膜组织的刺激性很大，不宜长期含服。对碘过敏的人更不宜服用。

药师提示

使用含片时，应将含片夹在舌底、龈颊沟或近患处，待其自然溶解，使其在局部发挥药效。含片不能口服吞入或嚼烂咽下，否则会失去其在局部产生持久药效的意义。

碘喉片（Iodine Throat Tablet）

每片含无色碘酊（10%）0.0065ml，液化酚0.008ml，薄荷脑0.0033g，枸橼酸0.005g，蔗糖等适量。用于急慢性咽喉炎、扁桃体炎等。

薄荷喉片（Menthol Throat Tablet）

本药为复方制剂。活性成分薄荷脑，为局部刺激药，能选择性地作用于黏膜的冷觉感受器，产生冷觉反射，引起黏膜血管收缩，使浮肿减轻。有清凉、止痛、防腐的作用，用于急慢性咽喉炎、扁桃体炎、口臭等。

度米芬（Domiphen Bromide）

本药为阳离子表面活性剂，具有广谱杀菌作用。预防和治疗口腔、咽喉感染如咽喉炎、扁桃体炎、鹅口疮和口腔溃疡等；也用于黏膜与皮肤消毒。

（夏小婧）

第四节　口腔科用药

口腔科临床用药分为全身用药和局部用药。局部用药包括局麻药和抗炎镇痛药、抗感染药、消毒防腐药、免疫调节药和其他常用药。本节重点介绍口腔科部分局部用药的应用特点。

地喹氯铵（Dequalinium Chloride）

本药为阳离子表面活性剂，具有广谱抗菌作用，对口腔和咽喉部的常见致病菌有效。杀菌能力较强，特别是对革兰阳性菌、抗酸菌及真菌均有杀灭作用，对厌氧菌有抑制作用，无明显毒性和刺激性。用于急慢性咽喉炎、扁桃体炎、口腔黏膜溃疡、牙龈炎等，并可防治口臭。

西吡氯铵（Cetylpyridinium Chloride）

西吡氯铵为阳离子季铵化合物，作为表面活性剂，主要通过降低表面张力发挥作用。对多种口腔致病菌和非致病菌有抑制和杀灭作用，能减少或抑制牙菌斑的形成，具有保持口腔清洁、清除口腔异味的作用。可用于口腔白色念珠菌感染，减少或抑制牙菌斑形成；也用于口腔日常护理和清洁口腔。

复方硼砂溶液（Borax Compositum Solution）

本药为碱性溶液，有防腐、抗菌、消毒、收敛作用。用于口腔炎、急慢性咽喉炎、扁桃体炎等口腔消毒。

氟化钠（Sodium Fluoride）

氟化物与牙釉质作用可在牙釉质表面形成氟磷灰石，提高牙釉质的硬度和抗酸能力，并可减少菌斑的形成，减少龋齿的发病率。用于预防龋齿。

碘甘油（Iodine Glycerine）

本药为消毒防腐剂，其作用机制是使菌体蛋白质变性、死亡，对细菌、真菌、病毒均有杀灭作用。用于口腔黏膜溃疡、牙龈炎及冠周炎。

聚维酮碘（Povidone Iodine）

本药为消毒防腐剂，对多种细菌、芽孢、病毒、真菌等有杀灭作用。特点是对组织刺激性小，适用于皮肤、黏膜感染。可用于小面积皮肤、黏膜创口的消毒。其含漱液或溶液可用于口腔炎、咽喉炎、口腔黏膜溃疡、牙周炎及冠周炎等口腔疾病；也可用于口腔手术前的消毒和日常的口腔消毒保健。

（夏小婧）

重点小结

　　耳鼻喉科用药根据作用部位的不同分为耳部用药、鼻腔用药、咽喉部用药和口腔用药。

　　耳部用药主要有消毒防腐药如硼酸、酚甘油和过氧化氢溶液等，还有抗生素滴耳液和清洁药物，主要用于急、慢性化脓性中耳炎和外耳道炎的治疗。

　　鼻腔用药包括血管收缩药如麻黄碱滴鼻液、羟甲唑啉、呋麻滴鼻液等，主要用于急慢性鼻炎、鼻窦炎、鼻出血等；鼻用抗过敏药如盐酸左卡巴斯汀、富马酸酮替芬、糠酸莫米松主要用于过敏性鼻炎的治疗；鼻黏膜保护药如复方薄荷油、氯己定鱼肝油等，主要用于萎缩性鼻炎、干燥性鼻炎的治疗。

　　咽喉部用药如西地碘、碘喉片、薄荷喉片、度米芬等主要用于咽喉炎、扁桃体炎、口臭等的治疗。

　　口腔科局部用药如地喹氯铵、西吡氯铵、复方硼砂溶液、碘甘油、聚维酮碘可用于口腔炎、咽喉炎、口腔黏膜溃疡、牙周炎及冠周炎等口腔疾病；也可用于口腔手术前的消毒和日常的口腔消毒保健。氟化钠主要用于预防龋齿。

目标检测

一、选择题

1. 治疗急、慢性化脓性中耳炎的药物是（　　）。
   A. 1%～2%苯酚甘油　　　　　　　　　B. 1%～2%水杨酸乙醇滴耳液
   C. 3%～5%碳酸氢钠滴耳液　　　　　　D. 3%林可霉素滴耳液
   E. 1%～2%麝香草酚酒精滴耳液

2. 治疗外耳道耵聍栓塞的药物是（　　）。
   A. 碳酸氢钠滴耳液　　　B. 氧氟沙星滴耳液　　　C. 硼酸乙醇滴耳液
   D. 酚甘油滴耳液　　　　E. 甲酰四氢叶酸钙滴耳液

3. 临床治疗口腔炎、咽喉炎与扁桃体炎药物的是（　　）。
   A. 复方硼砂含漱液　　　B. 过氧化氢溶液　　　C. 氟轻松软膏
   D. 呋麻滴鼻液　　　　　E. 氯霉素可的松溶液

4. 临床治疗急慢性鼻炎、鼻窦炎、鼻出血的药物是（　　）。
   A. 麻黄碱滴鼻液　　　　B. 复方碘甘油　　　　C. 林可霉素滴耳液
   D. 复方安息香酊　　　　E. 过氧化氢溶液

二、简答题

简述麻黄碱滴鼻液的临床应用和不良反应。

第二十章

皮肤科用药

学习目标

1. **熟悉**　局部外用抗感染药的分类及代表药物的应用特点；糖皮质激素的应用特点。
2. **了解**　皮肤科疾病用药的分类；抗角化药物及治痤疮药、治银屑病药、遮光剂、止痒剂、清洁剂、消毒防腐药等的应用特点。

皮肤是人体最大的器官之一，具有维持机体内环境稳定和阻止有害物质的侵入等重要功能。皮肤科疾病是常见的一类疾病，根据发病的原因，可分为感染性皮肤病、变态反应或免疫相关性皮肤病、自身免疫性疾病和维生素缺乏病等。

皮肤科的药物治疗，可分为局部用药及系统用药两大类。系统用药如抗感染药、抗组胺药、免疫抑制剂、糖皮质激素类等已在相关章节介绍。本章主要介绍皮肤病的局部治疗药物，如局部外用抗感染药、糖皮质激素、抗角化药和其他药如治痤疮药、治银屑病药、止痒药、遮光剂、清洁剂和消毒防腐剂等。

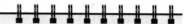

案例导入

案例：患者田某，女，25岁。5天前无明显诱因右腹起红斑、水疱，伴灼热刺痛，继之腰部也出现皮疹。自觉口苦纳呆，食后腹胀，小便黄，大便不爽。检查：右腰腹部沿胸11~12神经分布区可见簇集呈带状排列的绿豆大小水疱，内容澄清，基底有炎性水肿性红斑。

讨论：请分析该女士患哪种皮肤病，应该采用哪些药物治疗？

一、抗感染药

局部抗感染药包括抗细菌药、抗真菌药、杀虫药、非特异性杀菌药。

（一）抗菌药

莫匹罗星（Mopirocin）

皮肤感染的病原体多为金黄色葡萄球菌和化脓性链球菌。本药通过竞争性抑制细菌的异亮氨酸转移核糖核酸合成酶而抑制细菌生长，对革兰阳性球菌有强大抗菌活性。

适用于革兰阳性球菌引起的皮肤感染，如脓疱疮、毛囊炎等原发性皮肤感染及湿疹合并感染、溃疡合并感染、创伤合并感染等继发性皮肤感染。不适用于铜绿假单胞菌感染。不良反应少，偶见局部刺激反应，包括瘙痒、烧灼感等。肾功能不全患者、妊娠期妇女慎用。

夫西地酸（Fusidic Acid）

夫西地酸对与皮肤感染有关的各种革兰阳性球菌尤其对葡萄球菌高度敏感，对耐药金黄色葡萄球菌也有效，对某些革兰阴性菌也有一定的抗菌作用。与其他抗生素无交叉耐药性。

外用治疗金黄色葡萄球菌、微小棒状杆菌和化脓性链球菌等引起的皮肤感染。脓疱疮是最常见的适应证，也可用于疖、痈、甲沟炎、创伤感染、汗腺炎、毛囊炎、寻常性痤疮、湿疹合并感染等继发性皮肤感染。不良反应轻微，可出现局部反应和过敏反应。

磺胺嘧啶银（Sulfadiazine Silver）和磺胺嘧啶锌（Sulfadiazine Zine）

本类药属于磺胺类抗菌药。有广谱的抗微生物活性，对多数革兰阳性菌、革兰阴性菌、酵母菌和其他真菌均有良好抗菌作用，且不为对氨基苯甲酸所拮抗。磺胺嘧啶银所含银盐具有收敛作用，使创面干燥、结痂和早期愈合。磺胺嘧啶锌所含锌能破坏细菌的 DNA 结构，亦具有抑菌作用；还可补偿烧伤患者体内锌的大量丧失，增强机体抵抗感染和创面愈合能力。

主要用于预防和治疗烧烫伤继发的创面感染。

（二）抗真菌、抗病毒药

硝酸咪康唑（Miconazole Nitrate）

其软膏剂也称为达克宁乳膏、硝酸咪康唑乳膏。本药为广谱抗真菌药，对皮肤真菌、念珠菌、酵母菌及其他藻类、子囊菌、隐球菌等具有抑制和杀灭作用，同时对革兰阳性球菌和杆菌也有很强的抗菌作用。

主要用于皮肤真菌、酵母菌及其他真菌引起的皮肤、指（趾）甲感染，如：体股癣、手足癣、花斑癣、头癣、甲癣；皮肤、指（趾）甲念珠菌病；口角炎、外耳炎。由于本药对革兰阳性菌有抗菌作用，可用于此类细菌引起的继发性感染。

抗真菌的药物还有克霉唑、益康唑、酮康唑、舍他康唑、联苯苄唑、特比萘芬、萘替芬等。本类药物局部外用，主要治疗念珠菌感染、大多数皮肤癣菌感染及其他真菌感染。

酞丁安（Ftibamzone）

本药系抗病毒药，抑制病毒 DNA 和蛋白质的早期合成，对单纯疱疹 I 型或 II 型病毒、水痘带状疱疹病毒的复制产生抑制作用。还有良好的抗真菌和止痒作用。

用于带状疱疹、单纯疱疹，对尖锐湿疣也有一定的治疗作用；还可用于治疗浅部真菌感染，如体癣、股癣、手足癣等。

阿昔洛韦（Acyclovir）

本品为嘌呤核苷类抗病毒药。其作用机制是干扰病毒 DNA 多聚酶而抑制病毒的复制，对单纯疱疹病毒、水痘带状疱疹病毒、巨细胞病毒等具抑制作用。阿昔洛韦软膏用于单纯疱疹或带状疱疹感染。

抗病毒药还有万昔洛韦、伐昔洛韦等，局部使用治疗单纯疱疹或带状疱疹感染等。

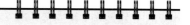

案例分析

根据症状表现，患者所患皮肤病是带状疱疹，可以选用抗病毒药阿昔洛韦进行治疗。

（三）杀虫药

林旦（Lindane）

林旦又称丙体 666、丙体六氯苯。与疥虫和虱体体表直接接触后，透过体壁进入体腔和血液，引起神经系统麻痹而致死虫体，是杀灭疥虫的有效药物，亦有杀灭虱和虱卵的作用。用于疥疮、阴虱病的治疗。不良反应小，有局部刺激、神经毒性和血液毒性。注意勿接触眼和黏膜。

苯甲酸苄酯（Benzyl Benzoate）

苯甲酸苄酯搽剂用于疥疮，也用于体虱、头虱和阴虱。

药师提示

使用苯甲酸苄酯搽剂前先以温热水和肥皂洗净患处，擦干后，将本药涂擦全身（应仔细涂擦患处，但面部除外）24 小时后洗去，连续使用 3~5 天。用于头虱及阴虱时，则应将头发或阴毛剃去后，再将本药涂擦患处。

（四）非特异性杀菌药

二硫化硒（Selenium Sulfide）

本药可降低皮脂中脂肪酸含量，同时可抑制头皮表皮细胞的生长。具有抗皮脂溢性、抗头屑、抗细菌和抗真菌及角质溶解作用，并对头癣的病原菌断毛癣菌有杀灭孢子作用。用于头屑过多、皮脂溢出、头皮脂溢性皮炎、痤疮、汗斑、头癣、花斑癣等。

注意皮肤有急性炎症或渗出时慎用，以免增加其吸收；头皮有水疱、糜烂或渗液区禁用。使用时避免接触眼睛、黏膜，也避免直接接触生殖器。本品有剧毒，切忌口服。

药师提示

本品可增加头皮的油质或使头发干燥，并使灰白头发染成橙黄色，一次使用后应彻底冲洗头发。

间苯二酚（Resorcinol）

间苯二酚 5% 的水溶液呈中性或酸性，能杀灭细菌和真菌，20% 以上有溶解角质的作用。以 2%~20% 的软膏或洗剂用于治疗湿疹、癣症、牛皮癣、痤疮、脂溢性皮炎等；也可用作创伤和尿道洗涤剂。

拓展阅读

吡硫锌

吡硫锌又称吡啶硫酮锌、吡硫镓锌、奥麦丁锌，这种锌的配合物早在 20 世纪 30 年代就被合成并用作外用抗真菌剂或抗菌剂。可抑制革兰阳性、阴性细菌及霉菌的生长，对真菌和细菌有较强的杀灭力，能够有效地杀死产生头皮屑的真菌，起到去屑作用。

主要用于化妆品、洗发香波、皮肤护理。用作抗头屑剂和杀菌剂，能有效地护理头发，延缓头发的衰老，控制白发和脱发的产生；也用于祛臭和消毒用品；还可用于胶黏剂、涂料、油漆等。

二、局部外用糖皮质激素

糖皮质激素是最常用的皮肤科局部外用抗炎药物之一，有亲脂性，通过被动扩散渗入皮肤。代表药物有氢化可的松、氟轻松、泼尼松、可的松、地塞米松、曲安奈德、倍他米松、氯倍他索等，是大多数非感染炎症性皮肤病的主要治疗药物。

【药理作用】 糖皮质激素有抗炎作用、免疫抑制作用、抗有丝分裂作用、血管收缩作用等。

【临床应用】 **1. 过敏性或与变态反应相关的非感染性炎症性皮肤病** 包括皮炎和湿疹类如湿疹、接触性皮炎、蚊虫叮咬性皮炎等。

2. 其他免疫性或与免疫相关性皮肤病 如扁平苔藓、红斑狼疮、白癜风（轻度）、银屑病等。

3. 某些瘙痒性皮肤病 如神经性皮炎、阴肛部瘙痒症等。

【不良反应及注意事项】 1. 掩盖或加重用药局部的皮肤感染；局部皮肤萎缩；毛细血管扩张；接触性皮炎；口周皮炎；痤疮；局部多毛症及色素沉着减退等。

2. 长期外用，尤其外用强效者，可引起激素依赖性皮炎。多见于面部，可见红斑、毛细血管扩张和痤疮样丘疹似酒渣鼻样，伴有瘙痒或灼热感。

3. 长期大面积用药、加封包使用或用于易吸收部位，如面部、眼部、口周、腹股沟或腋窝等处，必须注意系统性全身不良反应。

对糖皮质激素或其赋形剂过敏者禁用。外用糖皮质激素不能用于皮肤溃疡或有皮肤萎缩的部位；也不能用于局部有明显细菌、真菌及病毒感染的疾病。强效及超强效激素制剂均不应长期、大面积使用。

三、抗角化药物

水杨酸（Salicylic Acid）

水杨酸局部应用具有角质溶解作用，是一种角质软化剂。但因制剂的浓度不同而作用各异。1%~3%浓度有角化促成和止痒作用；5%~10%有角质溶解作用，能将角质层中连接鳞屑的细胞间黏合质溶解，并由此亦可产生抗真菌作用；25%~60%具有腐蚀作用。

用于寻常痤疮、脂溢性皮炎、银屑病、皮肤浅部真菌感染、疣、鸡眼、胼胝及局部角质增生。局部可有刺激感或接触性皮炎。

煤焦油（Coal Ttar）

本药抑制表皮细胞合成DNA的有丝分裂活动，而使其增生速率恢复正常。在某些增生疾病中抑制皮肤增生，具防腐、抗瘙痒、抗寄生虫、抗真菌、抗细菌、抗角质促成、抗棘层增生和血管收缩作用。

适用于治疗头屑过多、脂溢性皮炎、湿疹，可减轻瘙痒和烧灼感等。偶见接触性皮炎、毛囊炎等不良反应。常沾染皮肤、毛发和衣服，不易洗除。

维A酸（Tretinoin）

药理作用主要有促进皮肤角化、减少皮脂分泌、增强免疫、防治肿瘤等，用于寻常痤疮、扁平苔藓、白斑、毛发红糠疹、面部单纯糠疹等，还可用于银屑病的辅助治疗。不良反应常见头痛、头晕、口干、脱屑等。不宜用于急性皮炎、湿疹类疾病。

维胺酯（Viaminate）

维胺酯为维A酸衍生物，作用机制与维A酸较相似。治疗各种痤疮、角化异常性皮肤病，对鱼鳞病、银屑病、苔藓类皮肤病、黏膜病及结缔组织疾病等也有一定疗效。

拓展阅读

银屑病

银屑病又名牛皮癣，是一种常见的病因不明、且易复发的慢性皮肤病。其特征性皮损是红斑、丘疹，表面有银白色鳞屑，刮去鳞屑有薄膜现象及点状出血，皮损好发于头皮、背部及四肢伸侧。由于本病发病率较高、易复发、病程较长，尤以侵犯青壮年为多，对患者的身体健康和精神影响甚大，是当前皮肤科领域内重点研究的疾病之一。

异维A酸（Isotretinoin）

本药治疗痤疮有多方面的药理作用：抑制皮脂腺活性和功能，减少皮脂分泌；抑制痤疮丙酸杆菌；减轻炎症反应；抑制上皮角化。用于耐药性的严重囊性痤疮，尤其是结节囊肿性痤疮，也用于毛发红糠疹。不良反应为全身皮肤干燥和瘙痒（如面部、黏膜皱裂），少数患者出现脱发、皮疹等现象，孕妇使用可致畸胎。本药不宜与维生素A、四环素同用。

过氧苯甲酰（Benzoyl Peroxid）

本药遇有机物易分解出新生态氧而杀菌除臭，具角质剥脱、溶解作用。适用于皮脂腺分泌过多所致的寻常痤疮、慢性皮肤溃疡、疖肿、痱子等。不良反应为局部刺痛、发红、过敏、皮肤干燥等，通常1~2分钟后自行消退。不宜与维生素A、四环素同用。

阿维A酯（Etretinate）

本药药理作用主要有松解皮肤角质、调节角朊细胞分化和抑制皮脂腺分泌、抑制胶原蛋白酶活性、杀灭痤疮杆菌，抑制T淋巴细胞而调节免疫等。适用于顽固性银屑病如脓疱型红皮症型银屑病，还可用于毛发红糠疹、鱼鳞病、毛囊角化病等。不良反应主要有皮肤黏膜干燥、面部皮炎、唇炎、口渴、流汗、头痛、脱发等，孕妇使用可致畸胎。不宜与维生素A、四环素同用。

依曲替酸（Neotigason）

本药适用于严重银屑病包括红皮性银屑病、局部性或全身性脓疱银屑病。不良反应有口唇干燥，偶有头痛。不良反应少，可代替阿维A酯给药。

甲氧沙林（Methoxsalcn）

本药光敏活性强，易被长波紫外线激活而产生光毒作用，增加并加速黑色素形成。主要用于治疗银屑病和白癜风。患者偶有胃部不适、失眠、皮肤老化、光敏、色素增多、多毛等不良反应出现。长期使用有白内障、皮肤癌的风险。本药口服与外用宜同时进行。

卡泊三醇（Calcipotriol）

本药用于银屑病的治疗。不良反应轻而短，主要表现为局部皮肤刺激反应、非皮损性红斑、浸润、脱皮、头面部皮肤病损等。

四、其他皮肤用药

（一）止痒剂

多塞平（Doxepin）

本药阻断 H_1、H_2 受体，用于慢性单纯性苔癣，局限性瘙痒症，亚急性、慢性湿疹及异位性皮炎引起的瘙痒。不良反应为一过性烧灼、刺痛感、瘙痒、红斑。

普拉莫星（Pramoxine）

本药产生局部麻醉作用而止痒，用于轻度湿疹样皮炎伴发的瘙痒。不良反应为一过性烧灼、刺痛感。

樟脑（Camphor）、薄荷脑（Menthol）、麝香草酚（Thymol）

本类药具有止痒、局部血管扩张、防腐等作用。外用于各种原因引起的皮肤瘙痒和瘙痒性皮肤病。

炉甘石（Calamine）

本药一般用 5%～10% 水混悬液（洗剂），亦有用油膏者。能部分吸收创面分泌液，有收敛、止痒、保护作用；外用可抑制局部葡萄球菌生长。用于急性瘙痒性皮肤病，如急性皮炎、荨麻疹和痱子等。

氧化锌（Zinc Oxide）

本药对皮肤有收敛、滋润和保护作用，又有吸附及干燥功能。用于急性或亚急性皮炎、湿疹、痱子及轻度、小面积的皮肤溃疡。

（二）遮光剂

遮光剂可减轻或避免紫外线对皮肤的损伤，延缓皮肤的老化和减少皮肤癌的发生。常用的遮光剂有物理性和化学性两种。

1. 物理性遮光剂 物理性遮光物质是细颗粒物质如二氧化钛（5%）、氧化锌（20%）、钛白粉等一些无机粉质，当它们的粒径小到一定程度后可反射和散射紫外线，从而避免紫外线直接接触皮肤。对整个紫外线波段和可见光均有良好的遮光作用，适用于致病光谱谱段广泛的光敏性皮肤病。

2. 化学性遮光剂 化学性遮光剂能将紫外线吸收后再以一种较低的能量形态释放出来，这样避免了紫外线的直接损伤。

对氨基苯甲酸（Para Aminobenzoic Acid，PABA）

本药对紫外线 B 段（UVB）的吸收作用强，对紫外线 A 段（UVA）基本不吸收，能渗入角质层，5% 对氨基苯甲酸乙醇制剂的"防光系数"（sun protect factor，SPF）在 20 以上。用于长期暴露于 UVB 波段导致的皮肤红斑、变黑、老化、癌变。

（三）清洁剂

清洁剂能够清除皮肤损害表面的鳞屑、脓痂和尘垢等物质。常用的清洁剂有硼酸（Boric Acid）、生理盐水（Saline）、高锰酸钾（Potassium Permanganate）等。

（四）消毒防腐剂

苯酚（Phennol）

苯酚 0.5%～2% 水、乙醇溶液或软膏剂，有止痒、镇痛的作用；5%～10% 乙醇溶液外搽用于手、足多汗症的治疗；20% 以上浓度的水溶液，用于急性女阴溃疡及软下疳等。

甲紫（Methyl Violet）

甲紫 1% 溶液用于表浅创面、糜烂、皮肤感染及黏膜念珠菌感染，并可用于脓皮病、创面感染等。

苯扎溴铵（Benzalkonium Bromide）

苯扎溴铵又称洁尔灭。用于创面清洁、皮肤消毒。0.05%～1% 水溶液外搽或浸泡。

五、皮肤科外用药的治疗原则

治疗皮肤病的外用药物很多，从剂型上分类大致有：溶液剂、软膏剂、油剂、霜剂、洗剂、糊剂、酊剂和外用散剂等。皮肤病的治疗主要通过经皮给药，药物可直接接触到皮肤的病变部位而发挥作用。药物局部外用后，穿过角质层并被吸收进入表皮，产生对表皮和真皮的药理作用。选用皮肤外用药时，应根据病因和病损的不同阶段和不同情况加以选择。用药适当，能使症状减轻，促其痊愈；应用不当反使病理过程加剧，增加患者痛苦。

1. 根据发病的原因及症状，正确选择药物　感染化脓性皮肤病，应选用适宜的抗菌药物；真菌性皮肤病宜选抗真菌药物；变态反应性疾病宜选用糖皮质激素。皮肤瘙痒病，应注意选择使用止痒药物。

皮损并发感染时，应先治疗炎症，待感染控制后再治疗皮肤病。炎症期不能使用刺激性的外用药。

2. 根据病理改变的程度，正确选择剂型

（1）急性期　炎症表现有红、肿、丘疹、皮疹、水泡而无外溢者，用粉剂或洗剂为宜。急性期不能用糊剂及软膏剂，因其能阻滞水分蒸发，增加局部的温度，可使皮疹加剧。

（2）亚急性期　炎症表现为小片的糜烂，伴有少量渗出，也有为分散的丘疹或出现鳞片和痂皮。此期一般用糊剂；如无糜烂渗液，可用洗剂、霜剂等；有痂皮时先涂以软膏，软化后拭去，再用外用药物，使药物易吸收。

（3）慢性期　表现为干燥、增厚、粗糙、苔藓样变或角化过度。此期应选用软膏或霜剂、硬膏等。苔藓样变也可用酊剂，能保护滋润皮肤，软化附着物，使其渗透到病损深部而起作用。

3. 根据病理改变和发病部位，选择合适的用药方法　外用药的用法，一般有涂擦和贴敷两种方法。不同的个体和皮肤的部位，对各种外用药的适应性常有一定的差异，不同部位的皮肤渗透速度也有一定的差异。用药的原则应根据药物的浓度由低到高，面积由小到大，应视病情病损程度而定。

（1）小儿、妇女、成人面部、口腔附近、股内侧等部位，皮肤较柔嫩，都不宜采用刺激性强的药物，浓度也应低些。如有过敏或刺激现象，应立即停药或改用药物治疗。

（2）封包疗法适用于银屑病、异位性皮炎、红斑狼疮和慢性手部皮炎。通常是在治疗区域用不透气聚乙烯薄膜（塑料袋）整夜覆盖在霜剂或软膏上面以增加局部皮质类固醇激素的吸收和效力。

（3）肿胀明显或有渗液的皮损可采用湿敷的方法，使之收敛，减少渗出。湿敷间歇期用糊膏，不用油膏或洗剂。1次湿敷面积不得超过体表总面积的1/3，应注意保暖，防止受凉。

（4）选择外用药宜从低浓度开始，并在小面积使用。表皮剥脱或有溃破的皮损，药物容易被吸收，因此，用药后要注意局部及全身反应，并注意药物副作用，刺激性强的药物要慎用。

（5）面部及暴露部位不使用引起色素沉着的药物，以免影响美观。

（夏小婧）

重点小结

皮肤科用药包括局部外用抗感染药、糖皮质激素、治痤疮药、治银屑病药、止痒药、遮光剂、角质剥脱剂和腐蚀剂、清洁剂和消毒防腐剂等。局部外用抗感染药包括抗菌药、抗真菌药、抗病毒药和杀虫药等，主要用于敏感细菌、真菌、病毒和寄生虫所致的皮肤感染；局部外用糖皮质激素主要用于过敏性或变态反应相关的非感染性炎症性皮肤病、其他免疫相关性皮肤病和瘙痒性皮肤病；治痤疮药主要有维A酸、异维A酸、过氧苯甲酰、抗生素（红霉素、四环素、克拉霉素）等；治疗银屑病的药物主要有阿维A酸、依曲替酸、钙泊三醇、甲氧沙林、皮质激素等；止痒剂主要有多塞平、普拉莫星、麝香草酚、薄荷脑、樟脑等；遮光剂有物理性遮光剂如二氧化钛等，化学性遮光剂如对氨基苯甲酸等。

目标检测

一、选择题

1. 决定皮肤外用药物临床疗效的关键因素是（　　）。
   A. 剂型　　　　　B. 经皮吸收　　　　C. 皮肤温度
   D. 药物浓度　　　E. 作用面积

2. 外用糖皮质激素的不良反应不包括（　　）。
   A. 加重用药局部的皮肤感染　　　　　B. 毛细血管收缩
   C. 色素沉着　　　　　　　　　　　　D. 多毛
   E. 痤疮

3. 下属哪种疾病不适合外用糖皮质激素治疗（　　）。
   A. 异位性皮炎　　　B. 固定型药疹　　　C. 钱币状湿疹
   D. 未根治的体股癣　E. 银屑病

4. 以下关于过氧苯甲酰的描述中，不正确的是（　　）。
   A. 为强还原剂，极易分解　　　　　　B. 可分解出新生态氧而发挥作用

C. 可杀灭痤疮丙酸杆菌   D. 可导致皮肤干燥、脱屑

E. 具有杀菌除臭作用

5. 维 A 酸类药物不能用于下述哪种疾病 （   ）。

A. 光敏性皮肤病   B. 银屑病   C. 角化性皮肤病

D. 扁平疣   E. 痤疮

二、简答题

简述外用糖皮质激素适应证和不良反应。

实 践 技 能 篇

项目一

药品分类管理及药品说明书的解读

学习目标

1. **掌握** 药品分类管理的基本要求，非处方药及特殊管理药品的标识。
2. **学会** 正确解读药品说明书的技能，运用药品说明书指导患者正确使用药品。

一、药品分类管理的基本要求

药品分类管理是按照药品安全有效、使用方便的原则，依其品种、规格、适应证、剂量及给药途径不同，对药品分别按处方药与非处方药进行管理，包括建立相应法规、管理制度并实施监督管理。

（一）处方药和非处方药管理

1. 处方药和非处方药的定义　处方药是指必须凭执业医师或执业助理医师处方才可调配、购买和使用的药品。非处方药（Over the Counter Drug）简称 OTC，是指不需要执业医师或执业助理医师处方即可自行判断、购买和使用的药品。消费者只要按照使用说明书或标签上列出的规定，如用法、用量、适应证、注意事项等可安全使用非处方药。

2. 非处方药的分类　为了使群众用药既安全又方便、及时，国家根据药品的安全性，将非处方药进一步划分为甲类非处方药和乙类非处方药。

甲类非处方药：只能在具有《药品经营许可证》、配备执业药师或药师以上药学技术人员的社会药店、医疗机构药房零售的非处方药，须在执业药师或药师指导下购买和使用。

乙类非处方药：除可在社会药店和医疗机构的药房出售外，还可在药监部门批准的超市、宾馆、百货商店等处销售的乙类非处方药，其安全性更高。

3. 非处方药的专有标识　非处方药的专有标识图案分为红色和绿色，红色专有标识图案用于甲类非处方药（红色椭圆形底，白色英文 OTC）；绿色专有标识图案用于乙类非处方药（绿色椭圆形底，白色英文 OTC），见实训图 1-1。

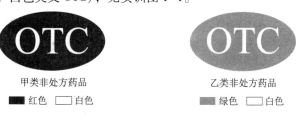

实训图 1-1　非处方药标识

4. 非处方药包装、标签、说明书管理规定　非处方药的包装必须印有国家指定的非处方药专有标识，必须符合质量要求，方便储存、运输和使用。非处方药的标签、使用说明书和每个销售基本单元包装印有中文药品通用名称（商品名称）的一面，其右上角是非处方药专有标识的固定位置。每个销售基本单元包装必须附有标签和说明书。非处方药的包装或药品使用说明书上应印有警示语和忠告语"请仔细阅读药品使用说明书并按说明书使用或在药师指导下购买和使用！"

（二）特殊药品管理

特殊药品是指麻醉药品、精神药品、医疗用毒性药品和放射性药品。《药品管理法》规定我国对麻醉药品、精神药品、医疗用毒性药品、放射性药品实行特殊管理。由于这四类药品具有特殊的生理、药理作用，若管理或使用不当，则会引发诸如个人健康、社会治安和经济等方面的严重问题。因此，世界各国对这四类药品都采取了比其他药品更为严格的管理模式。为使管理工作落到实处，国际上还专门组建了管制机构，制订了一系列国际公约，负责对特殊管理药品的研制、生产、流通、使用等全过程进行严格的监督管理，并制订了严厉的处罚措施，以保证满足医疗、教学、科研正常需要的同时，防止这些药品滥用或流入非法渠道。

特殊管理药品设有专有标识，分别是"精"（精神药品）、"麻"（麻醉药品）、"毒"（医疗用毒性药品）和放射性图案（放射性药品），见实训图1-2。

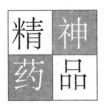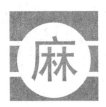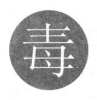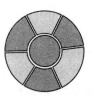

实训图 1-2　特殊管理药品标识

二、药品说明书的阅读

药品说明书是记载药品重要信息的法定文件，是选用药品的法定指南。随着我国非处方药（OTC）制度的推广和实施，到药店购买药品进行自我治疗的人越来越多，准确阅读和理解说明书是安全用药的前提。下面以化学药品说明书为例，对其所包含的主要内容进行解读。

（一）说明书内容

化学药品说明书的内容包括：药品名称、成分、性状、适应证、规格、用法用量、不良反应、禁忌、注意事项、孕妇及哺乳期妇女用药、儿童用药、老年患者用药、药物相互作用、药物过量、临床试验、药理毒理、药代动力学、贮藏、包装、有效期、执行标准、批准文号、生产企业等。

（二）说明书的解读

1. 药品名称　通常包括通用名称、商品名称、英文名称和汉语拼音。通用名称和英文名称世界通用。商品名称是每个生产企业为其产品取的名称。相同成分的药品，若商品名不同，其生产厂家和药品品质可能不同。

2. 成分　通常按顺序列出活性成分的化学名称、化学结构式、分子式、分子量。复方制剂可以表达为"该药为复方制剂，其组分为：×××"。组分按一个制剂单位（如每片、粒、支、瓶等）分别列出所含的全部活性成分及其量。多组分或者化学结构尚不明确的化学药品，应当列出主要成分名称，简述活性成分来源。若处方中含有可能引起严重不良反应的辅料，该项下应当列出辅料名称。注射剂应当列出全部辅料名称。

3. 性状 是指药品的物理特征或形态，包括药品的外观、嗅、味、溶解度以及物理常数等。

4. 适应证 根据该药品药理作用和临床应用等情况，采用准确的表述方式，明确用于预防、治疗、诊断、缓解或者辅助治疗某种疾病（状态）或者症状。

5. 规格 指每支、每片或其他每一单位制剂中含有主药（或效价）的重量或含量或装量。生物制品应标明每支（瓶）有效成分的效价（或含量及效价）及装量（或冻干制剂的复溶后体积）。

6. 用法用量 包括用法和用量两部分。说明书中应详细列出药品的用药方法、给药剂量、计量方法、给药次数以及疗程期限、用法的特殊要求，如说明书中常出现的"冲服"、"顿服"、"吞服"等。其中，冲服通常指的是颗粒剂的服药方法；顿服指的是一天一次，一次服完的意思；吞服指的是整粒服用。

7. 不良反应 药物在使用过程中会出现的各种对机体不利的反应，如胃肠道反应、过敏反应、肝肾损害等。说明书一般按照不良反应的严重程度、发生频率或症状的系统性详细列出。

8. 禁忌 指的是禁止应用该药品的人群或者疾病情况。如阿托品可导致眼压升高，故青光眼患者禁用。

9. 注意事项 是指药物使用时必须注意的问题，包括需要慎用的情况（如肝、肾功能的问题）、影响药物疗效的因素（如食物、烟、酒）、用药过程中需观察的情况（如过敏反应，定期检查血常规、肝功、肾功）及用药对于临床检验的影响等。滥用或者药物依赖性内容也在该项目下列出。

10. 孕妇及哺乳期妇女用药 着重说明药品对妊娠、分娩及哺乳期母婴的影响，并写明可否应用该药及用药注意事项。未进行该项实验且无可靠参考文献的，也在该项下予以说明。

11. 儿童用药 主要包括儿童由于生长发育的原因而对于该药品在药理、毒理或药代动力学方面与成人的差异，并写明可否应用该药及用药注意事项。未进行该项实验且无可靠参考文献的，也在该项下予以说明。

12. 老年患者用药 主要包括老年人由于机体各种功能衰退的原因而对于该药品在药理、毒理或药代动力学方面与成人的差异，并写明可否应用该药及用药注意事项。未进行该项实验且无可靠参考文献的，也在该项下予以说明。

13. 药物相互作用 主要列出与该药产生相互作用的药品或者药品类别，并说明相互作用的结果及合并用药的注意事项。如该药品与其他药品之间存在配伍禁忌，不宜合用等。未进行该项实验且无可靠参考文献的，也在该项下予以说明。

14. 药物过量 指过量应用该药品可能发生的毒性反应及处理方法。未进行该项实验且无可靠参考文献的，也在该项下予以说明。

15. 临床试验 指临床试验的给药方法、研究对象、主要观察指标、临床试验的结果等。未进行临床试验的药品没有该项内容。

16. 药理毒理 包括药理作用和毒理研究两部分。也有列出与临床适应证有关或有助于阐述临床药理作用的体外试验和（或）动物实验的结果。复方制剂的药理作用可以为每一组成成分的药理作用。毒理研究所涉及的内容是指与临床应用相关，有助于判断药物临床安全性的非临床毒理研究结果。未进行该项实验且无可靠参考文献的，也在该项下予以说明。

17. 药代动力学 包括药物在体内吸收、分布、代谢和排泄的全过程及其主要的药代动力学参数，以及特殊人群的药代动力学参数或特征。如说明药物是否通过乳汁分泌、是否通过胎盘屏障及血脑屏障等。未进行该项实验且无可靠参考文献的，也在该项下予以说明。

18. 贮藏 该项为药品在保存中的一些要求。如避光、密闭、阴凉处（不超过 20℃）保存等。生物制品同时注明保存和运输的环境条件，明确具体温度。

19. 包装 包括直接接触药品的包装材料和容器及包装规格。

20. 有效期 指该药品被批准的使用期限，通常以月为单位。药品超过有效期则不能使用。

21. 执行标准 包括执行标准的名称、版本，如《中国药典》2015 年版二部。

22. 批准文号 指由国家食品药品监督管理总局核准颁发的该药品的批准文号，药品批准文号的格式为：国药准字+1 位字母（H、Z、S、J 等）+8 位数字，从批准文号可以看出该药品的种类，如 H 代表化学药品，Z 代表中药，S 代表生物制品，J 代表进口药品分包装。凡没有批准文号的药品属于假药，不能使用。

23. 生产企业 通常包括企业名称、生产地址、邮政编码、电话和传真号码、网址（如无网址可不写，此项不保留）等。

三、药品说明书解读练习

1. 分配角色 采用角色扮演的方式进行工作任务分配，学生甲扮演药师，学生乙扮演患者。

2. 模拟练习 教师提供说明书，请学生通过阅读分析药品说明书，对患者用药进行指导。

3. 教师点评 最后，指导教师对学生的练习情况进行点评。

项目二

合理用药与药学咨询服务

学习目标

1. **掌握** 合理用药基本要素及原则；开展药学咨询服务的基本技能。
2. **学会** 针对患者的病情进行病因分析并给出合理的个体化用药指导。

一、合理用药的基本要求

（一）合理用药的概念

合理用药是指以当代药物和疾病的系统知识和理论为基础，安全、有效、经济、适当地使用药物。

（二）合理用药的基本要素

合理用药包括安全性、有效性、经济性和适当性四大基本要素。

1. 安全性 是强调让用药者承受最小的治疗风险获得最大的治疗效果，即获得单位效益所承受的风险应尽可能小。安全性是合理用药的首要条件，直接体现了对患者和公众切身利益的保护。

2. 有效性 通过药物的作用达到预定的目的，有效性是合理用药的基本条件。

3. 经济性 是指单位用药效果所投入的成本（成本/效果）应尽可能低，获得最满意的治疗效果，即达到最合理的效价比。经济地使用药物是合理用药的新内容。

4. 适当性 合理用药最基本的要求，是将适当的药物以适当的剂量，在适当的时间，经适当的途径，给适当的患者，使用适当的疗程，达到适当的治疗目标。适当性的原则强调尊重客观现实，立足当前医药科学技术和社会的发展水平，避免不切实际地追求高水平的药物治疗。

（三）合理用药的原则

1. 合理选药 应当根据患者的病症和药物作用的性质、特点、适应证、不良反应等，选用疗效好、毒性低的药物；对可用可不用的情况尽量不用；同时，掌握药物的不良反应，权衡利弊，因人施治，严禁滥用。

2. 合理用量 每一种药品均规定了常用量，但患者个体因为药物的反应性、耐受性、吸收、代谢等受年龄、体重、性别、种族、遗传及病情等多种因素的影响而存在很大差异，因此药物合理用量要根据患者的情况用量个体化。

3. 合理用法 必须严格按照说明书规定的给药方法正确使用药物。同时，要特别注意用药的间隔时间、用药时辰以及用药与进食和其他药物应用的先后顺序等关系。

4. 合理停药 合理停药是合理用药的一项重要内容。用药疗程一般依据病情的程度来定。一些毒性较大、半衰期较长的药物，易引起蓄积中毒，应及时停药；精神药品久用易产生依赖性，一般用药不超过三个月；成瘾性药品如吗啡、哌替啶等不能超过五天；长期应用广谱抗生素可引起二重感染，氯霉素可引起再生障碍性贫血，一般用药不超过两周。但合理延长给药时间可以巩固疗效，防止疾病复发，如抗结核病治疗，病情稳定后继续服药一年左右；抗精神病药物治疗，维持用药 1~2 年左右。停药时应采取逐渐减量的方法，防止停药反应的发生。

5. 合理联合用药 两种及以上的药物联合使用，可在药动学和药效学上互相影响。相互作用的效应可以是协同、拮抗、累加和无关四种情况。联合用药的目的是增强药物的防治作用，减少不良反应和延缓细菌耐药性的产生。

二、药学咨询服务的基本内容及方法

（一）药学咨询服务的目的及要求

药学咨询服务是药学专业技术人员的重要工作之一。药学咨询服务主要是针对医护人员和患者经常遇到的问题，给予专业性的答复和指导，如给药方法、给药剂量、药物配伍变化、新药知识、中毒及解救等。这些问题既涉及药学专业知识，又涉及临床药学和一些与药学专业紧密相关的物理和化学等知识。因此，作为药师，不仅要能调配出质量优良的药剂，而且应该能够以科学的知识提供切实可靠的用药信息，指导临床合理用药，从而提高药物治疗水平，尽量减少和避免药物的不良反应，使患者能够安全、合理、有效地使用药物。

（二）药学咨询服务的内容及方法

药学咨询服务的主要工作之一是用药指导。要求药师在了解患者病因、病症和药物固有特性的基础上，运用药学知识，从选择最佳药物及其制剂，或按医师处方及时、准确地调配质量合格的药剂，向患者说明所选药物的服药时间、给药剂量、给药途径、使用疗程和影响药物作用的各项因素等方面对患者进行正确的用药指导。目的是充分发挥药物疗效，避免或减少可能发生的毒副反应。

1. 选择适当药物 首先要在明确诊断的前提下根据病情特点，结合药物作用及作用机制等特性，选择针对性强、疗效高的药物进行对症和对因治疗。如缺铁性贫血时使用铁剂，失眠时可用镇静催眠药，革兰阳性细菌感染可选青霉素等药物治疗等。选择药物时既要注意适应证又要排除禁忌证，还应重视药物之间的相互作用。

2. 制定合理给药方案

（1）首先要确定给药时间。一般情况下饭前服药吸收较好，发挥作用较快，但有些药物因其作用、制剂和其他因素，在特定的时间给药，才能发挥应有的疗效和避免不良反应发生，如对胃肠有刺激的药物宜在饭后服用，催眠药宜在睡前服用，驱虫药适合清晨（空腹）服。药师要向患者说明各药的具体使用时间。

（2）选择适当的给药剂量。一般给药剂量按药品说明书规定，除非必要，不应采用或超过极量，否则引起医疗事故，应负法律责任。

（3）选择适宜的给药途径。不同给药途径可因吸收、分布、代谢、排泄过程的差异，使药物效应强弱呈现明显不同，甚至可致药物作用性质的改变。为此，应依据病情需要和药物剂型特点，选择合适的给药途径。

（4）确定给药间隔时间及疗程。给药间隔时间（或给药次数）对于维持稳定的有效血药浓度起重要作用，尤其是化疗中的抗菌药物和抗肿瘤药，血药浓度波动过大，常可导致病原体或肿瘤细胞产生耐药性，造成治疗困难。给药间隔时间（给药次数）应根据病情需要以及药物在体内的消除速率而定，通常决定于药物的半衰期，可结合患者体质、药物疗效和不良反应等情况适当调整。疗程长短依据疾病和病情而定。

3. 考虑影响因素 在选择药物制定给药方案的时候，还应考虑影响药物作用的其他因素。

（1）要注意询问患者的病史，以防所选药物对原有疾病的加重。如冠心病并发支气管哮喘的患者，若使用普萘洛尔治疗心绞痛时可诱发和加重哮喘的发作。

（2）要注意年龄、性别和个体差异性对药物作用的影响。

（3）使用新药时必须慎重。应预先参阅有关资料，特别注意观察不良反应的发生情况，以确保患者用药安全。

（4）还应考虑患者依从性的问题。依从性是指患者按医生规定进行治疗、与医嘱一致的行为。依从性不仅依赖于患者接受医师提供的医疗信息，还取决于医师或药师说服患者认识治疗的价值，并使患者感受到医师或药师的负责态度、同情心、关怀和体贴，使心理治疗寓于药疗之中。依从性还与药物外观、口感、使用是否方便、使用药物次数、不良反应轻重、是否容易识别有关。患者的依从性是确保用药质量的一个重要因素。通过改善服务态度、提高工作质量、简化治疗方案、改进药品包装等措施提高患者的依从性，并加强患者依从性教育也是用药指导的一项重要内容。

三、药学咨询服务练习

1. 任务分配　采用角色扮演的方式进行工作任务分配：学生甲扮演药师，学生乙扮演患者。

2. 指导练习　教师给出素材，例如：患者男性，46岁，自称感冒来药店买药。请学生进行用药指导练习。

要求：

（1）了解患者基本情况及病情，如年龄、性别、职业、症状等。

（2）根据症状选用药物，注意商品名、别名，防止重复用药等。

（3）必要的说明，如建议患者卧床休息、多喝水、适当增加营养等。

3. 教师点评　最后教师根据学生练习情况进行点评。

项目三

新药研究与开发

新药系指未曾在中国境内上市销售的药品，其化学结构、药品组分和药理作用不同于现有药品的药物。已上市药品改变剂型、改变给药途径、增加新适应证者，不属于新药，但药品注册按照新药申请的程序申报。

一、新药研究与开发的内容与方法

新药研究与开发是指新药从实验室研究到上市、扩大临床应用的整个过程，是一项投资多、周期长、风险大、效益高的非常严格而复杂的系统工程。一个新药从发现到应用于临床，一般要经历创新和开发两个阶段。在创新阶段，首先要合成大量新的化合物或从天然物中提取分离，并从中筛选出有效成分，从而发现有开发价值的化合物，称之为先导化合物（lead compound）。在开发阶段，严格按照国家关于《新药审批办法》的有关规定对先导化合物进行系统研究。

新药研究包括临床前研究、临床研究和上市后监测（也称售后调研）。

（一）新药临床前研究

临床前研究包括工艺学研究、制剂研究、质量控制以及以实验动物为研究对象的药效学、药动学和毒理学研究。临床前研究是新药从实验研究过渡到临床应用必不可少的阶段，但由于种属差异的存在，以动物为研究对象得出的结论最终必须依靠以人为研究对象的临床研究才能对药物的安全有效性做出准确而科学的评价。

（二）新药临床研究

新药的临床研究一般分为四期。

Ⅰ期临床试验是在 20~30 例正常成年志愿者身上进行初步的药理学和人体安全性试验，主要目的是研究人对新药的耐受程度，了解新药在人体内的药代动力学过程，提出新药安全有效的给药方案。

Ⅱ期临床试验为随机盲法对照临床试验，由药物临床基地组织在有条件的医院进行临床试验，观察病例不少于 100 例。其目的是确定药物的疗效、适应证，了解药物的毒副反应，对该药的有效性、安全性做出初步评价，并推荐临床给药剂量。

Ⅲ期临床试验是Ⅱ期临床试验的延续，目的是在较大范围内进行新药疗效和安全性评价。要求在Ⅱ期临床试验的基础上除增加临床试验的病例数之外，还应扩大临床试验单位。多中心临床试验单位应在临床药理基地中选择，一般不少于 3 个，观察病例不少于 300 例。对此阶段的各项要求与Ⅱ期基本相似，但一般不要求双盲法。

Ⅳ期临床试验也称新药上市后监测。

（三）新药上市后监测

新药上市后监测也称售后调研，为新药Ⅳ期临床试验。其目的在于进一步考察新药的安全有效性，即在新药上市后，在大范围的社会人群中，对新药的疗效、适应证、不良反应、治疗方案做进一步扩大临床试验，以期对新药的临床应用价值做出进一步评价，指导临床合理用药。

二、新药研究与开发练习

1. 任务分配　全班分 5 组，分别查阅新药研究与开发的临床前研究、Ⅰ期临床试验、Ⅱ期临床试验、Ⅲ期临床试验、Ⅳ期临床试验的内容、要求和典型案例，并进行汇总整理，形成设计实施方案。

2. 陈述交流　各组所查资料以 PPT 的形式进行陈述，并回答教师和其他学生的提问。

3. 教师点评　最后教师根据学生陈述情况进行点评。

項目四

药理实验技能

实验一　常用实验动物的基本操作

学习目标

1. 熟练掌握　药理学常用实验动物的给药方法、标本采集等基本技术。
2. 学会　常用实验动物的捉拿、给药、标记、处死等操作方法。

一、常用实验动物的捉拿与固定

用正确的方法捉拿和固定实验动物，可防止实验过程中因动物挣扎或受伤而影响实验结果，也可防止实验者被实验动物咬伤。

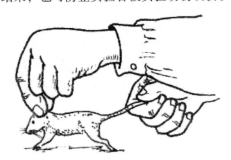

实训图 4-1　小白鼠捉持法

（一）小鼠

以右手提起鼠尾，将鼠放在鼠笼盖或其他粗糙面上，轻向后拉鼠尾，在小鼠向前挣扎爬行时，用左手拇指和食指捏住其头颈部皮肤及双耳，将小鼠固定在掌中，使其腹部朝上，小指、无名指和掌心夹住其背部皮肤及尾部，见实训图 4-1。

（二）大鼠

方法基本同小鼠。用右手拎着鼠尾，放于一粗糙面上，左手以厚布盖着鼠背或戴上帆布手套，用五指紧捏住鼠颈背部皮肤，使其背位固定在掌心上。（熟练者，无需用布或手套，但须注意尽量勿激怒动物，防止挣扎咬人）

（三）蟾蜍（或青蛙）

左手握持，食指和中指夹住蟾蜍的左前肢，大拇指压住右前肢，右手将两下肢拉直，左手无名指和小指压住固定，见实训图 4-2。

（四）家兔

右手抓住兔颈背部皮肤轻轻提起，再以左手托住其臀部，使兔呈坐位姿势。家兔比较驯服，不会咬人，但脚爪较尖，应避免家兔挣扎时抓伤皮肤，见实训图 4-3。根据实验需要可将兔固定成各种姿势。

（五）豚鼠

先用手掌扣住鼠背，以拇指和中指从豚鼠背部伸入腋下环握，另一只手托其臀部即可，见实训图 4-4。豚鼠性情温和，但胆小易惊，因此抓取时应快、稳。

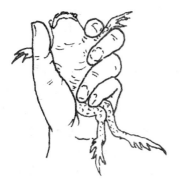

实训图 4-2　蟾蜍的捉持法图

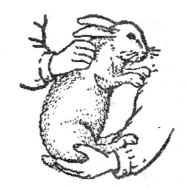

实训图 4-3　家兔的捉持法

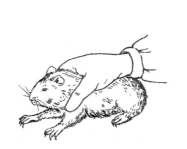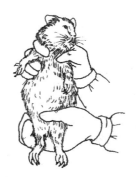

实训图 4-4　豚鼠捉持法

二、实验动物的标记

动物实验时，常常需要分组，每组内的动物需做上不同的标记加以区别。标记的方法很多，常用的编号标记方法有挂牌法、染色法、耳孔法、剪毛法和烙印法等。

（一）染色法

染色法是药理学实验中最常用的方法，通常用化学试剂涂染动物皮毛，不同部位代表一定的编号。常用染色的化学试剂有：3%～5% 苦味酸溶液，可染成黄色；2% 硝酸银溶液可染成咖啡色；0.5% 中性红或品红溶液可染成红色；煤焦油的乙醇溶液可染成黑色。

1. 单色标记法　编号的原则是先左后右，从上到下。左前肢为 1 号、左侧腹部 2 号、左后肢 3 号、头部 4 号、背部 5 号、尾根部 6 号、右前肢 7 号、右侧腹部 8 号、右后肢 9 号，第 10 号不作标记，见实训图 4-5。

2. 双色标记法　若实验动物数超过 10 个，可用两种颜色同时进行标记。在用单色标记法编号的同一部位，另一种颜色的化学试剂着色代表相应的十位数，即左前肢为 10 号、左侧腹部 20 号、左后肢 30 号、头部 40 号、背部 50 号等，以此类推。例用苦味酸（黄色）染色代表个位数，用品红（红色）染色代表十位数，现要标记第 15 号实验动物，则在其左前肢涂品红（红色），在其背部涂上苦味酸（黄色）即可。

3. 直接标号法　直接标号法是使用染色剂直接在实验动物被毛、肢体上编写号码的方法。实验动物太小或号码位数太多时，不宜采用此方法。

（二）耳孔法

耳孔法是用打孔机直接在实验动物的耳朵上打孔编号，根据耳朵上孔的部位和多少，

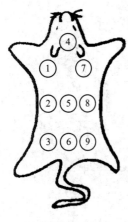

实训图 4-5　大鼠、
小鼠标记法

来区分实验动物的方法。耳孔法可标记三位数之内的号码。另一种耳孔法是用剪刀在实验动物的耳郭上剪缺口的方法，作为区分实验动物的标记。用打孔机在耳朵打孔后，必须用消毒过的滑石粉抹在打孔处，以免伤口愈合过程中将耳孔闭合。

（三）烙印法

烙印法是直接把标记编号烙印在实验动物身体上的方法，尤如盖印章一样。烙印方法有两种，对犬等大动物，可将标记号码烙印在其皮肤上（如耳、面、鼻、四肢等部位），对家兔、豚鼠等动物，可用数字号码钳在其耳朵上刺上号码；烙印完成后，伤口涂抹酒精黑墨等颜料，即可清楚读出号码。烙印法对实验动物会造成轻微损伤，操作时宜轻巧、敏捷，必要时麻醉，以减少痛苦。

（四）挂牌法

挂牌法是将编好的号码烙印在金属牌上，挂在实验动物颈部、耳部、肢体或笼具上，用来区别实验动物的一种方法。金属牌应选用不生锈、刺激小的金属材料，制成轻巧、美观的小牌子。

三、实验动物的给药方法

（一）小鼠的给药方法

1. 灌胃给药　用左手捉持小鼠（方法见前）将颈部拉直，右手持装有灌胃针头的注射器，自口角插入口腔，沿上腭慢慢插入食管（将注射器随其吞咽动作通过咽喉下插 2~3cm 到达胃部），此时，如小鼠呼吸无异常、口唇无紫绀，即可注入药液，常用给药量为 0.1~0.3ml/10g 体重，不宜超过 1ml/只，见实训图 4-6。

2. 腹腔注射给药　左手捉持小鼠，使其腹部朝上，右手持注射器（选用 5 号半或 6 号针头）约以 10°角从下腹部刺入皮下，然后再以 45°角斜向上刺入腹腔，此时无阻力，注入药液。注意刺入部位不宜太高，否则可将药液注入胸腔。常用给药量为 0.1~0.2ml/10g 体重，不宜超过 1ml/只，见实训图 4-7。

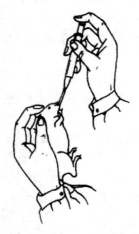

实训图 4-6　小白鼠灌胃法

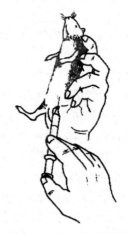

实训图 4-7　小白鼠腹腔注射法

3. 皮下注射给药　左手捉持小鼠，右手持注射器（选用 5 号半或 6 号针头）约以 10°角刺入前肢腋部或颈背部皮下，常用给药量为 0.1~0.3ml/10g 体重。注药后，皮下可见一隆起小包，然后针头稍向后退出一段再顺时针转动针尖拔出，以防漏药。

4. 静脉注射给药 将小鼠用固定器固定后，使尾巴露在外面，用75%乙醇棉球反复擦拭尾部，或将鼠尾浸入45~50℃温水中浸泡几分钟，待尾部两侧静脉扩张后，左手拉鼠尾，右手持注射器，从尾下约1/4处进针，此处皮肤较薄易于刺入，缓慢注射少量药液，如无阻力，表示针头在血管内，可继续注射。常用给药量不超过0.5ml/只。

（二）大鼠的给药方法

大鼠的灌胃、腹腔注射、皮下注射、静脉注射均同小鼠，给药量为小鼠的2~3倍。此外，大鼠尚可舌下静脉给药。

（三）蟾蜍（或青蛙）淋巴囊注射

蟾蜍（或青蛙）皮下有多个淋巴囊（由膈膜隔成），见实训图4-8，常用者为胸淋巴囊和腹淋巴囊。由于蟾蜍（或青蛙）皮肤缺乏弹性，药液易从针孔逸出，故淋巴囊给药时不能直接刺入，须通过淋巴膈（即由一淋巴囊注入到另一淋巴囊内）。注入药液量一般为0.25~0.5ml/只。

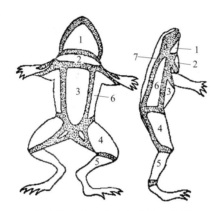

实训图4-8 蛙的皮下淋巴囊图
1—颌下囊；2—胸囊；3—腹囊；4—股囊；5—胫囊；6—侧囊；7—头背囊

（四）家兔给药方法

1. 兔耳静脉给药 将家兔固定于兔箱内，先将外侧静脉注射部位处的毛除去，再用酒精棉球涂擦，使局部血管扩张，然后用左手食指和中指夹住耳根部，拇指绷紧耳尖部，小指和无名指垫在家兔耳注射处的下面，右手持注射器（选用5号半或6号针头），尽量从耳尖部开始注射，约以5°角刺入，刺入后用左手拇指、无名指捏住针头接头处及兔耳加以固定，以防兔突然挣扎，针尖脱出血管，松开食指和中指，推入少许药液，如无阻力并见血管立即变白，则说明针头在血管内，可推入药液，见实训图4-9、实训图4-10。注射时注意不能有气泡注入，针头拔出时须用棉球压住注射部位止血。常用给药量为10ml以下（等渗溶液可达10ml以上）。

2. 兔灌胃给药 将家兔固定于兔箱内，用开口器横插于口腔内并向内上方转动直至兔舌被压出为止，然后将导尿管从开口器中的小孔插入口内，沿上腭后壁轻轻的送入食管约15~20cm左右，即达胃部。为防插入气管，可将导尿管的外端浸入水内，观察有无气泡，无气泡方能注入药液，药液推完后再注入4~5ml水或少许空气，目的是将导尿管内药液全部推至胃中，然后紧捏导尿管迅速拔出。给药量为10ml/kg体重，见实训图4-11。

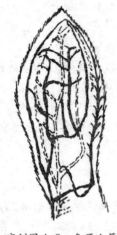

实训图 4-9　兔耳血管

黑实线表示静脉；中空线表示动脉

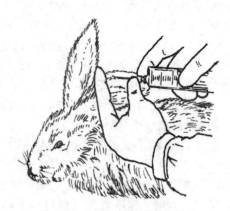

实训图 4-10　兔耳静脉注射法

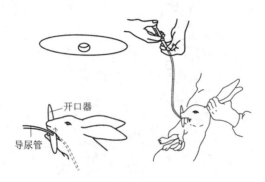

实训图 4-11　家兔灌胃法

四、实验标本的采集

（一）采血

1. 小鼠和大鼠

（1）剪尾采血　将鼠固定露出鼠尾，用手揉搓或用温水（45~50℃）浸泡鼠尾数分钟，或用酒精棉球涂擦鼠尾，使其血管充盈。用剪刀剪去尾尖（小鼠 1~2mm，大鼠 5~10mm），用手轻轻从尾根部向尾尖部挤压，即有血液流出。采血后，伤口应消毒并用棉球压迫止血。此法每只鼠可采血 10 次以上，小鼠每次可取血约 0.1ml，大鼠可达 0.3~0.5ml。

（2）眼眶后静脉丛采血　用左手拇指及食指抓住鼠两耳之间的皮肤使鼠固定，并轻压颈部两侧，使眼球充分外突，眼眶后静脉丛充血。右手持毛细采血管，以 45°角刺入内眼角与眼球之间，轻轻向眼底方向刺入，当感到有阻力时即停止，旋转采血管以切开静脉丛，把采血管取水平位，稍加吸引，血液即流入吸管。采血后，将采血管拔出，同时放松左手使出血停止。小鼠一次可采血 0.2~0.3ml，大鼠可采血 0.5ml。

（3）摘眼球采血　此法常用于鼠类大量一次性采血。用左手固定动物，拇指和食指尽量将鼠颈背部皮肤捏紧，使眼球突出充血，右手用眼科弯头镊子夹住眼球，迅速摘除眼球，将鼠头部朝下，眼眶内即流出血液。

（4）颈（股）静脉或颈（股）动脉采血　将鼠麻醉后，背位固定于手术台上。剪去一侧颈部外侧的被毛，作颈静脉或颈动脉分离术，用注射器沿血管水平方向刺入，抽出所需血量。大鼠多采用股静脉或股动脉采血。

2. 兔

（1）**耳缘静脉采血** 先将家兔固定，拔去耳缘静脉局部的被毛，用二甲苯涂擦局部使血管扩张，而后用酒精棉球擦净，用小血管夹夹紧耳根部，随后用针头刺入耳缘静脉末端或用刀片切开耳缘静脉采血。一次可采血 5~10ml，可多次重复使用。

（2）**心脏采血法** 将家兔麻醉后，背位固定于手术台上。剪去心前区的被毛，消毒，选择心跳最明显处穿刺，一般在第 3~4 肋间隙，胸骨左缘 3mm 处垂直刺入心脏。由于心脏的搏动，血液可自动进入注射器。注意切不可使针头在胸腔内左右摆动，以免弄伤心、肺。心脏采血 6~7 天后，可以重复进行，每次可采血 20~25ml。

此外，还可采用兔耳中动脉、颈（股）静脉或股动脉、颈总动脉采血。

（二）**尿液的采集**

1. 代谢笼法 此法较常用，适用于大鼠和小鼠。代谢笼是能将尿液和粪便通过分离漏斗分开而达到收集动物尿液目的的一种特殊装置。由于大、小鼠尿量较少，操作中的损失和蒸发，各鼠膀胱排空不一致等原因，都可造成较大的误差，因此一般需收集 5 小时以上的尿液，最后取平均值。

2. 导尿法 此法常用于雄性兔、犬。动物轻度麻醉后，固定于手术台上，由尿道插入导尿管（导尿管顶端应用液体石蜡涂抹），可以采到无污染的尿液。

此外，还有输尿管插管法、膀胱插管法和穿刺膀胱等方法。

五、实验动物的处死方法

（一）**颈椎脱臼法**

此法常用于小鼠。用右手抓住鼠尾，用力向后上方拉，左手拇指和食指按住小鼠头后部，用力下压，即可使颈椎脱臼，瞬间死亡。

（二）**断头处死法**

此法常用于蛙、蟾蜍、小鼠和大鼠。用剪刀在动物颈部将动物头部剪断，动物很快死亡。

（三）**空气栓塞法**

此法常用于犬、猫、兔等，向动物静脉内注入一定量的空气，使之发生栓塞而死。兔、猫等注入 20~40ml 空气，犬注入 80~150ml 空气即可致死。

实验二　实验动物给药剂量的设计、计算及剂量对药物作用的影响

> **学习目标**
>
> 1. **掌握** 药理学实验动物给药剂量的计算方法。
> 2. **学会** 观察与记录小鼠兴奋后的各种表现；分析给药剂量对药物作用的影响。

一、实验动物给药剂量的设计

任何药理、毒理、模型复制等动物实验研究项目的实施，其剂量设计是关键。剂量偏

低难于显示毒性或药物疗效；剂量过高，甚至超过毒性试验剂量，其试验结果则无临床意义。因此，应当科学、准确、合理的设计实验剂量。

一般情况下，在进行药效对比实验时，通常选择中效剂量；在进行药物解毒或拮抗实验时，通常剂量应偏高些；在进行药物协同作用实验时，通常剂量应偏低些；在摸索最适给药剂量时，应从小剂量开始，离体器官实验时按 3 倍或 10 倍剂量递增，在体实验时按 2 倍或 3.16（$\sqrt{10}$）倍剂量递增。

二、实验动物给药剂量的计算

观察一种药物对实验动物的作用时，给动物使用多大的剂量较合适是一个重要的问题，剂量太小，作用不明显，剂量太大，又可能引起动物中毒致死。因此，应按照实验要求和动物的类别严格把握给药剂量。

（一）药量单位

动物实验所用的药物剂量，重量常按 g、mg 为基本单位；容量常按 ml 为基本单位。

（二）药物浓度

药物浓度是指一定量液体或固体制剂中所含主药的分量。有以下几种表示法。

1. 百分比浓度　是按每 100 分溶液或固体制剂所含药物的分数来表示浓度，简写为%。由于药物和溶液的量可以用体积和重量表示，因而有三种不同的表示百分浓度的方法。

（1）重量/体积（W/V）法　即每 100ml 溶液中含药物的克数，如 5% 葡萄糖即每 100ml 含葡萄糖 5g。此法最常用，不加特别注明的药物百分比浓度即指此法。

（2）重量/重量（W/W）法　即每 100g 制剂中含药物克数，适用于固体、半固体药物，如 10% 氧化锌软膏，即为 100g 中含氧化锌 10g。

（3）体积/体积（V/V）法　即 100ml 溶液中含药物的毫升数。适用于液体药物，如消毒用 75% 乙醇，即为 100ml 中含无水乙醇 75ml，相当于 W/W 法 70% 乙醇。

2. 比例浓度　常用于表示稀溶液的浓度，例如 1∶5000 高锰酸钾溶液是指 5000ml 溶液中包含高锰酸钾 1g；1∶1000 肾上腺素即 0.1% 肾上腺素。

3. 物质的量浓度（M）　指单位体积溶液中所含溶质的物质的量。常用单位为 mol/L。如 0.1mol/L NaCl 溶液表示 100ml 溶液中含 NaCl 5.844g（NaCl 分子量 58.44）。

（二）剂量换算

1. 剂量　动物实验所用药物的剂量，一般按 mg/kg（或 g/kg）计算，应用时须从已知药液浓度换算出相当于每公斤体重应注射的药液量（ml 数），以便于准确取药给药。

【例1】小鼠体重 18g，腹腔注射盐酸吗啡 10mg/kg，药物浓度为 0.1%，应注射多少容量（ml）？

计算：0.1% 的溶液每毫升含药物 1mg，与剂量 10mg/kg 相当的容积为 10mg/kg，小鼠体重为 18g，换算成公斤为 0.018kg，故 10ml×0.018 = 0.18ml。

【例2】给体重 1.9kg 的家兔静脉注射 20% 乌拉坦溶液进行麻醉，按每千克体重 1g 的剂量注射，应取多少毫升溶液？

计算：家兔每千克体重需注射 1g 乌拉坦，注射液浓度为 20%，则每千克体重应取药 5ml，现在家兔体重为 1.9kg，则应注射 20% 乌拉坦溶液的体积为 5ml×1.9 = 9.5ml。

2. 浓度　在动物实验中有时需根据药物的剂量及某种动物给药途径的药液量，然后配制相应浓度的溶液以便于给药。

【例】给家兔静脉注射苯巴比妥钠 80mg/kg，注射量为 1mg/kg，应配制苯巴比妥钠的浓度是多少？

计算：80mg/kg 相当于 1ml/kg，因此 1ml 药液应含 80mg 药物，换算成百分浓度 1：80＝100：x，x＝8000mg＝8g，即 100ml 含 8g，故应配成 8% 的苯巴比妥钠。

三、不同剂量对药物作用的影响

【目的和原理】**1. 目的** 观察不同给药剂量对药物作用的影响。了解药物剂量与药物作用的关系。学习小鼠的捉拿及腹腔注射给药方法。

2. 原理 药物剂量的大小决定血药浓度的高低，从而决定药理作用强弱。

【药品和器材】**1. 药品** 0.5% 苯甲酸钠咖啡因注射液。

2. 器材 鼠笼，大烧杯，电子秤，1ml 注射器。

【实验动物】小鼠 3 只。

【方法和步骤】取小鼠 3 只，分别称重、标记，将小鼠分别放入 3 个大烧杯中，观察小鼠正常时的活动情况。给各鼠分别腹腔注射不同剂量的 0.5% 苯甲酸钠咖啡因注射液：1 号鼠 0.1ml/10g 体重，2 号鼠 0.2ml/10g 体重，3 号鼠 0.4ml/10g 体重（或 1 号鼠 0.5mg/10g 体重，2 号鼠 2.0mg/10g 体重，3 号鼠 8.0mg/10g 体重）。将小鼠放入 3 个大烧杯中，密切观察及记录给药前后出现的反应，并记录出现反应的时间。

【实验结果】比较三只小鼠出现活动增加、竖尾、震颤、惊厥甚至死亡等反应的时间和程度。并记录实验结果，见实训表 4-1。

实训表 4-1 不同给药剂量对咖啡因作用的影响

鼠号	体重（g）	给药量（ml）	给药前表现	给药后表现	持续时间（s）
1					
2					
3					

【注意事项】（1）药物必须注射到腹腔，给药量要准确。

（2）密切观察三只小鼠用药前后出现的反应严重程度和发生快慢。

（3）本实验也可用尼可刹米溶液代替苯甲酸钠咖啡因溶液。

【分析与思考】（1）分析不同给药剂量对药物效应的影响。

（2）药物量效关系对于药物研究和临床用药有何重要意义？

实验三 不同给药途径对药物作用的影响

> **学习目标**

1. 学会 观察与记录家兔和小鼠的生理反应和病理反应的具体表现。

2. 学会 分析给药途径对药物作用的影响。

【目的和原理】**1. 目的** 观察硫酸镁不同给药途径所产生的药理作用的区别。

2. 原理 给药途径不同，不仅影响到药物作用的快慢、强弱及维持时间的长短，有时还可改变药物作用的性质，产生不同的药理作用，本实验中硫酸镁即为一典型药物。

一、家兔实验法

【**药品和器材**】**1. 药品** 25%硫酸镁注射液。

2. 器材 灌胃管，兔开口器，兔固定箱，磅秤，10ml 注射器。

【**实验动物**】家兔 3 只。

【**方法和步骤**】取家兔 3 只，标记，分别称其体重，观察各兔正常情况（呼吸、肌张力及大小便）。1 号兔给硫酸镁 500mg/kg（即 2ml/kg）灌胃，2 号兔肌内注射硫酸镁 500mg/kg，3 号兔给硫酸镁 500mg/kg 耳缘静脉注射，观察各兔所出现的症状及症状发生的时间。

【**实验结果**】观察各兔所出现四肢瘫痪、呼吸困难、排便等反应和时间，并记录实验结果，见实训表 4-2。

实训表 4-2　不同给药途径对硫酸镁作用的影响

兔号	体重（kg）	给药量（mg/kg）	给药途径	给药前表现	给药后表现	潜伏期（s）
1						
2						
3						

【**注意事项**】（1）耳缘静脉注射时防止药液外漏。

（2）静脉注射作用出现较快，注意观察与记录。

二、小鼠实验法

【**药品和器材**】**1. 药品** 10%硫酸镁（含水）溶液。

2. 器材 鼠笼、1ml 注射器、小鼠灌胃针头、小烧杯、电子秤。

【**实验动物**】小鼠 2 只。

【**方法和步骤**】取小鼠 2 只，称重，标记，观察小鼠的一般活动情况（呼吸、肌张力及大小便）。1 号鼠用 10%硫酸镁溶液 0.1ml/10g 肌内注射；2 号鼠用 10%硫酸镁溶液 0.1ml/10g 灌胃。观察两只小鼠给药后行为活动有何变化，并记录实验结果，见实训表 4-3。

实训表 4-3　不同给药途径对硫酸镁作用的影响

鼠号	体重（g）	剂量（mg/10g）	给药途径	给药后表现
1				
2				

【**注意事项**】（1）掌握正确的灌胃操作技术，若遇阻力应退出后再插，以免误插气管或插破食管，前者可致窒息，后者可出现同腹腔注射时的吸收症状，重则死亡。

（2）注射后作用出现较快，需注意观察与记录。

【**分析与思考**】（1）分析不同给药途径对药物的作用的影响。

（2）分析同一药物在相同剂量下，以不同给药途径给药会出现哪些不同的药物反应？

实验四　肝功能状态对药物作用的影响

学习目标

1. **掌握**　肝功能损伤实验模型的建立方法。
2. **学会**　分析肝功能状态对药物作用的影响。

【目的和原理】**1. 目的**　观察肝功能受损时对戊巴比妥钠效应的影响。

2. 原理　戊巴比妥钠主要经肝脏代谢，肝功能状态能影响其作用的强弱和作用时间的长短。四氯化碳是一种对肝脏有毒性的药物，能严重损伤肝脏，使用此药建立中毒性肝损伤模型，可以观察肝功能状态对戊巴比妥钠镇静催眠作用的影响。

【药品和器材】**1. 药品**　5%四氯化碳油溶液，0.3%戊巴比妥钠注射液，生理盐水。

2. 器材　电子秤，1ml注射器，鼠笼。

【实验动物】小鼠4只。

【方法和步骤】取小鼠4只，称重标记，其中2只在实验前48小时皮下注射5%四氯化碳油溶液0.1ml/10g，建立肝功能受损的实验动物模型（四氯化碳组）。另2只皮下注射等容积的生理盐水（对照组）。实验时给4只小鼠分别腹腔注射0.3%戊巴比妥钠注射液0.15ml/10g，观察各组小鼠的痛觉反应（以手掐鼠尾，如痛觉反应存在可有挣扎或竖尾反应）及翻正反射消失情况。

【实验结果】分别观察并记录注射四氯化碳组与对照组痛觉反应消失时间及翻正反射消失时间和恢复时间，并记录实验结果，见实训表4-4。

实训表4-4　肝功能状态对戊巴比妥钠作用的影响

组别	鼠号	体重 （g）	痛觉反应消失时间 （min）	翻正反射消失时间 （min）	翻正反射恢复时间 （min）
四氯化碳组	1				
	2				
对照组	3				
	4				

【注意事项】（1）注意观察记录小鼠翻正反射的消失与恢复时间，如翻正反射减弱或消失说明小鼠的活动状况差。

（2）若室温在20℃以下，应给小鼠保暖，否则动物将因体温下降、代谢减慢而不易苏醒。

【分析与思考】（1）为什么肝功能受损的小鼠，用戊巴比妥钠后麻醉时间延长？

（2）肝功能不全患者在临床用药时注意哪些问题？

实验五　传出神经系统药物对家兔瞳孔和血压的影响

学习目标

1. **掌握**　家兔的滴眼给药方法和瞳孔测量方法；实验动物麻醉方法；兔颈动脉插管方法。
2. **学会**　分析传出神经系统药物对瞳孔和血压的影响。

一、传出神经系统药物对家兔瞳孔的作用

【目的和原理】**1. 目的**　观察拟胆碱药和抗胆碱药对瞳孔的作用。

2. 原理　瞳孔的大小取决于虹膜上的括约肌和开大肌的张力，前者受胆碱能神经支配，后者受肾上腺素能神经支配。凡能影响这两种神经或所支配的受体功能的药物，均能调节瞳孔的大小。

【药品和器材】**1. 药品**　1%硝酸毛果芸香碱溶液，1%新福林溶液，1%硫酸阿托品溶液、0.5%水杨酸毒扁豆碱溶液。

2. 器材　瞳孔测量尺，兔固定箱，滴管，手电筒。

【实验动物】家兔2只。

【方法和步骤】取家兔2只，标记后放入兔固定箱内，剪去眼睫毛，在自然光线下测量给药前两侧瞳孔大小（直径mm）。另用手电筒光线检测对光反射是否存在。然后将下眼睑拉成杯状，并用手指按住鼻泪管，按下列顺序给药。

甲兔：左眼滴1%硫酸阿托品2滴；右眼滴1%硝酸毛果芸香碱2滴。

乙兔：左眼滴1%新福林2滴；右眼滴0.5%水杨酸毒扁豆碱2滴。

【实验结果】滴入药液1分钟后，将手放开，任其自流。15分钟后再分别测量并记录两兔两侧瞳孔大小和对光反射。如果滴硝酸毛果芸香碱和水杨酸毒扁豆碱的瞳孔已明显缩小，则在滴硝酸毛果芸香碱的眼内再滴入1%硫酸阿托品2滴，在滴水杨酸毒扁豆碱的眼内再滴1%新福林2滴，15分钟后再观测瞳孔大小和对光反射。记录实验结果并分析各种药物的作用，见实训表4-5。

实训表4-5　药物对兔瞳孔的作用

兔号	眼睛	药物	瞳孔直径（mm）		对光反射	
			用药前	用药后	用药前	用药后
甲	左	硫酸阿托品				
	右	硝酸毛果芸香碱				
	右	15分钟后再滴硫酸阿托品				
乙	左	新福林				
	右	水杨酸毒扁豆碱				
	右	15分钟后再滴新福林				

【注意事项】（1）药物滴入眼后，将下眼睑向上合拢，使眼球充分接触药液，注意勿使药液流出。让药液停留 1 分钟后放开下眼睑。

（2）每次测量瞳孔大小时，条件必须一致，如光线强度、角度、方向等。

（3）测量时不可接触或刺激眼角膜。

【分析与思考】（1）分析滴入毛果芸香碱及阿托品后，瞳孔为何有不同的变化？

（2）从实验结果分析阿托品和新福林扩瞳作用机制有何不同？

二、传出神经系统药物对家兔血压的作用

【目的和原理】1. 目的 观察传出神经系统药物对家兔动脉血压的影响以及药物之间的相互作用。

2. 原理 传出神经系统药物通过作用于心脏和血管平滑肌上相应的受体产生心血管效应，导致动脉血压的变化。本实验通过观察肾上腺素能受体的激动药和拮抗药对动物血压的不同影响，分析药物之间的相互作用和作用机制。

【药品和器材】1. 药品 0.001%盐酸肾上腺素溶液，0.001%重酒石酸去甲肾上腺素溶液，0.005%硫酸异丙肾上腺素溶液，1.0%甲磺酸酚妥拉明溶液，0.1%普萘洛尔，500U/ml肝素溶液，20%乌拉坦溶液，生理盐水。

2. 器材

（1）兔手术台。

（2）手术器械：手术剪（直、弯）各 1 把，眼科剪 1 把，眼科镊 1 把，止血钳 3 把，手术刀 1 把，动脉套管 1 个，动脉夹 1 个，气管插管 1 个，压力换能器 1 套，塑料三通 1个，1ml 注射器 4 个，5ml 注射器 1 个，20ml 注射器 1 个，头皮针头 1 个，6 号注射针头4 个。

（3）其他：生物信息处理系统，纱布，丝线，玻璃分针等。

【实验动物】家兔 1 只。

【方法和步骤】1. 麻醉固定动物 取家兔一只，称重，以 20%乌拉坦 5ml/kg 由耳缘静脉注射麻醉，针头固定留置，换肝素注射器，头皮针内充满肝素，麻醉后仰卧位固定于手术台上。

2. 手术

（1）气管插管：剪去颈部毛，沿颈正中线切开皮肤 5~7cm，用止血钳沿颈正中线逐层分离皮下组织及肌肉，分离出气管，并做"⊥"形切口，插入气管插管并结扎固定。

（2）动脉插管：钝性分离一侧颈总动脉，注意不要损伤神经，将远心端用线结扎，近心端用动脉夹夹住，以阻断血流，结扎处与动脉夹之间的动脉长度愈长愈好，一般至少3cm 左右，在此段血管下穿一条线，以备插管插入后结扎用。用眼科剪在尽可能靠近远心端结扎处剪一"V"形切口，向心方向插入与压力换能器相连并充满肝素溶液的动脉插管，并用线结扎固定，换能器另一端事先连接到生物信息处理系统。打开电脑及生物信息处理系统，调节至血压记录状态，缓慢松开动脉夹，"三通"拨至"通"的状态，即可描记血压。

3. 描记血压变化图形 待家兔血压稳定后开始记录，记录一段正常血压曲线，然后从耳缘静脉按下列顺序依次给药，每次给药后立即用生理盐水 1ml 将药液快速推注到静脉内。观察下列拟肾上腺素药对血压的作用及 α 受体阻断药、β 受体阻断药对其作用的影响。

（1）0.001%盐酸肾上腺素溶液 10μg/kg（0.1ml/kg）；

（2）0.001%重酒石酸去甲肾上腺素溶液 10μg/kg（0.1ml/kg）；

（3）0.005%硫酸异丙肾上腺素溶液 5μg/kg（0.1ml/kg）；

（4）1.0%甲磺酸酚妥拉明溶液 2mg/kg（0.2ml/kg），缓缓注入；

（5）5分钟后，依次重复（1）（2）（3）。

（6）1.0%普萘洛尔溶液 0.1mg/kg（0.1ml/kg），缓缓注入；

（7）5分钟后，依次重复（1）（2）（3）。

【实验结果】取下实验图，标记有关实验条件，分析图形变化原因；也可制定表格，将每次给药前后血压变化数值填入表中，见实训表 4-6。

实训表 4-6　药物对家兔血压的影响

药物		给药前血压（mmHg）	给药后血压（mmHg）
第一组	肾上腺素		
	去甲肾上腺素		
	异丙肾上腺素		
第二组	酚妥拉明		
	肾上腺素		
	去甲肾上腺素		
	异丙肾上腺素		
第三组	普萘洛尔		
	肾上腺素		
	去甲肾上腺素		
	异丙肾上腺素		

【注意事项】（1）给药剂量可随动物反应情况酌情增减。

（2）每次给药时，应等前一次药物引起的血压变化基本恢复后再给。

（3）实验药物应在临用前配制。

【分析与思考】（1）根据实验结果分析并解释肾上腺素、去甲肾上腺素、异丙肾上腺素对家兔血压的影响。

（2）给酚妥拉明后再给肾上腺素，对家兔的血压有何影响？为什么？

实验六　有机磷酸酯类中毒及其解救

学习目标

1. **掌握**　有机磷中毒的解救方法。
2. **学会**　分析有机磷中毒的症状、中毒机制。

【目的和原理】**1. 目的**　观察有机磷酸酯类中毒症状和药物解救效果。分析和比较两种药物解毒作用的特点。

2. 原理　有机磷酸酯类是难逆性胆碱酯酶抑制剂，与胆碱酯酶牢固结合，使体内的乙酰胆碱堆积而中毒。用 M 受体阻断剂阿托品和胆碱酯酶复活剂解磷定可通过不同机制解除有机磷酸酯类中毒。

【药品和器材】**1. 药品**　5% 敌百虫溶液，0.1% 硫酸阿托品溶液，2.5% 解磷定溶液。

2. 器材　兔固定箱，注射器，瞳孔尺，台秤。

【实验动物】家兔 1 只。

【方法和步骤】取家兔 1 只，称取体重，观察下列指标：活动情况、体态、呼吸情况（频率、幅度、是否困难）、瞳孔大小、唾液分泌、大小便、肌张力及有无肌震颤等。随后经耳缘静脉注射 5% 敌百虫溶液 1.6ml/kg（80mg/kg），观察上述指标的变化，待中毒现象明显时，家兔立即耳静脉缓慢注射 0.1% 硫酸阿托品溶液 1mg/kg（1ml/kg），观察哪些症状可被消除？约 10 分钟后，再耳缘静脉注射 2.5% 解磷定溶液 3ml/kg（75mg/kg），观察症状是否全部消除？

【实验结果】记录实验结果，见实训表 4-7。

实训表 4-7　有机磷酸酯类中毒及解救

体重	时间	活动情况	呼吸	瞳孔（mm）	唾液分泌	大小便	肌张力
	给敌百虫前						
	给敌百虫后						
	给阿托品后						
	给解磷定后						

【注意事项】注意把握动物的解救时机。

【分析与思考】（1）有机磷农药中毒的机制是什么？

（2）比较阿托品和解磷定解救有机磷农药中毒的效果，并分析其作用机制。

实验七　药物的抗惊厥作用

学习目标

1. **熟悉**　药物及电刺激致惊厥模型的制备。

2. **学会**　惊厥的解救办法；分析药物的抗惊厥作用机制。

一、药物致惊厥法

【目的和原理】**1. 目的**　观察地西泮的抗惊厥作用。

2. 原理　尼可刹米属于中枢兴奋药，过量可兴奋大脑和脊髓，引起惊厥。根据用药后能否抑制惊厥的发作，可筛选出有抗惊厥作用的药物。

【药品和器材】**1. 药品**　0.5% 地西泮溶液，25% 尼可刹米溶液，生理盐水。

2. 器材　兔固定箱，台秤，注射器。

【实验动物】家兔 2 只。

【方法和步骤】取家兔 2 只，称重编号，观察正常活动情况，然后分别由耳缘静脉注射

25%尼可刹米溶液0.5ml/kg，待出现强直性惊厥后（角弓反张），1号家兔立即由耳缘静脉缓慢推注0.5%地西泮溶液0.5ml/kg（2.5mg/kg），2号家兔则由耳缘静脉注射等量生理盐水，记录两兔表现情况。实验中也可仅用1只家兔，不用生理盐水对照，以节约动物。

【实验结果】并记录实验结果，见实训表4-8。

实训表4-8　地西泮的抗惊厥作用

兔号	体重（kg）	药物与剂量	反应情况
1			
2			

【注意事项】（1）实验动物惊厥作用出现快，应事先准备好地西泮。

（2）有的动物一次注射地西泮的药量不够，可适当加量。

【分析与思考】分析地西泮抗惊厥作用特点及作用机制。

二、电惊厥法

【目的和原理】1. 目的　观察苯巴比妥钠的抗惊厥作用。

2. 原理　应用药理生理多用仪在动物额面或眼球部位放置电极，以强电流通过电极，对脑部进行短时间刺激，诱发动物产生双后肢强直性惊厥。用苯巴比妥钠后，可观察到实验动物惊厥状态的变化，从而验证苯巴比妥钠的抗惊厥作用。

【药品和器材】1. 药品　0.5%苯巴比妥钠溶液，生理盐水。

2. 器材　药理生理实验多用仪，1ml注射器，天平，鼠笼。

【实验动物】小鼠2只。

【方法和步骤】将药理生理多用仪的后板开关拨向"电惊厥"方位，刺激电钮旋至"单次"，频率置于"8Hz"，电压调节旋钮移至80V左右，然后将输出导线插入刺激输出插座，将另一端鱼嘴夹用生理盐水浸润，一只夹在小鼠两耳尖部，另一只夹在下颌皮肤上，接通电源，按下"启动"电钮，选能引起强直性惊厥（前肢屈曲，后肢伸直）状态的小鼠，立即松手使启动电钮复原，记录惊厥用电参数。如未能产生强直性惊厥，可逐渐提高电压至100V，并将频率由8Hz转成4Hz，若仍无典型反应，则应弃去不用。用上法选取小鼠2只，甲鼠腹腔注射0.5%苯巴比妥钠0.1ml/10g，乙鼠腹腔注射等容量生理盐水，30分钟后观察各鼠的活动情况，再以各鼠原电参数刺激，观察两鼠发生的反应。

【实验结果】并记录实验结果，见实训表4-9。

实训表4-9　苯巴比妥钠抗电惊厥作用

鼠号	体重（g）	药物与剂量	通电参数	通电反应时间（用药前）	通电反应时间（用药后）
1					
2					

【注意事项】（1）刺激所用电压可因动物个体差异有所不同，故应从小到大，选择适当强度。

（2）切勿将后板上的开关拨向"恒温"。

【分析与思考】苯巴比妥钠抗惊厥作用机制是什么？

实验八　药物的镇痛作用

学习目标

1. 掌握　用扭体法及热板法筛选镇痛药的方法。

2. 学会　分析解热镇痛药及镇痛药的镇痛作用及作用机制。

一、扭体法

【目的和原理】**1. 目的**　观察哌替啶、阿司匹林的镇痛作用，掌握扭体法镇痛实验方法。

2. 原理　腹膜有广泛的感觉神经分布，某些化学物质（酒石酸锑钾溶液，醋酸溶液等），注入小鼠腹腔可刺激腹膜引起持久的疼痛，致使小鼠产生"扭体"反应，表现为腹部两侧内凹、躯体扭曲、抬臀竖尾和后肢伸展。镇痛药减轻疼痛反应，可明显地减少"扭体"反应的发生。

【药品和器材】**1. 药品**　生理盐水，0.4%哌替啶溶液，1%阿司匹林溶液，1%酒石酸锑钾溶液。

2. 器材　注射器，大烧杯，天平，鼠笼，苦味酸。

【实验动物】小鼠6只。

【方法和步骤】取健康小鼠6只，称重，随机分成3组，每组2只，观察各鼠活动情况后，第一组腹腔注射0.4%哌替啶溶液0.1ml/10g，第二组腹腔注射1%阿司匹林溶液0.1ml/10g，第三组腹腔注射生理盐水0.1ml/10g。给药30分钟后，各鼠分别腹腔注射1%酒石酸锑钾0.2ml/只，观察15分钟内产生"扭体"反应的动物数。

【实验结果】记录实验结果，见实训表4-10。

实训表 4-10　药物的镇痛作用（扭体法）

组别	鼠号	药物及剂量	扭体反应鼠数	无扭体反应鼠数
1				
2				
3				

汇总全实验室的实验结果，计算药物镇痛百分率：

$$药物镇痛百分率(\%) = \frac{实验组无扭体反应的动物数 - 对照组无扭体反应的动物数}{对照组扭体反应的动物数} \times 100\%$$

【注意事项】（1）酒石酸锑钾宜用时现配，久置可使作用减弱。亦可用0.6%醋酸代替。

（2）最好将多组的结果汇总统计。当给药组比对照组的扭体发生率减少50%以上时，才能认为有镇痛效力。

（3）室温应保持在20℃左右，温度较低或较高都不易产生扭体反应。

二、热板法

【目的和原理】1. 目的　观察哌替啶的镇痛作用。

2. 原理　小鼠的足底无毛,皮肤裸露,将小鼠置于温度在 55℃±0.5℃ 的热板上可产生疼痛反应,表现为舔后足、踢后腿等现象。通过测定小鼠痛阈(出现疼痛反应即舔后足时间),比较实验组与对照组小鼠痛阈的差异,判定药物的镇痛作用。

【药品和器材】1. 药品　0.2%哌替啶溶液,生理盐水。

2. 器材　1ml 注射器,鼠笼,电子秤,水浴锅,烧杯,秒表。

【实验动物】小鼠(雌性)。

【方法和步骤】(1) 将智能热板仪温度设定在 55℃ (也可用水浴锅替代,在电热恒温水浴锅内加适量水,接通电源使之加热。水浴上部放置一大烧杯,使之恒定于 55℃±0.5℃)。

(2) 取雌性小鼠数只,依次放入热板仪上,立即按下秒表记录时间,观察小鼠的反应,以小鼠舔后足作为痛觉指标,当小鼠舔后足时,再次按下秒表,记录痛阈时间(秒)。凡在 30 秒内不舔足或逃避者弃之不用。取筛选合格的小鼠 4 只,随机分为 2 组,各鼠编号后重复测其正常痛阈值一次,将所测两次正常痛阈平均值作为该鼠给药前痛阈值。

(3) 第 1 组腹腔注射 0.2%哌替啶溶液 0.1ml/10g,第 2 组腹腔注射生理盐水 0.1ml/10g 作为对照。给药后 15 分钟、30 分钟后各测小鼠痛阈值 2 次,将所测两次正常痛阈平均值作为该鼠给药后痛阈值。若放入热板仪内 60 秒仍无反应,应将小鼠取出,痛阈值以 60 秒计。

【实验结果】记录实验结果,见实训表 4-11。

实训表 4-11　哌替啶的镇痛作用 (热板法)

组别	动物数	给药前平均痛阈值(秒)	给药后平均痛阈值(秒)		痛阈提高(%)	
			15min	30 min	15 min	30 min
1	2					
2	2					

计算不同时间的痛阈提高百分率:

$$痛阈提高百分率(\%) = \frac{用药后平均痛阈值 - 用药前平均痛阈值}{用药前平均痛阈值} \times 100\%$$

【注意事项】(1) 小鼠以雌性为好,因雄性小鼠受热后阴囊松弛触及热板,易致跳跃,影响实验结果。

(2) 室温对本实验有一定影响,以 15~20℃ 为宜,过低小鼠反应迟钝,过高则小鼠过于敏感易引起跳跃,影响结果准确性。

(3) 正常小鼠放入热板后易出现不安、举前肢、舔前足、踢后肢等现象,这些动作不能作为疼痛指标,只有舔后足才作为疼痛指标。

【分析与思考】1. 比较阿司匹林与哌替啶的镇痛作用有何不同?

2. 分析镇痛药与解热镇痛药的作用机制有何不同?

实验九　硝酸甘油的扩张血管作用

学习目标

1. **熟练**　掌握家兔舌下给药方法。
2. **学会**　分析硝酸甘油的扩血管作用及其作用机制。

【目的和原理】**1. 目的**　观察硝酸甘油对家兔血管的舒张作用，分析其抗心绞痛作用机制。

2. 原理　硝酸甘油具有扩张血管作用，可增加冠脉血流，从而达到改善心肌缺血缺氧状态，缓解心绞痛。本实验主要观察硝酸甘油对家兔耳静脉血管的扩张作用。

【药品和器材】**1. 药品**　1%硝酸甘油乙醇溶液。

2. 器材　兔固定箱，滴管，手电筒。

【实验动物】家兔1只。

【方法和步骤】（1）取家兔1只，放入兔固定箱中，在手电筒强光的透照下观察正常家兔耳血管的粗细、密度和皮肤颜色，并手测其温度。

（2）用滴管吸取1%硝酸甘油乙醇溶液，于家兔舌下滴4~5滴。

（3）给药1~2分钟后观察家兔耳血管粗细和密度、皮肤颜色和温度的变化。

【实验结果】记录实验结果，见实训表4-12。

实训表4-12　硝酸甘油的扩血管作用

观察项目	血管粗细	密度	兔耳皮肤颜色	温度
用硝酸甘油前				
用硝酸甘油后				

【注意事项】观察血管的粗细和密度应在家兔耳同一部位，并保持用药前后一致。

【分析与思考】硝酸酯类抗心绞痛作用机制是什么？

实验十　强心苷对离体蛙心的作用

学习目标

1. **掌握**　离体蛙心的制备方法。
2. **学会**　分析强心苷对离体蛙心的作用及其作用机制。

【目的和原理】**1. 目的**　学习离体蛙心制备方法，观察药物对离体蛙心的影响。

2. 原理　两栖类动物的组织器官在离体环境下存活时间较长，而且可以排除各种神经体液的影响。青蛙的心脏离体后，把含有任氏液的蛙心套管插入心室，用这种人工灌流的方法可保持心脏新陈代谢的顺利进行，以维持蛙心有节律地收缩和舒张。强心苷对衰竭心脏的作用明显，故可以采取先利用低钙液使离体蛙心功能损害，再观察强心苷对其作用。

【药品和器材】**1. 药品**　0.025%毒毛花苷 K 溶液，任氏液，低钙任氏液（Ca^{2+} 为任氏液的 1/4），1%氯化钙溶液。

2. 器材　生物信息处理系统，张力传感器，蛙板，探针（锥子），手术器材，注射器蛙心套管，蛙心夹，双凹夹，铁架，万能杠杆等。

【实验动物】青蛙 1 只。本实验以青蛙心脏为好。因蟾蜍皮下腺体有强心苷样物质，可降低对强心苷的敏感性。

一、八木法

1. 离体蛙心的准备

（1）破坏大脑、脊髓，仰位固定于蛙板上。

（2）剪开胸廓和心包膜暴露心脏，左、右主动脉及后腔静脉下穿线备用。

（3）用小镊子夹住心脏提起后腔静脉，在远离静脉窦处剪一小口，向心方向插入盛有任氏液的八木静脉套管，用事先穿好的线将其固定，同时结扎左、右静脉。结扎后用任氏液冲洗心脏将心脏内的血液吸出以免凝血。将心脏向下翻转，将动脉套管转至左主动脉侧，在左主动脉远心端剪口，向心方向插入动脉插管，当看到灌流液从其中流出时即用事先穿好的线将其固定，同时结扎左、右主动脉。轻轻提起蛙心套管及所连蛙心，把事先穿于两主动脉下的另一根备用线从后腔静脉下绕过并结扎，将除左、右主动脉及后腔静脉以外的血管全部结扎。最后剪断心脏与周围组织的联系，即制成离体蛙心标本。

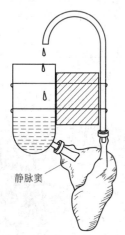

静脉窦

实训图 4-12　离体蛙心的制备（八木法）

插管插入要点，见实训图 4-12。用任氏液反复冲洗出残留血液，直到灌流液呈无色透明为止。

2. 实验装置的准备

（1）将蛙心套管固定于铁架台，用带有长线的蛙心夹在心舒期夹住心尖部，将长线连于张力传感器。

（2）打开电脑及生物信息处理系统→输入信号或实验项目→循环实验→蛙心灌流。

3. 给药　先描记一段正常曲线，按下列顺序给药。

（1）用滴管吸出套管内任氏液，换成等容积无钙任氏液，观察曲线有何变化。

（2）当心脏收缩显著减弱时，向套管内加入 0.025%毒毛花苷 K 溶液 0.2ml，观察曲线有何变化。

（3）当作用明显时，再向套管内加入 2~3 滴 1%氯化钙溶液。

（4）待作用稳定后，每隔 30 秒向套管内滴加 0.025%毒毛花苷 K 溶液 0.1ml，直至心脏停搏。

二、斯氏法

1. 离体蛙心的准备

（1）破坏大脑、脊髓，仰位固定于蛙板上。

（2）剪开胸廓、心包膜暴露心脏，结扎右主动脉，于左主动脉穿线备用。

（3）于左主动脉剪一"V"形小口，将有任氏液的蛙心套管插入，并在心脏收缩时通过主动脉转向左后方插入心室，见到套管内的液面随着心搏上下波动后，即表示已插入心室，将松结扎紧并固定在套管的小钩上。用滴管吸去套管内血液，换 2~3 次任氏液洗净余血，以防止血块堵塞套管。剪断主动脉，持套管提起心脏，自静脉窦以下把其余血管一起结扎（切勿伤及或结扎静脉窦），分离周围组织，在结扎处下剪断血管，离体出心脏。再用任氏液连续换洗，至无血色，使插管内保留 1.5ml 左右的任氏液。插管插入要点，见实训图 4-13。

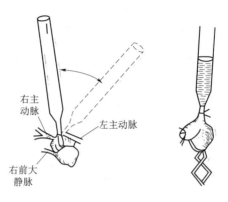

实训图 4-13　离体蛙心的制备（斯氏法）

2. 实验装置的准备和给药顺序　实验装置的准备和给药顺序同八木法。

【实验结果】实验结束，剪辑有效的心脏收缩的图形。比较每次加药后心脏收缩的振幅和频率。

【注意事项】（1）蛙心套管一定要插入心室。切勿用力过大、插入过深，以免损伤心肌。

（2）结扎静脉时，要远离静脉窦（起搏点）。

（3）换液时，任氏液的量要恒定，注意避免空气进入心脏。加药时用吸管充分混匀。

（4）在整个实验过程中应保持套管内液面高度不变，以保证心脏固定的负荷，另外静脉插管最好带刻度，便于研究改变前负荷对心脏的影响。

【分析与思考】1. 分析钙离子对心脏的作用。

2. 由实验结果分析强心苷的作用机制。

实验十一　利尿药和脱水药对家兔尿量的影响

学习目标

1. 掌握　家兔利尿的实验方法。

2. 学会　分析利尿药和脱水药对家兔尿量的影响及其作用机制。

【目的和原理】**1. 目的**　观察药物对排尿量的影响。

2. 原理　呋塞米为强效利尿剂，作用于肾脏肾小管髓袢升支粗段髓质及皮质部，通过抑制 Na^+-K^+-$2Cl^-$ 协同转运体，抑制 $NaCl$ 的重吸收，使肾脏的稀释和浓缩功能均降低，发挥强大的利尿作用。50%葡萄糖为脱水药，能迅速提高血浆渗透压使组织脱水，有渗透性利尿作用。通过给予呋塞米和葡萄糖，收集用药前后的尿液，通过比较药前、药后尿量，观察药物对排尿量的影响。

【药品和器材】**1. 药品** 20%乌拉坦溶液，1%呋塞米溶液，50%葡萄糖溶液。

2. 器材 兔解剖台，10号导尿管，兔灌胃器，注射器，烧杯，量筒。

【实验动物】家兔1只。

【方法和步骤】**1. 尿道插管法**

（1）取雄性家兔1只，称重后置于兔箱中，用40ml/kg温水灌胃。

（2）耳缘静脉注射20%乌拉坦5.0ml/kg麻醉。

（3）仰卧固定在兔解剖台上。将10号导尿管尖端用液体石蜡润滑后，自尿道轻而慢地插入，待导尿管通过膀胱括约肌进入膀胱后，即有尿液滴出，然后再插入2cm（共8~12cm），用胶布将导尿管与兔体固定。轻轻按兔下腹部将膀胱内的尿液挤出。将最初5分钟内滴出的尿液弃去，待滴速稳定后，在导尿管下接一量筒。

（4）记录正常尿量（ml/2分钟）。

（5）经耳缘静脉注入50%高渗葡萄糖5ml/kg，记录给药后2、4、6、8、10、12、14、16、18和20分钟的尿量（ml数）。

（6）休息10分钟，待尿量恢复正常。

（7）经耳缘静脉注入1%呋塞米4mg/kg（1%呋塞米溶液0.4ml/kg），记录给药后2、4、6、8、10、12、14、16、18和20分钟的尿量（ml数）。

2. 输尿管插管法

（1）取雄性家兔1只，称重后置于兔箱中，灌胃给温水40ml/kg。

（2）耳缘静脉注射20%乌拉坦5.0ml/kg麻醉。

（3）背位固定后剪去下腹部毛，于耻骨联合上方切开皮肤约4~5cm，并沿腹白线剪开肌肉，暴露膀胱，找出两侧输尿管，结扎膀胱端，向肾脏方向作输尿管插管。将最初5分钟内滴出的尿液弃去，待滴速稳定后，在导尿管下接一量筒。然后给药，给药方法同尿道插管法。

【实验结果】记录实验结果，见实训表4-13，并以每2分钟内增加的尿量为纵坐标，时间为横坐标画出尿量变化的直方图。

实训表4-13 利尿药和脱水药对家兔尿量的影响

次数	药物	剂量	尿量（ml/2min）										
			给药前	给药后（min）									
				2	4	6	8	10	12	14	16	18	20
1	50%葡萄糖	5ml/kg											
2	1%呋塞米	0.4ml/kg											

【注意事项】（1）插导管时动作应轻巧，插入深度应适当。为避免导尿不畅，可在导尿管的尖端两侧各剪一小孔。

（2）家兔在实验前24小时应给予充足的饮水或用青饲料喂养。

【分析与思考】根据实验结果，分析利尿药和脱水药的作用。

实验十二 药物对凝血时间的影响

学习目标

1. **掌握** 家兔颈动脉取血方法；药物体外抗凝血实验方法。
2. **学会** 分析药物对凝血作用的影响，能够正确选择抗凝药物。

【目的和原理】**1. 目的** 观察抗凝血药的体外抗凝血作用。

2. 原理 肝素主要通过激活抗凝血酶Ⅲ，促其灭活多种凝血因子而发挥强大的抗凝作用，体内体外均有抗凝作用。双香豆素可与维生素K产生竞争性拮抗，抑制活化型凝血因子在肝脏的合成，故只有体内抗凝作用。枸橼酸钠的枸橼酸根与血中钙形成难以解离的可溶性络合物，从而降低血中的钙浓度而发挥抗凝作用，体内给药，因在肝脏迅速氧化，而失去结合钙离子的能力，因此只能在体外发挥抗凝作用。

【药品和器材】**1. 药品** 3.8%枸橼酸钠溶液，10U/ml肝素溶液，3%氯化钙溶液，0.5%双香豆素混悬液，生理盐水。

2. 器材 试管，试管架，移液管（1ml），恒温箱，注射器（5ml、1ml），记号笔，秒表。

【实验动物】家兔1只。

【方法和步骤】**1. 取血准备** 家兔麻醉后分离出一侧颈总动脉，用线结扎远心端，近心端夹上动脉夹，在动脉上向心方向剪V形切口，插上细塑料管，结扎插管备用取血。

2. 试管标记并加药 取清洁干燥试管4支，编号后分别加入生理盐水、10U/ml肝素溶液、0.5%双香豆素混悬液、3.8%枸橼酸钠溶液0.1ml。

3. 取血 松开动脉夹快速取血4ml。

4. 加血样并观察 迅速将血样分别加入上述试管各0.9ml，充分混匀后放入（37℃±0.5℃）恒温水浴中，启动秒表记录时间。每隔30s将试管轻轻倾斜90度观察一次，至液面不再流动为凝。记录凝血时间及各试管出现的现象。

5. 结果观察 15分钟后，在未凝血试管中加入1~2滴3%氯化钙溶液，摇匀按上述方法再次观察是否出现凝血。

【实验结果】记录实验结果，见实训表4-14。

实训表4-14 肝素、双香豆素及枸橼酸钠的抗凝血作用

试管	药物	凝血时间	现象	加入氯化钙后现象
1	生理盐水			
2	肝素			
3	双香豆素			
4	枸橼酸钠			

【注意事项】（1）试管需管径均匀，大小一致，清洁干燥。

（2）由动物取血至试管放入恒温水浴的时间不得超过 3 分钟。

（3）凝血时间是以试管轻轻倒转血液不往下流为标准。

【分析与思考】1. 比较肝素、双香豆素、枸橼酸钠的抗凝作用有何不同？

2. 上述各药的作用机制是什么？

实验十三　硫酸镁急性中毒及钙剂的解救作用

学习目标

1. **掌握**　硫酸镁过量中毒的解救方法。
2. **学会**　分析硫酸镁急性中毒机制及钙镁拮抗作用机制。

【目的和原理】1. **目的**　观察硫酸镁过量中毒时的症状及钙剂的解毒效应。

2. **原理**　硫酸镁过量可引起镁中毒导致呼吸抑制、肌腱反射消失、血压下降。钙能促进运动神经末梢释放乙酰胆碱对抗硫酸镁的作用，而解救其中毒。

【药品和器材】1. **药品**　10%硫酸镁溶液，5%氯化钙溶液。

2. **器材**　兔固定箱，台秤，注射器。

【实验动物】家兔 1 只。

【方法和步骤】取家兔一只，称重，观察其正常活动及肌张力后，由家兔耳静脉缓慢注射 10%硫酸镁溶液 2ml/kg，观察所发生的症状，当家兔行动困难、低头卧倒时立即由耳静脉缓慢注射 5%氯化钙溶液 4~8ml，直至四肢立起为止。抢救后可能再次麻痹，应再给予钙剂。

【实验结果】记录给药前后动物的变化。

【注意事项】（1）硫酸镁溶液应缓慢注射，并注意观察动物所发生的变化。

（2）再次麻痹，应再次给予钙剂。

【分析与思考】硫酸镁注射给药和口服给药时其药理作用有何不同？

实验十四　糖皮质激素对炎症的影响

学习目标

1. **掌握**　炎症模型制备方法。
2. **学会**　分析糖皮质激素对炎症的影响及其抗炎作用机制。

一、地塞米松对实验性大鼠脚趾肿胀的抗炎作用（容积测量法）

【目的和原理】1. **目的**　学习蛋清引起大鼠足跖急性炎症的方法，观察地塞米松的抗炎症渗出作用。学习抗炎实验方法。

2. **原理**　大鼠足跖肿胀法是最常用的实验性炎症模型。角叉菜胶或鲜蛋清等致炎物质被注入大鼠后肢足跖后，可引起局部血管扩张、通透性增强、组织水肿等炎症反应，最后致足跖体积变大。本方法利用毛细管放大原理，根据排水量在毛细管的高度刻度的变化反映动物足趾容积的变化。本实验用鸡蛋清致炎，观察地塞米松对抗渗出性炎症的作用。本方法简便易行，结果较精确可靠，可进行定量研究。

【药品和器材】

1. 药品 0.5%地塞米松磷酸钠溶液，新鲜蛋清，生理盐水。

2. 器材 1ml注射器，台秤，足趾容积测量仪。

【实验动物】大鼠2只。

【方法和步骤】取体重相近最好为同性别大鼠2只，称重，标记。在大鼠左后足某处用记号笔画线作为测量标线，将鼠足缓缓放入足趾容积测量仪的测量筒内，当水平面与鼠足上的标线重叠时，踏动脚踏开关，记录足趾正常容积值（以ml表示），测量2次，取其平均值作为致炎前自身对照。然后两鼠分别腹腔注射0.5%地塞米松磷酸钠溶液0.5ml/kg（2.5mg/kg）和等容量的生理盐水溶液。30分钟后，由两鼠左后脚掌腱膜下向踝关节周围注射新鲜鸡蛋清0.1ml。以后每隔30分钟测量两鼠左后脚之容积，共测3次。以左后脚给致炎剂前后容积之差，作为踝关节肿胀度。

【实验结果】记录实验结果，见实训表4-15。

实训表4-15 地塞米松对大鼠足趾肿胀的抗炎作用

鼠号	体重	药物	致炎前左踝关节正常容积（ml）			给致炎剂后左踝关节容积差值（ml）		
			第1次	第2次	平均	30min	60min	90min

将多个实验小组的实验结果算出平均值，绘制成坐标图形。纵坐标表示关节肿胀容积差值（ml），横坐标表示时间（min）。

【注意事项】（1）为减小误差，保证结果的准确性，所使用的容器必须同一规格。

（2）体重120~150g的大鼠对致炎剂最敏感，肿胀度较高。

（3）注射致炎剂时防止药液外漏。

二、氢化可的松对二甲苯所致小鼠耳廓肿胀的作用

【目的和原理】**1. 目的** 观察氢化可的松对二甲苯所致小鼠耳廓急性炎症模型的抗炎作用，同时学习小鼠耳廓肿胀炎症模型的实验方法。

2. 原理 二甲苯为无色澄清液体，涂抹于小鼠耳廓两面后，由于其刺激作用，可引起鼠耳局部毛细血管充血、通透性增加、渗出增多，发生水肿。二甲苯的致炎作用又快又强，小鼠耳廓肿胀法不需特殊的设备、简便易行、实验时间短、模型复制成功率高，适用于抗炎药常规筛选。

鼠耳肿胀法常用的致炎剂有二甲苯、巴豆油、70%乙醇等。

【药品和器材】**1. 药品** 二甲苯，0.5%氢化可的松溶液，生理盐水。

2. 器材 1ml注射器，剪刀，打孔器（直径8mm），扭力天平。

【实验动物】雄性小鼠2只。

【方法与步骤】取雄性小鼠2只，编号，用二甲苯0.05ml涂于动物左耳前后两面，右耳不作任何处理，30分钟后于一鼠腹腔注射0.5%氢化可的松溶液0.1ml，另一鼠腹腔注射等

容量生理盐水。2 小时后将动物断颈处死，沿耳廓基线剪下两耳，在每鼠的两耳相同部位分别用打孔器取一耳片进行称重，每鼠的左耳片重量减去右耳片重量即为肿胀程度。将各实验小组的对照鼠与给药鼠的实验数据汇总起来列表并进行统计学分析。

【实验结果】记录实验结果，见实训表 4-16。

实训表 4-16　氢化可的松对二甲苯所致小鼠耳廓肿胀的抗炎作用

| 鼠号 | 体重（g） | 鼠耳重量（g） | | 肿胀程度（g） |
		左	右	

【注意事项】（1）对照组和给药组涂抹致炎剂的量和被涂抹的面积应一致。

（2）涂致炎剂的部位应与取下的耳片相吻合，且对照组和给药组取下的部位应一致。

（3）打孔器应锋利，取下的耳片面积应相同。

【分析与思考】1. 糖皮质激素药物可分为哪几类？其抗炎作用机制如何？临床有哪些用途？

2. 应用糖皮质激素类药物抗炎的同时应该注意什么？

实验十五　链霉素的毒性反应及其解救

学习目标

1. **掌握**　家兔肌内注射的给药方法。
2. **学会**　链霉素急性中毒的解救方法；分析钙剂的拮抗作用机制。

【目的和原理】**1. 目的**　观察硫酸链霉素急性毒性反应的指标及氯化钙的对抗作用。

2. 原理　链霉素为氨基糖苷类抗生素，其急性毒性反应为神经肌肉阻滞，出现四肢无力甚至呼吸抑制。本实验以注射过量的链霉素使家兔产生急性毒性，观察氯化钙对抗链霉素中毒家兔的保护作用。

【药品和器材】**1. 药品**　25%硫酸链霉素溶液，5%氯化钙溶液，生理盐水。

2. 器材　5ml 注射器 2 支，台秤，剪刀，棉球。

【实验动物】家兔 2 只。

【方法和步骤】取家兔 2 只，称重，编号，观察动物的呼吸情况、翻正反射及四肢肌张力。两只家兔分别由后肢肌内注射 25%硫酸链霉素溶液 2.4ml/kg，观察其反应。当出现呼吸麻痹、翻正反射消失时，甲兔立即耳缘静脉注射 5%氯化钙溶液 1.6ml/kg，乙兔耳缘静脉注射生理盐水 1.6ml/kg，观察解救结果。

【实验结果】记录实验结果，见实训表 4-17。

实训表 4-17　链霉素的毒性反应及其解救

兔号	体重（kg）	观察时间	呼吸（次/分钟）	翻正反射	肌张力
甲		给药前			
		给链霉素后			
		给钙剂后			
乙		给药前			
		给链霉素后			
		给生理盐水后			

【注意事项】（1）链霉素肌注后，一般在 30~60 分钟出现反应，并逐渐加重。

（2）氯化钙溶液应缓慢推注，避免发生高钙惊厥。

【分析与思考】链霉素急性中毒有哪些症状？为什么用氯化钙解救？

（樊一桥）

参考文献

[1] 国家食品药品监督管理总局执业药师资格认证中心. 国家执业药师资格考试考试大纲 [M]. 北京：中国医药科技出版社，2016.

[2] 国家食品药品监督管理总局执业药师资格认证中心. 国家执业药师资格考试应试指南. 药学专业知识（二）[M]. 北京：中国医药科技出版社，2016.

[3] 国家药典委员会. 中华人民共和国药典（二部）[M]. 北京：中国医药科技出版社，2015.

[4] 国家药典委员会. 中华人民共和国药典临床用药须知（化学药和生物制品卷）[M]. 北京：中国医药科技出版社，2015.

[5] 杨宝峰. 药理学 [M]. 8 版. 北京：人民卫生出版社，2013.

[6] 李学军，薛明. 医用药理学基础 [M]. 7 版. 北京：世界图书出版公司，2015.

[7] 魏敏杰，杜智敏. 临床药理学 [M]. 2 版. 北京：人民卫生出版社，2014.

[8] 林桦，张虹. 药理学 [M]. 2 版. 北京：中国医药科技出版社，2013.

[9] 朱依谆，殷明. 药理学 [M]. 7 版. 北京：人民卫生出版社，2011.

[10] 王开贞，于天贵. 药理学 [M]. 7 版. 北京：人民卫生出版社，2014.

[11] 胡庆平，胡刚. 药理学 [M]. 14 版. 科学出版社，2014 年.

[12] 倪峰，杨丽珠. 药理学 [M]. 北京：人民卫生出版社，2014.

[13] 王建新. 应用药理基础 [M]. 北京：中国医药科技出版社，2011.

[14] 张虹. 实用药理基础 [M]. 北京：化学工业出版社，2010.

[15] 陈志强，夏隆庆. 皮肤病药物治疗新进展 [M]. 1 版. 南京：东南大学出版社，2003.

[16] 金有豫. Joel G. Hardman, Lee E. Limbird, Goodman & Gilman's Pharmacological Basis of Therapeutics [M]. 10 版. 北京：人民卫生出版社，2004 年.

[17] Anthony J. Trevor, Bertram G. Katzung, Marieke Kruidering-Hall, Susan B. Masters. Pharmacology examination & board review [M]. 10th edition. by The McGraw-Hill companies, Inc. 2013.

[18] 樊一桥. 药理学实验 [M]. 北京：中国医药科技出版社，2008.

[19] 魏敏杰，周红. 药理学 [M]. 北京：中国医药科技出版社，2016.

目标检测参考答案

第一章 绪 论

一、选择题

1. B 2. B 3. C 4. B 5. E 6. A 7. A 8. C 9. B 10. C。

二、分析题

1. 硝酸甘油有很强的首过消除。若口服给药或舌下给药后饮水,使药物在通过胃肠黏膜和肝脏时,部分被代谢灭活,使进入体循环的药量减少,药效降低。

2. 医生给予治疗量的阿托品解痉药后,出现口干、心跳加快、视物模糊等属于药物的副作用。副作用是药物固有的药理作用,是在正常的用量用法下就可以产生,一般比较轻微,对机体的危害不大。

3. 此种现象是患者在连续用药后对该药产生了耐受性,使机体对药物的敏感性降低而导致药效减弱,需增加剂量才能达到原有的效应。

第二章 作用于中枢神经系统的药物

一、选择题

1. B 2. D 3. D 4. ABDE 5. ABCE

二、 简答题

1. 氯丙嗪阻断黑质纹状体通路多巴胺受体,可产生锥体外系反应;阻断结节漏斗通路多巴胺受体,可导致内分泌紊乱和影响体温调节;阻断中脑皮质通路和中脑边缘系统通路多巴胺受体,可产生抗精神病作用。

2. 阿司匹林药理作用包括解热镇痛、抗炎抗风湿、抗血小板聚集作用,不良反应包括胃肠道反应、凝血障碍、水杨酸反应、过敏反应、瑞氏综合征。

三、处方分析

1. 该医生处方较合理。因为卡比多巴与左旋多巴合用可能抑制外周多巴脱羧酶的活性,使L-Dopa在外周组织中脱羧减少,DA生成受阻,进入脑中的L-Dopa增多。与L-Dopa合用不仅能使循环中L-Dopa含量增高,而且也可减轻外周不良反应。

   但注意左旋多巴与卡比多巴合用时,宜使用小剂量,3次/天,每日剂量不超过750mg(即卡比多巴75mg,左旋多巴750mg),这样可以减轻左旋多巴的不良反应,尤其是症状波动。

2. 该医生处方不合理。苯妥英钠与卡马西平均有肝药酶诱导作用,两药相互促进代谢,降低疗效,并可产生交叉耐受性。两药不宜合用,可单用苯妥英钠或卡马西平。

第三章 作用于传出神经系统的药物

一、选择题

1. C 2. E 3. E 4. B 5. E 6. A 7. A 8. B 9. E 10. D 11. D 12. D

二、简答题

1. 阿托品的药理作用及临床应用如下。

(1) 解除平滑肌痉挛：用于各种内脏绞痛，如胃肠绞痛及膀胱刺激征等。

(2) 抑制腺体分泌：用于全身麻醉前给药，也可用于严重流涎症和盗汗。

(3) 扩瞳：用于儿童验光配镜、检查眼底和虹膜炎的治疗。

(4) 解除迷走神经对心脏的抑制：用于各种缓慢型心律失常。

(5) 扩张血管：用于感染性休克的治疗。

(6) 阻断 M 受体：解救有机磷农药中毒。

2. 过敏性休克时首选肾上腺素。肾上腺素是 α、β 受体激动剂，能明显地收缩血管，使毛细血管通透性降低，改善心脏功能，升高血压。解除支气管平滑肌痉挛和黏膜水肿缓解呼吸困难，同时还能减少过敏介质的释放。从而迅速而有效地缓解过敏性休克的临床症状，挽救病人的生命。

三、处方分析

此处方合理。

该患者受凉后引起胃肠平滑肌痉挛，产生腹痛症状。654-2 为 M 受体阻断药，能松弛胃肠平滑肌，缓解和解除腹痛症状。

第四章 作用于心血管系统的药物

一、选择题

1. D 2. C 3. C 4. B 5. E 6. E 7. D 8. A

二、简答题

1. 一线降压药及其代表药：利尿药（氢氯噻嗪）；钙通道阻滞药（氨氯地平）；血管紧张素转化酶抑制剂（卡托普利）；血管紧张素 II 受体阻断药（氯沙坦）；β 受体阻断药（普萘洛尔）。

2. 主要为毒性反应如下。

(1) 胃肠道反应：较为常见，如厌食、恶心、呕吐、腹泻。

(2) 中枢神经系统反应：主要表现为眩晕、头痛、疲倦、失眠等症状和黄视或绿视及视觉模糊等视觉障碍，视觉障碍常常是强心苷中毒的先兆，可作为停药的指征。

(3) 心脏毒性：可引发各种类型的心律失常，是最为严重的不良反应。

3. 变异型心绞痛由冠脉痉挛所引起，而 β 受体阻断药阻断 β_2 受体，使 α 受体作用占优势，可出现冠脉痉挛，从而加重心肌缺血症状，故禁用于变异型心绞痛。钙通道阻滞药可阻滞血管平滑肌 Ca^{2+} 通道，松弛冠脉血管，尤其是痉挛状态的血管，可增加缺血区供血供氧，为变异型心绞痛首选用药。

第五章 作用于消化系统的药物

一、选择题

1. E 2. B 3. B 4. A 5. D 6. D 7. B 8. A

二、处方分析题

硫糖铝需经胃酸水解后才能与胃蛋白酶络合而发挥抗溃疡作用。西咪替丁为 H_2 受体拮抗剂，能明显地抑制胃酸分泌，使硫糖铝疗效降低。两药不宜合用，可单用西咪替丁。

第六章　作用于呼吸系统的药物

一、选择题

1. B　2. A　3. C　4. E

二、简答题

1. 平喘药分为支气管扩张药、抗炎平喘药和抗过敏平喘药三类。支气管扩张药包括β_2肾上腺素受体激动药（沙丁胺醇）、M胆碱受体阻断药（异丙托溴铵）及磷酸二酯酶抑制剂（氨茶碱）。抗炎平喘药包括白三烯受体阻断剂（孟鲁司特）和吸入性糖皮质激素（倍氯米松）。抗过敏平喘药（色甘酸钠）。

2. 镇咳药分为中枢性镇咳药和外周性镇咳药两类。中枢性镇咳药包括成瘾性的阿片类生物碱及其衍生物可待因和非成瘾性镇咳药喷托维林；外周性镇咳药（苯佐那酯、苯丙哌林）。

3. 祛痰药分为多糖纤维素溶解剂（溴己新、乙酰半胱氨酸和氨溴索等）、黏痰溶解剂（氯化铵、愈创木酚甘油醚等）、含有分解脱氧核糖核酸（DNA）的酶类（糜蛋白酶、脱氧核糖核酸酶）；黏液调节剂（常用的有羧甲司坦和厄多司坦）四类。

第七章　作用于泌尿生殖系统的药物

一、选择题

1. C　2. B　3. D　4. C　5. B　6. C　7. A　8. A　9. E　10. E

二、处方分析

　　本处方用药合理。充血性心力衰竭患者药物治疗原则为强心、利尿、补钾，地高辛片能增加心肌收缩力，改善心衰状态，是充血性心力衰竭的首选药物，但用药个体差异明显，易发生包括室性心动过速的不良反应；氢氯噻嗪具有利尿作用，使血液循环量减少，减轻心脏负担，进一步改善心衰状态，但利尿作用使钾离子排除增加，造成低钾血症，诱发地高辛造成心动过速的不良反应；氯化钾能补充氢氯噻嗪造成的低钾血症并预防强心苷引发的心动过速。

第八章　作用于血液及造血系统的药物

一、选择题

1. B　2. B　3. B　4. B

二、简答题

（1）相同点　都具有抗凝作用；都可以防止血栓栓塞性疾病；不良反应均易出血。

（2）不同点　肝素口服无效，常静脉给药，起效快，维持时间短，机制是激活和强化抗凝血酶Ⅲ，体内、外均有强大的抗凝作用，自发性出血用鱼精蛋白解救。华法林口服有效，起效慢，但维持时间长，机制是维生素K拮抗剂，阻断维生素K的循环再利用，只在体内有效，体外无效，自发性出血用维生素K解救。

三、案例分析题

　　消化性溃疡和（或）并发出血的患者常有缺铁性贫血。胃酸可增加铁剂溶解度，有助于铁吸收。而抑酸剂能减少胃酸分泌，两者合用会降低治疗效果。对于这类患者，在病情允许的情况下，可使用硫糖铝或铋剂代替PPI。

第九章　抗过敏药物

一、选择题

1. B　2. D　3. C　4. D　5. E　6. ABCDE　7. ABE　8. AC

二、案例分析题

李小姐的做法存在重复用药以及未对症治疗两个问题。

（1）重复用药　复方磷酸可待因溶液和酚麻美敏片，都含有抗组胺药溴苯那敏和氯苯那敏。抗组胺药有中枢抑制作用和抗胆碱作用，中枢抑制作用可导致嗜睡、疲劳、乏力等不良反应；抗胆碱作用可导致口干、舌燥，使痰干、黏度增加、不易咯出等。

（2）未对症治疗　李小姐痰量较多，应当使用祛痰药，促进痰液排出，保持呼吸道通畅，改善通气功能。复方磷酸可待因溶液中含有中枢镇咳药可待因，酚麻美敏片则含中枢止咳药右美沙芬，两药联用，使镇咳作用进一步加强，造成痰黏且不易咯出。

第十章　作用于内分泌系统的药物

一、选择题

1. E　2. B　3. B　4. A　5. D　6. C　7. E　8. E　9. D　10. B　11. E　12. C

二、处方分析

不合理。氢氯噻嗪可使血糖升高，不适用于糖尿病患者。

第十一章　钙磷代谢调节药物

一、选择题

1. D　2. E　3. B　4. ACE　5. ABCDE

二、分析题

1. 骨质疏松症是一种全身性代谢性骨病，老年人发生此病时，可选用钙剂、维生素D、双膦酸盐类、降钙素等药物进行治疗，绝经后女性患者，还可选择雌激素受体调节剂盐酸雷洛昔芬。

2. 泼尼松可直接抑制成骨细胞的活动，也可抑制肠道钙的吸收，使甲状旁腺素分泌增加，甲状旁腺素可增强破骨细胞的活动。前者导致骨形成减少，后者使骨重吸收增加，从而引起骨质疏松，严重者可导致脊柱压缩性骨折。原有骨质疏松的患者应用泼尼松后，可加重病情。其他糖皮质激素（可的松、氢化可的松、地塞米松等）也有类似的影响。因此，本例不宜应用泼尼松，可用氨茶碱代替泼尼松平喘。

第十二章　维生素和肠外肠内营养药物

一、选择题

1. D　2. D　3. A　4. B　5. C　6. A

二、综合分析题

该患者的初步诊断为营养性维生素D缺乏性佝偻病。

给药方案：口服维生素D，每日 $5\sim150\mu g$，同时补充钙剂。

第十三章　抗病原微生物药物

一、选择题

1. C　2. B　3. B　4. E　5. D　6. E　7. E

二、简答题

1. 抗菌药的抗菌机制：抑制细菌细胞壁的合成，影响细菌细胞膜通透性，抑制细菌蛋白质的合成，抑制细菌核酸的代谢，抑制细菌叶酸的代谢。
2. 氨基糖苷类药物的不良反应：肾毒性、耳毒性、神经肌肉阻滞、过敏反应。
3. 磺胺类药物的主要不良反应：肾脏损害、过敏反应。

三、案例分析题

　　头孢哌酮为第三代头孢菌素类，属繁殖期杀菌剂。作用机制在于可干扰细菌黏肽的合成，使细菌细胞壁缺损而死亡。对正在繁殖的细菌具有强大的杀菌作用，而对已合成细胞壁静止期细菌无作用。罗红霉素为快速抑菌剂，主要作用是阻碍细菌蛋白质的合成，使细菌生长受抑制。罗红霉素使细菌处于静止期，头孢哌酮的杀菌作用无从发挥而被降效。因此，罗红霉素与头孢哌酮合用时有可能导致头孢哌酮抗菌活性减弱。大环内酯类抗生素与头孢菌素类抗生素不宜联用，本例不宜应用罗红霉素，可单用头孢哌酮。

第十四章　抗寄生虫药物

一、选择题

1. D　2. B　3. E　4. D

二、简答题

1. （1）抗疟作用：是控制疟疾临床症状的首选药。临床用于良性疟和恶性疟的急性发作，既能控制症状又能预防性抑制疟疾症状发作，与伯氨喹合用可根治间日疟、三日疟。
　　（2）抗肠外阿米巴作用：对阿米巴滋养体杀灭作用强大，是治疗肠外阿米巴肝炎和肝脓肿的主要药物。
　　（3）免疫抑制作用：用于治疗自身免疫性疾病，对类风湿性关节炎、系统性红斑狼疮等疾病有一定疗效。
2. （1）控制症状：对氯喹敏感疟原虫选用氯喹；脑型疟可选用氯喹、奎宁、青蒿素类注射给药以提高脑内药物浓度；耐氯喹恶性疟可选用奎宁、青蒿素类或甲氟喹治疗。
　　（2）控制复发和传播：伯氨喹用以根治和防止疟疾传播。
　　（3）病因性预防：乙氨嘧啶预防发作和阻止疟疾传播。
3. （1）抗肠内外阿米巴病药，包括甲硝唑、替硝唑、依米丁、去氢依米丁等。
　　（2）抗肠内阿米巴病药，包括卤化喹啉类（喹碘方、双碘喹啉、氯碘羟喹）、二氯尼特、尼龙霉素等。
　　（3）抗肠外阿米巴病药，氯喹等。

第十五章　抗恶性肿瘤药物

一、选择题

1. E　2. D　3. D　4. C　5. D　6. C　7. B　8. A　9. D　10. B

二、简答题　略

三、案例分析

该方案合理。氟尿嘧啶主要作用于 S 期细胞，对 G_1、G_2 期细胞也有一定作用；放线菌素 D 为周期非特异性药物，对绒毛膜上皮癌疗效好，与氟尿嘧啶合用时，两药能在不同机制上起作用，增加疗效。

第十六章　影响免疫功能药物

一、选择题

1. E　2. D　3. C　4. ABCD　5. AECD

二、综合分析题

该患者对称性关节肿痛，且有"晨僵"现象，根据生化检查中血沉、C-反应蛋白、类风湿因子的检查结果判断，该患者患的是类风湿性关节炎，该疾病属于自身免疫性疾病，所以可以应用免疫抑制剂进行治疗，例如糖皮质激素、环孢素、他克莫司、硫唑嘌呤等药物。

第十七章　生物制品

一、选择题

1. A　2. B　3. ABC　4. ABCD　5. ACD

二、综合分析题

此方案不合理。因为脊髓灰质炎减毒活疫苗在较高温度下会被灭活而丧失功效，所以不能加在热开水或热的食物内服用，服食前后 30 分钟内不能喝、吃热饮料热食。可直接口服，也可使用少量 37℃ 以下的温水将其化成糊状服用。

第十八章　眼科疾病用药

一、选择题

1. B　2. A　3. E　4. AB

二、分析题

复方磺胺甲噁唑钠为复方制剂，其中磺胺甲噁唑钠为广谱抑菌药，氨基己酸具有抗炎、抗过敏作用，甘草酸二钾具有类皮质激素作用，可抗炎抗过敏，马来酸氯苯那敏为抗组胺药，可缓解过敏症状。临床上用于敏感菌所致的眼部感染，如细菌性结膜炎、眼睑炎等的治疗。

第十九章　耳鼻喉科和口腔科疾病用药

一、选择题

1. D　2. A　3. A　4. A

二、简答题

麻黄碱滴鼻液用于急、慢性鼻炎，鼻窦炎，也用于鼻出血，不良反应为偶见一过性轻微烧灼感，鼻黏膜干燥感，头痛，头晕，心率加快，长期使用可致心悸、焦虑不安、失眠等。滴药过频易致反跳性鼻充血，久用可导致药物性鼻炎。

第二十章　皮肤科用药

一、选择题

1. B　2. B　3. D　4. A　5. A

二、简答题

局部应用糖皮质激素临床应用主要有：①主要用于过敏性或与变态反应相关的非感染性炎症性皮肤病；②其他免疫性或与免疫相关性皮肤病；③某些瘙痒性皮肤病。

主要的不良反应有：①掩盖或加重用药局部的皮肤感染；局部皮肤萎缩；毛细血管扩张；接触性皮炎；口周皮炎；痤疮；局部多毛症及色素沉着减退等。②长期外用，尤其外用强效者，可引起激素依赖性皮炎。③长期大面积用药、加封包使用或用于易吸收部位，如面部、眼部、口周、腹股沟或腋窝等处，必须注意系统性全身不良反应。

教学大纲

（供药学类、药品服务与管理、药品质量与安全、食品药品管理类等专业用）

一、课程任务

　　《药理学》课程是药学类、药品服务与管理、药品质量与安全、食品药品管理类等专业必修的一门专业基础课程。通过本课程的学习，使学生掌握从事药学工作必需的药理学基本知识和基本技能，为进一步学习相关岗位知识和技能、增强适应职业变化的能力和继续学习的能力奠定基础。

二、课程目标

　　通过药理学的理论讲授和实验实训，使学生掌握药理学的基本理论和药物作用与应用的基础知识，熟知各类药物的基本作用、临床应用和不良反应，了解常见疾病的用药选用原则，为合理用药提供坚实的理论依据；为学习药物分析、药物治疗学等专业课程和执业药师资格考试与继续教育考试奠定基础；同时也为适应职业岗位工作提供知识支撑。

（一）知识目标

　　1. 掌握药理学的基本理论、基本概念。

　　2. 掌握各类药物中代表药的药理作用、作用机制、药动学特点、临床应用、药物相互作用、不良反应、禁忌证及用药注意事项。

　　3. 熟悉药物的分类、常用药物的作用特点、临床应用及主要不良反应。

　　4. 了解药理研究的基本方法和该领域的重大进展。

　　5. 具备参加中高级职业技能证书考试、执业资格考试的基本药理知识和技能。

（二）能力目标

　　1. 具备运用药理学知识开展药学服务，进行用药咨询的能力。

　　2. 具备对常见病进行初步分析判断，对选用药物的合理性进行评价的能力。

　　3. 具有在专业人员指导下进行常用实验动物药理实验操作的能力。

　　4. 具有学习和更新药理知识的能力及运用药理知识独立思考、分析和解决实际问题的能力。

三、教学时间分配

章节	内容	60 学时		90 学时		116 学时	
		理论	实践	理论	实践	理论	实践
第一章	总论	6	4	6	6	8	10
第二章	作用于中枢神经系统的药物	8	2	8	2	10	6
第三章	作用于传出神经系统的药物	5	2	8	2	8	2
第四章	作用于心血管系统的药物	4	2	6	2	8	4
第五章	作用于消化系统的药物	3		4		4	
第六章	作用于呼吸系统的药物	2		3		4	
第七章	作用于泌尿生殖系统的药物	2		3		4	2
第八章	作用于血液及造血系统的药物	2	1	4	2	4	2

续表

章节	内容	60 学时		90 学时		116 学时	
		理论	实践	理论	实践	理论	实践
第九章	抗过敏药物	1		1		1	
第十章	作用于内分泌系统的药物	3	1	5	2	6	2
第十一章	钙磷代谢调节药物	1		2		2	2
第十二章	维生素和肠外肠内营养药物			2		3	
第十三章	抗病原微生物药物	7		8	2	8	2
第十四章	抗寄生虫药物	1		2		4	
第十五章	抗恶性肿瘤药物	1		2		2	
第十六章	影响免疫功能药物	1		1		1	
第十七章	生物制品			1		1	
第十八章	眼科疾病用药			2		2	
第十九章	耳鼻喉和口腔科疾病用药	1		2		2	
第二十章	皮肤科疾病用药			2		2	
合计		48	12	72	18	84	32
		60		90		116	

四、教学内容与要求

单元	教学内容	教学要求	教学活动建议
理论篇			
第一章 总论	**一、绪论**		理论讲授
	药物、药理学、药动学、药效学的概念	掌握	
	药理学的研究对象、任务与内容	熟悉	
	药理学发展简史、研究方法、在新药研究中的作用	了解	
	二、药物效应动力学		理论讲授
	药物的基本作用	掌握	
	药物的受体理论、药物的量效关系	熟悉	
	药物的作用机制和构效关系	了解	
	三、药物代谢动力学		理论讲授
	药物吸收、分布、代谢和排泄的基本概念和影响因素	掌握	
	药物代谢动学的基本概念及临床意义	熟悉	
	药物的跨膜转运的方式及其影响因素	了解	
	四、影响药物作用的因素		理论讲授
	药物因素对药物效应的影响	掌握	
	机体因素和其他因素对药物效应的影响	熟悉	

单元	教学内容	教学要求	教学活动建议
	一、镇静催眠药		理论讲授
	苯二氮䓬类药物的作用、临床应用和不良反应	掌握	案例分析
	佐匹面隆、唑吡坦的作用及应用	熟悉	
	巴比妥类、水合氯醛等的作用特点	了解	
	二、抗癫痫药和抗惊厥药		理论讲授
	卡马西平、丙戊酸钠、苯妥英钠、乙琥胺的作用、应用及主要不良反应;各类型癫痫发作的药物选择	熟悉	案例分析
	癫痫类型和其他药物特点;硫酸镁的作用及应用	了解	
	三、抗帕金森病药		理论讲授
	抗帕金森病药左旋多巴和苯海索的作用特点、应用及不良反应	熟悉	案例分析
	抗帕金森病药物的分类及药物选择	了解	
	四、抗精神失常药		理论讲授
第二章	氯丙嗪的作用、应用及主要不良反应	掌握	案例分析
作用于	氯丙嗪的作用机制;抗抑郁药的的分类、作用和应用	熟悉	
中枢神经	奋乃静、泰尔登、氟哌啶醇以及碳酸锂等药的作用特点	了解	
系统的	**五、中枢兴奋药及改善脑功能药**		理论讲授
药物	常用中枢兴奋药咖啡因、尼可刹米、山梗菜碱的作用及应用	了解	案例分析
	改善脑功能药吡拉西坦、多奈哌齐、石杉碱甲、银杏叶提取物的作用及应用	了解	
	六、镇痛药		理论讲授
	吗啡、哌替啶的作用、应用及不良反应	掌握	案例分析
	镇痛药的应用原则	熟悉	
	可待因、芬太尼、美沙酮、喷他佐新、二氢埃托啡、曲马多、布桂嗪、罗通定、纳洛酮、纳曲酮的作用特点	了解	
	七、解热镇痛抗炎药与抗痛风药		理论讲授
	解热镇痛抗炎的共同作用与分类 阿司匹林、对乙酰氨基酚的药理作用、临床应用及主要不良反应	掌握	案例分析
	布洛芬、吲哚美辛、双氯芬酸、美洛昔康、尼美舒得、塞来昔布的作用与应用	熟悉	
	抗痛风药的分类、作用特点与应用	熟悉	

续表

单元	教学内容	教学要求	教学活动建议
第三章 作用于 传出神经 系统的 药物	**一、传出神经系统药理概论**		理论讲授
	传出神经受体的分类、受体的分布及效应 传出神经系统药物的作用方式	熟悉	
	传出神经药物的分类及其作用	了解	
	二、胆碱受体激动药和作用于胆碱酯酶药		理论讲授 案例分析
	毛果芸香碱、新斯的明的作用、作用机制和用途	熟悉	
	毒扁豆碱、吡啶斯的明、加兰他敏的作用特点	了解	
	有机磷酸酯类中毒的机制、症状、解救措施 胆碱脂酶复活药氯磷定和双复磷等的作用特点	了解	
	三、胆碱受体阻断药		理论讲授 案例分析
	阿托品的作用、临床应用、不良反应	掌握	
	山莨菪碱和东莨菪碱的作用特点及应用 阿托品的合成代用品的作用特点及应用	熟悉	
	N₁胆碱受体阻断药和N₂胆碱受体阻断药的作用特点及应用	了解	
	四、肾上腺素受体激动药		理论讲授 案例分析
	肾上腺素、去甲肾上腺素、异丙肾上腺素、多巴胺的作用、临床应用及不良反应	掌握	
	间羟胺、麻黄碱的作用特点及应用	熟悉	
	肾上腺素受体激动药的分类;其他肾上腺素受体阻断药的特点	了解	
	五、肾上腺素受体阻断药		理论讲授 案例分析
	普萘洛尔的作用、临床应用、不良反应及禁忌证	掌握	
	酚妥拉明、酚苄明的临床应用、不良反应及禁忌证	熟悉	
	美托洛尔、吲哚洛尔、噻吗洛尔的作用及应用	了解	
第四章 作用于 心血管 系统的 药物	**一、抗高血压药**		理论讲授
	利尿药氢氯噻嗪、钙通道阻滞药硝苯地平、血管紧张素转化酶抑制药卡托普利、血管紧张素Ⅱ受体阻断药氯沙坦、β受体阻断药普萘洛尔等的作用、临床应用、主要不良反应及防治	掌握	案例分析
	α₁受体阻断药哌唑嗪、α、β受体阻断药美托洛尔、中枢性降压药可乐定、血管扩张药肼屈嗪和硝普钠的作用特点及抗高血压药的合理应用	熟悉	
	肾素抑制药、去甲肾上腺素能神经末梢阻滞药利血平、神经节阻断药等作用特点	了解	

续表

单元	教学内容	教学要求	教学活动建议
第四章 作用于 心血管 系统的 药物	二、抗心绞痛药		理论讲授
	硝酸酯类、β 受体阻断药、钙通道阻滞药的作用、临床应用、不良反应和注意事项	掌握	案例分析
	三、抗慢性心功能不全药		理论讲授
	强心苷类药的分类、药理作用、临床应用和不良反应及防治	熟悉	案例分析
	非苷类正性肌力药药理作用特点、临床应用和不良反应	了解	
	四、抗心律失常药		理论讲授
	奎尼丁、利多卡因、苯妥英钠、β 受体阻断药、维拉帕米、胺碘酮的作用、应用和不良反应	熟悉	案例分析
	普鲁卡因胺、美西律、普罗帕酮的作用特点及快速型心律失常的药物选择	了解	
	五、抗动脉粥样硬化药		理论讲授
	他汀类药物的药理作用、临床应用、不良反应及防治	掌握	案例分析
	高脂血症的分类、贝特类、胆汁酸结合树脂、胆汁酸吸收抑制剂的药理作用、临床应用、不良反应及防治	熟悉	
	多烯脂肪酸和抗氧化剂的药理特点和临床应用	了解	
第五章 作用于 消化系统 的药物	一、抗消化性溃疡药		理论讲授
	H₂受体阻断药西咪替丁、雷尼替丁、法莫替丁,胃壁细胞质子泵抑制药奥美拉唑,胃黏膜保护药米索前列醇、枸橼酸铋钾的作用、应用及主要不良反应	掌握	案例分析
	抗酸药氢氧化铝、三硅酸镁、碳酸钙、硫糖铝的作用及应用;消化性溃疡的治疗原则及药物选择	熟悉	
	其他抗消化性溃疡药的作用特点	了解	
	二、助消化药		理论讲授
	助消化药稀盐酸、胃蛋白酶、胰酶、乳酶生的作用及应用	掌握	案例分析
	三、止吐药与促胃肠动力药		理论讲授
	多潘立酮、甲氧氯普胺、昂丹司琼的作用及应用	熟悉	案例分析
	其他解痉药及促胃肠动力药的作用特点及应用	了解	
	四、泻药与止泻药		理论讲授
	硫酸镁、酚酞、比沙可啶、甘油、液状石蜡的应用及主要不良反应	熟悉	案例分析
	止泻药的分类及药物的作用特点	了解	
	五、肝胆疾病用药		讨论
	肝胆疾病用药的特点及应用	了解	

其中，H_2受体阻断药。

单元	教学内容	教学要求	教学活动建议
第六章 作用于 呼吸系统 的药物	**一、平喘药**		理论讲授
	平喘药 β_2 肾上腺素受体激动药沙丁胺醇、茶碱类药氨茶碱、糖皮质激素类药物二丙酸倍氯米松等的药理作用、临床应用及不良反应	掌握	案例分析
	平喘药的分类及 M 胆碱受体阻断药、过敏介质阻释药的作用及应用	熟悉	
	二、镇咳药		理论讲授
	喷托维林、右美沙芬、苯丙哌林等镇咳药的作用及应用	熟悉	案例分析
	镇咳药的分类;可待因、苯佐那酯的作用特点	了解	
	三、祛痰药		理论讲授
	祛痰药氯化铵、乙酰半胱氨酸、氨溴索、溴己新的作用及应用	熟悉	案例分析
	祛痰药的分类	了解	
第七章 作用于 泌尿生殖 系统的 药物	**一、利尿药和脱水药**		理论讲授
	呋塞米、氢氯噻嗪、螺内酯的药理作用、作用机制、临床应用、不良反应及防治	掌握	案例分析
	甘露醇的作用及应用;氨苯蝶啶、阿米洛利、吲达帕胺的作用特点及应用	熟悉	
	利尿药作用的生理学基础;布美他尼、依他尼酸、氯噻酮、乙酰唑胺的作用特点;山梨醇、高渗葡萄糖的作用特点	了解	
	二、抗前列腺增生药		理论讲授
	α 受体阻断药特拉唑嗪和坦洛新、抗雄激素药非那雄胺的作用特点及应用	熟悉	案例分析
	其他抗前列腺增生药的作用特点	了解	
	三、子宫平滑肌兴奋药和抑制药		讨论
	缩宫素、麦角生物碱、前列腺素、利托君的作用、应用及不良反应	了解	
	垂体后叶素、米非司酮的作用特点		
第八章 作用于 血液及 造血系统 的药物	**一、促凝血药**		理论讲授
	止血药维生素 K 作用特点及其临床应用	熟悉	案例分析
	氨甲苯酸、凝血酶的作用特点	了解	
	二、抗凝血药		理论讲授
	华法林、肝素的抗凝作用特点及其临床应用	掌握	案例分析
	低分子量肝素、枸橼酸钠的作用特点	了解	
	三、纤维蛋白溶解药		理论讲授
	链激酶、尿激酶、组织型纤溶酶原激活因子等药的特点及应用	熟悉	案例分析

续表

单元	教学内容	教学要求	教学活动建议
第八章 作用于 血液及 造血系统 的药物	**四、抗血小板药**		理论讲授 案例分析
	抗血小板药阿司匹林、利多格雷、双嘧达莫、噻氯匹定的作用特点及应用	掌握	
	其他抗血小板药的作用特点	了解	
	五、抗贫血药		理论讲授 案例分析
	铁剂作用与应用;维生素 B_{12}、叶酸作用特点及应用	掌握	
	重组人红细胞生成素的作用特点	了解	
	六、升白细胞药		讨论
	升白细胞药的特点及应用	了解	
第九章 抗过敏药	H_1受体阻滞药苯海拉明、氯苯那敏、阿司咪唑(息斯敏)的作用特点、应用及注意事项	掌握	理论讲授
	其他 H_1 受体阻滞药异丙嗪、赛庚啶、特非那定、氯雷他定、西替利嗪的作用特点;肥大细胞膜稳定剂色甘酸钠、酮替芬的作用特点	熟悉	案例分析
	白三烯受体拮抗药盂鲁司特、扎鲁司特和其他抗过敏药的作用特点	了解	
第十章 作用于 内分泌 系统的 药物	**一、肾上腺皮质激素类药**		理论讲授 案例分析
	糖皮质激素类药物的分类作用、应用、不良反应	掌握	
	外用糖皮质激素类的分类及应用;盐皮质激素的作用	了解	
	二、甲状腺激素及抗甲状腺药		理论讲授 案例分析
	硫脲类抗甲状腺药的作用有、应用、不良反应	熟悉	
	甲状腺激素的生物合成及作用;其他抗甲状腺药的特点	了解	
	三、胰岛素及口服降血糖药		理论讲授 案例分析
	胰岛素和口服降糖药的作用、作用机理、应用和不良反应	掌握	
	四、性激素类药和避孕药		讨论
	常用避孕药的作用及应用	熟悉	
	雌激素类药、孕激素类药和雄激素类药的作用特点	了解	
第十一章 钙磷代谢 调节药	钙剂、维生素 D 的药理作用、临床应用、主要不良反应及使用注意事项	掌握	理论讲授
	常用抗骨质疏松药的作用特点和临床应用	熟悉	案例分析
	其他钙磷代谢调节药的作用及应用	了解	
第十二章 维生素和 肠外肠内 营养药	**一、维生素**		理论讲授
	B 族维生素、维生素 C 和维生素 A、维生素 D、维生素 E 的药理作用、临床应用和不良反应	掌握	案例分析
	维生素的共同特点及缺乏症	熟悉	

单元	教学内容	教学要求	教学活动建议
第十二章 维生素和肠外肠内营养药	各种维生素的来源及摄入量	了解	
	二、肠外营养药		讨论
	肠外营养的含义,肠外营养相关制剂的主要成分、药理作用、临床应用及使用注意事项	熟悉	
	临床上常用的肠外营养支持途径	了解	
	三、肠内营养药		讨论
	肠内营养的含义,肠内营养相关制剂的主要成分、药理作用、临床应用及使用注意事项	熟悉	
	临床上常用的肠内营养支持途径	了解	
第十三章 抗病原微生物药物	**一、抗菌药物概述**		理论讲授
	抗生素、抗菌谱、抑菌药、杀菌药、耐药性的基本概念	掌握	
	抗菌作用的机制	熟悉	
	细菌耐药性产生的机制及交叉耐药的概念;抗菌药物合理应用的原则	了解	
	二、抗生素		理论讲授
	青霉素类、头孢菌素类、大环内酯类的抗菌作用及机制、应用、不良反应及使用注意事项	掌握	案例分析
	其他β-内酰胺类、氨基糖苷类、四环素类及氯霉素类抗生素的抗菌作用特点、用途、不良反应及使用注意事项	熟悉	
	林可霉素类、黏菌素类、万古霉素和去甲万古霉素、替考拉宁、杆菌肽的作用特点和应用	了解	
	三、人工合成抗菌药		理论讲授
	喹诺酮类的抗菌作用、应用、不良反应及使用注意事项	掌握	案例分析
	磺胺类、甲氧苄啶的抗菌作用、作用机制、应用、主要不良反应及其防治	熟悉	
	呋喃坦啶和呋喃唑酮等的作用特点及应用	了解	
	四、抗结核病药		理论讲授
	一线抗结核药异烟肼、利福平、吡嗪酰胺、乙胺丁醇等的作用、应用、不良反应及使用注意事项	熟悉	案例分析
	其他常用抗结核药物的特点;抗结核药的用药原则	了解	
	五、抗真菌药和抗病毒药		理论讲授
	常用抗真菌药、抗病毒药的特点和应用	熟悉	
	抗艾滋病药分类及常用药物	了解	
	六、抗菌药物的合理应用		讨论
	抗菌药物应用的基本原则	熟悉	
	抗菌药物的联合应用原则和肝肾功能损害时抗菌药的应用原则	了解	

单元	教学内容	教学要求	教学活动建议
第十四章 抗寄生虫药	甲硝唑的作用、应用及不良反应	掌握	理论讲授
	驱肠线虫药的分类及作用特点;氯喹、奎宁、青蒿素、伯氨喹、乙胺嘧啶的作用特点及药物的选择	熟悉	案例分析
	驱绦虫药的分类及作用特点;其他抗阿米巴病药和抗滴虫病药的作用特点;抗血吸虫病药和抗丝虫病药吡喹酮、乙胺嗪的作用特点	了解	
第十五章 抗恶性肿瘤药	抗恶性肿瘤药的分类;常用抗恶性肿瘤药氮芥、环磷酰胺、甲氨蝶呤、放线菌素 D、长春碱、他莫昔芬、顺铂等药的作用、应用和常见不良反应	熟悉	理论讲授
	肿瘤细胞增殖动力学特点和常用抗恶性肿瘤药的作用机制;其他抗恶性肿瘤药的作用特点;抗恶性肿瘤药的毒性反应和应用原则。	了解	
第十六章 影响免疫功能药物	免疫抑制药糖皮质激素类、环孢素、他克莫司、环磷酰胺的作用及应用;免疫增强药卡介苗、干扰素、白细胞介素-2的作用、应用及使用注意事项	熟悉	理论讲授
	其他免疫抑制药的作用特点和应用;其他免疫增强药的作用特点和应用	了解	
第十七章 生物制品	生物制品的分类及使用注意事项	熟悉	理论讲授
	常用疫苗、菌苗、抗毒素和抗血清、人血液制品、细胞因子的作用及应用	了解	
第十八章 眼科疾病用药	抗眼部感染药的作用特点及应用	熟悉	理论讲授
	降眼压药、散瞳药、激素类眼部用药、防治白内障药的作用特点及应用	了解	
第十九章 耳鼻喉科和口腔科疾病用药	常见耳部疾病、鼻部疾病、咽喉部疾病、口腔疾病的药物选择	熟悉	理论讲授
	耳部用药、鼻部用药的分类	了解	
第二十章 皮肤科疾病用药	局部外用抗感染药的分类及代表药物的应用特点;糖皮质激素的应用特点	熟悉	理论讲授
	皮肤科疾病用药的分类;抗角化药物及治痤疮药、治银屑病药、遮光剂、止痒剂、清洁剂、消毒防腐药等的应用特点	了解	
实践技能篇			
项目一 药品分类管理及药品说明书的解读	药品分类管理的基本要求	掌握要求	研究讨论
	非处方药及特殊管理药品的标识	熟悉标识	技能实践
	药品说明书解读	准确掌握	技能实践
	运用药品说明书指导患者正确使用药品	学会运用	技能实践

单元	教学内容	教学要求	教学活动建议
项目二 合理用药与 药学咨询 服务	合理用药基本要素及原则	掌握原则	研究讨论
	开展药学咨询服务	掌握方法	技能实践
	针对患者的病情进行病因分析并给出合理的个体化用药指导	学会指导	技能实践
项目三 新药研究 与开发	新药研究与开发的基本过程	熟悉过程	研究讨论
	按规定开展新药研究与开发的基础工作	学会方法	方案设计
项目四 药理实验 技能	**实验一　常用实验动物的基本操作**		
	药理学常用实验动物的基本技术	熟练掌握	技能实践
	常用实验动物的捉拿、给药、标记、处死等操作方法	学会方法	技能实践
	实验二　实验动物给药剂量的设计、计算及剂量对药物作用的影响		
	药理学实验动物给药剂量的计算	掌握方法	技能实践
	观察与记录小鼠兴奋后的各种表现	学会记录	技能实践
	分析给药剂量对药物作用的影响	学会分析	技能实践
	实验三　不同给药途径对药物作用的影响		
	观察与记录家兔和小鼠的生理反应和病理反应的具体表现	学会记录	技能实践
	分析给药途径对药物作用的影响	学会分析	技能实践
	实验四　肝功能状态对药物作用的影响		
	肝功能损伤实验模型的建立	学会方法	技能实践
	分析肝功能状态对药物作用的影响	学会分析	技能实践
	实验五　传出神经系统药物对家兔瞳孔和血压的影响		
	家兔的滴眼给药方法和瞳孔测量;实验动物麻醉;兔颈动脉插管	掌握方法	技能实践
	分析传出神经系统药物对瞳孔和血压的影响	学会分析	技能实践
	实验六　有机磷酸酯类中毒及其解救		
	有机磷中毒的其解救	掌握方法	技能实践
	分析有机磷中毒的症状、中毒机制	学会分析	技能实践
	实验七　药物的抗惊厥作用		
	药物及电刺激致惊厥模型的制备	熟悉过程	技能实践
	惊厥的解救	掌握办法	技能实践
	分析药物的抗惊厥作用机制	学会分析	技能实践
	实验八　药物的镇痛作用		
	用扭体法及热板法筛选镇痛药	掌握方法	技能实践
	分析解热镇痛药及镇痛药的镇痛作用及作用机制	学会分析	技能实践

续表

单元	教学内容	教学要求	教学活动建议
	实验九　硝酸甘油的扩张血管作用		
	家兔舌下给药	掌握方法	技能实践
	分析硝酸甘油的扩血管作用及其作用机制	学会分析	技能实践
	实验十　强心苷对离体蛙心的作用		
	离体蛙心的制备	掌握方法	技能实践
	分析强心苷对离体蛙心的作用及其作用机制	学会分析	技能实践
	实验十一　利尿药和脱水药对家兔尿量的影响		
	家兔利尿的实验	掌握方法	技能实践
	分析利尿药和脱水药对家兔尿量的影响及其作用机制	学会分析	技能实践
项目四 药理实验 技能	**实验十二　药物对凝血时间的影响**		
	家兔颈动脉取血;药物体外抗凝血实验	掌握方法	技能实践
	分析药物对凝血作用的影响,能够正确选择抗凝药物	学会分析	技能实践
	实验十三　硫酸镁急性中毒及钙剂的解救作用		
	硫酸镁过量中毒的解救	掌握方法	技能实践
	分析硫酸镁急性中毒机制及钙镁拮抗作用机制	学会分析	技能实践
	实验十四　糖皮质激素对炎症的影响		
	炎症模型制备	掌握方法	技能实践
	分析糖皮质激素对炎症的影响及其抗炎作用机制	学会分析	技能实践
	实验十五　链霉素的毒性反应及其解救		
	家兔肌内注射的给药;链霉素急性中毒的解救	掌握方法	技能实践
	分析钙剂的拮抗作用机制	学会分析	技能实践

五、大纲说明

（一）适应专业及参考学时

本教学大纲主要供高职高专院校药学类、药品服务与管理、药品质量与安全、食品药品管理类等专业教学使用。根据各专业不同,本课程开设的学时为60~116学时,其中理论48~84学时,实验实训12~32学时。

（二）教学要求

1. 理论教学部分具体要求分为三个层次,分别是①掌握:要求在掌握药理学基本理论、基本概念的基础上,通过分析、归纳、对比等方法,掌握各类药物的基本作用规律、代表药物的应用及注意事项,做到学以致用,融会贯通,为继续学习和合理用药奠定基础;②熟悉:要求学生能够领会概念的基本含义和药物的基本作用及应用特点,能够正确选择用药;③了解:要求学生能够记住所学过的知识要点,并能够根据具体情况正确判别药物的种类。

2. 实践教学部分具体要求分为两个层次,分别是①掌握方法:掌握药品管理的基本原则、药品说明书的具体规定、用药咨询与指导的基本方法，掌握药理学实验学实验操作的基本方法；②学会：学会常用药理学动物实验方法，正确观察和记录实验结果，合理应用理论知识对实验结果和作用机制进行分析，并能够独立写出实验报告。

（三）教学建议

1. 本大纲遵循职业教育的特点，降低了理论难度，主要介绍药理学的基本知识和基础理论。在学习过程中，应以代表药物或临床常用药物为重点，掌握其药理作用、体内过程、临床应用、典型不良反应和使用注意事项；并以常见病、多发病为例，能够正确的选择调配药物，制定和说明给药方案，使临床用药安全有效；能对药物的有效性、安全性做出正确评价，为药物的研制、生产、使用、管理提供科学依据。

2. 实践技能中包括药品分类管理及药品说明书的解读、合理用药与药学咨询服务、新药研究与开发和药理实验技能四个项目。在学习中，应特别注重基本技能规范操作的训练和严谨的工作作风的培养，建立药理学的基本思维方式和方法，增强观察、分析问题的能力和职业素质。

3. 在学习过程中，首先要注意紧密联系相关课程知识，运用生理学、生物化学、微生物学和免疫学等知识理解药物的作用、作用机制和不良反应。其次要采用比较、归纳的学习方法，在理解药物分类，重点掌握各类药物中代表药的基础上，比较同类药物的异同点，归纳总结其共同规律和个性特点，以利于有效掌握药物。还要做到常预习、重听课、勤复习、多练习、善总结（把所学知识总结成图、表等），只有这样才能学好药理学，有效掌握药物知识。为今后学习和掌握更多的药学知识，及时进行知识更新，以适应医药市场快速发展的需要奠定基础。

4. 考核方法可采用知识考核、案例分析、方案设计相结合，集中考核与日常考核相结合的方法，具体可采用：考试、提问、作业、测验、讨论、实验、实践、综合评定等多种方法。

索　引